全国高等院校放射医学教材
供基础、临床、预防、药学、生物技术、保健物理、放射医学和理工等专业用

放射医学教程

主　　编　杨占山　涂　彧
审　　校　叶常青
编　　委　（按姓氏笔画排序）
万　骏　文万信　刘芬菊　李士骏
杨占山　张友九　周菊英　周新文
涂　彧　曹建平

图书在版编目(CIP)数据

放射医学教程/杨占山,涂彧主编.—北京:原子能出版社,2008.1

ISBN 978-7-5022-4079-0

Ⅰ.放…　Ⅱ.①杨…②涂…　Ⅲ.放射医学-教材　Ⅳ.R81

中国版本图书馆 CIP 数据核字(2007)第 204233 号

放射医学教程

出版发行　原子能出版社(北京市海淀区阜成路 43 号　邮编:100037)
责任编辑　刘　朔　张　琳　张铣清　张关铭
责任校对　徐淑惠
责任印制　丁怀兰　刘芳燕
印　　刷　保定市中画美凯印刷有限公司
经　　销　全国新华书店
开　　本　787×1092 mm　1/16
字　　数　660 千字
印　　张　26.5
版　　次　2008 年 2 月第 1 版　2008 年 2 月第 1 次印刷
书　　号　ISBN 978-7-5022-4079-0
定　　价　**50.00 元**

版权所有　侵权必究(如有缺页、倒装,请与出版社联系调换)　**网址:http://www.aep.com.cn**

前　言

自1895年伦琴(W C Roentgen)发现X射线以来,放射医学经历了110余年的发展历程。电离辐射在为人类带来巨大裨益的同时,也使生物机体受到不同程度的健康危害。放射医学是医学中的一门学科,其主要任务是研究电离辐射对人体的作用、机制、损伤与修复的规律,放射损伤的诊断、治疗和预防,为放射性工作人员的卫生防护、医学监督和保健工作提供理论依据和措施。

随着我国和平利用原子能事业的发展,电离辐射在工业、农业、国防和医学科学等领域得到广泛的应用。与此同时,人们更加关注电离辐射对包括人类在内的生物机体和生存环境的影响。苏州大学放射医学专业作为国家级重点学科,具有一大批德才兼备的教师群体,有责任为医学、生物、药学和理工等本科专业学生和研究生开设一门综合性的放射医学课程。本书简编本在教学中受到学生的热烈欢迎,在此基础上,我们进一步改进和完善了该教程。本书主要内容包括电离辐射的基本概念,电离辐射量与单位,放射性核素的性能与分析方法,放射生物学效应基础,辐射对染色体的作用,辐射确定性效应与随机性效应,肿瘤放射治疗,放射卫生防护,辐射环境检测与评价,放射性废物与工作安全管理以及放射医学研究的新进展。通过本课程的学习,使学生和读者较快地掌握放射医学的基本概念、基本理论、基本技能以及最新的研究进展,使放射医学更好地为人类健康、经济建设和国防事业服务。这对于我国核事业的发展,积极应对突发核事件以及核事故亦具有非常重要的意义。

《放射医学教程》由十五章组成,其中第1章由文万信教授编撰;第

2章由李士骏教授编撰；第3章由张友九副研究员编撰；第4,8,9章由杨占山教授编撰；第5,7章由刘芬菊教授编撰；第6章由曹建平教授编撰；第10章由周菊英教授编撰；第11,13,14章由涂彧教授编撰；第12章由万骏教授编撰；第15章第1,2,3节由曹建平教授编撰，第4节由杨占山教授、蔡崇贵讲师编撰，第5节由周新文副教授编撰。

全书承蒙军事医学科学院叶常青研究员审校，其知识渊博，作风严谨，在此表示诚挚的感谢。

限于水平和时间，书中难免有不妥之处，恳请读者不吝指正。

杨占山

2007年8月28日

目　录

第一章　电离辐射的基本概念

第一节　辐射的种类

辐射(radiation)是以波动形式或运动粒子形式向周围空间或物质传播的能量,如声辐射、热辐射、电磁辐射、核辐射(包括射线与粒子辐射)等,由辐射体发射的辐射同时由另外的物体所接受。这是广义的辐射概念,而通常所说的辐射指的是与人体健康关系相对比较密切的电磁辐射和粒子辐射。

电磁辐射和粒子辐射的运动形式不同。电磁辐射是空间或物体中传播的电磁波,它以光速传播,能量与其频率或波长有关;粒子辐射则是高速运动的电子、质子、中子、α 与其他粒子。辐射粒子可以来自放射性核素的衰变,也可能来自加速器加速的带电粒子,γ 射线来自放射性核素的衰变,X 射线一般通过高速电子轰击靶体而产生。

辐射寓利害于一体,辐射在工农业生产和人类生活的方方面面有着广泛的应用,同时也产生各种不同程度的危害,如何趋利避害是辐射应用及其研究所关注的主要问题。

一、辐射分类

平常所说的“辐射”仅指高能电磁辐射和粒子辐射,并不包括无线电波和射频波等低能电磁辐射,也不包括声辐射和热辐射。这种狭义的辐射也称为粒子或射线。依照不同的分类原则,辐射可以分为不同的类型。

按照其来源,辐射可以分为核辐射、原子辐射、宇宙辐射等,又可分为天然辐射、人工辐射等。

按照其荷电情况和粒子性质,辐射(射线)又可分为带电粒子辐射,如 α,p,D,T,$\pi^{\pm}$,$\mu^{\pm}$,$e^{\pm}$ 等;中性粒子,如 n,ν,π^0 等;电磁辐射,如 γ 射线和 X 射线等。

按照辐射能量大小,即依据能否使介质原子(atom)发生电离,辐射又分为电离辐射(ionizing radiation)与非电离辐射(non-ionizing radiation)。电离(ionization)是指原子的电子脱离原子的束缚成为自由电子的现象,即将电子从原子或分子剥离的过程。原子的电离能一般只有几个电子伏(eV),而一般的粒子辐射、X 射线和 γ 射线的能量都能够使原子发生电离,它们都是电离辐射。实际应用中,电离辐射专指高能电磁辐射(X 射线和 γ 射线)和粒子辐射,即所谓的核辐射;而电磁辐射(electromagnetic radiation)专指工频电磁辐射、无线电波和射频波等低能电磁辐射,不包含 X/γ 射线。非电离辐射仅指不能引起电离的低能电磁辐射,平常电磁辐射与非电离辐射两个概念是等价的。

二、电离辐射源

电离辐射源(ionizing radiation source)根据不同的来源常分为两大类。一类是天然辐射源(natural radiation source),源自茫茫宇宙空间和地球地壳物质中;另一类是人工辐射源(artificial radiation source),源自人类与辐射相关的活动、实践或辐射事件。天然辐射源对地球上人类的辐射照射，称为天然本底照射。人工辐射源产生的电离辐射线对人员产生的辐射照射称人工照射。

1）天然辐射

人类生活在天然辐射环境之中。天然放射性有两种来源，一种是来自外层空间的宇宙射线，即高能粒子或射线；另一种则是天然放射性，即天然存在于自然界普通物质（如空气、水、泥土、岩石、食物等）中的放射性。

地壳是天然放射性核素的重要贮存库，尤其是原生放射性核素。天然放射性核素品种很多，性质与状态也各不相同，它们在环境中的分布十分广泛。在岩石、土壤、空气、水、动植物、建筑材料、食品甚至人体内都有天然放射性核素的踪迹。地壳是天然放射性核素的重要贮存库，尤其是原生放射性核素。地壳中的放射性物质主要为铀、钍系和^{40}K。其中，空气中的天然放射性核素主要有地表释入大气中的^{222}Rn及其子体核素，动植物食品中的天然放射性核素大多数是^{40}K。

土壤主要由岩石的淋漓侵蚀和风化作用而产生的，原来岩石中的放射性核素自然转移到土壤之中。由于岩石的种类很多，受到自然条件的作用程度也不尽一致，土壤中天然放射性核素的浓度变化范围很大。土壤的地理位置、地质来源、水文条件、气候以及农业历史等都是影响土壤中天然放射性核素含量的重要因素。因此，环境的放射性本底不尽相同。存在于岩石和土壤中的放射性物质，由于地下水的浸滤作用而受损失，地下水中的天然放射性核素主要来源于此途径。此外，黏附于地表颗粒土壤上的放射性核素，在风力的作用下，可转变成尘埃或气溶胶，进而转入到大气圈并进一步迁移到植物或动物体内。通过食物链的传递以及呼吸与饮食，人体内也蓄积了一定量的放射性核素，可以说人体本身也是一个放射源。人体的放射性水平随体重与年龄增加而增加，成年人体内的放射性活度一般在5 000 Bq左右。

宇宙射线（cosmic ray）是一种从外层空间射到地球上的高能粒子流，主要有高能质子、电子、γ射线与其他粒子。宇宙射线尽管能量很高，但基本被稠密的大气层阻挡，对人体的直接伤害较小。

天然的本底辐射（background radiation）无法避免，人类在漫长的进化过程中，就生活在天然放射性环境之中。但是高本底辐射环境将对人体健康造成损害。

2）人工辐射

随着科学技术与经济的不断发展，核能与核技术应用越来越广泛，放射性同位素的使用与核技术的应用已经遍及到国民经济各个部门和人民日常生活。核电站、核动力装置、辐照加工、地质勘探、医学诊断与治疗、生产工艺检验、烟雾报警、射线工业探伤等在不同生产领域与日常生活中扮演重要角色。核技术带给人类巨大利益，但同时也伴随着放射性废物日益增多，以及给放射性工作人员和公众带来越来越大的潜在危害。

核辐射带给人类巨大利益，同时又存在明显或潜在的危险，会对人类及环境造成危害甚至灾难。在对核辐射积极利用的同时，必须采取最优化的辐射防护措施。

人类活动所产生的人工辐射的主要来源有核试验、核设施、核技术应用、核燃料循环与建筑业等。放射性污染主要指人工辐射源造成的污染，如核武器试验时产生的放射性物质，生产和使用放射性物质的企业排出的核废料。另外，医用、工业用、科学部门用的X射线源及放射性物质镭、钴、铯、发光涂料等，会产生一定的放射性污染。

核武器试验有大气层试验、水下试验、外层空间试验、地面及地下核试验等多种形式。核试验产生的放射性物质造成大气放射性污染、大面积或全球地表污染、地下水质污染。

核设施在设计时已设想“最大可能事故”的发生，并据此作出事先的应急计划，以防发生不测时应急对策，减少污染。1979 年美国三里岛核电站因失水造成反应堆堆芯部分融化，少量放射性碘、氪、氙排入空气环境。由于厂房通风系统装有过滤器，排出的量很小，事故未对周围环境造成危害。1986 年乌克兰的切尔诺贝利核电站第 4 号机组事故是核电站史上最大的事故。事故造成反应堆毁坏和大量放射性物质释放入大气。事故发生后，撤离了核电站周围 30 公里地带内的居民。需要指出的是国内核电厂所采用的反应堆堆型不同于切尔诺贝利核电站反应堆，安全有保障。

核燃料工业产生污染源，在核燃料循环中，从铀矿开采、冶炼直到燃料元件制造，都产生放射性“三废”，主要放射性核素为镭与氡。

核技术应用单位产生的放射性污染物通常有：各种污染材料如纸、棉织物、金属、塑料和劳保用品；各种污染工具设备；低放废液的固化物；试验用动物尸体或试剂；废放射源；含放射性核素的有机溶液。

此外，建筑材料也不同程度地具有放射性，室内空气也含有微量氡，国家对建筑材料的放射性与居室的氡浓度制定了国家标准。

第二节　电磁辐射

一、电磁波

电磁波(electromagnetic wave)是电磁场(electromagnetic field)的一种运动形态。变化的电场和变化的磁场构成了电磁不可分离的统一的电磁场，而变化的电磁场在空间的传播形成了电磁波，电磁波因此也称为电波。1864 年，英国科学家麦克斯韦建立了完整的电磁波理论。电磁波以光速传播，光是电磁波，在电磁波谱中仅占很窄的波段。1887 年德国物理学家赫兹用实验证实了电磁波的存在。电磁波频谱很宽，按照波长或频率可以分为不同的频段。频率由低到高依次排列，电磁波划分为工频、无线电波、微波、红外线、可见光、紫外线、X 射线及 γ 射线(见图 1-1)。不同频段电磁波在介质中传播时的作用方式见表 1-1。核 X 射线及 γ 射线的实质就是电磁波，但是其能量较大，能够引起原子分子电离，一般将它们归类于电离辐射，而通常所指的电磁辐射一般不再包括它们。

随着工业文明的发展，在过去的一百年中，电磁辐射已经潜入到了人类生活的方方面面，现代社会对电磁辐射的利用或依赖达到了极致。电磁辐射给人们的生产工作带来了无限的便利，使生活变得丰富多彩，人类从电磁辐射的利用中获得了无穷的利益。然而，利害总是相随相伴，电磁辐射也不例外。在尽情利用和享受电磁辐射利益的时候，还应充分重视它的健康危害，采取必要的与合理的防护措施，使电磁辐射的危害达到国家标准许可的范围并尽可能降低到最低。电磁辐射还有其他的负面效应，如造成导航系统、信息传输系统失控等。

过去一百年中，环境电磁辐射的水平急剧增加约一百倍，在一些频段，来源于人造源的电磁辐射超过了自然场的好几个数量级。环境电辐射水平的显著增加是由于高压输电线、海底电缆、雷达、电讯广播发射机和运输系统遍布与使用所致。

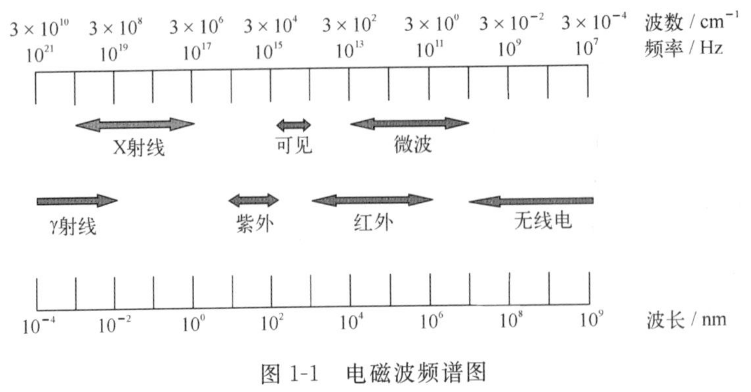

图 1-1 电磁波频谱图

表 1-1 电磁波谱范围

频段	频率范围/Hz	空气中波长	作用类型
γ 射线	$>10^{20}$	$<10^{-12}$ m	原子核
X 射线	$10^{20}\sim10^{16}$	$10^{-3}\sim10$ nm	内层电子跃迁/韧致辐射
远紫外光	$10^{16}\sim10^{15}$	10～200 nm	电子跃迁
紫外光	$10^{15}\sim7.5\times10^{14}$	200～400 nm	电子跃迁
可见光	$7.5\times10^{14}\sim4.0\times10^{14}$	400～750 nm	价电子跃迁
近红外光	$4.0\times10^{14}\sim1.2\times10^{14}$	0.75～2.5 μm	振动跃迁
红外光	$1.2\times10^{14}\sim10^{11}$	2.5～1 000 μm	振动或转动跃迁
微波	$10^{11}\sim10^{8}$	0.1～100 cm	转动跃迁
无线电波	$10^{8}\sim10^{5}$	1～1 000 m	转动跃迁
工频	$<10^{5}$	$\approx10^{5}$ km	分子运动

二、电磁辐射的健康危害

如同人类生活在放射性环境当中一样，其实人类自古以来一直都生活在电磁辐射环境中。因为地球本身就是一个大磁场，它表面的热辐射和雷电都可产生电磁辐射，太阳及其他星球也从外层空间源源不断地产生电磁辐射。对电磁辐射的危害没有必要恐惧，但也应该给予应有的重视和采取必要的防护措施。

平常所说的电磁辐射属于非电离辐射，对人体的生物学效应与电磁波本身的物理特性密切相关，特别是与其能量、功率等有关。环境中非电离辐射来源于天然、日常生活用品或其他人为的发生源，可以说无处不在。电磁辐射健康危害的机制主要是热效应、非热效应和积累效应等。总体而言，环境电磁辐射的生物效应基本上是弱效应和远后效应，这也是电磁辐射健康危害研究难以取得突破性进展的原因。

人体 70%以上是水，水分子受到电磁波辐射后相互摩擦，引起机体升温，从而影响到身体其他器官的正常工作，此即热效应。

电磁辐射健康危害研究的难点在于非热效应。人体的器官和组织都存在微弱的电磁场，它们是稳定和有序的，一旦受到外界电磁波的干扰，处于平衡状态的微弱电磁场即将遭到破坏，人体正常循环机能会遭受破坏。

电磁辐射对于健康的危害还存在累积效应。热效应和非热效应作用于肌体后，如果在人体的伤害尚未来得及自我修复之前再次受到电磁波辐射的话，其伤害程度就会发生累积，长久以往则会成为永久性病态或危及生命。对于长期接触电磁波辐射的职业工作者或者其他群体，即使电磁辐射水平很低，也应当采取必要的防护措施。

光也是电磁波，包括可见光、红外线、紫外线等，自然光主要来自太阳辐射。可见光由不同颜色的单色光混合而成，其生物效应按颜色而异。红光可引起血液白细胞总数和嗜酸性粒细胞减少，可以改善生长代谢，降低血糖，促进卵巢黄体形成。蓝紫光是红橙光生理作用的拮抗物，能防止胰岛素低血糖症，能漂白血液中的胆红素治疗新生儿黄疸。蓝光具有镇静作用而红光则相反，黄光的生物效应如同红光，绿光的作用与蓝光相同。可见光的不良生物效应多见于接触高强度的人工光源，引起视力下降。

紫外线可被酪氨酸和色氨酸吸收生成黑色素，适量的紫外线照射可预防小儿佝偻病的发生。但过度的紫外线暴露能引起皮肤损伤，表现为晒伤、色素沉着、光变态反应以及皮肤癌等。此外，紫外线可抑制免疫细胞引起免疫系统功能低下，作用于眼睛可引起急性角膜结膜炎，严重者可导致白内障。

红外线的生物效应主要是热效应，被机体吸收后引起体温升高，局部或全身血管扩张，血流速度加快促进新陈代谢和细胞增生，有消炎和镇痛作用。红外线对皮肤损伤表现为热红斑，严重时可导致皮肤烧伤，在角膜则引起不可逆性角膜浑浊。

研究证明，长期接受电磁辐射会造成人体免疫力下降、新陈代谢紊乱、记忆力减退、提前衰老、心率失常、视力下降、血压异常、皮肤产生斑痘、粗糙，甚至导致各类癌症等；男女生殖能力下降、妇女易患月经紊乱、流产、畸胎等症。

特殊波段与能量的可控电磁辐射对人体、有机体及其他生物体是有益的，它可以加速生物体的微循环、防止炎症的发生，还可促进植物的生长和发育。这方面的研究也在进行中。

第三节　原子核基本性质

一、原子核组成

卢瑟福(E Rutherford)1911 年用 α 粒子束轰击金属薄膜，发现存在大角度 α 粒子散射。通过对实验结果的理论分析，确定原子中存在一个带正电的核心，此即原子核(nucleus)。原子核的尺寸在 10^{-12} cm 的数量级，仅是原子大小的万分之一，质量却占整个原子质量的 99.9%以上。卢瑟福 α 散射实验奠定了现代原子模型的基础。由于原子整体上呈中性，因此原子核的电量必定与核外的电子总电量相等，符号相反。

原子核由中子(neutron)和质子(proton)组成，质子和中子统称为核子(nucleon)。不同的原子核所含的核子数目不同，核子数也称为原子核的质量数 A(mass number)，等于原子序数 Z(atomic number，即原子核的质子数)与原子核中子数 N 之和。中子不带电，质子电荷量与电子电荷量相等，都为一个电荷单位 e，不同的是质子带正电荷，而电子带负电荷。一个原子核的总电荷为 Ze。原子结构示意图如图 1-2 所示。

实际应用中还经常遇到以下一些与原子核概念关联的常用术语。

1. 核素(nuclide)　任何特定中子数与质子数，及特定的能态(一般为基态)的原子核。

放射性核素(radionuclide)指那些不稳定的,能够自发地发射粒子(射线)或自发裂变的核素。核素示意图如图 1-3 所示。

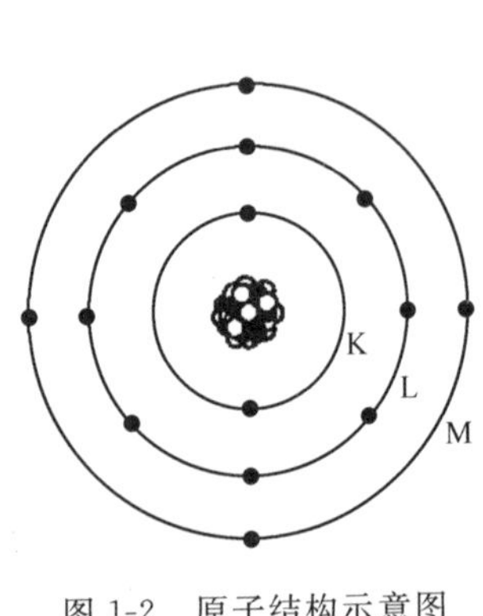

图 1-2　原子结构示意图

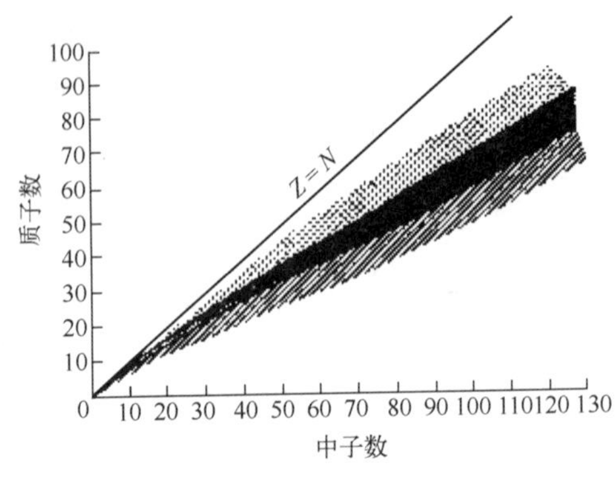

图 1-3　核素示意图

2. 同位素(isotopes)　质子数 Z 相同,中子数 N 不同的核素互为同位素。如氧的三种天然同位素 ^{16}O,^{17}O,^{18}O,其天然含量的百分比即同位素的丰度分别为 $\rho=99.756\%$,0.039%,0.205%。

3. 元素(element)　原子序数即质子数 Z 特定的一类核素,如 Fe 元素与 Cu 元素等,而氧的同位素 ^{16}O,^{17}O,^{18}O 都是 O 元素。

4. 同质异能素(isomer)　中子数与质子数都相同,但能态不同的核素,如 ^{99}Tc 与 $^{99}Tc^{m}$。所谓能态是指自旋与能级。原子核受激发可以处在基态之上的不同的激发态,而激发态则称为同质异能态,其寿命处在皮秒与年之间。长寿命的同质异能态习惯称为亚稳态(metastable states),并以 m 标记,如 $^{99}Tc^{m}$ 与 $^{87}Sr^{m}$。$^{87}Sr^{m}$ 的半衰期为 2.81 h,它为 ^{87}Sr 的同质异能素。同质异能素广泛应用于医学影像诊断。

人类已经发现近 3 000 多种核素,天然的有 300 多个,其余2 600多个核素都是人工合成的放射性核素。天然核素中稳定核素占 270 多个,放射性核素 30 多个。近十年中国科学院近代物理研究所等研究所共合成出 10 余个新核素。至 2003 年底人类共发现天然的与人工合成的元素为 118 种,欧美俄等国核物理研究机构一直不懈努力企图合成新的元素,国内尚未合成过新元素。新元素一定是新核素,新核素则不一定是新元素。一般说来,发现或合成新元素的难度与科学意义都远高于新核素。

元素周期表中轻的稳定同位素几乎全落在 $Z\approx N$ 线附近,稳定重核的 $N/Z\approx1.5$,稳定重核的中子数大于质子数。如果以中子数或质量数为横坐标,原子序数为纵坐标,偏离稳定曲线(黑色区)下方的核素为丰中子核,易发生 β^- 衰变;上方的核素为缺中子核(丰质子核),易发生 β^+ 衰变。

二、原子核大小

原子核的形状基本上为球形或近球形,通常用核半径来表示原子核的大小。原子核的半径在 $10^{-12}\sim10^{-13}$ cm 数量级之间。原子核尺寸小,为方便度量,原子核物理特意引入一个长度单位,即费米(fm),1 fm$=10^{-15}$ m。

由 α 粒子散射实验发现，在粒子能量足够高的情况下，它与原子核的作用不仅有库仑排斥作用，当距离接近时还有很强的吸引力——核力。核子之间存在一种不同于电磁作用和万有引力的一种强相互作用，即核力。核力的特点是：短程力、饱和性、吸引力（排斥力）与强相互作用。原子核的核力作用半径称为核半径。大多数稳定核的中子数多于质子数，因此核半径实际上是中子分布半径。实验表明，核半径与质量数 A 之间的关系可由经验公式表示

$$R = r_0 A^{1/3} = (1.40 \pm 0.10) A^{1/3}\,\text{fm} \tag{1.1}$$

式中，r_0 为参数。平常也会用到电荷分布半径。原子核内电荷分布半径实质上是质子分布半径。实验总结出电荷分布半径与质量数 A 之间的关系为

$$R = r_0 A^{1/3} = (1.20 \pm 0.30) A^{1/3}\,\text{fm} \tag{1.2}$$

核半径正比于 $A^{1/3}$，因此原子核的体积近似地与 A 成正比，即每个核子所占据的体积近似为一常量，由此推算出原子核的数密度为 $10^{38}/\text{cm}^3$，而密度为 $1.66 \times 10^{14}\ \text{g/cm}^3$。每立方厘米的核物质重达亿吨，其密度之大由此可见一斑。

三、原子核质量

原子核的质量也无法直接测量，通常都是通过测定原子质量来推知原子核的质量。原子的质量很微小，通常不以克(g)或千克(kg)做单位，而是采用原子质量单位(amu，atomic mass unit)，并记作 u。一个原子质量单位定义为一个 ^{12}C 原子质量的 1/12。原子质量(atomic mass unit)单位与国际制单位 g 的关系为

$$1\text{u} = \frac{12}{N_A}\frac{1}{12} = \frac{1}{6.022\,142 \times 10^{23}}\text{g} = 1.660\,538\,7 \times 10^{-24}\ \text{g} \tag{1.3}$$

式中，N_A 为阿伏伽德罗常数。核物理中通常用电子伏特(eV)作为能量单位。1 eV 是一个电子在真空中通过 1 V 电位差所获得的动能。1 eV＝$1.602\,176\,46 \times 10^{-19}$ J。千电子伏特(keV)、兆电子伏特(MeV)和吉电子伏特(GeV)等也是常用的能量单位。这样 1 u＝931.494 013 MeV/c^2。另外，简便起见也常用能量单位表示质量，如1 u＝931.494 013 MeV。这样，中子与质子的质量分别为939.565 330 MeV，938.271 998 MeV，中子的质量略大于质子的质量。电子的质量0.510 998 902 MeV，约为中子或质子质量的1/1 800。

四、原子核结合能

1. 结合能

原子核的质量并不等于所有的中子质量与质子质量之和，总是小于组成它的核子的质量之和。如^{4}He 核的质量比组成它的两个质子和中子质量之和要小。这是由于核力作用的结果。当若干自由质子和中子形成一个原子核时，由于核力的相互作用将释放一部分能量，这一能量称作结合能(binding energy)。一般以小写字母 m 表示原子核的质量，大写字母 M 表示原子质量，B 表示原子核的结合能。原子核质量与结合能之间的关系为

$$m = Zm_p + Nm_n - B/c^2 \tag{1.4}$$

考虑到原子的结合能远远小于原子核的结合能，可以忽略不计。原子质量则表示为

$$M = Nm_n + Zm_p + Zm_e - B/c^2 \tag{1.5}$$

2. 质量亏损

原子核的质量总是小于组成它的所有核子的质量之和。组成原子核 X 的 Z 个质子与 N

个中子的质量之和与该原子核质量之差称为该原子核的质量亏损(atomic defect),

$$\Delta m({}_Z^A\mathrm{X}) = Zm_p + Nm_n - m({}_Z^A\mathrm{X}) \tag{1.6}$$

式中,$m({}_Z^A\mathrm{X})$为质量数为 A 原子序数为 Z 的核的质量,也可记为 $m(Z,A)$,X 代表元素的化学符号。通常以 $M(Z,A)$或 $M({}_Z^A\mathrm{X})$表示核素${}_Z^A\mathrm{X}$ 的原子质量。原子的质量为

$$M(Z,A) = m(Z,A) + Zm_e - B_e(Z)/c^2 \tag{1.7}$$

式中,$B_e(Z)$是 Z 号元素的电子结合能,与核的质量相比是一个小量。在计算质量亏损时,可用原子质量 $M({}_Z^A\mathrm{X})$代替核质量。

^{4}He 核即 α 粒子质量比组成它的 2 个中子和 2 个质子的质量总和要小 28.30 MeV,意味着两个质子和两个中子形成一个氦核时要释放出 28.30 MeV 的能量。反过来,若将^{4}He 核拆成自由的核子,为了克服核子之间的相互作用就必须至少用 28.30 MeV 的能量对体系作功。

表 1-2　部分核素的质量亏损和原子质量

核素	A	$\Delta({}_Z^A\mathrm{X})$/MeV	$M({}_Z^A\mathrm{X})$/u
n	1	8.071	1.008 665
^{1}H	1	7.289	1.007 825
^{2}H	2	13.136	2.014 02
^{3}H	3	14.950	3.016 049
^{4}He	4	28.30	4.002 603
^{6}Li	6	14.087	6.015 123
^{14}N	14	2.863	14.003 074
^{56}Fe	56	−60.604	55.934 940
^{208}Pb	208	−21.759	207.976 641

原子核的结合能与质量亏损之间的关系为

$$B(Z,A) = \Delta M(Z,A)c^2 \tag{1.8}$$

此即爱因斯坦质能关系。质能关系揭示了质量与能量是统一的,能够相互转换。质能关系奠定了人类利用核能的科学基础,核武器、核电站,还有其他形式的核能利用由此应运而生。

3. 比结合能曲线

原子核的平均结合能反映出原子核结合的紧密程度。比结合能定义为原子核每个核子的平均结合能,即

$$\varepsilon({}_Z^A\mathrm{X}) = B({}_Z^A\mathrm{X})/A \tag{1.9}$$

比结合能 ε 的单位是 MeV/Nu,Nu 代表核子。比结合能也可以理解为原子核拆散成自由核子时外界需要对每个核子所做的最小的平均功。比结合能小说明核子之间结合较疏松,原子核稳定性差;大则核子之间结合较紧密,原子核稳定性高。比结合能随质量数的变化见图 1-4。

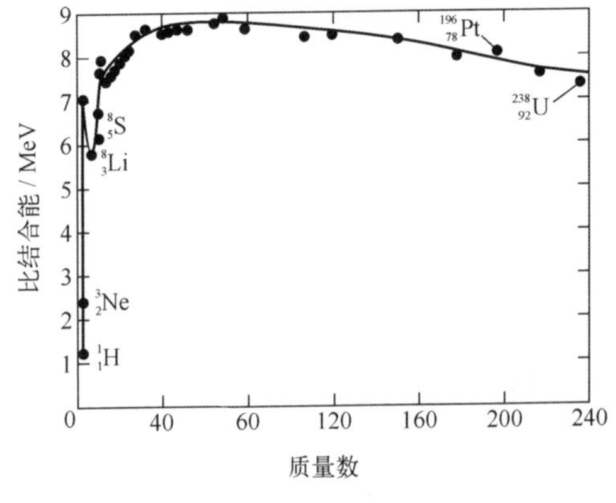

图 1-4　比结合能随质量数的变化

从比结合能曲线发现，随着质量数变化，结合能曲线两头低中间高，中等质量的核素的平均结合能比轻核与重核都大。比结合能曲线在开始时有起伏，质量数 A 在 30 以后比结合能曲线光滑，A 在 50～150 范围的中等质量核的比结合能较大(约 8 MeV)，原子核结合比较紧密。很轻的核与很重的核($A>200$)结合得比较疏松。

当结合能小的核通过核反应变成结合能大的核时即当结合得比较疏松的核变到结合得紧密的核时就会释放能量。所谓原子能主要是指原子核结合能发生变化时释放的能量。从比结合能曲线看出，有两种途径可以释放核能：一是重核裂变即一个重核分裂成两个中等质量的核；另一个是轻核聚变(fusion)。人们已经依据重核裂变的原理制造出反应堆与原子弹，依据轻核聚变的原理制造出了氢弹，现在正在探索可控聚变反应，以期解决未来面临的能源问题。

4. 原子核的自旋与磁矩

原子核是一个量子体系，系统的能量是量子化的，动量与角动量的空间取向也都是量子化的。原子核由核子组成，每个核子在核内作复杂的相对运动，具有相应的轨道角动量。核子除轨道运动外还作自旋运动。核子固有的自旋角动量又称内禀角动量。中子和质子是具有自旋为 1/2 的粒子。原子核所有核子的轨道角动量与自旋依照矢量耦合方式合成原子核总的角动量。

核子自旋角动量和轨道角动量之间的相互作用方式不同，角动量的耦合方式也就不一样。如果核子轨道运动与自旋运动之间存在较强的相互作用，则核内每个核子的轨道角动量和自旋角动量先耦合成核子的总角动量，然后所有核子的总角动量一起再耦合成整个原子核的角动量。角动量的这种耦合方式称为 JJ 耦合。所有核子的轨道角动量与自旋角动量也可以分别耦合成为总的轨道角动量与总的自旋角动量，然后总的轨道角动量与总的自旋角动量再耦合成原子核的总角动量，角动量的这种耦合称为 LS 耦合。

原子核基态的自旋一般较小，说明核子的角动量包括自旋与轨道角动量大多相互抵消了。

磁矩与自旋相伴，实验表明质子和中子具有磁矩。原子核的磁矩等于核内所有核子的轨道磁矩与所有核子自旋磁矩的矢量和。原子核中核子的磁矩与核子角动量一样可以互相抵消。

原子核的磁矩有着广泛应用。各类核磁共振仪包括医学核磁共振成像仪都是利用核磁共振原理研制的。核磁共振是指核磁矩不为零的核在外磁场的作用下，核自旋能级发生分裂，共振吸收某一特定频率的射频(radio frequency, RF)的物理过程。

第四节　原子核衰变

原子核自发地发射各种粒子(射线)的行为称为原子核的放射性(radioactivity)。能自发地发射各种粒子的核素称为放射性核素(radionuclide)，也称不稳定核素。放射性与原子核衰变密切相关。而原子核因自发地发射各种粒子而发生的转变则称为原子核衰变(decay)。通常称衰变前后的核为母核(parent)和子核(daughter)。

1896 年，贝可勒尔(H Becquerel)在研究铀矿的荧光现象时，首次发现了天然放射性。直到 1934 年居里夫妇(I Curie，F Joliot)利用钋源的 α 射线轰击硼铝镁才发现了人工放射性。到目前为止，人工已经合成了2 700多个放射性核素。

放射性核素通过发射不同的粒子或射线以最终转变成为稳定核素。放射性核素能自发地发射各种射线，如 α 粒子、正负 β 粒子或 γ 射线。有的放射性核素在发射 α 或 β 的同时还发射

γ 射线。此外，一些放射性核素发射质子、中子与其他粒子。

衰变方式大体上可分为 6 种，放射性核素以其中的一种方式或不同的组合方式发生衰变。它们是 γ 衰变、α 衰变、负 β 衰变(β^-)、正 β 衰变(β^+)、电子俘获(EC)、自发裂变。原子核衰变的主要方式是 α 衰变、β 衰变、γ 跃迁。原子核衰变过程中质能守恒，电荷也守恒。

一、α 衰变

原子核自发地放射出 α 粒子而发生的衰变称为 α 衰变。α 放射性与 α 衰变相联系。α 衰变后的子核与衰变前的母核相比，电荷数减少 2，质量数减少 4。可以用下列式子表示 α 衰变

$$^{A}_{Z}X \rightarrow ^{A-4}_{Z-2}Y + ^{4}_{2}He$$

式中，$^{A}_{Z}X$ 表示母核，$^{A-4}_{Z-2}Y$ 表示子核。例如$^{210}_{84}Po$ 的 α 衰变可表示为

$$^{210}_{84}Po \rightarrow ^{206}_{82}Pb + ^{4}_{2}He$$

一般重核($A>140$)才发生 α 衰变，如铀、氡、钚等核；铍核(^{8}Be)是能够发生 α 衰变的最轻的核。α 粒子能量为 1～10 MeV，半衰期范围很宽 $T_{1/2}=10^{-7}$ s～10^{15} a。α 粒子在物质中的射程很短，在人体组织中约为 0.03 mm。普通纸张、几厘米的空气层及手套都能够阻止自然衰变产生的 α 粒子。

α 粒子能量是分立的，具体大小取决于母核与子核所处的能级状态，由 α 粒子能量测得的衰变能之差能够反映母核或子核能级间的能量之差。^{210}Po α 衰变与 α 粒子能量图见图 1-5。

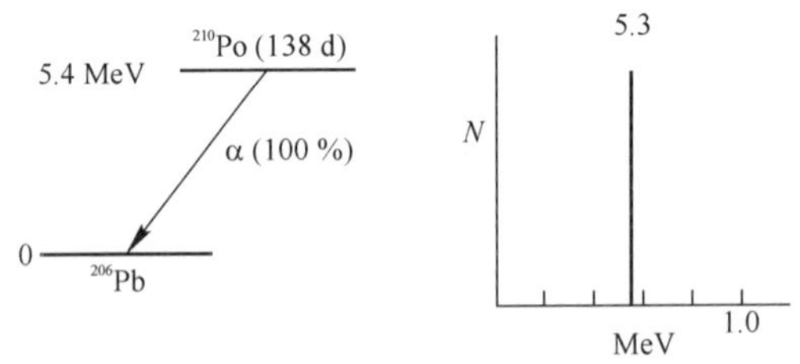

图 1-5　^{210}Po α 衰变与 α 粒子能量(N 为计数，下同)

二、β 衰变

原子核自发地放射出正负电子或俘获一个轨道电子而发生的转变，统称为 β 衰变。可进一步细分，放射电子与正电子的分别称为 β^- 衰变与 β^+ 衰变，俘获轨道电子的称为电子俘获(EC)。β 粒子实质上是电子和正电子，β 放射性与 β 衰变相联系。在 β 衰变中，子核与母核的质量数相同，只是电荷数相差 1。β^- 衰变相当于原子核的一个中子变成了质子，而 β^+ 衰变和轨道电子俘获相当于原子核的一个质子变成了中子。β 衰变中母核和子核是相邻的同量异位素。

与 α 衰变明显不同之处在于，β 衰变中电子或正电子的能量是连续的而非分立的，具有最大能量。β 衰变在放出一个 β 粒子同时，还放出一个中微子。中微子能量是连续的，因此 β 粒子的能量是连续性并且具有最大值。

1. β^- 衰变

β^- 可以表示为(图 1-6)

$$^{A}_{Z}X \rightarrow ^{A}_{Z+1}Y + e^- + \bar{\nu}_e$$

例如，$^{3}H \rightarrow ^{3}He + e^{-} + \bar{\nu}_e$。

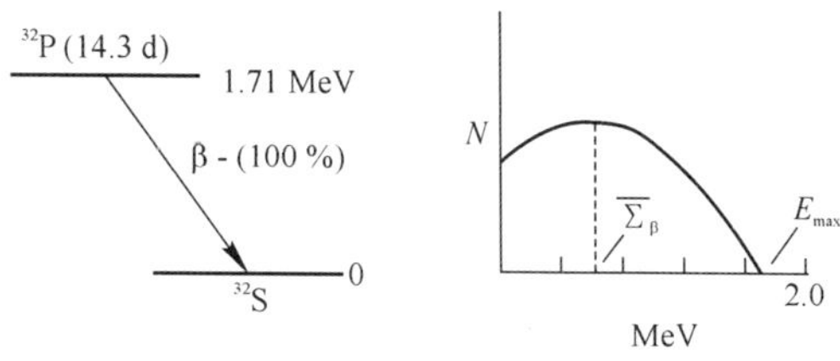

图 1-6　^{32}P 负 β 衰变

2. β^{+} 衰变

β^{+} 衰变表示为(图 1-7)

$$^{A}_{Z}X \rightarrow ^{A}_{Z-1}Y + e^{+} + \nu_e$$

例如，$^{13}N \rightarrow ^{13}C + e^{+} + \nu_e$。

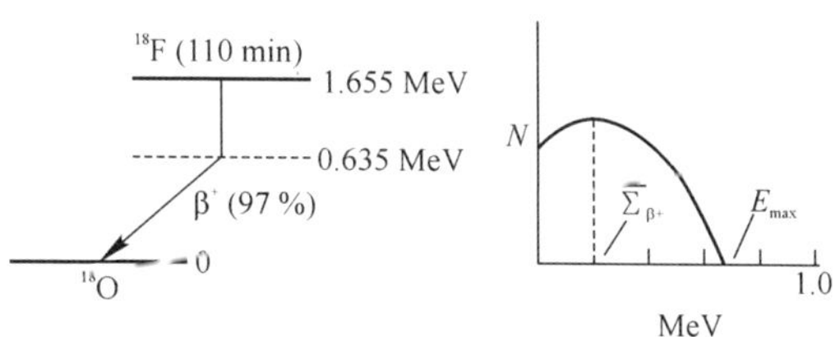

图 1-7　^{18}F 正 β 衰变

3. 轨道电子俘获(EC)

原子核俘获核外轨道上的一个电子，使核中的一个质子转变成一个中子，同时放出一个中微子的转变称为轨道电子俘获(EC, electron capture)。电子俘获表示为(图 1-8)

$$^{A}_{Z}X + e_i \rightarrow ^{A}_{Z-1}Y + \nu_e$$

例如，$^{7}Be + e_K^{-} \rightarrow ^{7}Li + \nu$，

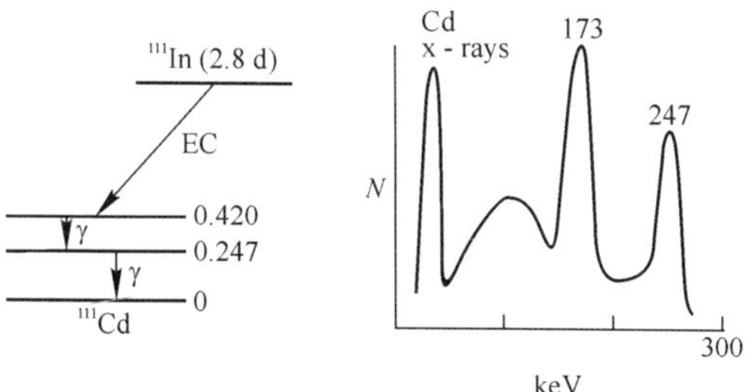

图 1-8　^{111}In 电子俘获(EC)与能谱

三、γ 衰变

原子核可以处在不同的激发态(exitation)，低能态可以激发到高能态，高能态通过释放 γ

射线又可以退激发到低能态(如基态)。原子核能级之间的跃迁称为γ跃迁,原子核从激发态到基态的跃迁也称为γ衰变,其间伴随γ射线出射。γ放射性与γ衰变相联系,也常常与α,β衰变有联系。α,β衰变的子核往往处于激发态,一般还要发生γ衰变。因此γ射线的放射一般是伴随α或β衰变产生的。例如,放射源^{60}Co既具有β放射性,也具有γ放射性。放射性核素^{60}Co首先经β衰变至^{60}Ni的激发态,再经^{60}Ni的激发态跃迁到基态并且同时放射出γ射线。γ衰变与α,β衰变不同,不会导致核素的变化,而只是改变原子核的内部状态。因此γ跃迁的子核和母核,其电荷数和质量数均相同,只是内部状态不同而已。发生γ衰变的条件是原子核处于激发态。

γ跃迁的物理过程为核能级之间的跃迁,γ衰变能量表示为(图1-9)

$$E_0 = E_i - E_f = E_r + h\nu \approx h\nu \tag{1.10}$$

式中,E_r为核反冲能。γ射线又称γ光子,其静止质量为0,自旋$s=1$,能量$E_\gamma=h\nu$,动量$P=\frac{h\nu}{c}=\frac{h}{\lambda}$。

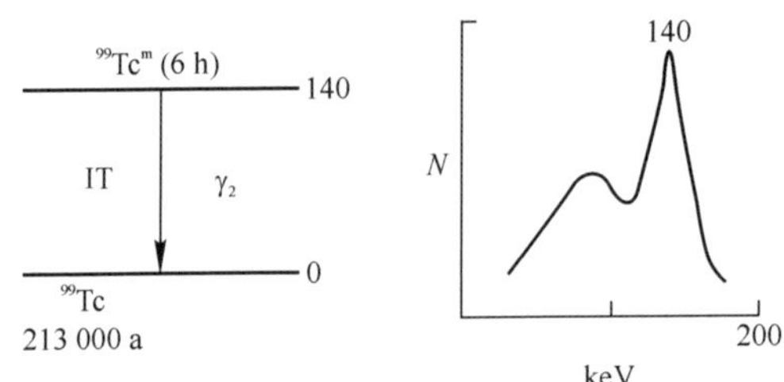

图1-9 ^{99}Tc^m γ跃迁,其γ射线能量为140 keV

处于激发态的原子核可以通过γ跃迁退激发,也可以通过发射内转换电子退激发。较高能态向较低能态跃迁时可以将激发能直接交给核外的电子,使其离开原子,这种现象称为内转换(IC)。内转换发生以后,在原子的内层(K或L层)会留下空位,外层的电子将向内层空位跃迁,因此还会有特征X射线或俄歇(Auger)电子发射,这与电子俘获后的情形一样,见图1-10。

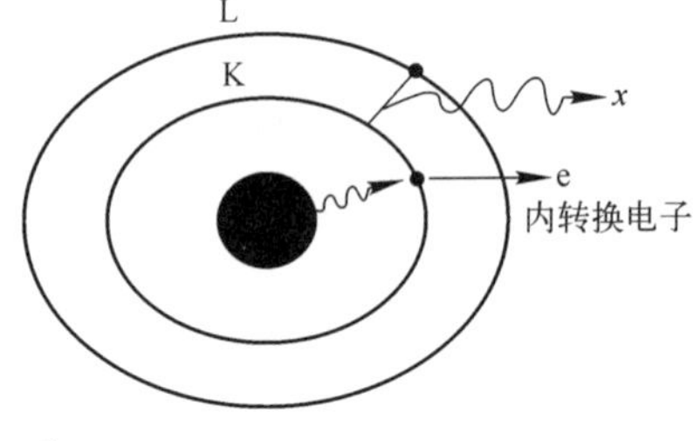

图1-10 内转换示意图

四、自发裂变

原子核裂变(fission)指重核分裂成为两个或者多个原子核的现象,可分为自发裂变与诱发裂变两种。自发裂变是指原子核在没有外来粒子轰击情况下自行发生的裂变,一般可表示为,

$$^{A}_{Z}X \rightarrow ^{A_1}_{Z_1}Y_1 + ^{A_2}_{Z_2}Y_2,$$

式中,$A=A_1+A_2$;$Z=Z_1+Z_2$。

重核的自发裂变概率很低,但随着质量数增加而增加。^{235}U的半衰期为2×10^{17} a,而^{254}Cf的半衰期却为55 d。除了自发裂变衰变方式,重核还通过发射α粒子或γ射线衰变。在外来粒子的轰击下,原子核也可能发生裂变,这种裂变称为诱发裂变。入射粒子可以是带电粒子或

中子。中子诱发裂变是链式核反应的主要过程。^{235}U 中子诱发裂变是铀弹与核电站的主要链式反应，其反应为

$$n + ^{235}U \rightarrow ^{236}U^{*} \rightarrow X + Y + n$$

中子在慢化后又引起新的裂变反应。每次^{235}U 诱发裂变的产物都不尽相同，平均每次发射2.47个中子，中子带走的能量平均为1.5 MeV，一次裂变过程释放的能量约为200 MeV，这些能量大部分将转化为热能。

五、放射性衰变的基本规律

放射性核素通过 α，β，γ，电子俘获(EC)及自发裂变等途经发生衰变，其放射性衰变是随机过程，遵从统计衰变规律。单位时间放射性核素发生衰变的数目($-\mathrm{d}N/\mathrm{d}t$)与当前放射性原子核的总数 N 成正比，即

$$\mathrm{d}N/\mathrm{d}t = -\lambda N \tag{1.11}$$

式中，λ 为放射性核素的衰变常数，表示单位时间内一个原子核发生衰变的概率，其量纲为 t^{-1}。随着时间变化放射源(或放射性样品)中放射性原子核数目指数下降，即

$$N = N_0 \mathrm{e}^{-\lambda t} \tag{1.12}$$

N_0为初始时刻放射性核素的原子核数目。任何放射性物质，其原有的放射性原子核的数量将随时间的推移变得越来越少。单位时间放射性核素发生衰变的数目($-\mathrm{d}N/\mathrm{d}t$)叫放射性活度 A，简称活度。放射源的强弱可用放射性活度 A 来度量。根据定义

$$A = -\mathrm{d}N/\mathrm{d}t = \lambda N \tag{1.13}$$

很容易得到活度随时间的衰减规律

$$A = A_0 \mathrm{e}^{-\lambda t} \tag{1.14}$$

$A_0 = \lambda N_0$ 是初始时刻的放射性活度(activity)。放射性活度也随时间指数下降。

除了用衰变常数 λ 以外，通常还用半衰期 $T_{1/2}$和平均寿命 τ 描述衰变的快慢。半衰期(half life)定义为放射性核数目或者放射性活度衰减至原来的一半所需的时间，它与衰变常数之间的关系为

$$T_{1/2} = \frac{\ln 2}{\lambda} \approx \frac{0.693}{\lambda} \tag{1.15}$$

每一种放射性核素的半衰期 $T_{1/2}$都是唯一的，因此可以作为放射性核素的表征。此外，还可用平均寿命 τ 来表示衰变的快慢，它与衰变常数及半衰期之间的关系则为

$$\tau = \frac{1}{N_0}\int_0^{\infty} \lambda N t \,\mathrm{d}t = \frac{1}{\lambda} \approx 1.44 T_{1/2} \tag{1.16}$$

$^{99}Tc^{m}$ 指数衰变见图 1-11。

若一种核素存在几种衰变方式，核素的衰变常数则为各个分支衰变常数 λ_i之和

$$\lambda = \sum \lambda_i \tag{1.17}$$

各衰变方式的分支比为

$$R_i = \lambda_i / \lambda \tag{1.18}$$

对应于第 i 支衰变，其分支放射性活度为

$$A_i = \lambda_i N = \frac{\lambda_i}{\lambda} A = \frac{\lambda_i}{\lambda} A_0 \mathrm{e}^{-\lambda t} \tag{1.19}$$

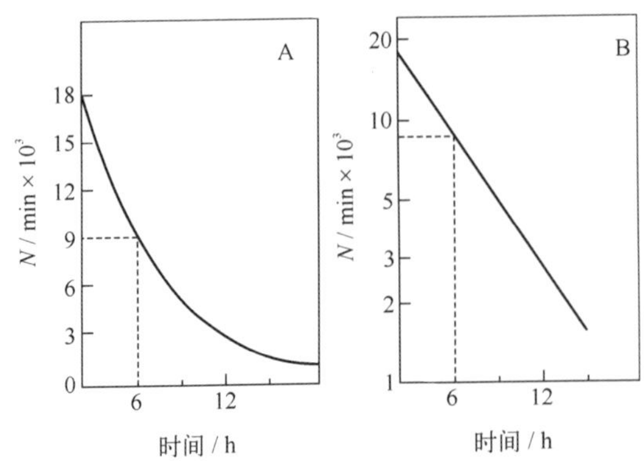

图 1-11 $^{99}Tc^{m}$ 指数衰变(半衰期为 6 h)，A 图为普通坐标，B 图为半对数坐标

分支放射性活度与总放射性活度成正比。需要注意，分支放射性活度随时间是按 $e^{-\lambda t}$ 指数衰减而不是 $e^{-\lambda_i t}$ 指数衰减，这是因为任何放射性活度随时间的衰减都是由于放射性原子核数目 N 的减少，而 N 的减少是所有分支衰变的总体结果。

原子核的衰变往往是多代的，母核衰变为子核，子核继续衰变，这样一代又一代地连续进行，直至最后衰变为稳定核，这种衰变叫做多代衰变，或叫连续衰变(succeessive decay)。例如 ^{232}Th 经过 α 衰变至 ^{228}Ra，然后接连两次 β^- 衰变至 ^{228}Th，再经过若干次 α 与 β^- 衰变，最后到稳定核 ^{208}Pb 为止。

连续多代放射性衰变系列通称放射系。地壳中存在的一些重的放射性核素形成了三个天然放射系。它们的母体半衰期都很长，和地球年龄 10^9 a 相近甚至更长，只有半衰期在这个量级的放射性核素才能保存下来，且处于长期平衡的状态。三个天然放射性系的成员大多具有 α 放射性，少数具有 β 放射性，一般都伴随有 γ 辐射，但没有一个具有 β^+ 衰变或轨道电子俘获。每个放射系从母核开始，均经过至少十次的连续衰变，最终达到稳定的铅同位素。自然界存在的三个天然放射性系是钍系、铀系和锕系。

第五节　射线与物质相互作用

核辐射种类繁多，性质迥异，这里只讨论带电粒子及 γ 射线与物质的相互作用(interaction)。带电粒子、中子及 γ 射线都是电离辐射，它们能使与之相互作用的介质的原子发生电离。非电离辐射如无线电、微波辐射及紫外线辐射对人体也是有害的，也应该采取有效的防护措施，相关内容超出本书范围，感兴趣者请查阅相关的书籍。

电离辐射与物质的相互作用表现为粒子或射线与其穿越的介质的原子的相互作用，主要是与介质原子的轨道电子的库仑相互作用，使介质激发或电离。相对而言，粒子或射线与介质原子核的直接相互作用贡献则微乎其微。一般只要粒子或射线的能量高于 10 eV，就能使原子发生电离。

一、带电粒子在介质中的慢化

带电粒子在介质中的慢化过程，完全是由带电粒子与介质原子的轨道电子及与介质原子核核发生各种相互作用的结果。主要过程为带电粒子与原子的轨道电子和原子核的非弹性碰撞。如果碰撞系统动量与动能都守恒，这样的碰撞为弹性碰撞；如果只是动量守恒而动能不守恒，这样的碰撞则为非弹性碰撞。

1. 带电粒子与轨道电子的非弹性碰撞

在库仑相互作用下，带电粒子与介质原子的轨道电子发生非弹性碰撞，引起介质原子或分子激发与电离，使自身损失能量，这种能量方式称为电离损失。入射带电粒子与介质原子核外电子的通过库仑相互作用，使电子获得能量，导致原子激发或者电离。轨道电子克服束缚成为自由电子，原子成为正离子的现象称为电离。原子激发则是电子由低能级跃迁到高能级而使原子处于激发状态的过程。受激发的原子将退激发光。电离主要发生在最外层电子。出射的自由电子可能具有足够的动能，可继续与介质的其他原子发生相互作用，进一步产生激发或电离。电离损失是带电粒子穿过物质时损失能量的主要方式。

2. 带电粒子与介质原子核的非弹性碰撞

入射带电粒子与介质原子核之间的库仑相互作用使二者发生非弹性散射(inelastic scattering)，并使带电粒子的速度和方向发生变化，同时产生电磁辐射(光子)——轫致辐射(Bremsstrahlung)。轫致辐射造成带电粒子自身能量损失，这种能损方式称为辐射损失。粒子质量越小轫致辐射概率越大。质子与更重的带电粒子由于轫致辐射而引起的能量损失可以忽略不计，而对于电子，由于质量只是质子质量的1/1 836，轫致辐射便是重要的能量损失方式。

3. 带电粒子与介质原子核的弹性碰撞

带电粒子与介质原子核也可以因库仑相互作用而发生弹性散射(elastic scattering)。弹性散射过程中，入射粒子和原子核的总动能不变，即入射粒子既不辐射光子，也不激发原子核。但入射粒子受到偏转，改变其运动方向。在弹性碰撞过程中，为满足入射粒子和原子核之间的能量和动量守恒，入射粒子将一部分动能转移给碰撞的原子核，核得到反冲。碰撞后，绝大部分能量仍由入射粒子带走，但运动方向受到偏转。带电粒子与介质原子核发生弹性碰撞所引起的入射粒子的能量损失称为核碰撞能量损失，原子核对入射粒子的阻止作用称为核阻止。只有当重带电粒子能量很低时，核阻止对能量损失的贡献才是重要的。但对电子却是引起反散射的主要过程。

4. 带电粒子与介质原子轨道电子的弹性碰撞

受核外电子的库仑力作用，入射带电粒子可能与原子轨道电子发射弹性碰撞，入射粒子改变运动方向。为满足能量和动量守恒，入射粒子要损失一部分动能，但这种能量转移很小，比原子的最低激发能还小，电子的能量状态没有改变。实际上这种弹性碰撞是入射粒子与整个介质原子的相互作用。只是极低能量(小于 100 eV)的入射电子方需考虑这种相互作用方式。其他情况下完全可以忽略不计。

粒子与物质相互作用，在介质中损失自身能量。为度量粒子与物质相互作用而在介质中损失能量的大小，或者度量介质对带电粒子的阻止本领，定义能量损失率

$$S=-\frac{\mathrm{d}E}{\mathrm{d}x} \tag{1.20}$$

单位路径上的能量损失称为能量损失率，又称阻止本领、比能损失、线能转移(linear energy transfer, LET)，其单位一般为 keV/μm，MeV/μm 等。电子与 γ 射线的 LET 小，称为低 LET 射线；相比之下，质子、中子、α 粒子及重离子的 LET 大，是高 LET 射线。

综上所述，带电粒子与物质相互作用，在介质中能量损失的主要由电离损失与辐射损失引起。对于带电粒子，能量损失率为

$$S = S_{\text{ion}} + S_{\text{rad}} = \left(-\frac{\mathrm{d}E}{\mathrm{d}x}\right)_{\text{ion}} + \left(-\frac{\mathrm{d}E}{\mathrm{d}x}\right)_{\text{rad}} \tag{1.21}$$

二、重带电粒子与物质的相互作用

1. 能量损失

重带电粒子指带正电荷的重离子($Z\geqslant 2$)，与物质的相互作用主要为入射重带电粒子与核外电子的库仑相互作用，二者发生非弹性碰撞使介质原子激发或电离。由于重带电粒子的质量大，与电子非弹性碰撞后运动方向几乎保持不变，因此，其运动径迹近乎为直线。此外，重带电粒子在物质中有确定的射程。辐射损失对于重带电粒子的能量损失贡献很小，可以忽略不计。重带电粒子能量损失基本上全部来自电离损失的贡献。

一个速度为 v 电荷为 $z\mathrm{e}$ 的带电粒子穿越由原子序数 Z 的原子组成的纯阻止介质时，能量损失率为(以 MeV/cm 或 MeV/(mg/cm^2)为单位)

$$-\frac{\mathrm{d}E}{\mathrm{d}x} = \frac{4\pi z^2 \mathrm{e}^4 nZ}{m_{\mathrm{e}} v^2}\left[\ln\left(\frac{2m_{\mathrm{e}} v^2}{I(1-\beta^2)}\right) - \beta^2\right] \tag{1.22}$$

式中，m_0 电子静止质量；$\beta=v/c$，c 为光速；N 为介质中单位体积的原子数目；I 为介质原子的平均电离电势，代表该原子中各壳层电子的激发和电离能的平均值。以 eV 为单位可近似表示为 $I\approx 9.1Z(1+1.9Z^{-2/3})$。此即著名的贝特-布洛赫(Bethe-Block)公式，它适合于质子、α粒子及其他重带电粒子与物质的相互作用。

质子及重带电粒子的能量损失率沿其径迹的变化曲线称为能损曲线。质子与重离子能损曲线特点是在射程末端能量损失率出现一个锐峰，称之为布喇格(Bragg)峰。电子没有这一特点。正因为存在 Bragg 峰，使得质子束与重离子束在癌症放射治疗中的效果比较理想。

2. 射程

带电粒子在物质中会不断损失能量，当其能量全部耗尽时就会停阻在介质中。质子、α 粒子及重离子在介质中的路径近似一条直线。带电粒子在入射方向所行经的最大距离称作入射粒子在该物质中的射程。对于质子与重离子，其“射程”与实际径迹相近。

在 4～15 MeV 能区，实验得到 α 粒子在空气中的射程与能量的关系为

$$R = (0.005E + 0.285)E^{3/2} \tag{1.23}$$

式中射程单位为 cm，能量单位为 MeV。由上式可知 5.3 MeV 的 α 粒子在标准状态空气中的射程约为 3.8 cm。

粒子与物质的相互作用过程是随机过程，能量损失也是由随机过程所决定的。当单能粒子穿过一定厚度的物质后，能量出现离散，这种现象称为能量歧离。质子、α 粒子及重离子的射程涨落很小而，电子的射程涨落很大，电子的射程不再是一个严格的定义。

三、电子与物质相互作用

电子静止质量要比质子、α 粒子及重离子小三个数量级以上。尽管都是带电粒子，与重离子和物质相互作用行为相比，电子与物质相互作用行为还是有自己的特点。主要不同之处在于，重带离子在介质中的径迹基本是直线，也有确定的射程；电子在介质中的路径非常曲折，单

能电子的射程歧离很大，可达 10%～15%。此外，电子 LET 小，而重离子 LET 大。

与重离子一样，电离损失也是电子在介质中损失其能量的主要方式，除此而外，辐射损失是电子能量损失的另一个重要机制。

电子和正电子与物质相互作用极其相似，但是电子与正电子在介质中的最终命运不同。当正电子的能量在介质中损失殆尽时，将与周围的一个电子结合并发生湮灭，将电子正电子的静止能量转换成能量均为 0.511 MeV、方向相反的两个光子。而绝大多数电子都被阻止在介质中并成为介质的电子成员。

1. 电离能量损失

电子在介质中的电离能量损失与重离子在介质中的电离能量损失相似，但是存在两个明显不同之处。其一，入射的重离子相对于轨道电子，质量可认为无限大，不必考虑碰撞粒子的折合质量；而入射电子与原子轨道电子的质量相同，必须考虑碰撞粒子的折合质量。其二，碰撞粒子同为电子不可区分，因此需要考虑量子全同性。据此对 Bethe-Block 公式作相应修正，可得到电子在介质中的电离损失公式。对于快电子，考虑相对论效应时的电离损失为

$$\left(-\frac{\mathrm{d}E}{\mathrm{d}x}\right)_{\text{ion}}=\frac{2\pi \mathrm{e}^4 ZN}{m_0 v^2}\left[\ln\left[\frac{m_0 v^2 E}{2I^2(1-\beta^2)}\right]-\ln2(2\sqrt{1-\beta^2}-1+\beta^2)+(1-\beta^2)+\frac{1}{8}(1-\sqrt{1-\beta^2})^2\right] \tag{1.24}$$

低速($\beta\approx0$)时则有

$$\left(-\frac{\mathrm{d}E}{\mathrm{d}x}\right)_{\text{ion}}=\frac{2\pi \mathrm{e}^4 ZN}{m_0 v^2}\left[\ln\frac{2m_0 v^2}{I}-1.2329\right] \tag{1.25}$$

电子的电离能损与重离子的电离能损公式相似。在相同能量时，电子速度要比质子或重离子快很多，因而电离能损率要小许多，即同样能量时电子穿透本领要比重离子强得多。

2. 辐射能量损失

与重离子不一样，辐射能量损失对入射电子在介质中的能量损失的贡献不可忽略。带电粒子穿过物质时受到介质原子核或核外轨道电子的库仑作用，速度大小和运动方向都发生变化，这时就伴随电磁辐射产生，即产生轫致辐射。带电粒子与物质相互作用，在介质中因轫致辐射在单位路程上损失的能量为

$$\left(-\frac{\mathrm{d}E}{\mathrm{d}x}\right)_{\text{rad}}\propto\frac{z^2 E}{m^2}NZ^2 \tag{1.26}$$

m 为带电粒子质量。由于质子与重离子质量比电子大三个量级以上，因此重离子穿越介质时辐射能量损失可以忽略不计，而电子产生的辐射能量损失则必须予以考虑。电子穿越介质时的能量辐射损失率近似为

$$\left(-\frac{\mathrm{d}E}{\mathrm{d}x}\right)_{\text{rad}}=\frac{ENZ(Z+1)\mathrm{e}^4}{137m_0^2c^4}\left(4\ln\frac{2E}{m_0c^2}-\frac{4}{3}\right) \tag{1.27}$$

电子能量的辐射损失率大体上随电子能量增高而线性增加，与阻止介质的原子序数平方成正比。当电子能量高以及吸收材料原子序数大时，辐射损失更显著。因此吸收与屏蔽 β 射线或电子束时不宜选用高 Z 材料。但若为获得强的 X 射线，选用高 Z 材料如钨作为靶材料比较合适。辐射能量损失与电离能量损失之比为

$$\frac{-(\mathrm{d}E/\mathrm{d}x)_{\text{rad}}}{-(\mathrm{d}E/\mathrm{d}x)_{\text{ion}}}\approx\frac{EZ}{700} \tag{1.28}$$

式中，能量 E 的单位用 MeV。9 MeV 电子在铅介质中的两种能量损失率大致相同，差不多都为 1.45 keV/μm，若电子能量大于 9 MeV，在铅中的辐射能量损失则迅速变成主要的能量损失方式。

3. 电子的散射与射程

电子受介质原子核库仑场作用易发生弹性散射，由于电子质量小，散射角度可以很大。经过多次散射，最后可能偏离原来的运动方向。电子与介质原子核或轨道电子的弹性散射及非弹性散射，造成电子在介质中的径迹十分曲折，同时也使单能电子沿入射方向上的射程歧离很大，以至于电子没有确定的射程。一般所讲的电子射程指的是单能电子或 β 粒子的最大射程。

四、γ 射线与物质相互作用

γ 射线与 X 射线本质上都是高能电磁辐射，都是光子，只是产生方式不同而已，一旦产生，只要能量相同则物理性质完全相同。光子的能量为 $E=\hbar\nu=\hbar c/\lambda$，$\hbar$ 为普朗克(Planck)常量，c 为光速，ν 和 λ 分别是电磁辐射的频率和波长。γ 射线由原子核能级之间的跃迁产生，后者由韧致辐射产生。γ 光子与物质的相互作用跟带电粒子与物质相互作用方式不同，带电粒子通过连续的与多次的电离损失或辐射损失而损失能量，可用阻止本领 $-\mathrm{d}E/\mathrm{d}x$ 和射程等物理量来描述。而 γ 光子与物质的相互作用是通过单次性的随机事件与介质的原子核或原子核外电子作用，一旦 γ 光子与物质发生作用，γ 光子或被吸收而消失与损失全部能量，或受到散射而损失很大一部分能量，同时产生次级电子。γ 光子与物质相互作用的主要方式有三种，即光电效应(photoelectric effect)、康普顿效应(Compton effect)和电子对效应(pair production)。

1. 光电效应

光电效应(图 1-12)是 γ 光子与原子整体相互作用，从原子中打出一个电子，即光电子。γ 光子将全部能量转移给原子，一小部分(可忽略)用于提供原子的反冲能，其余作为电子脱离原子束缚所需的电离能和光电子的动能。光电效应主要发生在原子束缚最紧的 K 层。光电效应发生后，由于原子内层电子出现空位，原子将发射特征 X 射线或俄歇电子。根据能量守恒，光电子能量为

$$E_e = h\nu - \varepsilon_i \tag{1.29}$$

式中，ε_i 电子在第 i 壳层的结合能。

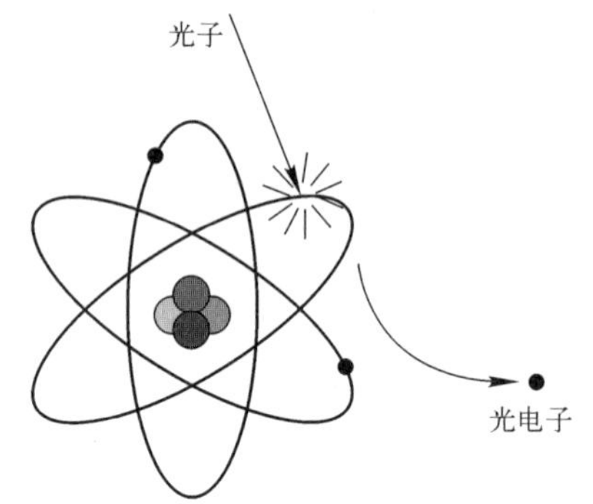

图 1-12　光电效应示意图

入射 γ 光子与原子发生光电效应的截面 $\sigma_{ph} \propto Z^5$，因此，γ 探测器的探测介质宜采用高原子序数材料，同样在屏蔽防护 γ 射线时也应采用高 Z 材料。

2. 康普顿效应

康普顿效应(图 1-13)为入射光子与核外轨道电子的非弹性碰撞。在非弹性碰撞过程中，入射光子的一部分能量转移给电子，使其脱离原子束缚成为自由电子，而光子同时受到散射，其运动方向和能量都发生变化，称为散射光子。康普顿效应一般发生在束缚得最疏松的外层电子。若次级电子能量比较高，它仍将继续与介质相互作用直至能量耗尽。散射光子也将继续与介质相互作用。

相对于光电效应曲线而言，康普顿散射截面与入射光子的能量关系曲线要平缓。

3. 电子对效应

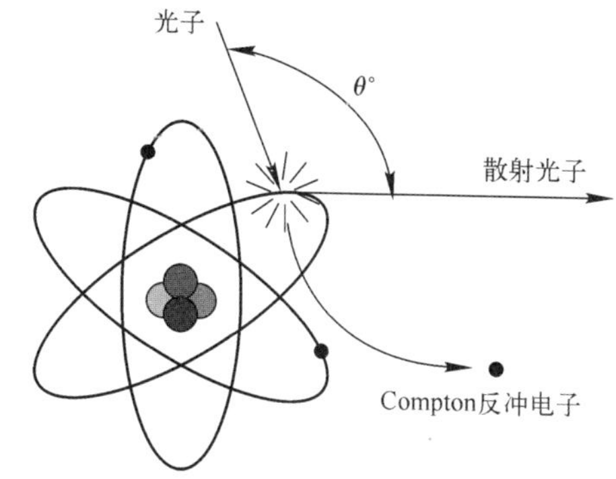

图 1-13　Compton 散射示意图

如果入射 γ 光子能量足够高，当它从原子核旁经过时，在原子核库仑场的作用下，γ 光子可能转化为一个正电子和一个电子，这种过程称为电子对效应。只有 γ 光子能量大于1.022 MeV时，即大于两个静止电子质量时，才可能发生电子对效应。所产生的正负电子继续在介质中慢化，电子成为介质中的电子，而正电子速度接近零时将与附近的电子发生湮没(annihilation)，放出两个方向相反能量各为0.511 MeV 光子。

为同时满足动量守恒，必须有第三者即原子核的参与。总动能在电子和正电子间的分配是随机的。根据动量守恒的要求，电子对出射方向应该趋于入射 γ 光子的方向，入射 γ 光子能量愈大，正负电子出射方向愈向前。

电子对效应示意图如图 1-14 所示。

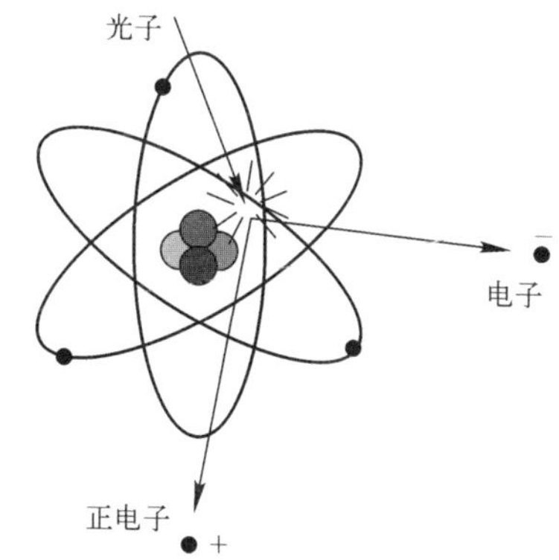

图 1-14　电子对效应示意图

光电效应、Compton 散射与电子对效应是 γ 光子与物质相互作用的三种最主要的机制。除此而外，还有其他的一些作用机制，如瑞利(Rayleigh)散射、光核反应等，但一般情况下它们的截面相对要小得多，通常可以不予考虑。在 γ 光子与物质相互作用的三种主要机制中，康普顿散射与光电效应总是同时存在的，当 $E_\gamma > 1.022$ MeV 时电子对效应也会参与其中，而且 γ 光子能量越高电子对效应越强。

对于不同的物质或者不同的能量，γ 射线与物质相互作用的三种主要方式的所占比重不尽相同。情况下，光电效应为主，当能量关于 1.02 MeV 之后，对效应逐渐占据主要地位，而 Compton 散射截面随着能量的增加而逐渐降低。一束准直的 γ 射线在穿过吸收介质时，在原准直方向上 γ 射线的强度 I 随穿过的厚度 d 的变化基本服从指数衰减规律，即

$$I = I_0 e^{-\mu d} \tag{1.30}$$

式中，μ 为介质对 γ 射线总的吸收系数，它与介质的材料性质有关，也与 γ 射线能量本身有关。图 1-15 给出了 γ 射线在介质中三种相互作用机制的作用截面示意图。

五、中子与物质相互作用

中子在科学研究、工农业生产以及医疗卫生等领域有广泛的应用，如核能利用、放射性核素生产、核物理研究、中子活化分析、中子测井探矿、中子辐照育种和中子治癌、材料分析、中子成像等。

中子和质子同称为核子，都是组成原子核的基本要素。中子呈电中性，其静止质量为939.573 1 MeV/c^2，大于质子和电子两者静止质量之和。中子具有自旋和磁矩，自旋量子数等于1/2。自由状态的中子不稳定，它要衰变为质子，同时放出一个电子和一个反中微子，实验测得中子的半衰期约为 10.60 min。

1. 中子源

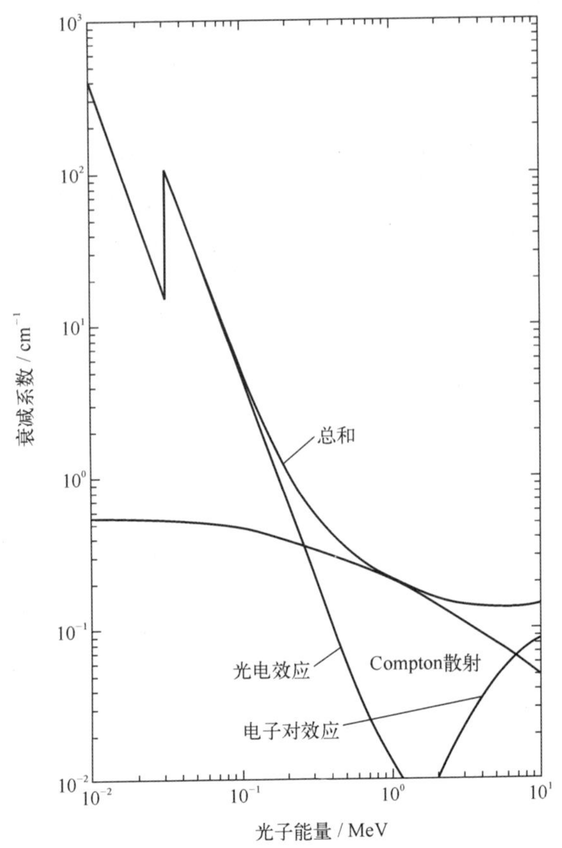

图 1-15　γ 射线与物质相互作用三种效应示意图

中子的应用首先需要有一个能够产生中子的装置,即所谓中子源。随着中子应用的日益广泛,中子源的种类越来越多,性能也不断提高。中子源的性能指标主要是通量强度或中子产额、中子束的能谱、中子束的空间分辨率以及射入物体的中子束轮廓的均匀性、中子束的面积、γ 射线的本底等。不同的应用对中子源性能的要求不尽相同。中子源中子能量可能是单能的或接近单能的,也可能是多能的,也可能是好几组不同的能量,或者在比较大的能量范围内连续分布。

根据中子产生方式的不同,常用的中子源大体上可分为放射性同位素中子源、加速器中子源(包括中子发生器)和反应堆(nuclear reactor)中子源三种。放射性中子源利用放射性核素衰变时发射的具有一定能量的粒子或 γ 光子轰击某些靶物质引起核反应来产生中子;加速器(accelerator)中子源则利用加速器所加速的具有一定能量的带电粒子轰击某些靶物质引起核反应来产生中子,目前世界上最先进的散裂中子源也属于此类中子源;反应堆中子源则是通过链式裂变反应产生中子。

三种中子源各有优缺点。与反应堆和加速器中子源相比,同位素中子源具有体积小、可移动、制造简单、价格低廉、使用方便等优点,但中子强度弱,一般不大于 10^{10} n/s,一般还伴随有 γ 辐射,多数是非单色中子源。

同位素中子源又可分为三类(α,n)、(γ,n)和自发裂变中子源。(α,n)中子源利 α 衰变核素发射的 α 粒子轰击某些轻元素材料靶核,通过(α,n)反应而获得中子。用于制备中子源的 α 放射性核素有钋-210 、镭-226 、钚-238 、钚-239 、镅-241 、锔-242 、锔-244 等。最常用的靶材料是铍,铍-9 的(α,n)反应的中子产额最高。(α,n)中子源的中子能谱是连续的。(α,n)中子源通常是将 α 发射体与靶材料充分混合,压紧并密封在金属源壳中制成的,此类中子源是应用最广的同位素中子源。

(γ,n)中子源也称光中子源,是利用放射性核素发射的高能 γ 射线轰击某些轻材料靶核,通过(γ,n)反应而产生中子,多数靶核的(γ,n)反应阈值在 5 MeV 左右,只有铍和氘的反应阈值较低,分别为 1.67 MeV 和 2.23 MeV。常用的 γ 射线核素有钠-24 、钇-88 、锑-124 、镧-140 和镭-226 的子体物。(γ,n)中子源的制备比较简单,通常把 γ 放射源放置铍套中或浸在重水中即能发射中子。锑和铍粉混合压块,做好包壳,送入反应堆辐照,产生的锑-124 以其强 γ 射线与铍产生(γ,n)反应放出中子,即成中子源。

自发裂变中子源利用某些重核的自发裂变过程产生中子。目前常用的自发裂变中子源是锎-252。锎-252衰变发射α粒子,而自发裂变发射中子。α衰变的半衰期为2.73 a,自发裂变半衰期为85.5 a,总有效半衰期为2.64 a。每克锎-252每秒钟发射中子数为2.32×10^{12}个。锎-252自发裂变中子产额高,可制成体积小、强度大的中子源。

由粒子加速器所产生的高能带电粒子去轰击某些靶核来引起核反应,从而产生强流单能中子。通常采用的带电粒子主要有质子(p)、氘核(D)。加速器中子源具有较多优点,中子强度高且可以调节,一般可达$10^{10}\sim10^{12}$ n/s;中子能量单一,而且可以在广阔的能量范围内获得各种单色中子,即在不同的发射角上,中子能量不同,而在一定的发射角上,中子能量是单色的;可以产生脉冲中子束;在加速器停止运行时,中子源即消失,易于防护。

反应堆中的裂变材料如铀-235或钚-239等在裂变时都会放出大量中子,因此反应堆可作为强中子源。反应堆中子源的一个重要特点是中子通量高。一般反应堆活性区内中子通量可达$10^{13}\sim10^{14}$ n/s·cm^2,高通量堆甚至达到$10^{15}\sim10^{20}$ n/s·cm^2。反应堆中子源的中子能谱比较复杂。U裂变所放出的中子能量可从0.001 eV到14 MeV连续分布,中子平均能量大约为2 MeV左右。在反应堆内裂变中子还要与慢化剂原子核发生散射,能量分布会有很大改变。反应堆实际提供的中子,其能谱不再是纯裂变谱,而是能量很宽的慢化谱,其中包含有热中子、中能中子和快中子等。

2. 中子与物质相互作用

中子与物质相互作用的类型主要取决于中子的能量。一般根据中子能量的大小,把中子分为以下几组:

高能中子　　能量>10 MeV;

快中子　　能量在500 keV～10 MeV之间;

中能中子　　能量在1 keV～500 keV之间;

慢中子　　能量在0～1 keV之间。

能量在0.005 eV～0.5 eV区间的慢中子又称为热中子,当周围介质温度为20 ℃时,与介质达到热平衡的热中子平均能量为0.025 eV。

中子本身不带电,与原子核或电子之间没有静电作用,中子与物质的相互作用主要是与原子核内的核力相互作用,与外壳层的电子不发生作用。中子与物质的相互作用产生的次级带电粒子与介质继续作用,使介质原子分子电离。中子的探测与防护就依据此原理。相对于带电粒子与γ射线,中子的探测与防护较困难。

中子与物质的原子核相互作用过程基本上可以分为两类:散射和吸收(俘获)。散射又分为弹性散射和非弹性散射。慢中子与原子核作用的主要形式是吸收。中能中子和快中子与物质作用的主要形式是弹性散射。能量大于10 MeV的高能中子则以非弹性散射为主。

弹性散射是中子通过物质时损失能量的重要方式。原子核从中子动能中得到一部分能量而形成反冲核,中子则失去部分动能且偏离原方向。反冲核越轻、反冲角越大、反冲核得到的能量越多。反冲核动能和入射中子能量成正比。反冲核作为带电粒子继续与介质相互作用。

非弹性散射是次要的能损方式。入射中子与原子核作用形成复合核,复合核放出中子后如处在激发态,则会立即会放出γ射线而回到基态。入射中子的能量必须大于原子核的最低激发能,非弹性散射才可能发生。

慢中子或热中子与物质作用时,很容易被原子核俘获而产生核反应。中子俘获(neutron

capture)生成的产物可能是稳定性核素，也可能是放射性核素，同时还释放出 γ 光子和其他粒子。

中子与物质的相互作用过程中，除了弹性散射之外，其余作用均会产生次级辐射。在实际工作中，大多数情况遇到的是快中子，快中子与轻物质发生弹性散射时，损失的能量要比与重物质作用时多。快中子与氢核碰撞时，交给反冲质子的能量可以达到中子能量的一半。因此，含氢多的物质如水和石蜡等是屏蔽中子的有效材料。水和石蜡价格低廉，容易获得，防护中子效果又好，是最常用的中子屏蔽材料。

六、放射治疗的射线种类

射线与物质相互作用的机制是放射治疗的物理学基础。在放射治疗中，照射剂量应当尽可能多地均匀沉积在病灶区，而给与正常组织的剂量应尽可能少。辐射剂量是射线在单位质量的物质中沉积的能量大小。人体组织的主要成分是水，图 1-16 给出了不同类型的射线在水中不同深度的能量沉积实验结果。从辐射剂量学角度考虑，质子与重离子的效果比较理想，X 射线和 γ 射线则要逊色一些。但是，放射治疗涉及很多因素，诸如生物效应、技术、费用等。目前使用较普遍的放射治疗装置是直线电子加速器，利用电子束打靶产生的 X 射线治疗肿瘤。质子与重离子治疗技术是未来放射治疗的发展方向，国外质子与重离子放射治疗受到普遍重视，接受其治疗的患者人数逐年增加发展，受其影响，国内医学界和核物理研究单位也正在开展这方面的应用及其研究。受经济的区域差别影响，我国放射治疗装置近期仍将以 γ 射线治疗机和电子加速器为主，在经济发达的区域或大城市预期会逐渐出现质子治疗加速器，重离子加速器尽管放疗效果最优，但由于建造费用高，未来的放射治疗的应用取决于经济的发展。

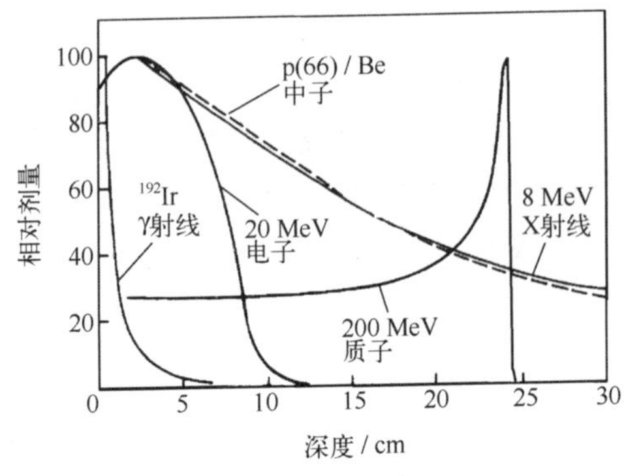

图 1-16　不同粒子在水中的单位路径的能损随深度的变化(引自参考文献[5])

参 考 文 献

1　卢希庭. 原子核物理. 原子能出版社，2000

2　E B Podgorsak. Radiation Physics for Medical Physicists. Springer，2006

3　Thormod Henriksen and H. David Maillie. Radiation and Health. Tayler & Francis，2004

4　Gopal Saha. Physics and Radiobiology of Nuclear Medicine. Springer，2000

5　Ugo Amaldi，Gerhard Kraft. Recent applications of Synchrotrons in cancer therapy with Carbon Ions. europhysics news，July/August 2005，14～118

第二章　辐射剂量与单位

“电离(ionization)”是:从原子、分子或物质的其他束缚状态释出一个或多个电子的过程。“激发(excitation)”则是:使原子、分子或物质的其他束缚状态向高能态转变的过程。

“电离辐射(ionizing radiation)”是:能通过直接过程、间接过程导致物质电离的带电粒子、不带电粒子组成的辐射。“辐射”一词,内涵甚广。不过,电离辐射领域,“辐射”一般就是电离辐射的简称。

“辐射效应(radiation effect)”是:电离辐射引起的受照物质性质的变化。这种变化,有物理学的、化学的,生物体受到照射,会导致 DNA 分子损伤,细胞变异或死亡。辐射效应,有的在受照当时或过后不久,就能看到;有的则要推迟到数月、数年,甚至十年以后,才有显现的可能。

“ 电离辐射剂量(radiation dose)”是:预测电离辐射对受照射物质诱发的真实效应、潜在影响程度的客观指标。

“电离辐射剂量学(ionizing radiation dosimetry)”则是:研究辐射效应程度预测原理、指标、方法的一门学科。它的研究内容主要包括:电离辐射能量在物质中转移、吸收规律,剂量分布与辐射场关系,辐射剂量与辐射效应联系以及辐射剂量的测量、计算方法。

第一节　量和单位

“量(quantities)”是表征物质、现象性质的客观指标。“单位(units)”则是,为确定量值而精选的,用以与同类量进行比较的一个参考样本。任何量的大小或多少,都可表示为:数值与单位的乘积。如果改变量的单位,其数值也做相应调整,那么量的绝对值维持不变。

一个量可乘以或除以另一个量,从而产生其他一些量,因此,所有量都可以从一套“基本量(base quantities)”派生出来;由此产生的量,称为“导出量(derived quantities)”。

按相同方法,由最初定义的基本量单位(基本单位,base units),可以形成一套单位体系,派生出许多导出单位(derived units)。导出单位的表达式中,如果不出现有别 1 的数值因子,则所论的单位体系就所谓“一贯的(coherent)”。

我国现行的法定单位,沿用了国际单位制(international system of units,SI)。SI 单位制由三部分组成:SI 基本单位(见表 2-1)、SI 导出单位和 SI 单位倍数、分数词头(见表 2-3)。表 2-2 则是电离辐射领域用到的某些

表 2-1　SI 基本单位

量	单　位	
	名称	符号
长度	米	m
质量	千克	kg
时间	秒	s
热力学温度	开[尔文]	K
电流	安[培]	A
物质的量	摩[尔]	mol
发光强度	坎[德拉]	cd

导出量的 SI 导出单位以及这些导出单位的专门名称和符号。电离辐射领域，还有少数可以与 SI 单位同时并用的、并非属于 SI 单位制的单位（见表 2-4）。

表 2-2 与辐射相关的某些 SI 导出单位

量	导出单位	单位名称	符号
电荷[量]	A·s	库[仑]	C
能[量]	$m^2 \cdot kg \cdot s^{-2}$	焦[耳]	J
功率	$J \cdot s^{-1}$	瓦[特]	W
[放射性]活度	s^{-1}	贝可[勒尔]	Bq
吸收剂量	$J \cdot kg^{-1}$	戈[瑞]	Gy
比释动能	$J \cdot kg^{-1}$	戈[瑞]	Gy
当量剂量	$J \cdot kg^{-1}$	希[沃特]	Sv
有效剂量	$J \cdot kg^{-1}$	希[沃特]	Sv

表 2-3 SI 单位倍数、分数的词冠

倍数词冠				分数词冠			
倍数	词冠	西文符号	中文符号	分数	词冠	西文符号	中文符号
10^2	hecto	h	百	10^{-2}	centi	c	厘
10^3	kilo	k	千	10^{-3}	milli	m	毫
10^6	mega	M	兆	10^{-6}	micro	μ	微
10^9	giga	G	吉[咖]	10^{-9}	nano	n	纳[诺]
10^{12}	tera	T	太[拉]	10^{-12}	pico	p	皮[可]
10^{15}	peta	P	拍[它]	10^{-15}	femto	f	飞[母托]
10^{18}	exa	E	艾[可萨]	10^{-18}	atto	a	阿[托]
10^{21}	zetta	Z	泽[它]	10^{-21}	zepto	z	仄[普托]
10^{24}	yotta	Y	尧[它]	10^{-24}	yocto	y	幺[科托]

注：词冠的选用规则：使所用词冠前的量值保持在 0.1～1 000之间。

下列情况可不在此列：为便于上下文同类量的数值比较、数值相差悬殊的同类量出现在同一表格时。

表 2-4 某些可以与 SI 单位同时并用的单位

广泛使用的			辐射领域常用的		
量	单位名称	单位符号	量	单位名称	单位符号
时间	分	min	电荷[量]	电子电荷量(基本电荷)	e
	小时	h	能量	电子伏	eV
	天	d	质量	原子质量单位	u
	年	a			

注：1 e≈1.602×10^{-19} C；1 eV≈1.602×10^{-19} J；1 u ≈1.661×10^{-27} kg。

此外，SI 单位制还有两个辅助单位。其一是，平面角单位：rad(弧度)；其二是，立体角单位：sr(球面度)。

应该提醒，书写时，量的符号一般用斜体，单位则必须用英文正体，逢到以科学家名字命名的单位，单位的首字母，该用英文正体大写。表示量值时，数值与单位宜间隔 1/4 字符。这些都是科学规范，虽属细节，却能折射出科学工作者的素质，容不得半点马虎。

第二节　电离辐射场

“电离辐射场”是：电离辐射在其中通过、传播乃至经由相互作用、发生能量传递的整个空间范围。

电离辐射场的性质有诸多内涵。例如，辐射场内出现的辐射类型，粒子的能量及其运动方向。因此：

与辐射类型相关，有所谓的：光子(γ)辐射场、中子(n)辐射场、α 粒子辐射场、β 粒子辐射场，甚至 n-γ 混合辐射场，等等；

与粒子能量相关，则有单能辐射场或具有能量分布(多能)的辐射场；

与粒子运动方向关联的，则有单向辐射场或多向辐射场。

有一种特殊的辐射场——各向同性辐射场，即，从四面八方到达辐射场某点的，具有特定类型、特定能量的粒子数全都相同的辐射场。

辐射场的性质，具有时、空相关性，即：辐射场的性质，会因时间、空间位置的变迁而改变。

因此，为完整描述辐射场的性质，宜把握五个要素，即须了解：任一时刻、沿任一方向，到达辐射场任一点的，任一辐射类型、任一能量的粒子的数目，或由这些粒子带来的辐射能量。

所以，用于描述辐射场性质的辐射量，不是涉及粒子数目，便是与粒子带来的能量相关。

一、粒子注量、能量注量

为标志一段时间 T 内，到达辐射场某一位置 r 的粒子数目或其能量的密集程度，引用了“粒子注量(particle fluence)，Φ”和“能量注量(energy fluence)，Ψ”。

粒子注量 $\Phi(T,r)$、能量注量 $\Phi(T,r)$的定义分别是：T 时间内，进入到辐射场以 r 点为球心的单位截面积小球的累计粒子数或由这些粒子带来的辐射能量。

原来，对于单向辐射场，粒子注量或能量注量的定义分别是：穿过与辐射入射方向垂直的单位面积的累计的粒子数或辐射能。

然而，对于多向场，如此定义便不敷应用。好在无论辐射从何而来，球体中总能找到，通过球心、且与入射方向垂直的圆截面。所以，无论单向场，还是多向场，采用小球定义注量总是合适的。

若用数学语言表示，则粒子注量、能量注量的定义分别为

$$\Phi(T,r) = \mathrm{d}N(T,r)/\mathrm{d}a \tag{2.1}$$

$$\Psi(T,r) = \mathrm{d}R(T,r)/\mathrm{d}a \tag{2.2}$$

式中 $\mathrm{d}N(T,r)$、$\mathrm{d}R(T,r)$分别是 T 时间内，进入以辐射场 r 点为球心、截面积为 $\mathrm{d}a$ 的小球的累计粒子数或由它们带来的辐射能。

由式(2.1)、(2.2)式可见，粒子注量、能量注量的单位，分别为：m^{-2} 或 $\mathrm{J/m^2}$，不过，常常分

别用：cm^{-2}或 MeV/cm^2。

二、粒子注量率、能量注量率

由于辐射源（例如，放射源）的性质可能随时会变。因此，一段时间 T 内，到达辐射场某一位置 r 的累计粒子数或辐射能，并非是以恒定速率递增。为了解粒子注量、能量注量递增速率的变化趋势，需要用到：特定时刻 t 的“粒子注量率（particle fluence rate），$\dot{\Phi}(t,r)$”和“能量注量率（energy fluence rate），$\dot{\Psi}(t,r)$”。

t 时刻，辐射场 r 点处的粒子注量率、能量注量率的定义，分别是

$$\dot{\Phi}(t,r) = \mathrm{d}\Phi(t,r)/\mathrm{d}t \tag{2.3}$$

$$\dot{\Psi}(t,r) = \mathrm{d}\Psi(t,r)/\mathrm{d}t \tag{2.4}$$

式中，$\mathrm{d}\Phi(t,r)$、$\mathrm{d}\Psi(t,r)$分别是：t 时刻，$\mathrm{d}t$ 时间内，辐射场 r 点处粒子注量、能量注量的增量。

简言之，粒子注量率、能量注量率，就是：粒子注量、能量注量，在单位时间内的增量。

粒子注量率、能量注量率的单位分别是：$m^{-2}\cdot s^{-1}$或 $J/(m^2\cdot s)$。也可分别用：$cm^{-2}\cdot s^{-1}$或 $MeV/(cm^2\cdot s)$，或者其他的分数、倍数单位。

值得提醒的是：粒子注量、能量注量，是与一段时间 T 相关的；而粒子注量率、能量注量率，则是与一个时间点（时刻）相关的。如果已经了解 0 至 T 时间内，粒子注量率、能量注量率，随时刻变迁的变化趋势（连续函数），那么，0 至 T 时间内，累计的粒子注量、能量注量，即可按下列方式计算：

$$\Phi(T,r) = \int_0^T \dot{\Phi}(t,r)\cdot \mathrm{d}t \tag{2.5}$$

$$\Psi(T,r) = \int_0^T \dot{\Psi}(t,r)\cdot \mathrm{d}t \tag{2.6}$$

（2.5）、（2.6）式中，对连续函数的积分运算，其实就相当：对离散数值的累加。

三、谱分布与平均值

（一）谱分布

实际上，到达辐射场任一点的粒子，未必都有相同的能量。因而，上述的粒子注量 Φ、粒子注量率 $\dot{\Phi}$、能量注量 Ψ、能量注量率 $\dot{\Psi}$ 都存在按粒子能量的分布，简称“谱分布（spectrum distribution）”。

谱分布有两种表述方式：微分分布、积分分布，以粒子注量、能量注量的谱分布为例，特定位置上，粒子注量、能量注量按粒子能量的微分分布 Φ_E，Ψ_E 意指：单位能量间隔内，能量为 E 的那些粒子构成的粒子注量或能量注量

$$\Phi_E = \mathrm{d}\Phi(E)/\mathrm{d}E \tag{2.7}$$

$$\Psi_E = \mathrm{d}\Psi(E)/\mathrm{d}E \tag{2.8}$$

式中，$\mathrm{d}\Phi(E)=\Phi_E\cdot \mathrm{d}E$，$\mathrm{d}\Psi(E)=\Psi_E\cdot \mathrm{d}E$ 分别是：能量在 E 至 $E+\mathrm{d}E$ 之间的粒子构成的粒子注量或能量注量。

粒子注量、能量注量按粒子能量的积分分布 $\Phi(E)$、$\Psi(E)$ 意指：由能量从最小直到特定能量 E（即累加终点）为止的那些粒子累计构成的部分粒子注量或部分能量注量

$$\Phi(E) = \int_0^E \mathrm{d}\Phi(E) = \int_0^E \Phi_E\cdot \mathrm{d}E \tag{2.9}$$

$$\Psi(E)=\int_0^E \mathrm{d}\Psi(E)=\int_0^E \Psi_E\cdot \mathrm{d}E \tag{2.10}$$

显然，如果(2.9)、(2.10)式中的累加终点扩大到∞，即可得到相关位置上，由各种能量的粒子构成的全部粒子注量或全部能量注量

$$\Phi=\int_0^\infty \mathrm{d}\Phi(E)=\int_0^\infty \Phi_E\cdot \mathrm{d}E \tag{2.11}$$

$$\Psi=\int_0^\infty \mathrm{d}\Psi(E)=\int_0^\infty \Psi_E\cdot \mathrm{d}E \tag{2.12}$$

（二）平均值

诚如上述，Φ_E代表：单位能量间隔内，进入单位截面积小球的能量为 E 的粒子数，由这些粒子带来的能量为 $E\cdot\Phi_E$，于是，到达相关位置上粒子的平均能量$(\bar{E})_\Phi$便为

$$(\bar{E})_\Phi=\int_0^\infty E\cdot\Phi_E\cdot \mathrm{d}E\bigg/\int_0^\infty \Phi_E\cdot \mathrm{d}E \tag{2.13}$$

(2.13)式中，分子代表由各种能量的粒子带到相关位置上的总能量；由(2.11)式可知，分母就是到达相关位置的粒子总数。

这里，平均值$(\bar{E})_\Phi$中的下标 Φ，旨在强调：该平均值计算中，用到的权重是粒子注量的谱分布。

以后会了解，光子的能量吸收系数 $\mu_{en}(E)$表示能量为 E 的光子能量被物质吸收的份额，显然，该份额大小，与光子能量有关。

如果关注的是光子，则由(2.8)式可知：Ψ_E代表：单位能量间隔内，由能量为 E 的光子带到相关位置上的辐射能量，这些能量中被物质吸收的有：$\mu_{en}(E)\cdot\Psi_E$。就整体而言，相关位置上，光子能量被物质吸收的平均份额$(\bar{\mu}_{en})_\Psi$应该是

$$(\bar{\mu}_{en})_\Psi=\int_0^\infty \mu_{en}(E)\cdot\Psi_E\cdot \mathrm{d}E\bigg/\int_0^\infty \Psi_E\cdot \mathrm{d}E \tag{2.14}$$

(2.14)式中，分子代表相关位置上被物质吸收的光子能量的总和；分母则是到达该位置的光子全部能量。

同样，这里平均值$(\bar{\mu}_{en})_\Psi$中的下标 Ψ，旨在强调：该平均值计算中，用到的权重是能量注量的谱分布。

第三节　电离辐射能量在物质中的转移过程

电离辐射能量在物质中的转移，是通过辐射与物质原子、原子核、电子的相互作用实现的。所谓“相互作用(interaction)”，其实是：在物质中，电离辐射类型、能量、运动方向发生变化的随机过程。

相互作用结果，会产生一个或多个次级粒子，导致“能量载体(energy carrier)”的转变，例如：不带电粒子的能量，可变成带电粒子的能量；带电粒子能量又可能变成 δ 粒子或光子(韧致辐射)的能量，等等。

在物质中，相关粒子损失动能的位置，称为：“能量转移点(energy transfer point)”。

如上所述，对于单向辐射，粒子注量 Φ 表示：穿过与辐射入射方向垂直的单位面积($1\ \mathrm{cm}^2$)的粒子数，因此，当 $1\ \mathrm{cm}^2$ 内这 Φ 个粒子在物质中穿行一段 $\mathrm{d}l$(cm)路程，它们涉及的物质体积 $\mathrm{d}V$，将为

$$\mathrm{d}V=1\ \mathrm{cm}^2\times \mathrm{d}l(\mathrm{cm})=\mathrm{d}l\ \mathrm{cm}^3,$$

若物质的密度为ρ(g/cm^3,下同),则入射辐射在物质中穿行 dl(cm)路程时,它在单位面积(1 cm^2)内,涉及的物质质量 dm,将为

$$dm = [1\ \text{cm}^2 \times dl(\text{cm})] \cdot \rho(\text{g/cm}^3) = \rho\, dl \quad (\text{g}),$$

下面,将称 ρdl 为:入射辐射在物质中穿行的"质量厚度(mass thickness)",其含意是

入射辐射在物质中穿行 dl 路程时,在单位面积内涉及的物质质量。

若上述物质的原子序数为 Z,摩尔质量为 M,N_A 为阿伏伽德罗常数(以下出现类似符号,含意同此;除非另有说明),则其单位质量中含有的原子数${}_aN$、电子数${}_eN$ 便分别为,

$${}_aN = N_A/M; \qquad {}_eN = Z \cdot N_A/M$$

可见,给定质量的物质中,原子(核)数、电子数与物质的密度(亦即:其物理状态)无关。这就是讨论辐射在物质中的能量转移时,乐于用"质量厚度"的原因所在。

同时,也可看到,单位质量中的电子数${}_eN$ 与因子(Z/M)相关;对于诸如水、软组织之类的低 Z 物质,相应的(Z/M)几乎都是 0.5,所以凡是在物质中主要与电子相互作用的辐射(例如,光子、电子),它们向单位质量物质转移的能量,几乎无明显差别。

为表示辐射在物质中穿行单位路程,辐射能量的转移程度,依关注的焦点不同,带电粒子采用:碰撞阻止本领、辐射阻止本领和总的阻止本领,不带电粒子则用:能量转移系数、能量吸收系数。依辐射在物质中穿行的路程,是以单位长度表示的,还是以单位质量厚度表示的,这些指标的名称,将分别冠以前缀"线"或"质量"。因此,例如带电粒子的碰撞阻止本领,便有所谓的"线碰撞阻止本领"和"质量碰撞阻止本领"。

因为相互作用程度,与辐射的类型、能量,物质的性质有关,所以,切记:上列指标的数值,都是与特定辐射类型、特定辐射能量和特定物质关联的。

一、带电粒子能量在物质中的转移

一般,带电粒子贯穿物质时,主要受到物质中原子核和核外电子的电磁作用。这种作用会使运动着的带电粒子改变方向、损失能量;这一过程前、后,若无能量形式改变,则称:过程是"弹性的(elastic)",否则,损失的能量,不是表现为物质的"电离"、"激发",就是变成了"韧致辐射"。此外,高能量的带电粒子,还能引起核反应。

在物质中,电子与质量比它重的带电粒子(如:质子、α 粒子),行为稍有差异,因此,常把静止质量大于电子的带电粒子归为一类,统称"重带电粒子(heavy charged particle)"。

带电粒子,与物质的相互作用方式、损失能量多寡,取决于:带电粒子的电荷、质量和能量,同时,也赖于物质的原子序数。

除非引起核反应,整个带电粒子会被相遇的原子核吸收。一般情形下,由于与物质持续的相互作用,带电粒子将不断地发生能量转移。

(1) 与物质原子、分子的弹性碰撞,导致相碰粒子间动能交换,增加了物质分子不规则运动的动能,使物质变热、温度升高。带电粒子部分能量,直接变成了热能。

(2) 与束缚电子的非弹性碰撞,使物质原子电离、激发。为使物质原子释出一个电子,带电粒子应有起码的能量 E_{cut},对于生物组织,这个能量约为 10 eV。电离过程释出的电子,如果动能超过 100 eV,它就会偏离原来粒子的方向、且穿越一段路程、进一步引起其他原子的电离和激发,此类电子称为 δ 粒子(或 δ 射线)。被电离、激发的原子,退激时还会释出"俄歇(Auger)电子"、"特征 X 射线"的光子。注意:电离过程中,带电粒子损失的能量,并非会在发

生电离的那个“部位(site)”被物质局部吸收,而有相当部分被 δ 粒子带到了其他位置。

(3) 与原子核、束缚电子电场发生的韧致辐射过程,带电粒子部分能量又变成了辐射(光子)的能量;韧致辐射的光子则会到比 δ 粒子射程更远的位置,继续消耗其得到的能量。不过,发生韧致辐射、因而损失能量的可能性,与带电粒子本身静止质量的平方成反比。例如,在同一种物质内,如若质子、电子原来的能量相同,那么,质子在韧致辐射中损失的能量,大约是电子的三千万分之一。所以,常可忽略重带电粒子在韧致辐射过程中损失的能量。

若以发生的过程名称标志,总括起来,在物质中,带电粒子能量 E,最后将变成三种类型的能量损失

$$E = E_{\text{弹性碰撞}} + E_{\text{电离、激发}} + E_{\text{韧致辐射}} \tag{2.15}$$

不过,对于通常遇到的带电粒子,因弹性碰撞过程损失的能量,常可忽略,尤其是重带电粒子,即使对于一般常见的,初始能量介于 $10^4 \sim 10^6$ eV 间的电子,弹性碰撞中损失的能量,充其量也不过是其初始动能的 0.15%。随着电子初始能量的增高,这一份额会变得更小。

所以,造成带电粒子能量损失的,主要是:电离、激发和韧致辐射。

(一) 阻止本领

带电粒子在电离、激发或韧致辐射过程中损失的能量,分别称为:带电粒子能量的“碰撞损失(collision energy loss)”或“辐射损失(radiative energy loss)”,可分别用“碰撞阻止本领(collision stopping power)”或“辐射阻止本领(radiative stopping power)”给以定量。

带电粒子在物质中的“线碰撞阻止本领 S_{col}”或“质量碰撞阻止本领 S_{col}/ρ”表示:

带电粒子在物质中穿行单位路程时,因电离、激发过程所损失的能量。

显然,上述的单位路程,若是单位长度,那就是“线碰撞阻止本领”,若是单位质量厚度,指的便是“质量碰撞阻止本领”。以后,遇到类似情况,均可照此理解,不再一一赘述。

若用数学语言表述,则有

$$S_{col} = dE_{col}/dl \tag{2.16}$$

$$(S/\rho)_{col} = dE_{col}/(\rho\, dl) \tag{2.17}$$

式中,dE_{col} 就是带电粒子在物质中穿行 dl 路程时,因电离、激发所损失的能量。

可见,S_{col}、$(S/\rho)_{col}$ 的单位分别是:J/m 或 J · m^2/kg,不过,也可用诸如 MeV/cm 或 MeV · cm^2/g之类的分数、倍数单位给以表示。

同样,带电粒子在物质中的“线辐射阻止本领 S_{rad}”或“质量辐射阻止本领 S_{rad}/ρ”表示:

带电粒子在物质中穿行单位路程时,因韧致过程所损失的能量。

或者:

$$S_{rad} = dE_{rad}/dl \tag{2.18}$$

$$(S/\rho)_{rad} = dE_{rad}/(\rho\, dl) \tag{2.19}$$

式中,dE_{rad} 就是带电粒子在物质中穿行 dl 路程时,因韧致辐射所损失的能量。

可见,S_{rad}、$(S/\rho)_{rad}$ 的单位也分别是:J/m 或 J · m^2/kg,自然,也可用诸如 MeV/cm 或 MeV · cm^2/g 之类的分数、倍数单位给以表示。

实际上,受照射物质中,任一个位置上出现的带电粒子,总同时存在其能量的碰撞损失和辐射损失。所以,为定量标志:在物质中穿行单位路程时,带电粒子总的能量损失,就会用到“总的阻止本领(total stopping power)”。以“总的质量阻止本领 S/ρ”为例,它应等于

$$S/\rho = (S/\rho)_{col} + (S/\rho)_{rad} \tag{2.20}$$

至于这两部分能量损失，各自的份额，则随带电粒子类型、能量以及物质的种类而异。下面，分别对电子和重带电粒子作进一步讨论。

1. 重带电粒子

重带电粒子能量的辐射损失，几可忽略。因此，重带电粒子总的阻止本领，即为

$$(S/\rho)_{重带电粒子} \approx (S/\rho)_{col} \tag{2.21}$$

就是说，除非发生核反应，重带电粒子的能量，几乎全部是在电离、激发过程中损失的。

表 2-5 列出了肌肉、骨骼，以及它们的替代物，对质子的质量阻止本领 $S_{质子}/\rho$ 值。

表 2-5　质子在肌肉、骨骼以及它们的替代物中的质量阻止本领值（ICRU 49）

电子能量/MeV	质子的质量阻止本领，(S/ρ)/(MeV·m²/kg)								
	肌肉	肌肉替代物					骨骼	骨骼替代物	
		水	大米粉	A150	WT1	MixD		铝	B100
1.00E+00	25.800	26.000	24.500	26.900	25.700	28.200	21.300	17.200	23.900
1.50E+00	19.400	19.500	18.500	20.100	19.300	21.100	16.100	13.300	18.000
2.00E+00	15.700	15.800	15.000	16.300	15.700	17.100	13.200	10.900	14.600
3.00E+00	11.600	11.700	11.100	12.000	11.600	12.500	9.830	8.250	10.800
4.00E+00	9.330	9.390	8.920	9.630	9.280	10.000	7.940	6.700	8.700
5.00E+00	7.850	7.900	7.500	8.080	7.800	8.420	6.710	5.690	7.330
6.00E+00	6.800	6.850	6.510	7.000	6.760	7.280	5.830	4.970	6.360
8.00E+00	5.410	5.450	5.180	5.560	5.380	5.780	4.670	4.000	5.070
1.00E+01	4.530	4.560	4.340	4.640	4.490	4.830	3.920	3.380	4.240
1.50E+01	3.260	3.290	3.130	3.340	3.240	3.470	2.840	2.470	3.060
2.00E+01	2.580	2.600	2.480	2.640	2.560	2.740	2.260	1.970	2.430
3.00E+01	1.860	1.870	1.780	1.900	1.840	1.970	1.630	1.430	1.750
4.00E+01	1.480	1.490	1.410	1.500	1.460	1.560	1.300	1.140	1.390
5.00E+01	1.230	1.240	1.180	1.260	1.220	1.300	1.090	0.959	1.160
6.00E+01	1.070	1.080	1.030	1.090	1.060	1.130	0.944	0.833	1.010
8.00E+01	0.855	0.862	0.820	0.870	0.845	0.902	0.757	0.670	0.807
1.00E+02	0.723	0.728	0.693	0.735	0.714	0.762	0.641	0.568	0.682
1.50E+02	0.540	0.544	0.518	0.548	0.533	0.568	0.480	0.426	0.510
2.00E+02	0.445	0.449	0.427	0.452	0.440	0.469	0.397	0.353	0.421
3.00E+02	0.349	0.352	0.335	0.354	0.345	0.367	0.312	0.278	0.330
4.00E+02	0.301	0.303	0.289	0.305	0.297	0.316	0.269	0.240	0.284
5.00E+02	0.272	0.274	0.261	0.276	0.269	0.286	0.243	0.218	0.257

注：肌肉成分(%)：H— 10.2，C— 14.3，N— 3.4，O— 71.0，其他 。骨骼成分(%)：H— 3.4，C— 15.5，N— 4.2，O— 43.5，其他。A150 ：导电塑料，带有充填物碳、氟化钙的聚乙烯、尼龙混合物。B100 ：导电塑料，带有充填物碳、氟化钙的聚乙烯、尼龙混合物，配比与 A150 不同。MixD：带有充填物氧化镁、二氧化钛的石蜡、聚乙烯混合物。WT1(固体水)：带有充填物聚乙烯、酚醛微球和碳酸钙的环氧树脂。以下，类似表格中的物质成分，同此。

对于动能为 E，电荷为 z，静止质量能为 Mc^2 的其他重粒子，它们的质量阻止本领 $S_{重粒子}/\rho$，可按如下方法估计

(1) 计算与其能量对应的质子等效能量 $E_p = E\cdot(Mc^2)_{重粒子}/(Mc^2)_{质子}$，

据此能量，从表 2-5 查找相应物质对质子的阻止本领：$S_{质子}(E_p)/\rho$；

(2) 上述重粒子的质量阻止本领，估计为：$S_{重粒子}/\rho = z^2\cdot S_{质子}(E_p)/\rho$。

2. 电子

一般，必须同时计入 $(S/\rho)_{col}$ 和 $(S/\rho)_{col}$，即：

$$(S/\rho)_{电子} = (S/\rho)_{col} + (S/\rho)_{col}$$

表 2-6 和 2-7 分别列出了一些物质对电子的质量辐射阻止本领 S_{rad}/ρ 和质量碰撞阻止本领 S_{col}/ρ 的数值。

表 2-6 电子在空气、水、铝、铅中的辐射阻止本领值（Int. J. Appl. Radiat. Isot. Vol. 33）

电子动能 E/MeV	S_{rad}/ρ/(MeV·cm²/g)			
	空气	水	铝	铅
0.01	0.003 9	0.003 9	0.006 56	0.020 5
0.02	0.003 95	0.003 96	0.006 93	0.026 9
0.05	0.004 03	0.004 03	0.007 19	0.036 1
0.1	0.004 22	0.004 23	0.007 48	0.046 5
0.2	0.004 79	0.004 8	0.008 34	0.055 6
0.5	0.007 22	0.007 26	0.012 3	0.082 3
1	0.012 7	0.012 8	0.021 2	0.129
2	0.026 6	0.026 8	0.043 5	0.232
5	0.078 4	0.079 2	0.126	0.577
10	0.18	0.181	0.286	1.21
20	0.404	0.409	0.636	2.65
50	1.13	1.15	1.76	6.87
100	2.41	2.43	3.71	14.4
200	5.02	5.08	7.71	29.7
500	13	13.2	19.9	76.1
1 000	26.5	26.8	40.4	154

表 2-7 电子在肌肉、骨骼、空气，以及它们的替代物中的质量碰撞阻止本领值（ICRU 44）

电子能量/MeV	电子的质量碰撞阻止本领，S_{col}/ρ/(MeV· m²/kg)										
	肌肉	肌肉替代物				骨骼	骨骼替代物			空气	石墨
		水	大米粉	A150	WT1	MixD		铝	镁	B100	近海平面	
0.010	2.240	2.260	2.140	2.300	2.220	2.390	2.210	1.650	1.720	2.090	1.980	2.010
0.015	1.630	1.650	1.560	1.670	1.620	1.740	1.610	1.220	1.270	1.530	1.440	1.470
0.020	1.310	1.320	1.250	1.340	1.300	1.390	1.290	0.984	1.020	1.230	1.160	1.180
0.030	0.957	0.965	0.917	0.978	0.948	1.020	0.945	0.729	0.756	0.900	0.849	0.863
0.040	0.771	0.777	0.739	0.787	0.764	0.818	0.761	0.591	0.612	0.725	0.648	0.696

续表

电子能量/MeV	电子的质量碰撞阻止本领，$S_{col}/\rho/(MeV \cdot m^2/kg)$											
	肌肉	肌肉替代物					骨骼	骨骼替代物			空气近海平面	石墨
		水	大米粉	A150	WT1	MixD		铝	镁	B100		
0.050	0.655	0.660	0.628	0.668	0.648	0.694	0.646	0.504	0.522	0.616	0.582	0.591
0.060	0.575	0.579	0.551	0.586	0.569	0.608	0.568	0.444	0.460	0.541	0.511	0.519
0.080	0.472	0.476	0.452	0.481	0.467	0.499	0.466	0.366	0.379	0.445	0.420	0.426
0.100	0.408	0.411	0.391	0.416	0.404	0.431	0.403	0.318	0.329	0.385	0.363	0.368
0.150	0.321	0.324	0.308	0.327	0.317	0.339	0.317	0.251	0.260	0.303	0.286	0.290
0.200	0.277	0.279	0.266	0.282	0.274	0.292	0.274	0.217	0.225	0.262	0.247	0.250
0.300	0.234	0.235	0.224	0.237	0.231	0.246	0.231	0.184	0.190	0.221	0.208	0.211
0.400	0.213	0.215	0.204	0.216	0.210	0.224	0.211	0.168	0.174	0.201	0.190	0.192
0.500	0.202	0.203	0.194	0.203	0.199	0.211	0.199	0.159	0.165	0.190	0.180	0.182
0.600	0.194	0.196	0.187	0.196	0.192	0.203	0.192	0.154	0.160	0.183	0.174	0.175
0.800	0.187	0.189	0.180	0.188	0.184	0.194	0.185	0.149	0.154	0.175	0.168	0.168
1.000	0.183	0.185	0.177	0.184	0.180	0.190	0.181	0.147	0.152	0.172	0.166	0.164
1.500	0.180	0.182	0.174	0.180	0.177	0.187	0.178	0.146	0.152	0.169	0.166	0.162
2.000	0.180	0.182	0.175	0.181	0.177	0.187	0.179	0.148	0.153	0.170	0.168	0.162
3.000	0.183	0.185	0.177	0.183	0.180	0.189	0.181	0.151	0.157	0.172	0.174	0.164
4.000	0.185	0.187	0.180	0.185	0.182	0.192	0.183	0.154	0.160	0.175	0.179	0.166
5.000	0.187	0.189	0.182	0.188	0.184	0.194	0.186	0.156	0.163	0.177	0.183	0.168
6.000	0.189	0.191	0.184	0.189	0.186	0.196	0.188	0.158	0.165	0.179	0.187	0.170
8.000	0.192	0.194	0.187	0.193	0.190	0.199	0.191	0.161	0.168	0.182	0.193	0.172
10.000	0.195	0.197	0.190	0.195	0.192	0.202	0.193	0.164	0.170	0.185	0.198	0.174
15.000	0.199	0.201	0.194	0.200	0.194	0.206	0.198	0.168	0.174	0.189	0.207	0.178
20.000	0.203	0.205	0.197	0.202	0.200	0.209	0.201	0.170	0.177	0.192	0.213	0.180
30.000	0.207	0.209	0.201	0.206	0.204	0.213	0.205	0.174	0.181	0.196	0.223	0.184
40.000	0.210	0.212	0.204	0.209	0.206	0.216	0.208	0.177	0.184	0.199	0.228	0.186
50.000	0.212	0.214	0.206	0.211	0.208	0.218	0.210	0.179	0.186	0.201	0.232	0.188
60.000	0.213	0.216	0.208	0.213	0.210	0.220	0.212	0.181	0.188	0.202	0.235	0.189
80.000	0.216	0.218	0.210	0.215	0.212	0.222	0.214	0.183	0.190	0.205	0.239	0.191
100.000	0.218	0.220	0.212	0.217	0.214	0.224	0.216	0.185	0.192	0.207	2.420	0.193

不过，对于特定能量 E(MeV)和特定物质（原子序数为 Z），这两类能量损失，有着下列分配关系

$$(S/\rho)_{col}/(S/\rho)_{col} \approx EZ/800 \tag{2.22}$$

因此，存在一个“临界能量”$E_{临界}$

$$\left[(S/\rho)_{col}/(S/\rho)_{col} = 1\right]$$

$$E_{临界} \approx 800/Z \tag{2.23}$$

亦即，在原子序数为 Z 的物质中，如果出现的电子，能量正好等于 $E_{临界}$，则其损失于电离、激发和轫致辐射的能量几乎相同。对于水和铅：

$$E_{临界} \approx 800/Z \approx \begin{cases} 10\ \text{MeV} & \text{水（低 } Z \text{ 物质代表）} \\ 100\ \text{MeV} & \text{铅（典型的重物质）} \end{cases} \tag{2.24}$$

因此，在物质中出现的电子能量 E

如果　$E \ll E_{临界}$，主要是碰撞损失；

如果　$E \gg E_{临界}$，主要是辐射损失。

（二）传能线密度

事实上，在物质中，带电粒子总的能量中，往往有很大部分，通过电离过程传给了能量超过 100 eV 的 δ 粒子。因为已具相当能量，δ 粒子可以按其独自路径，在物质中穿行一段距离，沿途继续产生电离和激发。

在水或组织中，δ 粒子，动能 Δ 若为 100 eV，约能穿越 2 nm，相当于 DNA 分子双螺旋结构的直径，又若动能 Δ 有 6 000 eV，则能穿越 1 μm，约与一个小细胞直径相当。亦就是说，在组织中，能量为 100 eV 或 6 000 eV 的 δ 粒子，如果正好全程穿越 DNA 分子的双链或一个细胞，则它们的能量将分别会在：与 DNA 双螺旋结构或小细胞相当的空间范围内被吸收；即便不是全程穿越分子或细胞，100 eV或 6 000 eV 的 δ 粒子，也只能在 2 nm 或1 μm这样局部的范围转移它们的能量。

动能不大于Δ值的δ粒子
在与Δ值相应的局部空间范围内发生的能量转移情况

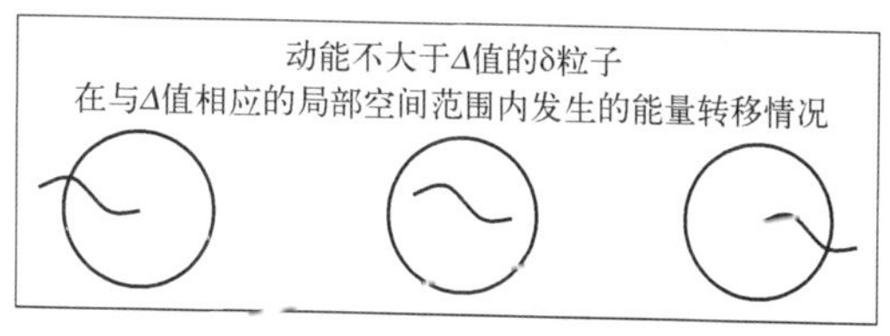

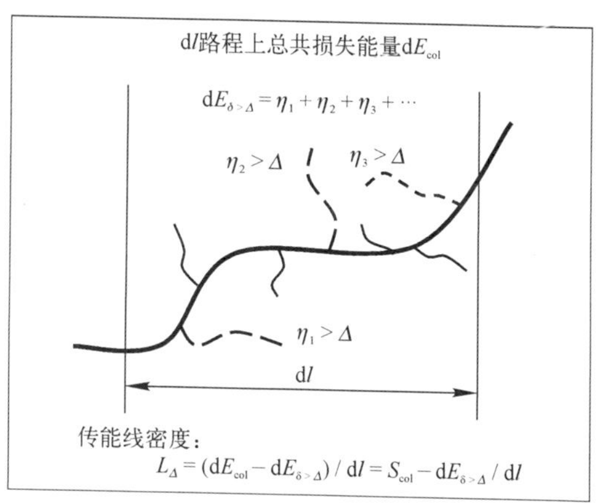

图 2-1　传能线密度概念的示意图

所以，带电粒子在物质中穿行 dl 路程时，其所损失的能量 dE 可分为三部分（见图 2-1）

$$dE = dE_{结合能} + dE_{\delta\leqslant\Delta} + dE_{\delta>\Delta} \tag{2.25}$$

式中，$E_{结合能}$是电离、激发时，为克服电子结合能所消耗的能量之和，这部分能量确是在发生电离、激发的那个部位被吸收的；$dE_{\delta\leqslant\Delta}$是动能不大于Δ 的那些 δ 粒子动能的总和，这部分能量是能在：与 Δ 相应的局部空间范围内传递的；$dE_{\delta>\Delta}$则是动能大于Δ 的那些 δ 粒子动能的总和，这部分能量就不认为是：在与 Δ 相应的局部空间范围内传递的。

可见，电离过程中，带电粒子损失的能量，并非全部会在发生电离的那个部位被吸收，而有相当部分被释出的 δ 粒子带跑了。为定量估计：特定的局部范围内，物质吸收能量的密集程度，曾经引用“传能线密度(linear energy transfer)”。传能线密度，亦称“受限制的线碰撞阻止本领(restricted linear collision stopping power)”，旧称：“线能量转移”，且以 LET 记之。

给定物质对特定能量带电粒子的传能线密度 L_Δ，定义为

$$L_\Delta = dE_\Delta/dl \tag{2.26}$$

式中：dE_{Δ}=[带电粒子穿过 dl 路程时，在电离、激发过程中总共损失的(包括：电离、激发时为克服结合能所消耗的)能量] -[电离过程中释出的动能超过特定 Δ(eV)值的所有 δ 粒子动能的总和]。

因此，传能线密度 L_{Δ}①还可如下表示

$$L_{\Delta} = S_{col} - dE_{\delta > \Delta}/dl \tag{2.27}$$

式中：S_{col}是线碰撞阻止本领；$dE_{\delta>\Delta}/dl$，则是带电粒子穿过单位长度路程时，电离过程中释出的，所有动能超过 Δ 的 δ 粒子动能的总和。

传能线密度 L_{Δ} 的单位是：J/ m，不过，常用 keV/μm 。

所以，若带电粒子的传能线密度为：$L_{100,组织}$=1.5 keV/ μm，那么，它就表示：带电粒子在组织中穿行 1 μm 路程时，由于电离、激发，在与 100 eV 对应的 2 nm(DNA 双螺旋结构)局部空间范围内，能被吸收或进一步转移的能量总共是 1.5 keV。显然，$L_{100,组织}$的数值越大，意味 DNA 分子受到的辐射影响会越明显。当然，如果关心的是辐射引起的细胞变化，那么，Δ 值宜取 6 000 eV，或者取与关注的辐射敏感部位更为贴切的数值。

若有：传能线密度 L_0，则表示

不产生任何 δ 粒子时，特定能量的带电粒子，在指定物质中

穿行单位长度路程时，因电离、激发所损失的能量。

因此，传能线密度 L_0 就是：带电粒子穿越单位长度路程时，就在发生电离、激发的那些部位，被物质吸收的能量的总和。

最后，传能线密度 L_{∞}则是

不问 δ 粒子能量有多大，特定能量的带电粒子，在指定物质中

穿行单位长度路程时，因电离、激发所损失的能量。

此种情况下，传能线密度 L_{∞}就是线碰撞阻止本领 S_{col}，即：$L_{\infty}=S_{col}$。

辐射研究领域，常依辐射的传能线密度大小，把电离辐射分为：高 LET 辐射和低 LET 辐射。

所谓高 LET 辐射，就是：辐射效应的诱发效能，高于 ^{60}Co γ 射线或 250 kV X 射线的一类辐射。例如，质子、中子、α 粒子、重原子核裂变碎片或其他重带电粒子，均属此类。

而“低 LET 辐射”，就是：辐射效应的诱发效能，与 ^{60}Co γ 射线或 250 kV X 射线相仿一类辐射。属于此类辐射的，则有：光子、电子、β 粒子等。

需要指出的是：虽然，受 Δ 值约束的传能线密度 L_{Δ}，能反映：在与 Δ 值对应的范围内，带电粒子能量被局部吸收、转移的情况，然而，这一个局部范围，未必就是分子、细胞，或对辐射敏感的其他对象所在的位置；即便所述的局部范围，就是辐射敏感部位的所在位置，动能低于 Δ 的 δ 粒子也未必都是全程穿越敏感部位的(见图 2-1)。所以，为表示辐射敏感部位能量吸收的密集程度，传能线密度还只是一个十分粗略的指标。

(三) 电子在干燥空气中每产生一个离子对所需消耗的平均能量 W_a

电离辐射剂量的测量，应用最早，至今依然是最经典、最准确的方法，当属辐射剂量测量的电离方法，并且测量电离辐射在空气中形成的正、负离子的电荷量尤为方便，因为无论哪个地

① 过去，传能线密度 L_{Δ} 定义为：特定能量的粒子在指定物质中穿行单位长度路程时，由能量转移等于或小于特定 Δ 值的历次碰撞所致的能量损失。与现在定义的区别，在于这里损失的能量中，没包括为克服电子结合能所消耗的能量。

方，地球表面总有空气。另一方面，无论是电子束、还是X，γ射线，最终导致空气电离的，都是电子，因此，电子在干燥空气中每产生一个离子对所需消耗的平均能量 W_a 便成为剂量测量中一个重要参数。

经过多年测量和论证，目前一致认为：电子在干燥空气中每产生一个离子对所需消耗的平均能量 W_a 是：33.97 eV。或者，为在空气中产生电荷量为 1 C(库仑)的正离子或负离子，电子所需消耗的能量为：33.97 J(焦耳)。并且，还认为，W_a 值与产生电离的电子动能基本无关。

二、X，γ射线的光子能量在物质中的转移

在物质中，X，γ射线的光子，主要发生光电效应、康普顿散射、电子对产生三种过程；通过这些过程，光子的部分能量变成次级电子的动能，实现能量载体的更迭，且通过次级电子的电离、激发过程，最终为物质吸收。

单位注量的入射光子与物质的一个原子发生一次特定相互作用过程的“概率”(亦即：可能性)，称为：光子与物质发生特定相互作用的“原子截面(atom cross section)”。以下，光电效应、康普顿散射、电子对产生的原子截面分别记为：${}_a\tau$，${}_a\sigma$，${}_a\kappa$。原子截面的单位，常用：cm^2。详见表 2-8。

表 2-8　光子相互作用过程的原子截面与光子的能量 hυ 和物质的原子序数 Z 的依赖关系、相互作用后的次级粒子以及光子能量向次级电子转移的份额

作用过程	原子截面与光子的能量、物质的原子序数的依赖关系	相互作用后的次级粒子	光子能量向次级电子转移的份额
光电效应	${}_a\tau \propto Z^4 / h\nu^3$	光电子、俄歇电子 特征X射线光子	$1 - f\varphi / h\nu$ φ：光电子的结合能 f：结合能变成特征X线光子能量的份额
康普顿散射	${}_a\sigma \propto Z$ $h\nu \leqslant 0.1$ MeV 时，随 $h\nu$ 升高而增大 $h\nu > 0.1$ MeV 时，随 $h\nu$ 升高而减小	反冲电子 散射光子	$1 - h\nu' / h\nu$ $h\nu'$：散射光子能量
电子对产生	${}_a\kappa \propto Z^2 (h\nu - 1.02)$	正、负电子 质湮辐射光子	$1 - 1.02 / h\nu$ 1.02：质湮辐射光子能量

在物质中，光子究竟发生何种过程、能量转移多少，依赖于：光子的能量 $h\upsilon$ 和物质的原子序数 Z。

表 2-8 列出了上述三种相互作用过程：原子截面对于光子能量、物质原子序数的依赖关系、作用过程后出现的次级粒子以及光子能量向次级电子转移的份额。

图 2-2 则显示不同能量的光子在碳和铅中，三种主要相互作用过程的相对概率。

由表 2-8、图 2-2 可见，光子与物质相互作用的一般规律是：

低能光子，主要经历光电效应，在高 Z 物质，尤为明显；

高能光子，主要经历电子对产生，随物质原子序数(Z)增高，电子对效应越加突出；

在物质中,主要经历康普顿散射的光子能量:在高 Z 物质(例如:铅),1 MeV 左右最为明显,且范围较窄,(见图 2-2,下);在碳、水、软组织之类的低 Z 物质(例如:碳),能量范围很宽,约在 25 keV 至 25 MeV 之间,几乎覆盖医学、生物学领域用到的所有 X、γ 射线。

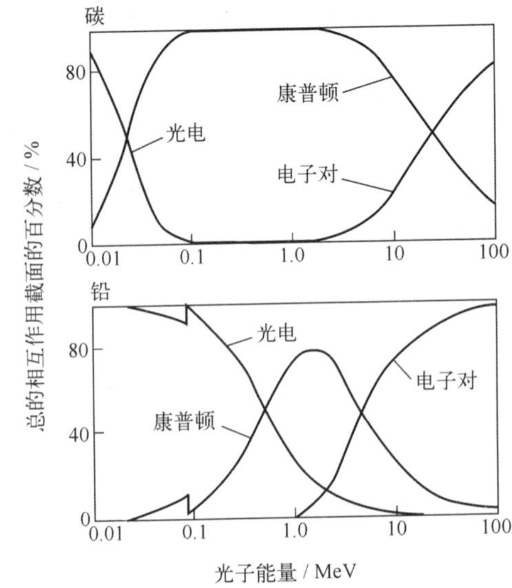

图 2-2　碳和铅中不同能量的光子三种相互作用过程的相对概率(J R Greening)

(一) 衰减系数

X,γ 射线进入物质后,有些光子可能不经任何作用过程而穿透出去(见图 2-3,下),有些光子会在光电效应、电子对产生过程中被吸收;有的,则因康普顿散射,入射光子变成散射光子,且会多次地改变方向。所以,若 X,γ 射线原来的光子注量是 $\Phi(0)$,穿过厚度为 d 的物质层后,X,γ 射线的光子注量,将减少到 $\Phi(d)$。

若入射 X,γ 射线在物质中的衰减,忽略散射光子(图 2-3 中虚线所示)的影响,则称:该 X,γ 射线是:"窄束的";亦即,凡遭遇相互作用的光子,就都认为已经离开了射线束,不管它是被吸收的,还是被散射的;穿过物质层的,只是那些在物质层中未经任何作用的入射光子。

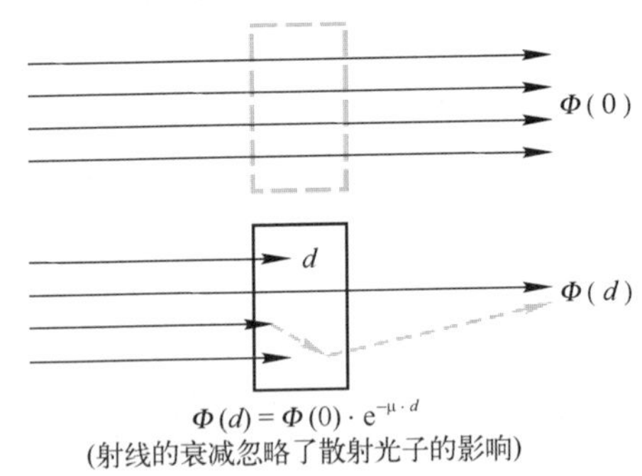

图 2-3　窄束射线的衰减规律

若忽略空气对射线的散射和吸收,则穿过厚度为 d 的物质层后,窄束 X、γ 射线的衰减,符合简单的指数衰减规律(见图 2-3):

$$\Phi(d) = \Phi(0) \cdot e^{-\mu \cdot d} \tag{2.28}$$

式中,μ 是

入射 X、γ 射线光子的"线衰减系数(linear attenuation coefficient)",它表示:

X,γ 射线在物质中穿行单位长度路程时,其光子注量减少的份额

$$\mu = (\Delta\Phi / \Phi) / dl \tag{2.29}$$

这里,$\Delta\Phi/\Phi$ 是:X,γ 射线在物质中穿行 dl 路程时,光子注量减少的份额。

线衰减系数与光子的原子截面有以下关系

$$\mu = ({}_{a}\tau + {}_{a}\sigma + {}_{a}\kappa) \cdot \rho \cdot N_A / M \tag{2.30}$$

式中,$\rho \cdot N_A/M$ 就是单位体积中物质的原子数;上式每一符号的含意,均与前同。

与"线衰减系数"对应,还有"质量衰减系数(mass attenuation coefficient)",μ/ρ,它表示:

X,γ 射线在物质中贯穿单位质量厚度物质时,其光子注量减少的份额

$$\mu/\rho = (\Delta\Phi/\Phi)/(\rho \cdot dl) \tag{2.31}$$

线衰减系数 μ 和质量衰减系数 μ/ρ 的 SI 单位分别是:m^{-1} 和 m^2/kg。不过,实际工作,分

别常用 cm^{-1} 和 cm^2/g 。

某些物质对光子的质量衰减系数值已在表 2-9 中列出。

表 2-9　光子在肌肉、骨骼、空气以及它们的替代物中的质量衰减系数值（ICRU 44）

电子能量 /MeV	光子的质量能量吸收系数，μ/ρ /(cm^2/g)											
	肌肉	肌肉替代物					骨骼	骨骼替代物			空气	石墨
		水	大米粉	A150	WT1	MixD		铝	镁	B100	近海平面	
0.010	5.360 0	5.330 0	4.020 0	4.150 0	5.110 0	4.480 0	28.500	26.200	21.100	19.500	5.1300	2.3000
0.015	1.690 0	1.670 0	1.290 0	1.380 0	1.670 0	1.490 0	9.030 0	7.950 0	6.360 0	6.230 0	1.620 0	0.787 0
0.020	0.821 0	0.810 0	0.647 0	0.702 0	0.822 0	0.753 0	4.000 0	3.440 0	2.760 0	2.800 0	0.779 0	0.434 0
0.030	0.378 0	0.376 0	0.323 0	0.347 0	0.380 0	0.366 0	1.330 0	1.130 0	0.930 0	0.976 0	0.354 0	0.254 0
0.040	0.269 0	0.268 0	0.241 0	0.256 0	0.268 0	0.267 0	0.666 0	0.568 0	0.488 0	0.518 0	0.249 0	0.207 0
0.050	0.226 0	0.227 0	0.209 0	0.219 0	0.224 0	0.228 0	0.424 0	0.3680	0.329 0	0.351 0	0.208 0	0.187 0
0.060	0.205 0	0.206 0	0.192 0	0.201 0	0.202 0	0.208 0	0.315 0	0.278 0	0.257 0	0.274 0	0.188 0	0.175 0
0.080	0.182 0	0.184 0	0.174 0	0.180 0	0.179 0	0.186 0	0.223 0	0.202 0	0.195 0	0.208 0	0.166 0	0.161 0
0.100	0.169 0	0.171 0	0.162 0	0.168 0	0.166 0	0.173 0	0.186 0	0.170 0	0.169 0	0.179 0	0.154 0	0.151 0
0.150	0.149 0	0.151 0	0.143 0	0.148 0	0.146 0	0.153 0	0.148 0	0.138 0	0.139 0	0.148 0	0.136 0	0.135 0
0.200	0.136 0	0.137 0	0.131 0	0.135 0	0.133 0	0.139 0	0.131 0	0.122 0	0.124 0	0.133 0	0.123 0	0.123 0
0.300	0.118 0	0.119 0	0.113 0	0.117 0	0.115 0	0.121 0	0.111 0	0.104 0	0.106 0	0.114 0	0.107 0	0.107 0
0.400	0.105 0	0.106 0	0.101 0	0.105 0	0.103 0	0.108 0	0.099 1	0.092 8	0.094 9	0.101 0	0.095 5	0.095 5
0.500	0.096 0	0.096 9	0.092 5	0.095 8	0.094 2	0.098 5	0.090 2	0.084 4	0.086 5	0.092 3	0.087 1	0.087 1
0.600	0.088 7	0.089 6	0.085 6	0.088 6	0.087 0	0.091 1	0.083 3	0.078 0	0.079 9	0.085 3	0.080 6	0.080 6
0.800	0.077 9	0.078 7	0.075 1	0.077 8	0.076 4	0.080 0	0.073 1	0.068 4	0.070 1	0.074 8	0.070 7	0.070 8
1.000	0.070 1	0.070 7	0.067 6	0.069 9	0.068 7	0.071 9	0.065 7	0.061 5	0.063 0	0.067 3	0.063 6	0.060 6
1.500	0.057 0	0.057 5	0.055 0	0.056 9	0.055 9	0.058 5	0.053 5	0.050 1	0.051 3	0.054 8	0.051 7	0.051 8
2.000	0.049 0	0.049 4	0.047 2	0.048 8	0.048 0	0.050 2	0.046 1	0.043 2	0.044 3	0.047 1	0.044 5	0.044 4
3.000	0.039 3	0.039 7	0.037 9	0.039 1	0.038 5	0.040 2	0.037 4	0.035 4	0.036 1	0.038 0	0.035 8	0.035 6
4.000	0.033 7	0.034 0	0.032 4	0.033 3	0.032 9	0.034 3	0.032 6	0.031 1	0.031 6	0.032 8	0.030 8	0.030 5
5.000	0.030 0	0.030 3	0.028 9	0.029 6	0.029 2	0.030 3	0.029 5	0.028 4	0.028 7	0.029 4	0.027 5	0.027 1
6.000	0.027 4	0.027 7	0.026 4	0.026 9	0.026 6	0.027 6	0.027 3	0.026 6	0.026 8	0.027 0	0.025 2	0.024 7
8.000	0.0240	0.0243	0.0231	0.023 4	0.023 2	0.023 9	0.024 7	0.024 4	0.024 5	0.024 0	0.022 3	0.021 5
10.000	0.021 9	0.022 2	0.021 0	0.021 2	0.021 1	0.021 6	0.023 1	0.023 2	0.023 1	0.022 2	0.020 4	0.019 6
15.000	0.019 1	0.019 4	0.018 3	0.018 2	0.018 3	0.018 5	0.021 3	0.021 9	0.021 7	0.019 9	0.018 1	0.017 0
20.000	0.017 9	0.018 1	0.017 1	0.016 7	0.016 9	0.017 0	0.020 7	0.021 7	0.021 3	0.018 9	0.017 1	0.015 8
30.000	0.016 8	0.017 1	0.016 0	0.015 5	0.015 8	0.015 6	0.020 5	0.022 0	0.021 4	0.018 2	0.016 3	
40.000	0.016 5	0.016 8	0.015 7	0.015 0	0.015 4	0.015 1	0.020 7	0.022 5	0.021 8	0.018 2	0.016 1	
50.000	0.016 4	0.016 7	0.015 6	0.014 8	0.015 3	0.014 9	0.021 1	0.023 1	0.022 3	0.018 3	0.016 1	
60.000	0.016 5	0.016 8	0.015 7	0.014 8	0.015 3	0.014 9	0.021 4	0.023 6	0.022 7	0.018 4	0.016 3	
80.000	0.016 7	0.017 0	0.015 8	0.014 9	0.015 4	0.014 9	0.022 0	0.024 5	0.023 6	0.018 8	0.016 5	
100.000	0.016 9	0.017 3	0.016 1	0.015 0	0.015 6	0.015 0	0.022 6	0.025 2	0.024 2	0.019 2	0.016 8	

（二）能量转移系数

诚如上述，相互作用过程，导致能量载体更迭，入射光子能量部分变成了次级电子的动能。为定量表述入射光子能量向次级电子转移的份额，引用了：X，γ 射线在物质中的"线能量转移系数(linear energy transfer coefficient)，μ_{tr}"或"质量能量转移系数(mass energy transferco-efficient)，μ_{tr}/ρ"，它们分别表示

X，γ 射线在物质中穿行单位路程时，光子能量向次级电子转移的份额

$$\mu_{tr} = (\Delta E/E)/\mathrm{d}l \tag{2.32}$$

或

$$\mu_{tr}/\rho = (\Delta E/E)/(\rho \mathrm{d}l) \tag{2.33}$$

式中，$(\Delta E/E)/\mathrm{d}l$ 是，光子在物质中穿行 $\mathrm{d}l$ 路程时，其能量向次级电子转移的份额。

由表 2-8 和式(2.30)可见，线能量转移系数 μ_{tr}，与光子的原子截面应有如下关系

$$\mu_{tr}/\rho = [\,{}_{a}\tau\,(1 - f\varphi/h\nu) + {}_{a}\sigma\,(1 - h\nu'/h\nu) + {}_{a}\kappa\,(1 - 1.02/h\nu)\,] \cdot \rho \cdot N_A/M \tag{2.34}$$

式中，符号含意，均与前同。

与衰减系数类似，线能量转移系数 μ_{tr}，质量能量转移系数 μ_{tr}/ρ 的单位也分别是：m^{-1} 和 m^2/kg。实际工作，分别常用 cm^{-1} 和 cm^2/g。

（三）能量吸收系数

从光子那里取得能量的次级电子，还会进一步与物质相互作用，导致其能量的碰撞损失和辐射损失，就能量转移点处，物质局部吸收的辐射能量而言，辐射剂量学更关注次级电子能量的碰撞损失。为此，便进一步提出另一类相互作用系数：X，γ 射线在物质中的"线能量吸收系数(linear energy absorption coefficient)，μ_{en}"或"质量能量吸收系数(mass energy absorption coefficient)，μ_{en}/ρ"，它们与能量转移系数存在下列关系：

$$\mu_{en} = \mu_{tr} \cdot (1 - g) \tag{2.35}$$

或

$$\mu_{en}/\rho = (\mu_{tr}/\rho) \cdot (1 - g) \tag{2.36}$$

式中，g 为次级电子慢化过程中，其能量辐射损失的份额。对于空气、水、铝和铅，g 的数值如表 2-10 所列。

表 2-10　空气、水、铝、铅中次级电子能量的辐射损失份额（Int. J. Appl. Radiat. Isot. Vol. 33）

次级电子动能 E/MeV	次级电子能量的辐射损失份额 g/%			
	空气	水	铝	铅
0.01	0.010 8	0.009 4	0.021 3	0.119
0.02	0.019 0	0.016 6	0.038 4	0.243
0.05	0.039 0	0.034 4	0.080 2	0.605
0.1	0.066 2	0.058 4	0.135	1.16
0.2	0.111	0.098 3	0.223	2.11
0.5	0.223	0.198	0.433	4.23
1	0.400	0.358	0.761	6.79
2	0.775	0.706	1.45	10.8
5	2.00	1.89	3.71	20.1

次级电子动能 E/MeV	次级电子能量的辐射损失份额 g/%			
	空气	水	铝	铅
10	4.11	4.02	7.51	31.2
20	8.17	8.27	14.4	45.1
50	18.3	19.2	29.6	64.0
100	30.2	31.9	44.5	75.9
200	44.8	47.0	59.6	84.7
500	64.0	66.1	76.1	92.1
1 000	75.9	77.6	84.8	95.4

可见，在空气、水甚至软组织中，次级电子能量即使高达 2 MeV，其能量的辐射损失份额依然不足 1 %，以至可认为：$g \approx 0$。

线能量吸收系数 μ_{en}、质量能量吸收系数 μ_{en}/ρ 的剂量学含义是：

X，γ 射线在物质中穿行单位路程时，光子能量向次级电子转移，

且通过次级电子的电离、激发过程被物质吸收的份额。

线能量转移系数 μ_{tr}，质量能量转移系数 μ_{tr}/ρ 的单位也分别是：m^{-1} 和 m^2/kg。实际工作，分别常用 cm^{-1} 和 cm^2/g。

表 2-11 列出了某些物质对光子的质量能量吸收系数值。

小结：

以上分别讨论了 X、γ 射线光子的衰减系数、能量转移系数和能量吸收系数，就数值言，对于特定的光子能量和物质

$$\mu > \mu_{tr} \geqslant \mu_{en}$$

表 2-11　光子在肌肉、骨骼、空气以及它们的替代物中的质量能量吸收系数值（ICRU 44）

电子能量 /MeV	光子的质量能量吸收系数，(μ/ρ) /(cm^2/g)										
	肌肉	肌肉替代物					骨骼	骨骼替代物			空气	石墨
		水	大米粉	A150	WT1	MixD		铝	镁	B100	近海平面	
0.010	4.860 0	4.840 0	3.580 0	3.640 0	4.550 0	3.910 0	26.400	25.000	20.000	17.900	4.640 0	2.000 0
0.015	1.360 0	1.340 0	0.987 0	1.070 0	1.340 0	1.160 0	8.280 0	7.380 0	5.820 0	5.630 0	1.300 0	0.543 0
0.020	0.550 0	0.537 0	0.394 0	0.445 0	0.560 0	0.488 0	3.550 0	3.060 0	2.390 0	2.420 0	0.526 0	0.216 0
0.030	0.157 0	0.152 0	0.113 0	0.134 0	0.166 0	0.147 0	1.060 0	0.865 0	0.676 0	0.727 0	0.050 0	0.064 1
0.040	0.705	0.068 0	0.052 3	0.062 4	0.075 6	0.068 4	0.446 0	0.356 0	0.278 0	0.309 0	0.066 9	0.032 7
0.050	0.428	0.041 5	0.033 6	0.039 3	0.045 7	0.042 6	0.231 0	0.182 0	0.143 0	0.163 0	0.040 3	0.023 6

续表

电子能量/MeV	光子的质量能量吸收系数,(μ/ρ) /(cm^2/g)											
	肌肉	肌肉替代物					骨骼	骨骼替代物			空气近海平面	石墨
		水	大米粉	A150	WT1	MixD		铝	镁	B100		
0.060	0.032 2	0.031 5	0.026 8	0.030 5	0.033 9	0.032 6	0.138 0	0.109 0	0.087 2	0.100 0	0.030 0	0.020 8
0.080	0.026 0	0.025 8	0.023 4	0.025 4	0.026 6	0.026 7	0.068 4	0.054 6	0.046 3	0.053 4	0.023 9	0.020 3
0.100	0.025 4	0.025 4	0.023 6	0.025 1	0.025 5	0.026 1	0.045 6	0.037 7	0.033 9	0.038 5	0.023 2	0.021 4
0.150	0.027 4	0.027 6	0.026 2	0.027 3	0.027 1	0.028 2	0.031 8	0.028 2	0.027 6	0.030 3	0.024 9	0.024 5
0.200	0.029 4	0.029 7	0.028 3	0.029 3	0.028 9	0.030 2	0.030 0	0.027 5	0.027 6	0.029 9	0.026 7	0.026 6
0.300	0.031 6	0.031 9	0.030 5	0.031 5	0.031 1	0.032 5	0.030 3	0.028 2	0.028 7	0.030 9	0.028 7	0.028 7
0.400	0.032 5	0.032 8	0.031 3	0.032 4	0.031 9	0.033 4	0.030 7	0.028 6	0.029 3	0.031 4	0.029 5	0.029 5
0.500	0.032 7	0.033 0	0.031 5	0.032 6	0.032 1	0.033 6	0.030 7	0.028 7	0.029 4	0.031 5	0.029 7	0.029 7
0.600	0.032 5	0.032 8	0.031 4	0.032 4	0.031 9	0.033 4	0.030 5	0.028 5	0.029 4	0.031 3	0.029 5	0.029 6
0.800	0.031 8	0.032 1	0.030 6	0.031 7	0.031 2	0.032 6	0.029 7	0.027 8	0.029 2	0.030 5	0.028 8	0.028 9
1.000	0.030 7	0.031 0	0.029 6	0.030 7	0.030 2	0.031 6	0.028 7	0.026 8	0.028 5	0.029 5	0.027 9	0.027 9
1.500	0.028 0	0.028 3	0.027 0	0.028 0	0.027 5	0.028 8	0.026 2	0.024 5	0.027 5	0.026 9	0.025 5	0.025 5
2.000	0.025 8	0.026 0	0.024 9	0.025 7	0.025 3	0.026 5	0.024 2	0.022 6	0.025 1	0.024 8	0.023 4	0.023 4
3.000	0.022 6	0.022 8	0.021 7	0.022 4	0.022 1	0.023 1	0.021 4	0.020 2	0.023 2	0.021 8	0.020 5	0.020 5
4.000	0.020 4	0.020 6	0.019 7	0.020 2	0.019 9	0.020 8	0.019 7	0.018 8	0.020 6	0.019 9	0.018 7	0.018 5
5.000	0.018 9	0.019 1	0.018 2	0.018 6	0.018 4	0.019 1	0.018 6	0.017 9	0.019 1	0.018 6	0.017 3	0.017 1
6.000	0.017 8	0.018 0	0.017 2	0.017 5	0.017 3	0.017 9	0.017 8	0.017 4	0.018 1	0.017 6	0.016 4	0.016 1
8.000	0.016 4	0.016 6	0.015 7	0.015 9	0.015 8	0.016 2	0.016 9	0.016 7	0.017 5	0.016 4	0.015 2	0.014 7
10.000	0.015 5	0.015 7	0.014 8	0.014 8	0.014 9	0.015 2	0.016 4	0.016 5	0.016 8	0.015 7	0.014 5	0.013 8
15.000	0.014 2	0.014 4	0.013 6	0.013 4	0.013 5	0.013 7	0.015 8	0.016 3	0.016 4	0.014 7	0.013 5	0.012 6
20.000	0.013 6	0.013 9	0.013 0	0.012 7	0.012 9	0.012 9	0.015 6	0.016 4	0.016 1	0.014 3	0.013 1	0.012 0
30.000	0.013 0	0.013 2	0.012 5	0.012 1	0.012 3	0.012 2	0.015 3	0.016 5	0.016 1	0.013 8		
40.000	0.012 8	0.013 0	0.012 3	0.011 8	0.012 0	0.011 8	0.015 3	0.016 5	0.016 1	0.013 7		
50.000	0.012 6	0.012 8	0.012 1	0.011 5	0.011 8	0.011 6	0.015 1	0.016 3	0.016 0	0.013 4		
60.000	0.012 4	0.012 6	0.011 8	0.011 3	0.011 6	0.011 3	0.014 9	0.016 1	0.015 8	0.013 2		
80.000	0.012 1	0.012 3	0.011 7	0.011 1	0.011 4	0.011 1	0.014 6	0.015 8	0.015 5	0.012 9		
100.000	0.011 9	0.012 1	0.011 5	0.011 0	0.011 2	0.011 0	0.014 3	0.015 6	0.015 0	0.012 7		

就本质而言：

衰减系数 μ 反映的是，因遭遇相互作用、光子数减少的程度；

能量转移系数 μ_{tr} 反映的是，光子能量向次级电子转移的份额；

能量吸收系数 μ_{en} 反映的则是，光子能量可能被物质吸收的比例。

三、中子能量在物质中的转移

中子不带电，只与原子核相互作用，与物质的相互作用过程，种类繁多。

在物质中，中子经历何种过程、能量损失多寡，与中子能量、物质种类，关系密切，变化剧烈。通常，按能量高低，中子分成 5 类：热中子、慢中子、中能中子、快中子和高能中子。

热中子，通过俘获过程，会被任何物质的原子核吸收；吸收热中子后，原子核可能发射 γ 光子或带电粒子。特别是，把发射 γ 光子的俘获过程，称为“辐射俘获”，例如：$^{1}H(n,\gamma)^{2}H$；吸收热中子后，只有轻核才可能有出射带电粒子的俘获过程，例如，人体中常有：$^{14}N(n,p)^{14}C$ 反应。

慢中子，遇轻核，主要发生弹性散射(n,n′)；遇重核，呈现辐射俘获(n,γ)。

中能中子、快中子，主要发生弹性散射；中子能量超过 0.1 MeV，则可能发生非弹性散射(n,n′,γ)。

高能中子，与原子核碰撞后，会有多个中子出现，称之为：“去弹性散射”，例如：$^{14}N(n,2n')^{13}N$ 等等。此外，吸收了能量甚高的中子后，原子核会变得四分五裂，此过程称为：“散裂”，例如，人体中会有：$^{14}N(n,2\alpha)^{7}Li$，$^{12}C(n,n',\alpha)^{8}Be$，$^{12}C(n,n',3\alpha)$等。

以上，圆括号内，逗号前的 n，代表入射中子。逗号后的 n′，p，γ，α，分别代表相互作用后出射的中子、质子、γ 光子和 α 粒子；字母前的数字，代表作用过程后出现的相关粒子数。

进入人体后，通过上列过程，中子的能量 E_n，大部分变成了重带电粒子(例如：弹性散射后氢、碳、氮、氧 反冲核以及其他过程中的质子和 α 粒子)的动能。

由于人体中，氢核(H)最多，中子与 H 核发生弹性散射的截面(可能性)最大，交出的能量也最多，因此，在人体中，中子能量有 85%～95%是向氢核转移的。

经由上述重带电粒子后续的电离、激发过程，中子的部分能量最终被能量转移点附近的物质所吸收。

与光子的情况类似，中子在物质中穿行单位质量厚度时，其能量向次级带电粒子转移的份额，称为：中子的“质量能量转移系数 μ_{tr}/ρ”，可按下列方式获得

$$\mu_{tr}/\rho = \sum_{L} N_L \cdot \sum_{J} \varepsilon_{L,J}(E_n) \cdot \sigma_{L,J}(E_n)/E_n \tag{2.37}$$

式中，$\sigma_{L,J}(E_n)$是：能量为 E_n 的中子，与第 L 种原子核发生第 J 种过程的原子截面；$\varepsilon_{L,J}(E_n)$是相应过程中，中子向次级重带电粒子转移的动能；N_L 则是单位质量物质中第 L 种物质的原子(核)数。

由于重带电粒子能量，几乎都是在电离、激发过程中损失的，其能量的辐射损失份额可以忽略：$g \approx 0$。所以，中子的能量吸收系数，数值上等于相应的能量转移系数。

需要注意的是，在辐射俘获、非弹性散射中，中子的部分能量会向光子转移；由于光子具有相当的贯穿能力，这部分能量不会在中子能量的转移点附近被物质就近吸收。所以，受到中子照射的物质中，任何一点处，物质吸收的能量总来自两个方面：重带电粒子就近提供的和光子从远处带来的；对于低能中子或受照物质深部，此种情形尤其突出。

第四节　基本的剂量学量

基本的剂量学量，涉及一段时间（T）内，电离辐射向单位质量物质转移或授予的辐射能量，因此，它们的单位都是：J/kg。作为剂量学量单位“J/kg”，电离辐射领域赋予其一专门名称—— 戈瑞（gray），国际代号取：Gy。

一段时间内剂量学量的数值，并非以恒定速率递增，因为电离辐射源，性能未必恒定。因此，需了解与相关剂量学量相应的速率量：任一时刻 t，单位时间内相关剂量学量值的增幅。例如，“吸收剂量”是最重要的剂量学量，其国际符号是：$D(T)$，与其相应的速率量，即称“吸收剂量率”，其符号，就在吸收剂量符号的上面加一点：$\dot{D}(t)$，其单位则是：Gy/s，或者是它恰当的倍数或分数。对于其他剂量学量，情况亦然，以下不再赘述。

一、物质中电离辐射能量的递减过程

辐射场同一位置，从粒子注量到向物质授予能量，其间有多个能量递减（degradation）过程。

例如，图 2-4 示出了特定时间内，受照射物质中同一点处，原始中子，能量逐级递减过程的示意图。其中，粗线方框中的中子、光子、重带电粒子、δ 粒子，代表能量递减过程中，能量载体的更迭；带尖角的方框，代表单位质量物质中，从一个载体（如，中子 n）向另一个载体（如，重带电粒子 c）转移的能量，如 $\eta_{n,c}$（余同）；符号 $\eta_{n,D}$；$\eta_{c,D}$；$\eta_{e,D}$甚或 $\eta_{\delta,D}$表示相关粒子释出次级粒子时，为克服结合能所消耗的能量；浅色粗框中的圆角黑方框，代表与该浅色粗框中发生的能量转移关联的剂量学量，例如：与 $\eta_{n,c}$关联的是比释动能 K，与 $\eta_{c,D}+\eta_{c,\delta}$关联的是比转换能 C，等等（详见下述）；细线方框是对能量递减后续过程的文字简述。

若略去与中子直接关联的部分，图 2-4 又代表原始重带电粒子，能量的逐级递减过程。

图 2-5 示出的则是，原始光子，能量逐级递减过程的示意图。图中各种符号含意，同图 2-4。若略去与光子直接关联的部分，图 2-5 便代表原初电子，能量的逐级递减过程。

图 2-4 与图 2-5，明显区别是：高能光子的次级电子能量，有明显的辐射损失 $\eta_{e,\gamma}$，由于这部分能量会远离原地，因此，光子吸收剂量，与其次级电子能量的碰撞损失关系密切。为此，特别引入与“电子能量碰撞损失 $\eta_{e,\delta}$”关联的剂量学量：“碰撞比释动能 K_c”，详见下述。

此外，无论是光子的次级电子、原始电子，抑或 δ 粒子（见图 2-5），与它们在电离过程中释出的后代 δ 粒子，除起源不同，本质无异。为此，电子在单位质量物质中引发电离、激发时，其能量损失分成三个部分：

（1）为克服电子结合能，因而被“就地”吸收的 $\eta_{\delta,D}$；

（2）释出的动能不大于特定 Δ（eV）值的 δ 粒子动能的总和：$\eta_{\delta,\delta\leqslant\Delta}$，这部分能量仅能在与 Δ 值相应的电子射程范围内局部转移；

（3）释出的动能大于特定 Δ 值的 δ 粒子动能的总和：$\eta_{\delta,\delta>\Delta}$，这部分 δ 粒子视同其原来的电子一样，可能再次参与类似的能量递减过程。

与能量损失 $\eta_{\delta,D}+\eta_{\delta,\delta\leqslant\Delta}$关联的剂量学量，则是“受约束的比转换能 C_Δ”。

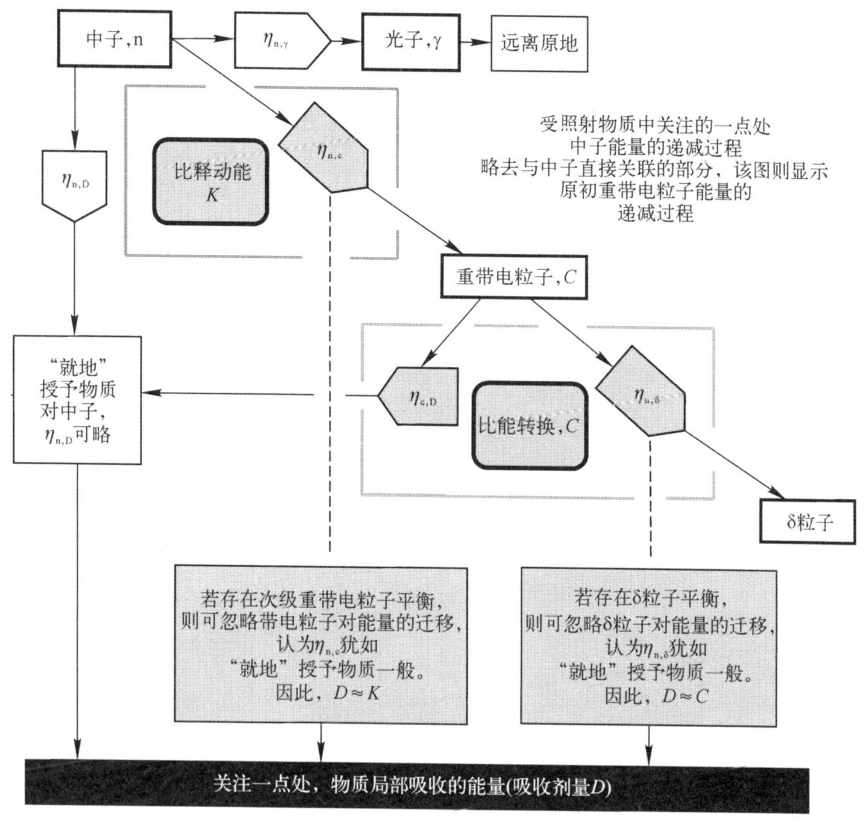

图 2-4　中子、重带电粒子能量在物质中的递减过程

能量载体，如中子、重带电粒子、光子、次级电子或 δ 粒子等等；

单位质量物质中，从一个载体(如，中子 n)向另一个载体(如，重带电粒子 c)转移的能量，如：$\eta_{n,c}$，余同；

与能量转移关联的剂量学量，例如，与 $\eta_{n,c}$ 关联的剂量学量是：中子的比释动能 K，与 $\eta_{c,e}$ 关联的剂量学量是：中子或重带电粒子的比转换能 C；

对能量递减后续过程的简述。

二、与能量转移关联的剂量学量

(一) 比释动能，K

比释动能，关注：不带电粒子(中子、光子)在相互作用过程中，向次级带电粒子转移的能量。

1. 比释动能的定义

(1) 比释动能

比释动能(kerma)[①] $K\ (T, r)$，定义为

$$K(T,r) = \mathrm{d}E_{tr}(T,r)/\mathrm{d}m \qquad (2.38)$$

---

① kerma，系由 kinetic energy released per unit mass 的词首组成。

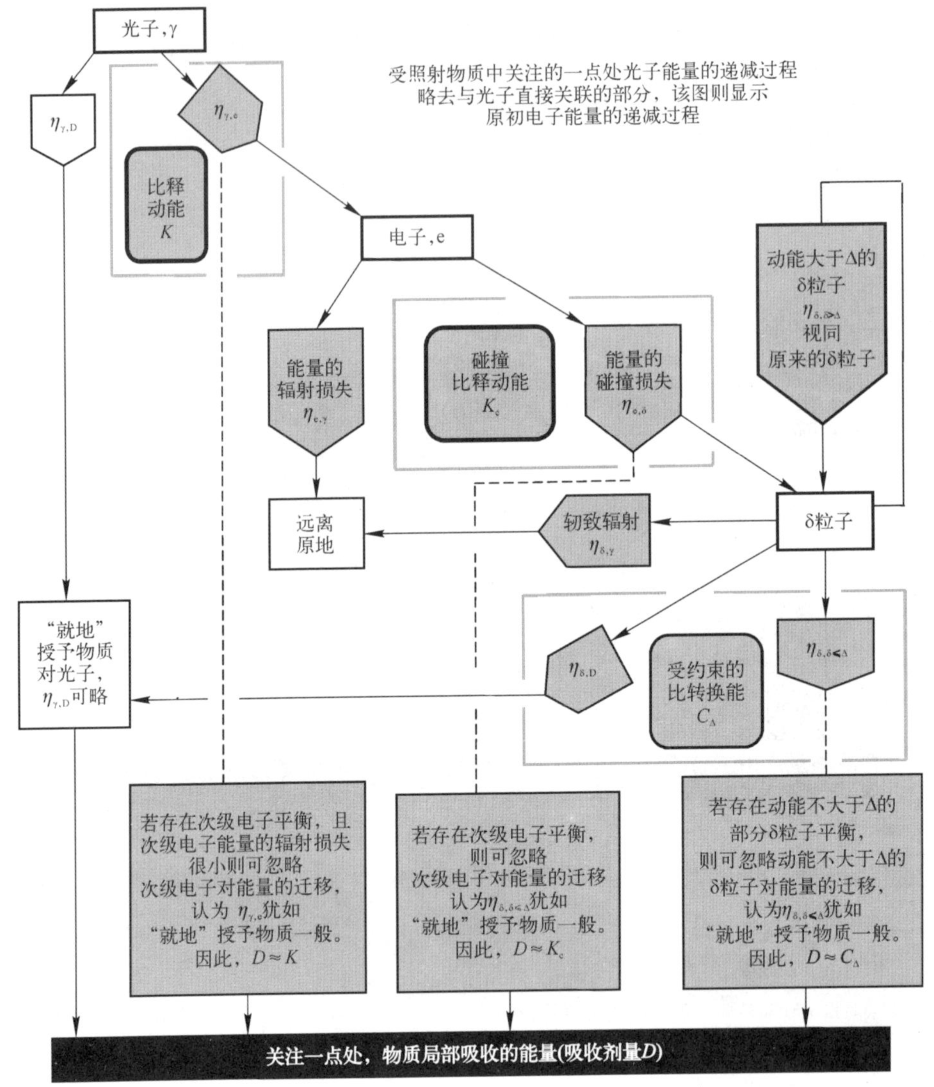

图 2-5　光子、电子能量在物质中的递减过程(图注同图 2-4)

式中，$dE_{tr}(T,r)$是 T 时间内，辐射场 r 点处，不带电粒子在质量为 dm 的物质中，因相互作用过程释出的所有带电粒子初始动能的总和。

简言之，比释动能就是：不带电粒子在单位质量物质中，向次级带电粒子转移的能量。

按图 2-4 和 2-5，比释动能 K 为

$$K(T,r)=\eta_{u,c}(T,r) \tag{2.39}$$

式中，$\eta_{u,c}(T,r)$ 是：T 时间内相关位置上，因相互作用，单位质量物质中，由不带电粒子(u，中子或光子)释出的所有次级带电粒子 c(中子情况下，为重带电粒子，光子情况下，为电子)的初始动能的总和。

比释动能 K，并不计及：不带电粒子释出次级带电粒子时，为克服结合能所消耗的(因而"就地"授予物质的)能量：$\eta_{u,D}$；因为，与相互作用前不带电粒子的动能比，$\eta_{u,D}$所占的份额甚微，可忽略不计。

(2) 碰撞比释动能

已经了解,带电粒子的能量损失,同时存在两种可能:碰撞损失和辐射损失。

对于中子,其次级带电粒子(重带电粒子)能量的辐射损失,几乎可略。然而,对于光子,宜同时考虑其次级电子能量的碰撞损失和辐射损失,特别是光子能量很高时,其次级电子能量的辐射损失会十分明显。

因为受光子照射的物质中,寄予关注的一点处,物质吸收的辐射能量,直接依赖次级电子能量的碰撞损失。因此,出于实际需要,依次级电子的能量归宿,光子的比释动能 $K(T,r)$ 分为两个组分:碰撞比释动能(collision kerma) $K_c(T,r)$ 和 辐射比释动能(radiative kerma) $K_r(T,r)$:

$$K(T,r) = K_c(T,r) + K_r(T,r) \tag{2.40}$$

若次级电子能量辐射损失的平均份额为 $\overline{g}$(如表 2-10 所列),则

$$K_r(T,r) = K(T,r) \cdot \overline{g} \tag{2.41}$$

$$K_c(T,r) = K(T,r) \cdot (1-\overline{g}) \tag{2.42}$$

若以文字表述,碰撞比释动能 $K_c(T,r)$ 是:单位质量物质中,不带电粒子释出的所有次级带电粒子的初始动能,而后以电离、激发方式损失的能量总和。

须强调:按定义,比释动能、碰撞比释动能、乃至辐射比释动能,只用于不带电的电离辐射(中子和光子)。

2. 比释动能 K 与能量注量 Ψ 的关系

如果特定时间内,受照射物质 V 中的 r 点处,不带电粒子的能量注量为 Ψ(V 中 r 点),则同一点处,物质 V 的比释动能 $[K(V\text{中}r\text{点})]_V$ 为

$$[K(V\text{中}r\text{点})]_V = \Psi(V\text{中}r\text{点}) \cdot [\overline{\mu}_{tr}/\rho]_V \tag{2.43}$$

物质 V 的碰撞比释动能 $[K_C(V\text{中}r\text{点})]_V$ 为

$$[K_C(V\text{中}r\text{点})]_V = \Psi(V\text{中}r\text{点}) \cdot [\overline{\mu}_{en}/\rho]_V \tag{2.44}$$

以上,$[\overline{\mu}_{tr}/\rho]_V$ 和 $[\overline{\mu}_{en}/\rho]_V$,分别是以物质 V 中 r 点处能量注量谱分布计权的,物质 V 的质量能量转移系数、质量能量吸收系数的平均值,计算方法如(2.14)式所示。

注意:因为比释动能关注的是,单位质量物质中,不带电粒子向次级带电粒子转移(亦即:"交出")的能量,因此,在辐射场特定位置,只要光子、中子的能量注量保持不变,物质的比释动能值,只赖于物质自身性质,与其周边物质,毫无关系。

3. 不带电粒子的比释动能系数值 f_K

若特定时间内,辐射场 r 点,能量为 E 的不带电粒子的注量为 $\Phi(r)$,则同一点处,它们的比释动能 $K(r)$ 为

$$K(r) = E \cdot \Phi(r) \cdot [\mu_{tr}(E)/\rho] \tag{2.45}$$

于是,有

$$f_K(E) = K(r)/\Phi(r) = E \cdot [\mu_{tr}(E)/\rho] \tag{2.46}$$

式中,称 $f_K(E)$ 为:单能不带电粒子的"比释动能系数(kerma coefficient)[①]"。

---

① f_K,旧称"比释动能因子(kerma factor)",因为"因子"一词,应该不具量纲,f_K 有单位"Gy · cm^2",故称"系数"为妥。

比释动能系数 $f_K(E)$，常作为不带电粒子相互作用系数的另一种表述方式，其实就是：与单位注量对应的比释动能值，单位是：Gy・m^2。

表 2-12 是对于放射生物学相关的某些物质，单能中子的比释动能系数值。表 2-13 则是单能光子的空气比释动能系数值。

表 2-12 中子的比释动能系数 f_K(Gy ・m^2)(ICRU 44)

中子能量/MeV	肺	血液	皮质骨	皮肤	脂肪组织	肌肉	水	固体水 WT1	A150
2.53E-08	2.50E-02	2.65E-02	3.34E-02	3.36E-02	6.04E-03	2.72E-02	4.70E-04	1.93E-02	2.79E-02
3.60E-08	2.12E-02	2.25E-02	2.86E-02	2.85E-02	5.12E-03	2.31E-02	3.98E-04	1.64E-02	2.37E-02
6.30E-08	1.60E-02	1.70E-02	2.16E-02	2.15E-02	3.87E-03	1.74E-02	3.01E-04	1.23E-02	1.79E-02
1.10E-07	1.21E-02	1.29E-02	1.63E-02	1.63E-02	2.93E-03	1.32E-02	2.29E-04	9.34E-03	1.35E-02
2.00E-07	8.98E-03	9.54E-03	1.22E-02	1.21E-02	2.17E-03	9.78E-03	1.71E-04	6.95E-03	1.01E-02
3.60E-07	6.69E-03	7.11E-03	9.12E-03	8.99E-03	1.62E-03	7.29E-03	1.30E-04	5.18E-03	7.49E-03
6.30E-07	5.07E-03	5.38E-03	6.98E-03	6.81E-03	1.23E-03	5.52E-03	1.02E-04	3.93E-03	5.68E-03
1.10E-06	3.83E-03	4.07E-03	5.32E-03	5.15E-03	9.37E-04	4.17E-03	8.41E-05	2.98E-03	4.30E-03
2.00E-06	2.87E-03	3.04E-03	4.03E-03	3.85E-03	7.12E-04	3.12E-03	7.57E-05	2.23E-03	3.22E-03
3.60E-06	2.15E-03	2.28E-03	3.07E-03	2.88E-03	5.53E-04	2.34E-03	8.00E-05	1.68E-03	2.42E-03
6.30E-06	1.66E-03	1.76E-03	2.38E-03	2.21E-03	4.59E-04	1.81E-03	1.01E-04	1.31E-03	1.87E-03
1.10E-05	1.32E-03	1.40E-03	1.88E-03	1.74E-03	4.20E-04	1.43E-03	1.46E-04	1.05E-03	1.48E-03
2.00E-05	1.11E-03	1.16E-03	1.51E-03	1.41E-03	4.49E-04	1.19E-03	2.41E-04	8.84E-04	1.23E-03
3.60E-05	1.04E-03	1.08E-03	1.26E-03	1.27E-03	5.79E-04	1.10E-03	4.16E-04	8.42E-04	1.14E-03
6.30E-05	1.16E-03	1.18E-03	1.14E-03	1.31E-03	8.51E-04	1.20E-03	7.14E-04	9.39E-04	1.23E-03
1.10E-04	1.52E-03	1.53E-03	1.14E-03	1.62E-03	1.36E-03	1.55E-03	1.23E-03	1.24E-03	1.58E-03
2.00E-04	2.36E-03	2.35E-03	1.33E-03	2.40E-03	2.38E-03	2.36E-03	2.24E-03	1.91E-03	2.41E-03
3.60E-04	3.99E-03	3.97E-03	1.80E-03	3.97E-03	4.22E-03	3.94E-03	4.02E-03	3.21E-03	3.98E-03
6.30E-04	6.68E-03	6.63E-03	2.69E-03	6.57E-03	7.30E-03	6.62E-03	7.02E-03	5.40E-03	6.69E-03
1.10E-03	1.14E-02	1.13E-02	4.31E-03	1.12E-02	1.27E-02	1.14E-02	1.22E-02	9.26E-03	1.15E-02
2.00E-03	2.05E-02	2.03E-02	7.40E-03	2.00E-02	2.28E-02	2.04E-02	2.21E-02	1.66E-02	2.05E-02
3.60E-03	3.66E-02	3.63E-02	1.29E-02	3.57E-02	4.08E-02	3.63E-02	3.94E-02	2.96E-02	3.66E-02
6.30E-03	6.29E-02	6.22E-02	2.20E-02	6.13E-02	7.01E-02	6.23E-02	6.78E-02	5.08E-02	6.29E-02
1.10E-02	1.06E-01	1.05E-01	3.69E-02	1.03E-01	1.18E-01	1.05E-01	1.14E-01	8.58E-02	1.06E-01
2.00E-02	1.85E-01	1.83E-01	6.41E-02	1.80E-01	2.06E-01	1.83E-01	1.99E-01	1.49E-01	1.85E-01
3.60E-02	3.05E-01	3.02E-01	1.06E-01	2.98E-01	3.41E-01	3.03E-01	3.30E-01	2.48E-01	3.06E-01
6.30E-02	4.74E-01	4.69E-01	1.65E-01	4.62E-01	5.30E-01	4.70E-01	5.11E-01	3.85E-01	4.76E-01
8.20E-02	5.72E-01	5.67E-01	2.00E-01	5.58E-01	6.41E-01	5.68E-01	6.18E-01	4.66E-01	5.75E-01
8.60E-02	5.92E-01	5.86E-01	2.08E-01	5.78E-01	6.63E-01	5.87E-01	6.39E-01	4.82E-01	5.95E-01
9.00E-02	6.10E-01	6.05E-01	2.14E-01	5.96E-01	6.84E-01	6.06E-01	6.59E-01	4.09E-01	6.14E-01

续表

中子能量/MeV	肺	血液	皮质骨	皮肤	脂肪组织	肌肉	水	固体水WT1	A150
9.40E-02	6.29E-01	6.23E-01	2.20E-01	6.14E-01	7.04E-01	6.24E-01	6.79E-01	5.13E-01	6.33E-01
9.80E-02	6.46E-01	6.40E-01	2.26E-01	6.31E-01	7.24E-01	6.41E-01	6.98E-01	5.27E-01	6.52E-01
1.05E-01	6.77E-01	6.71E-01	2.37E-01	6.61E-01	7.58E-01	6.72E-01	7.31E-01	5.53E-01	6.82E-01
1.15E-01	7.19E-01	7.12E-01	2.52E-01	7.02E-01	8.05E-01	7.13E-01	7.76E-01	5.87E-01	7.24E-01
1.25E-01	7.58E-01	7.51E-01	2.66E-01	7.40E-01	8.50E-01	7.52E-01	8.18E-01	6.20E-01	7.63E-01
1.35E-01	7.96E-01	7.89E-01	2.82E-01	7.77E-01	8.92E-01	7.90E-01	8.59E-01	6.51E-01	8.02E-01
1.45E-01	8.32E-01	8.25E-01	2.94E-01	8.13E-01	9.38E-01	8.26E-01	8.98E-01	6.81E-01	8.38E-01
1.55E-01	8.67E-01	8.59E-01	3.07E-01	8.47E-01	9.71E-01	8.60E-01	9.35E-01	7.10E-01	8.73E-01
1.65E-01	8.99E-01	8.91E-01	3.18E-01	8.78E-01	1.01E+00	8.92E-01	9.70E-01	7.37E-01	9.06E-01
1.75E-01	9.32E-01	9.24E-01	3.29E-01	9.10E-01	1.04E+00	9.25E-01	1.01E+00	7.63E-01	9.39E-01
1.85E-01	9.61E-01	9.53E-01	3.41E-01	9.39E-01	1.08E+00	9.54E-01	1.04E+00	7.88E-01	9.68E-01
1.95E-01	9.91E-01	9.82E-01	3.51E-01	9.68E-01	1.11E+00	9.83E-01	1.07E+00	8.12E-01	9.98E-01
2.10E-01	1.03E+00	1.02E+00	3.69E-01	1.01E+00	1.16E+00	1.03E+00	1.12E+00	8.48E-01	1.04E+00
2.30E-01	1.09E+00	1.08E+00	3.88E-01	1.06E+00	1.22E+00	1.08E+00	1.17E+00	8.93E-01	1.10E+00
2.50E-01	1.14E+00	1.13E+00	4.10E-01	1.11E+00	1.27E+00	1.13E+00	1.23E+00	9.33E-01	1.14E+00
2.70E-01	1.19E+00	1.18E+00	4.29E-01	1.17E+00	1.33E+00	1.19E+00	1.29E+00	9.79E-01	1.20E+00
2.90E-01	1.24E+00	1.23E+00	4.47E-01	1.21E+00	1.39E+00	1.23E+00	1.34E+00	1.02E+00	1.25E+00
3.10E-01	1.29E+00	1.28E+00	4.64E-01	1.26E+00	1.44E+00	1.28E+00	1.39E+00	1.06E+00	1.29E+00
3.30E-01	1.33E+00	1.32E+00	4.83E-01	1.30E+00	1.48E+00	1.32E+00	1.44E+00	1.09E+00	1.33E+00
3.50E-01	1.38E+00	1.37E+00	5.04E-01	1.35E+00	1.53E+00	1.37E+00	1.49E+00	1.13E+00	1.38E+00
3.70E-01	1.43E+00	1.42E+00	5.25E-01	1.39E+00	1.58E+00	1.42E+00	1.55E+00	1.16E+00	1.41E+00
3.90E-01	1.50E+00	1.49E+00	5.53E-01	1.46E+00	1.64E+00	1.49E+00	1.62E+00	1.20E+00	1.46E+00
4.20E-01	1.64E+00	1.62E+00	6.23E-01	1.58E+00	1.72E+00	1.62E+00	1.78E+00	1.27E+00	1.51E+00
4.60E-01	1.65E+00	1.64E+00	6.21E-01	1.60E+00	1.78E+00	1.64E+00	1.79E+00	1.31E+00	1.58E+00
5.00E-01	1.61E+00	1.60E+00	5.83E-01	1.58E+00	1.82E+00	1.60E+00	1.73E+00	1.34E+00	1.64E+00
5.40E-01	1.67E+00	1.65E+00	5.98E-01	1.63E+00	1.89E+00	1.66E+00	1.79E+00	1.39E+00	1.71E+00
5.80E-01	1.71E+00	1.71E+00	6.22E-01	1.69E+00	1.95E+00	1.71E+00	1.86E+00	1.44E+00	1.77E+00
6.20E-01	1.79E+00	1.77E+00	6.49E-01	1.75E+00	2.02E+00	1.77E+00	1.92E+00	1.49E+00	1.83E+00
6.60E-01	1.85E+00	1.83E+00	6.73E-01	1.81E+00	2.08E+00	1.84E+00	1.98E+00	1.54E+00	1.89E+00
7.00E-01	1.90E+00	1.89E+00	6.90E-01	1.86E+00	2.15E+00	1.89E+00	2.05E+00	1.58E+00	1.94E+00
7.40E-01	1.95E+00	1.93E+00	7.07E-01	1.91E+00	2.20E+00	1.94E+00	2.10E+00	1.62E+00	1.99E+00
7.80E-01	2.01E+00	1.99E+00	7.30E-01	1.97E+00	2.26E+00	2.00E+00	2.16E+00	1.67E+00	2.04E+00
8.20E-01	2.06E+00	2.04E+00	7.49E-01	2.02E+00	2.31E+00	2.05E+00	2.22E+00	1.71E+00	2.09E+00
8.60E-01	2.11E+00	2.10E+00	7.73E-01	2.07E+00	2.37E+00	2.10E+00	2.28E+00	1.75E+00	2.13E+00
9.00E-01	2.18E+00	2.16E+00	8.04E-01	2.13E+00	2.43E+00	2.16E+00	2.35E+00	1.79E+00	2.18E+00

续表

中子能量/MeV	肺	血液	皮质骨	皮肤	脂肪组织	肌肉	水	固体水WT1	A150
9.40E-01	2.29E+00	2.27E+00	8.55E-01	2.22E+00	2.50E+00	2.27E+00	2.47E+00	1.84E+00	2.23E+00
9.80E-01	2.47E+00	2.45E+00	9.52E-01	2.39E+00	2.60E+00	2.44E+00	2.69E+00	1.92E+00	2.29E+00
1.05E+00	2.51E+00	2.48E+00	9.56E-01	2.43E+00	2.67E+00	2.48E+00	2.72E+00	1.97E+00	2.36E+00
1.15E+00	2.48E+00	2.46E+00	9.19E-01	2.42E+00	2.74E+00	2.46E+00	2.67E+00	2.02E+00	2.45E+00
1.25E+00	2.58E+00	2.56E+00	9.58E-01	2.52E+00	2.85E+00	2.56E+00	2.78E+00	2.10E+00	2.55E+00
1.35E+00	2.67E+00	2.65E+00	9.94E-01	2.61E+00	2.95E+00	2.65E+00	2.87E+00	2.18E+00	2.65E+00
1.45E+00	2.71E+00	2.69E+00	1.00E+00	2.65E+00	3.03E+00	2.69E+00	2.91E+00	2.24E+00	2.74E+00
1.55E+00	2.78E+00	2.76E+00	1.03E+00	2.72E+00	3.11E+00	2.76E+00	2.99E+00	2.30E+00	2.81E+00
1.65E+00	2.89E+00	2.87E+00	1.07E+00	2.83E+00	3.21E+00	2.87E+00	3.12E+00	2.37E+00	2.89E+00
1.75E+00	2.93E+00	2.91E+00	1.08E+00	2.87E+00	3.28E+00	2.91E+00	3.15E+00	2.43E+00	2.97E+00
1.85E+00	3.05E+00	3.03E+00	1.14E+00	2.98E+00	3.39E+00	3.03E+00	3.29E+00	2.50E+00	3.05E+00
1.95E+00	3.07E+00	3.04E+00	1.13E+00	3.00E+00	3.44E+00	3.05E+00	3.30E+00	2.55E+00	3.11E+00
2.10E+00	3.16E+00	3.13E+00	1.18E+00	3.10E+00	3.59E+00	3.14E+00	3.38E+00	2.68E+00	3.27E+00
2.30E+00	3.20E+00	3.18E+00	1.18E+00	3.15E+00	3.67E+00	3.19E+00	3.43E+00	2.72E+00	3.35E+00
2.50E+00	3.33E+00	3.30E+00	1.24E+00	3.28E+00	3.82E+00	3.31E+00	3.56E+00	2.85E+00	3.50E+00
2.70E+00	3.48E+00	3.45E+00	1.33E+00	3.43E+00	4.01E+00	3.47E+00	3.71E+00	3.01E+00	3.69E+00
2.90E+00	3.61E+00	3.58E+00	1.42E+00	3.58E+00	4.25E+00	3.60E+00	3.82E+00	3.24E+00	3.96E+00
3.10E+00	3.76E+00	3.73E+00	1.49E+00	3.69E+00	4.25E+00	3.74E+00	4.00E+00	3.19E+00	3.90E+00
3.30E+00	4.09E+00	4.06E+00	1.71E+00	4.03E+00	4.62E+00	4.07E+00	4.34E+00	3.54E+00	4.25E+00
3.50E+00	4.17E+00	4.14E+00	1.77E+00	4.12E+00	4.78E+00	4.15E+00	4.40E+00	3.69E+00	4.44E+00
3.70E+00	4.27E+00	4.24E+00	1.82E+00	4.21E+00	4.85E+00	4.25E+00	4.52E+00	3.73E+00	4.48E+00
3.90E+00	4.20E+00	4.17E+00	1.78E+00	4.16E+00	4.82E+00	4.19E+00	4.44E+00	3.69E+00	4.47E+00
4.20E+00	4.34E+00	4.30E+00	1.85E+00	4.27E+00	4.84E+00	4.31E+00	4.60E+00	3.67E+00	4.45E+00
4.60E+00	4.34E+00	4.31E+00	1.81E+00	4.26E+00	4.82E+00	4.31E+00	4.64E+00	3.61E+00	4.40E+00
5.00E+00	4.59E+00	4.55E+00	1.93E+00	4.47E+00	4.97E+00	4.55E+00	4.93E+00	3.70E+00	4.48E+00
5.40E+00	4.47E+00	4.43E+00	1.85E+00	4.38E+00	5.00E+00	4.44E+00	4.78E+00	3.72E+00	4.55E+00
5.80E+00	4.68E+00	4.64E+00	1.97E+00	4.57E+00	5.15E+00	4.65E+00	5.02E+00	3.84E+00	4.66E+00
6.20E+00	4.79E+00	4.75E+00	2.05E+00	4.70E+00	5.37E+00	4.76E+00	5.11E+00	4.05E+00	4.91E+00
6.60E+00	4.93E+00	4.89E+00	2.09E+00	4.79E+00	5.29E+00	4.88E+00	5.32E+00	3.91E+00	4.73E+00
7.00E+00	5.14E+00	5.10E+00	2.21E+00	4.98E+00	5.40E+00	5.08E+00	5.56E+00	3.99E+00	4.78E+00
7.40E+00	5.41E+00	5.37E+00	2.41E+00	5.26E+00	5.73E+00	5.36E+00	5.83E+00	4.31E+00	5.13E+00
7.80E+00	5.32E+00	5.28E+00	2.40E+00	5.25E+00	6.03E+00	5.30E+00	5.65E+00	4.66E+00	5.57E+00
8.20E+00	5.29E+00	5.25E+00	2.35E+00	5.17E+00	5.82E+00	5.25E+00	5.66E+00	4.41E+00	5.29E+00
8.60E+00	5.46E+00	5.42E+00	2.44E+00	5.31E+00	5.81E+00	5.41E+00	5.88E+00	4.36E+00	5.21E+00
9.00E+00	5.55E+00	5.51E+00	2.53E+00	5.44E+00	6.11E+00	5.51E+00	5.92E+00	4.69E+00	5.58E+00

续表

中子能量/MeV	肺	血液	皮质骨	皮肤	脂肪组织	肌肉	水	固体水 WT1	A150
9.40E+00	5.58E+00	5.54E+00	2.59E+00	5.51E+00	6.33E+00	5.56E+00	5.92E+00	4.93E+00	5.87E+00
9.80E+00	5.72E+00	5.68E+00	2.65E+00	5.60E+00	6.25E+00	5.68E+00	6.11E+00	4.81E+00	5.71E+00
1.05E+01	5.86E+00	5.82E+00	2.74E+00	5.73E+00	6.32E+00	5.82E+00	6.27E+00	4.85E+00	5.74E+00
1.15E+01	6.28E+00	6.24E+00	3.04E+00	6.12E+00	6.63E+00	6.23E+00	6.72E+00	5.14E+00	6.00E+00
1.25E+01	6.25E+00	6.21E+00	3.08E+00	6.15E+00	6.86E+00	6.22E+00	6.62E+00	5.40E+00	6.34E+00
1.35E+01	6.49E+00	6.45E+00	3.25E+00	6.38E+00	7.07E+00	6.46E+00	6.87E+00	5.61E+00	6.54E+00
1.45E+01	6.74E+00	6.70E+00	3.44E+00	6.64E+00	7.39E+00	6.71E+00	7.10E+00	5.93E+00	6.87E+00
1.55E+01	6.89E+00	6.85E+00	3.59E+00	6.84E+00	7.76E+00	6.88E+00	7.21E+00	6.33E+00	7.31E+00
1.65E+01	6.98E+00	6.94E+00	3.65E+00	6.95E+00	7.98E+00	6.97E+00	7.27E+00	6.57E+00	7.59E+00
1.75E+01	7.06E+00	7.03E+00	3.70E+00	7.04E+00	8.06E+00	7.06E+00	7.35E+00	6.65E+00	7.67E+00
1.85E+01	7.17E+00	7.13E+00	3.77E+00	7.15E+00	8.19E+00	7.17E+00	7.45E+00	6.79E+00	7.81E+00
1.95E+01	7.29E+00	7.26E+00	3.87E+00	7.28E+00	8.30E+00	7.29E+00	7.58E+00	6.90E+00	7.90E+00
2.10E+01	7.43E+00	7.40E+00	4.03E+00	7.44E+00	8.53E+00	7.44E+00	7.69E+00	7.16E+00	8.18E+00
2.30E+01	7.40E+00	7.37E+00	4.13E+00	7.44E+00	8.63E+00	7.42E+00	7.63E+00	7.30E+00	8.33E+00
2.50E+01	7.35E+00	7.32E+00	4.23E+00	7.41E+00	8.71E+00	7.38E+00	7.53E+00	7.43E+00	8.48E+00
2.70E+01	7.37E+00	7.34E+00	4.36E+00	7.45E+00	8.76E+00	7.41E+00	7.54E+00	7.51E+00	8.56E+00
2.90E+01	7.23E+00	7.21E+00	4.41E+00	7.35E+00	8.79E+00	7.28E+00	7.35E+00	7.60E+00	8.69E+00

表 2-13　光子的空气比释动能系数 K_a/Φ(pGy・cm^2)值(ICRP 74)

$h\nu$(MeV)	K_a/Φ	$h\nu$(MeV)	K_a/Φ	$h\nu$(MeV)	K_a/Φ	$h\nu$(MeV)	K_a/Φ	$h\nu$(MeV)	K_a/Φ
0.010	7.43	0.050	0.323	0.200	0.856	0.800	3.69	4.000	12.1
0.015	3.12	0.060	0.289	0.300	1.38	1.000	4.47	5.000	14.1
0.020	1.68	0.080	0.307	0.400	1.89	1.500	6.14	6.000	16.1
0.030	0.721	0.100	0.371	0.500	2.38	2.000	7.55	8.000	20.1
0.040	0.429	0.150	0.599	0.600	2.84	3.000	9.96	10.00	24.0

4. γ放射性核素各向同性点源辐射场空气比释动能率的计算

尺寸不足照射距离 1/5 的一类辐射源，称为“点源”(图 2-6)。

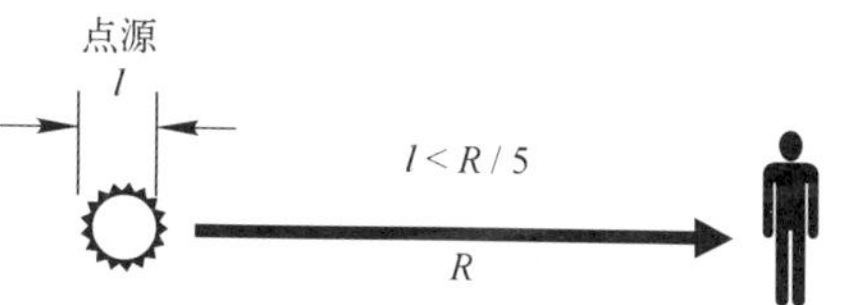

图 2-6　点状辐射源几何尺寸的示意图

向四面八方发出特定类型、特定能量的粒子数都相同的一类点源，则称：“各向同性点源”。

若可忽略空气对 γ 射线的吸收和散射，则距离 γ 放射性核素各向同性点源 R(m)处，以“Gy/ s”为单位的空气比释动能率 $\dot{K}_a(R)$，可按下列方式算得：

$$\dot{K}_a(R) = A \cdot \Gamma_{Ka}/R^2 \tag{2.47}$$

式中，A(Bq)，是 γ 点源的放射性活度；Γ_{Ka}是 γ 放射性核素各向同性点源的空气比释动能率常数，单位取：Gy·m²；它表示：自由空气中，单位放射性活度（1 Bq）的 γ 点源，在距离 1 米处所致的空气比释动能率。

对于放射医学领域，一些常用 γ 放射性核素的各向同性点源，空气比释动能率常数 Γ_{Ka} 已在表 2-14 中列出。

表 2-14　γ 放射性核素各向同性点源的空气比释动能率常数，Γ_{Ka}(aGy·m²)

核素	半衰期	Γ_{Ka}	核素	半衰期	Γ_{Ka}
^{51}Cr	27.7 d	1.16	^{123}I	13.2 h	10.7
^{60}Co	5.27 a	85.0	^{125}I	60.1 d	9.79
^{99}Tc^{m}	6.02 h	5.03	^{131}I	8.04 d	14.4
^{103}Pd	17.0 d	9.01	^{137}Cs	30.0 a	21.3
^{111}In	2.83 d	21.2	^{153}Sm	46.7 h	3.02
^{113}In	1.66 h	11.6	^{192}Ir	74.0 d	30.2

《辐射防护》1999 年第 4 期

5. 辐射场同一点处不同物质的比释动能关系

由式(2.43)、(2.44)可见，物质 V 中 r 点处，比释动能 $[K(\text{V 中 } r \text{ 点})]_V$、碰撞比释动能$[K_C(\text{V 中 } r \text{ 点})]_V$，分别与物质($V$)的质量能量转移系数、质量能量吸收系数的平均值成正比。且特定位置上，只要能量注量保持不变，物质的比释动能值，只赖于物质自身性质，与其周边物质毫不相干。

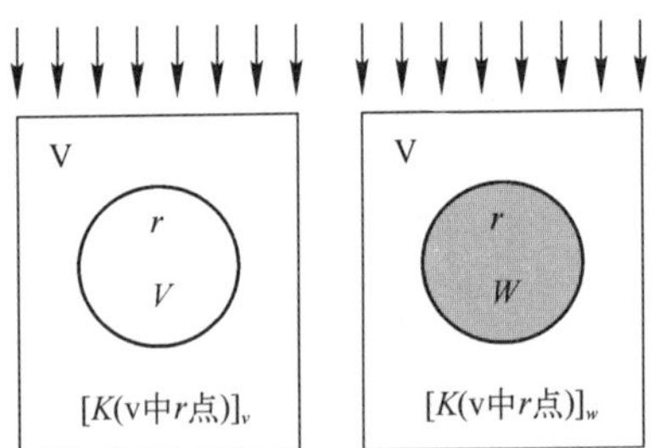

图 2-7　辐射场同一点受照的两种物质的比释动能

因此，假若上述辐射场同一点处，受到照射的是 W 物质（如图 2-7 所示），那么，物质 V 中的 r 点处，W 物质的比释动能$[K(\text{V 中 } r \text{ 点})]_W$、碰撞比释动能$[K_C(\text{V 中 } r \text{ 点})]_W$ 将分别等于：

$$[K(\text{V 中 } r \text{ 点})]_W = [K(\text{V 中 } r \text{ 点})]_V \cdot [\bar{\mu}_{tr}/\rho]_W / [\bar{\mu}_{tr}/\rho]_V \tag{2.48}$$

和

$$[K_C(\text{V 中 } r \text{ 点})]_W = [K_C(\text{V 中 } r \text{ 点})]_V \cdot [\bar{\mu}_{en}/\rho]_W / [\bar{\mu}_{en}/\rho]_V \tag{2.49}$$

式(2.48)、(2.49)中的$[\bar{\mu}_{tr}/\rho]_W$ 和$[\bar{\mu}_{en}/\rho]_W$ 分别是，以物质 V 中 r 点处能量注量谱分布计权的，物质 W 的质量能量转移系数、质量能量吸收系数的平均值。

需要指出的是，物质种类不同，对辐射的吸收、散射特性也不同。因此，在物质 V 中 r 点，受到照射的 W 物质，体积应该很小，以致它的出现，不致改变物质 V 中 r 点处，不带电粒子及其次级粒子辐射场的能量、方向分布（简称“谱、角分布”）。

所以，由式(2.48)、(2.49)得到的 W 物质的比释动能$[K(\text{V 中 } r \text{ 点})]_W$、碰撞比释动能

$[K_C$(V 中 r 点)$]_W$，只是：物质 V 中小块 W 物质的比释动能或碰撞比释动能，其实是：通过量值关系推演或者仪器测得的 W 物质的比释动能或碰撞比释动能；惟 W 物质体积应该很小，它的出现不致改变 V 物质中原来辐射场的谱、角分布。

如果 V=水体模，W=空气，那么$[K$(水体模中 r 点)$]_{空气}$，就是："水体模中 r 点处(小块)空气的比释动能"。又如 V=空气，W=软组织，那么$[K_C$(空气中 r 点)$]_{软组织}$，便是："空气中 r 点处(小块)软组织的碰撞比释动能"。

上述概念，在肿瘤放射治疗、辐射防护评价中常会用到。

（二）比转换能，C

比转换能，关注：重带电粒子或中子的次级重带电粒子在电离、激发过程中损失的能量。

1. 比转换能的定义

比转换能(cema)[①]，$C(T,r)$定义为

$$C(T,r) = \mathrm{d}E_c(T,r)/\mathrm{d}m \tag{2.50}$$

式中，$\mathrm{d}E_c(T,r)$是 T 时间内，辐射场 r 点，在质量为 dm 的物质中，因电离、激发过程，重带电粒子(c)自身(不包括其释出的 δ 粒子)损失的能量。

按图 2-4 和 2-5，比转换能 $C(T,r)$ 为

$$C(T,r) = \eta_{c,D}(T,r) + \eta_{c,\delta}(T,r) \tag{2.51}$$

式中，$\eta_{c,\delta}(T,r)$ 是 T 时间内相关位置上，因电离过程，单位质量物质中，由重带电粒子(c)释出的所有 δ 粒子的初始动能的总和；与比释动能概念不同，比转换能，还包括上述时间相关位置上，单位质量物质中，带电粒子产生电离、激发时，为克服结合能，从而被"就地"吸收的那部分能量：$\eta_{c,D}(T,r)$。

比转换能 C，可用于重带电粒子或间接用于产生重带电粒子的中子。

2. 比转换能 C 与重带电粒子注量 Φ 的关系

如果特定时间内，受照射物质 V 中的 r 点处，重带电粒子注量的谱分布为 Φ_E(V 中 r 点)，则同一点处，物质 V 的比转换能$[C$(V 中 r 点)$]_V$ 为

$$[C(\text{V 中 } r \text{ 点})]_V = \Phi(\text{V 中 } r \text{ 点}) \cdot [\overline{S}_{col}/\rho]_V \tag{2.52}$$

式中，$[\overline{S}_{col}/\rho]_V$ 是：以 r 点处重带电粒子注量谱分布计权的，物质 V 对重带电粒子的质量碰撞阻止本领的平均值

$$[\overline{S}_{col}/\rho]_V = \int_0^\infty [S_{col}(E)/\rho]_V \cdot \Phi_E(\text{V 中 } r \text{ 点}) \cdot \mathrm{d}E \Big/ \int_0^\infty \Phi_E(\text{V 中 } r \text{ 点}) \cdot \mathrm{d}E \tag{2.53}$$

式中，$[S_{col}(E)/\rho]_V$ 是，物质 V 对动能为 E 的重带电粒子的碰撞阻止本领；分母的积分运算结果便是，物质 V 中 r 点处，重带电粒子总的注量 Φ(V 中 r 点)。

3. 辐射场同一点处不同物质的比转换能关系

由式(2.52)可见，在辐射场所关注的一点处，物质的比转换能数值$[C$(V 中 r 点)$]_V$，与该物质对带电粒子的质量碰撞阻止本领的平均值$[\overline{S}_{col}/\rho]_V$ 成正比。同样，因为比转换能关心的是，单位质量物质中，重带电粒子向 δ 粒子转移的能量；对于辐射场特定位置，只要重带电粒子注量的谱、角分布保持不变，物质的比转换能，只与物质本身性质有关，与其周边物质的种类毫

① cema，系由 converted energy per unit mass 的词首组成。

无干系。

因此，假若上述辐射场受到照射的是 W 物质，那么，物质 V 中 r 点处，W 物质的比转换能 $[C(\text{V 中 } r \text{ 点})]_W$ 应为

$$[C(\text{V 中 } r \text{ 点})]_W = [C(\text{V 中 } r \text{ 点})]_V \cdot [\overline{S}_{col}/\rho]_W / [\overline{S}_{col}/\rho]_V \tag{2.54}$$

式中，$[\overline{S}_{col}/\rho]_W$ 是以 V 物质中 r 点，带电粒子注量谱分布 $\Phi_E(T, V \text{ 中 } r \text{ 点})$ 计权的，W 物质的质量碰撞阻止本领的平均值。

同样，由于物质种类不同，它们对带电粒子的吸收、散射特性也不同，因此，所谓“物质 V 中 r 点处 W 物质的比转换能 $[C(\text{V 中 } r \text{ 点})]_W$”，其实也只是：物质 V 中 r 点处，小块 W 物质的比转换能；W 物质的体积应该很小，它的出现不致改变物质 V 中 r 点处原来辐射场的谱、角分布。有鉴于此，可以有：“空气中组织比转换能”、“水体模中空气比转换能”之类的表述。

（三）受约束的比转换能，C_Δ

受约束的比转换能，关注：电子或光子的次级电子（见图 2-5），在电离过程中，扣除释出的动能大于特定 Δ 值的，那部分 δ 粒子的动能后，其余能量损失的总和。

1. 受约束的比转换能的定义

业已了解，与比转换能 C，关联的是：电离、激发过程中，重带电粒子“就地”授予物质的能量，以及向释出的 δ 粒子转移的动能。

然而，如果原来就是电子，或者是：光子的次级电子；这些电子，与它们在电离过程中释出的 δ 粒子，除起源不同，本质无异。于是，难以区分哪个是原来的，哪个是被释出的。为此，把单位质量物质内，电子在电离、激发过程中损失的能量，分成三个部分（见图 2-5）：

(1) 为克服电子结合能，因而被“就地”吸收的 $\eta_{\delta,D}$；

(2) 动能不大于特定 Δ(eV)值的 δ 粒子动能的总和 $\eta_{\delta,\delta\leqslant\Delta}$，这部分能量仅能在与 Δ 值相应的电子射程范围内局部转移；

(3) 动能大于特定 Δ 值的 δ 粒子动能的总和 $\eta_{\delta,\delta>\Delta}$，这部分 δ 粒子，视同原来的电子一样，可能参与又一次的能量递减。

于是，受约束的比转换能（ restricted cema ），$C_\Delta(T,r)$，定义为

$$C_\Delta(T,r) = [\mathrm{d}E_e(T,r) - \mathrm{d}E_{\delta>\Delta}(T,r)]/\mathrm{d}m \tag{2.55}$$

式中，$\mathrm{d}E_e(T,r)$是 T 时间内，辐射场 r 点处，在质量为 $\mathrm{d}m$ 的物质中，因电离、激发过程，电子(e)自身损失的总能量；$\mathrm{d}E_{\delta>\Delta}(T,r)$ 是上述时间相关位置上，质量为 $\mathrm{d}m$ 的物质内，由电子的电离过程释出的，动能大于特定 Δ(eV)值的 δ 粒子动能的总和。

易言之，受约束的比转换能 C_Δ，就是：单位质量物质中，电子在电离、激发过程中，扣除释出的动能大于特定 Δ(eV)值的 δ 粒子动能后，其余能量损失的总和。

按图 2-5，受约束的比转换能 $C_\Delta(T,r)$ 数值上等于

$$C_\Delta(T,r) = \eta_{\delta,D}(T,r) + \eta_{\delta,\delta\leqslant\Delta}(T,r) \tag{2.56}$$

式中，$\eta_{\delta,D}(T,r)$是 T 时间内 r 点处，单位质量物质中，电子产生电离、激发时，为克服结合能，从而被“就地”吸收的那部分能量；$\eta_{\delta,\delta\leqslant\Delta}(T,r)$是上述时间内相关位置上，因电离过程，单位质量物质中，由电子释出的动能不大于 Δ 值的，所有 δ 粒子的初始动能的总和。

受约束的比转换能 C_Δ，用于电子或间接用于能产生电子的光子。

2. 受约束的比转换能 C_Δ 与电子注量 Φ 的关系

如果特定时间内,受照射物质 V 中 r 点处,电子注量的谱分布为 Φ_E(V 中 r 点),则同一点处,物质 V 的受约束的比转换能$[C_\Delta$(V 中 r 点)$]_V$ 为:

$$[C_\Delta(\text{V 中 } r \text{ 点})]_V$$

$$= \int_\Delta^{E_{\max}} \Phi_E(\text{V 中 } r \text{ 点}) \cdot [L_\Delta(E)/\rho]_V \cdot dE + \Delta \cdot \Phi_\Delta(\text{V 中 } r \text{ 点}) \cdot [S_{col}(\Delta)/\rho]_V \quad (2.57)$$

式中,第一项,称为"LET 项",其中,$[L_\Delta(E)]_V$ 是能量为 E 的电子,在物质 V 中,能量约束值取 Δ 时,δ 粒子的传能线密度;因此 Δ 至 $E_{\max}$间的积分,正是代表能量超过 Δ 值的那些电子,在单位质量物质中,因电离、激发过程,为克服结合能、释出动能不大于 Δ 值的那些 δ 粒子,所消耗的能量总和。

第二项,称为"径迹末端(track-end)项",它代表在 r 点出现的,剩余能量不过 Δ,且就在 r 点处耗尽的那部分电子对比转换能的贡献;其中 Φ_Δ(V 中 r 点)是物质 V 中 r 点处,单位能量间隔内,能量为 Δ 的电子注量;$[S_{col}(\Delta)/\rho]_V$ 是能量为 Δ 的电子,在物质 V 中的质量碰撞阻止本领;故,$\Phi_\Delta(T$,V 中 r 点)$\cdot [S_{col}(\Delta)/\rho]_V$ 就是:r 点处,单位质量物质中,行将耗尽 Δ 能量的电子数。

假若,在上述辐射场 r 点处,受到照射的是 W 物质,那么,该物质受约束的比转换能$[C_\Delta$(V 中 r 点)$]_W$也可用类似的方法算得:

$$[C_\Delta(\text{V 中 } r \text{ 点})]_W$$

$$= \int_\Delta^{E_{\max}} \Phi_E(\text{V 中 } r \text{ 点}) \cdot [L_\Delta(E)/\rho]_W \cdot dE + \Delta \cdot \Phi_\Delta(\text{V 中 } r \text{ 点}) \cdot [S_{col}(\Delta)/\rho]_W \quad (2.58)$$

式中,$[L_\Delta(E)]_W$ 是,能量截止值取 Δ 时,能量为 E 的电子在 W 物质中的传能线密度;$[S_{col}(\Delta)/\rho]_W$是能量为 Δ 的电子在 W 物质中的质量碰撞阻止本领。

同样需要注意:这里的$[C_\Delta$(V 中 r 点)$]_W$ 也只是:V 物质中 r 点处,小块 W 物质的受约束的比转换能;同样,W 物质应该很小,它的出现不该改变物质 V 中原来辐射场的谱、角分布。

三、与能量吸收关联的剂量学量

(一) 吸收剂量

吸收剂量,与辐射效应程度关系密切,它关注:受照物质特定体积内,单位质量物质吸收的辐射能量。这些能量有来自"本地(相关体积内)"的,也有来自"外地(相关体积外)"的;来自"外地"的,势必涉及考察吸收剂量的体积在受照物质中的位置,甚至涉及周边物质的性质。所以,吸收剂量,与受照物质的位置、形状、大小密切相关。离开了物质受照的具体情况,吸收剂量值,会变得毫无意义。

1. 吸收剂量定义

吸收剂量(absorbed dose),$D(T, r)$,定义为

$$D(T, r) = d\bar{\varepsilon}(T, r)/dm \quad (2.59)$$

式中,$d\bar{\varepsilon}(T, r)$是 T 时间内,电离辐射授予 r 点处质量为 dm 的物质的平均辐射能量。

受照射物质中,每一点处都有其特定吸收剂量值。因此,在某一点处考察物质吸收剂量时,所取体积必须充分得小,以便显示因辐射场或物质不均匀所致吸收剂量值的变化。同时,该体积又要足够地大,以保证考察吸收剂量的时间内,其中有相当多的相互作用过程,使得因

为过程的随机性,造成的授予能的统计不确定性可予忽略。

受照射物质中,吸收剂量越大,其中的辐射效应越甚。

2. 吸收剂量的一般方程

吸收剂量是由无限小体积内发生的核转变和相互作用过程共同提供的。

不过,在所关注体积内,发生的核转变数,远少于核转变中发出的电离粒子而后经历的相互作用次数。因此,常可忽略自发核转变对吸收剂量的贡献。

另一方面,电离、激发过程,无论是由不带电粒子(例如,光子通过光电效应或康普顿散射)引起的,还是由带电粒子引起的,与此类过程相应的授予能量相差无几。只是,所关注的体积内,不带电粒子引发的相互作用次数,远不及这些过程释出的带电粒子随后引发的相互作用次数,以致不带电粒子自身提供的吸收剂量常可忽略(例如,图 2-4、2-5 中的 $\eta_{n,D}$和 $\eta_{\gamma,D}$);不带电粒子授予物质的吸收剂量,绝大部分是通过次级带电粒子造成的。

即使带电粒子,它在相互作用过程中损失的能量,也并非都是“就地”给予物质的。因为带电粒子与物质原子碰撞时会释出 δ 粒子;碰撞后,受激原子退激,又会产生特征 X 射线的光子以及俄歇电子。这些次级粒子会从其得到能量的那个体积离去,从而跑到其他的体积继续消耗它们的能量,从而形成带电粒子能量的级联传播(见图 2-8)。

此外,初始的带电粒子,一部分能量还可能变成韧致辐射。在远离带电粒子级联传播的区域,韧致辐射又将生成新的带电粒子。

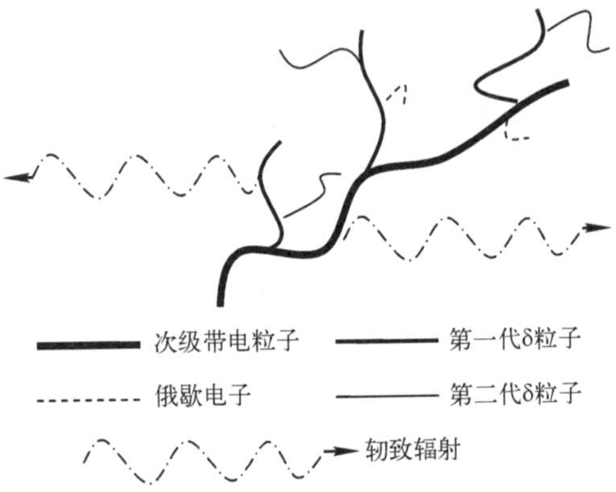

不带电粒子的次级带电粒子,除一部分能量就地授予物质,其余的被δ粒子、韧致辐射所带走。第一代δ粒子会产生新一代δ粒子。韧致辐射会远离带电粒子级联传播区域产生新的带电粒子。

图 2-8　物质中带电粒子能量级联传播示意图

综上所述,受照射物质中,任何一点 r 处的吸收剂量 $D(r)$,最终都是由到达该点的各类带电粒子共同造成的,它应等于

$$D(r)=\sum_j\int\Phi_{E,j}(r)\cdot[S_{\mathrm{col},j}(E)/\rho]\cdot k_{\mathrm{col},j}(r)\cdot\mathrm{d}E \tag{2.60}$$

式中,$\Phi_{E,j}(r)$是在 r 点处出现的,第 j 种带电粒子注量的谱分布。这里带电粒子的种类 j,也包括由韧致辐射、特征 X 射线产生的新生带电粒子;

$S_{\mathrm{col},j}(E)/\rho$ 是能量为 E 的第 j 种带电粒子的质量碰撞阻止本领;

$k_{\mathrm{col},j}(E)$是能量为 E 的第 j 种带电粒子,在电离、激发过程中,损失的能量中能“就地”授予物质的份额,显然,其中不该包括电离过程后,出现的各代 δ 粒子、俄歇电子、特征 X 射线的光子能量。

为根据 (2.60)式计算吸收剂量,需要详尽了解 r 点处出现的,各种带电粒子注量的谱分布。然而,实际上,并非都能精确了解所有带电粒子注量的谱分布。因此,按照(2.60)式计算吸收剂量,有着无法逾越的实际困难。好在,如果利用某些近似的“辐射平衡”概念,就不难利用上面论及的 比释动能 K 、比转换能 C 或者 受约束的比转换能 C_{Δ},对吸收剂量 D 做出近似估计。

（二）辐射平衡

1.“辐射平衡”概念

辐射平衡(radiation equilibrium)，是辐射场内存在的一种状态。

若由每一种给定能量、特定类型的电离粒子从辐射场某点一个无限小体积内带走辐射能的期望值($d\bar{\varepsilon}_{出}$)，与相同能量、同类粒子带进该体积的辐射能的期望值($d\bar{\varepsilon}_{进}$)正好相等，则称：辐射场这一点存在了“辐射平衡”。

简言之，辐射平衡下，进入辐射场某点一个无限小体积的辐射能，正好补偿离开该体积的辐射能

$$(d\bar{\varepsilon}_{进}) \xlongequal{辐射平衡} (d\bar{\varepsilon}_{出}) \tag{2.61}$$

电离辐射场，按其组成的辐射成分，可以分解为若干种辐射场。例如，辐射场可划分为：不带电粒子辐射场和带电粒子辐射场。带电粒子辐射场，又可分为：初级带电粒子辐射场和次级的δ粒子辐射场。甚至δ粒子辐射场，还可进一步细分为：初始动能大于某个特定Δ值的δ粒子辐射场和初始动能不大于特定Δ值的δ粒子辐射场(见图2-9)。

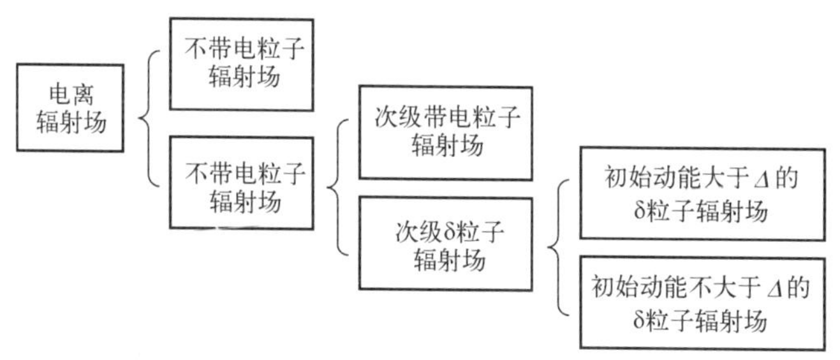

图2-9　电离辐射场按其辐射成分的分解

与每一种辐射成分相应，可能有不同类型的辐射平衡。例如：“带电粒子平衡”、“δ粒子平衡”以及“初始动能不大于特定Δ值的部分δ粒子平衡”。

2. 辐射平衡条件

(1) 完全辐射平衡的条件

所谓“完全辐射平衡”就是：每一种辐射成分，带进辐射场某点一个无限小体积的辐射能，能够充分补偿同类辐射成分从该体积带走的辐射能；于是，所关心的体积内，便同时存在各类辐射成分的平衡。

为达到“完全辐射平衡”要求：无限大均匀物质内，均匀地分布了辐射源。

此时，只要离开物质边界的距离，不小于带电粒子的最大射程，那么，物质中每一点处，都将同时存在：带电粒子平衡、δ粒子平衡和部分的δ粒子平衡。

内照射情况下，如果器官、组织内均匀分布了α，β放射性核素，那么，相关器官、组织内，将会有相当好的完全辐射平衡情况；除非：所关心的位置，离开器官、组织边界太近，距离小于α，β粒子的最大射程。

(2) 受到外照射的物质中存在某种辐射平衡的条件

通常，受到外照射的有限大小的物质中，不会有全部的辐射平衡。但是，仍可能出现一种或几种辐射平衡的情况。

例如，有限大小的均匀物质，受到光子的均匀外照射（中子亦然），如图 2-10 所示。

入射光子通过相互作用，在物质中将释出次级电子。

一般，在物质中，不带电粒子在连续两次相互作用间穿行的平均路程（称"平均自由程 λ"，数值上等于不带电粒子"线衰减系数 μ"的倒数：$\lambda = 1/\mu$。例如，在水中，1 MeV 的光子，线衰减系数是 0.070 7 cm^{-1}，相应的平均自由程 λ 约 14 cm），要比它所产生的次级带电粒子的最大射程 R（约 0.3 cm）大许多（即：$\mu R \ll 1$），以致可以认为，在次级电子的最大射程范围内，入射光子几乎无衰减。

若把图 2-10 中受照的均匀物质，均匀地分成许多层。则在上述假定下，入射光子在每一层将会产生数目相同的次级电子。诚然，从每一层出射的次级电子，未必都朝一个方向运动，然而，上述照射条件下，次级电子出射的角分布，对每一层应该相同。为讨论方便，这里先考察沿光子入射方向出射的那些次级电子，且图中以一个箭头代表它们。

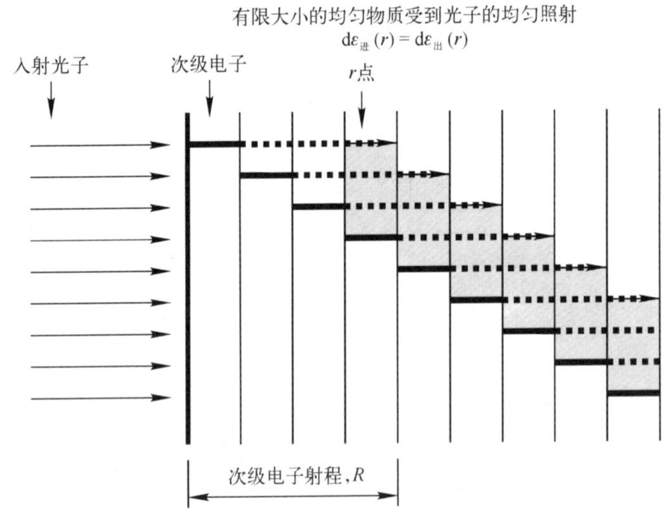

图 2-10　受光子外照的物质中次级电子平衡的示意图

受到外照的物质中，某点 r 处存在次级粒子平衡的条件：

①r 点离开物质边界的距离，不小于次级粒子在该物质中的最大射程 R；

②离开 r 点，距离等于次级粒子最大射程 R 范围内，能均匀地释出次级粒子。即要求对于次级电离粒子出射的每一个方向 Ω，次级粒子的辐射度 Φ_{Ω}^{s}，应有相同的能量的分布。

由于均匀物质受到均匀照射，且入射光子几乎无衰减，所以，对于每一层，沿同一方向出射的次级电子，能量应该彼此相同，因而在物质中它们具有相同的射程。图中，假定沿光子入射方向出射的次级电子射程，相当于 4 层物质的厚度。暂且认为，次级电子能量的碰撞损失，沿其径迹是均匀分布的。于是，由图可见，上述情形下，第一层物质只获得入射光子在其中释出的次级电子能量的 1/4（粗短线）。第二层物质，除了获得本层释出的电子能量的 1/4，同时还获得起源于第一层的电子能量的 1/4（粗点线）。以此类推，在次级电子最大射程范围内，位于深层的那些物质，将越来越多地得到起源于前方的那些电子的能量。直到深度等于或大于次级电子最大射程（例如，图中的第 4 层之后），入射光子在每一层中释出的次级电子的能量中，都有 3/4 被次级电子所带走（整条粗点箭头），但同时又有来自前方的次级电子带着数量相同的能量(三条粗点线)进入这一层,亦就是说,这些位置上(阴影部分),已经出现了(次级)带电粒子平衡(charged particle equilibrium,CPE)。

虽然,为论述方便,上面集中考察了沿光子入射方向出射的次级电子的情况,其实,对于沿着其他方向出射的次级电子,情况亦然雷同。

由上述例子可见,受到均匀外照射的有限大小的均匀物质中,给定一点 r 处,存在某种次级电离粒子平衡的条件是:

1) r 点离开物质边界的距离,不小于次级电离粒子的最大射程;

2) 离开 r 点,距离等于次级电离粒子最大射程范围内,入射辐射应无明显衰减,以致能均匀地释出次级的电离粒子。若用更严格的语言表达,即要求:离开所关注的 r 点,距离等于次级电离粒子的最大射程范围内,对于次级电离粒子出射的每一个方向 Ω,次级电离粒子的注量率 Φ_{Ω}^{*},应有相同的能量分布。

显然,上述的第二个条件,一般难以充分满足。因为,在物质中,入射辐射或多或少总有衰减。只是,某些情况下,入射辐射衰减甚微,因而会有相当好的近似平衡情况。

表 2-15 示出:假若,水为受照物质,对于不同能量的光子和中子,为建立次级电离粒子的近似平衡,需要的水层厚度,以及在这一厚度水层中,入射的光子、中子衰减的程度。

可见,如果认为小于 1%的衰减可予忽略,那么,对于平均光子能量低于 1.5 MeV(激发 X 射线的电子能量约 3 MeV)的 X、γ 射线,在水中确实会有良好的次级电子平衡。对于中子,建立次级带电粒子平衡,似非难事。即使中子能量高达 30 MeV,在受照射物质中,依然会有相当不差的次级带电粒子平衡。

由于不同类型的电离粒子,具有不同的最大射程,因此,常有这种情况,受照射物质给定一点处,一种电离粒子达到平衡,另一种电离粒子未必会有平衡。

表 2-15　对于不同能量的 X 射线和中子辐射,为在水中建立近似的次级电离粒子平衡需要的水层厚度及入射辐射在其中的衰减程度(J R Greening)

入射辐射	激发 X 射线的电子能量或中子能量/MeV	为建立次级电离粒子平衡需要的水层厚度/mm	入射辐射在平衡水层中的衰减程度/%
X 射线	0.3	0.1	0.03
	0.5	0.4	0.1
	1	0.8	0.3
	2	2.5	0.8
	4	8	2
	6	15	4
	8	20	6
	10	30	7
	15	50	9
	20	60	11
	30	80	13
中　子	0.1	0.008	0.005
	1	0.02	0.04
	10	1.5	0.5
	30	10	1.5

另一方面,如果入射辐射,在受照射物质中,能够均匀地释出射程最大的一种电离粒子,那么,这些电离粒子也会均匀地产生射程短于它的、更次级的电离粒子。所以,受照射物质中,如果射程最大的一种电离粒子出现平衡,那么,射程短于它的那些电离粒子也必然跟着达到平衡。

从图 2-10 可见,在次级电子达到平衡的区域内,对于其中的任何一层物质,前方次级电子带来的能量 $d\varepsilon_{进}$,能够充分地补偿次级电子从中带走的能量 $d\varepsilon_{出}$,于是,入射光子在任何一层物质中释出的能量 $\varepsilon_{释出}$,犹如入射光子"就地"授予物质一样,两者几无差别。

若以 $\varepsilon_{释出}$、$\varepsilon_{“就地”授予}$ 分别表示:同一位置上,入射光子释出的,以及"就地"授予物质的能量,则

$$\varepsilon_{“就地”授予} = \varepsilon_{释出} + d\varepsilon_{进} - d\varepsilon_{出} \xlongequal{\text{CPE}} \varepsilon_{释出} \tag{2.62}$$

所以,受到外照的物质中,寄于关注的一点处,只要存在入射辐射的次级粒子平衡,则入射辐射的吸收剂量,就等于:同一点处入射辐射向单位质量物质转移的能量。亦即,吸收剂量等于:关注一点处,入射辐射的粒子注量或能量注量,与相应的相互作用系数的乘积[如:式(2.43)、(2.52)或(2.57)];从而可以不问其次级粒子对辐射能量迁移的后续过程。

(三) 吸收剂量的比释动能近似

1. 带电粒子平衡

前面已了解,不带电粒子的碰撞比释动能 $K_c(T,r)$ 是:T 时间内,不带电粒子在 r 点处,单位质量物质中,释出的所有次级带电粒子的初始动能,而后以电离、激发方式损失的能量总和。

由于次级带电粒子的电离、激发过程,并非全在 r 点处发生,所以,次级带电粒子会从关注的体积带走部分能量($d\varepsilon_{出}$,见图2-11)。如果受到不带电粒子均匀照射的物质中,在次级带电

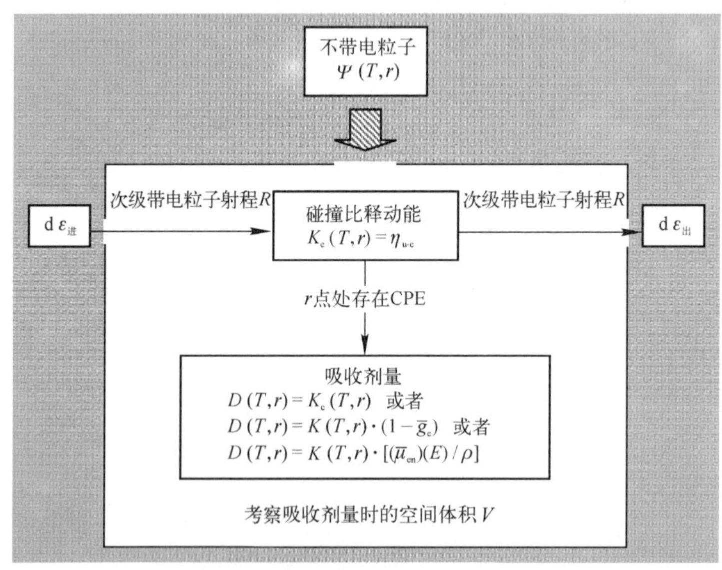

图 2-11 带电粒子平衡下,不带电粒子的吸收剂量 D 等于碰撞比释动能 K_c

粒子最大射程范围内,入射辐射并无明显衰减,且所关注的一点 r,所处位置也满足上述次级

带电粒子平衡的条件，则次级带电粒子从别处带进所关注体积的能量 $d\varepsilon_{进}$，就能充分补偿同类粒子从该体积带走的能量 $d\varepsilon_{出}$。正因如此，单位质量物质中，与碰撞比释动能 K_c 相应的那部分转移给次级带电粒子的能量[$\eta_{n,c}(T,r)$ 或 $\eta_{e,\delta}(T,r)$ ，见图 2-4 和 2-5]，犹如被物质"就地"吸收一般。

于是，所关注的体积内，物质吸收剂量 $D(T,r)$，与相应的碰撞比释动能 $K_c(T,r)$，数值相等。r 点处的吸收剂量值，可按下列方式取得

$$D(T,r) \xlongequal{\text{CPE}} K_c(T,r) = K(T,r) \cdot (1-\overline{g}_e) \xlongequal{\overline{g}_e \approx 0} K(T,r) \tag{2.63}$$

或者

$$D(T,r) \xlongequal{\text{CPE}} \Psi(T,r) \cdot [\overline{\mu}_{en}(E)/\rho] \tag{2.64}$$

以上各式中：

$K(T,r)$是总的比释动能；

$\overline{g}_e$ 是次级带电粒子能量辐射损失的平均份额；

$\Psi(T,r)$是入射不带电粒子的能量注量；

$\overline{\mu}_{en}/\rho$ 则是物质对不带电粒子质量能量吸收系数的平均值。

2. 带电粒子准平衡

如上所述，受照射物质中，入射辐射总有衰减。

因此，假如物质受到光子均匀照射，暂且忽略散射光子影响，则随所关注的物质深度 d 的增加，特定时间内，其中比释动能 $K(d)$、碰撞比释动能 $K_c(d)$、吸收剂量 $D(d)$大致呈下列的变化趋势(见图 2-12，对于中子，情况亦然)

$$K(d) = K(0) \cdot e^{-\mu d} \tag{2.65}$$

$$K_c(d) = K(d) \cdot (1-\overline{g}_e) = K_c(0) \cdot e^{-\mu d} \tag{2.66}$$

$$D(d) = K_c(d) \cdot [\mu_e/(\mu_e-\mu)] \cdot \{1-\exp[-(\mu_e-\mu) \cdot d]\} \tag{2.67}$$

以上各式中：

$K(0)$，$K_c(0)$分别是受照物质表面处，入射不带电粒子的比释动能、碰撞比释动能；

$\overline{g}_e$ 含义同上；

μ 是物质中，入射的不带电粒子的线衰减系数；μ 的倒数，就是不带电粒子的"平均自由程 λ"；

μ_e 是物质中，次级带电粒子的"线有效衰减系数"，它表示：次级带电粒子在物质中穿行单位长度路程时，其能量被物质吸收的份额；次级带电粒子线有效衰减系数 μ_e 的倒数，就是它的"平均射程$\overline{R}_e$"。因为在物质中，次级带电粒子(对于光子、中子，分别就是电子或重带电粒子)的衰减，远甚于释出它的原初粒子(即：光子或中子)；所以，μ_e 值会远大于 μ(即：$\mu_e \gg \mu$)。

如果只有光子入射(图 2-12 中的曲线 A)，受照物质的浅层，吸收剂量的初始值会很低。因为，光子在浅层释出的电子，其大部分能量被这些电子带到了其他位置；实际上，浅层物质的吸收剂量，相当一部分还是从深层反射出来的电子产生的。

随物质深度增加，来自前方的电子越来越多，因而，吸收剂量逐渐增大。直到深度等于 d_m 左右时(见图 2-12)，由于物质层增厚造成的电子注量的增加，正好因入射光子衰减导致电子注量的减少所抵消。于是，吸收剂量达到最大值。

由于次级电子射程有限，物质深度超过次级电子最大射程后，来自前方的电子注量，不再因物质深度加深而增加，而入射光子则继续随深度增加而衰减，所以，物质深度超过

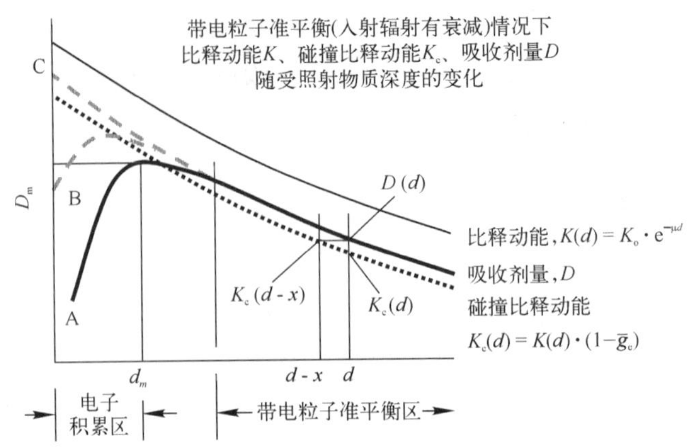

图 2-12　比释动能 K，碰撞比释动能 K_c，吸收剂量 D 值随物质深度的变化

d_m 之后，比释动能 $K(d)$、碰撞比释动能 $K_c(d)$、吸收剂量 $D(d)$，都将随物质深度增加而同步减小。

值得提醒的是，如果入射辐射中，除了原初粒子，还混杂了其他粒子(例如，光子进入受照物质前，在空气中产生的散射光子、次级电子)，则受照物质浅层，吸收剂量将会有较大的初始值，例如，图 2-12 中的曲线 B。

又若光子是从高比释动能物质进入低比释动能物质的(例如，低能 X 射线，从骨骼进入软组织)，那么，在低比释动能物质的浅层(例如，近骨骼—肌肉交界处肌肉一侧)，吸收剂量会从较高的初始值开始，之后随物质深度增加而下降，如图 2-12 中的曲线 C。

从上述的，受到外照的物质中吸收剂量的变化趋势，可引申出实际工作(尤其肿瘤放射治疗)经常遇到的下列几个概念(参照图 2-12)。

①峰值(吸收)剂量(peak dose)D_m——受照物质中最大的吸收剂量值。

②电子积累或剂量建成(build-up of electron or dose)——吸收剂量值随受照物质深度增加而提升的一种趋势；与之对应的物质层厚度，称为："电子积累区"或"剂量建成区"。

③带电粒子的"准平衡(quasi-equilibrium)"——随受照物质深度增加，吸收剂量值，按比释动能、碰撞比释动能减小的规律，同步减小的一种趋势。如果受照物质深度 d，大于次级带电粒子的最大射程 R_e(约：其平均射程$\overline{R}_e$的 5 倍)，以致$(\mu_e-\mu)\cdot d\gg 1$，式(2.67)中的指数项可略，于是就出现"准平衡"情况。

3. 吸收剂量的比释动能近似

在光子、中子吸收剂量的计算中，常常采用"比释动能近似方法(kerma approximation)"，即：受照物质中，若存在次级带电粒子准平衡，则把"比释动能 $K(r)$值"，视为同一位置上的"吸收剂量 $D(r)$值"。

所谓"近似"，体现在两个方面。

①同一位置的吸收剂量、比释动能，量值未必相等；

②量值相等的吸收剂量、比释动能，位置稍有偏离。

先考察吸收剂量 D 和碰撞比释动能 K_c 存在的差异：

①同一深度的 D 与 K_c，量值未必相等。

由图 2-12 可见，次级带电粒子准平衡情况下，同一深度的吸收剂量 $D(d)$值，都大于碰撞

比释动能 $K_c(d)$。这是因为入射辐射衰减明显时，它在 d 处释出的次级粒子（因而，也是 $K_c(d)$），不及它在前方（亦即，较浅层，例如，图 2-12 中的 $d-x$ 处）释出的多；而吸收剂量值 $D(d)$，则主要是来自前方释出的次级粒子造成的。于是便有：$D(d) > K_c(d)$。据式(2.67)可得，两者的数值差异为

$$(\mu \ll \mu_e)$$

$$\begin{aligned} D(d)/K_c(d) &= \mu_e/(\mu_e - \mu) \approx 1 + \mu/\mu_e \\ &\approx 1 + (\text{次级粒子平均射程}\overline{R}_e)/(\text{入射粒子的平均自由程 }\lambda) \\ &\geqslant 1 \end{aligned} \tag{2.68}$$

显然，若要 $D(d) = K_c(d)$，除非：$\mu=0$，入射辐射不该有衰减。

②数值相等的 D 和 K_c，空间位置有偏离。

由图 2-12 可见，数值相等的 D 和 K_c，并不发生在同一位置，原因也在于：吸收剂量 $D(d)$ 主要源于"上游"释出的次级电子。因此，与 吸收剂量值 $D(d)$ 相等的，碰撞比释动能 K_c，应该在 $D(d)$ 的"上游"、深度比 d 浅 x 的那个位置，亦即

$$D(d) = K_c(d - x) \tag{2.69}$$

利用式(2.66)和(2.67)可得，两者空间位置差距 x：

$$(\mu \ll \mu_e)$$

$$X \approx 1/\mu_e = \text{次级粒子的平均射程}\overline{R}_e \tag{2.70}$$

即：数值相等的 D 和 K_c，空间位置的偏离程度，相当于：次级带电粒子的平均射程。

若论准平衡情况下，比释动能 K 与吸收剂量 D 的量值差别，则因

$$K_c(d) = K(d) \cdot (1 - \overline{g}_e)$$

所以，由式(2.68)可得，两者的数值差异（注意：$\mu \ll \mu_e$）为：

$$D(d)/K(d) = (1 + \mu/\mu_e) \cdot (1 - \overline{g}_e) \approx 1 - \overline{g}_e < 1 \tag{2.71}$$

即：准平衡情况下，同一位置上，吸收剂量值小于比释动能。

同时，根据式(2.65)、(2.67)可得，如若 $D(d) = K(d-x)$，两者空间位置的差距 x 为：

$$x \xlongequal{\mu / \mu_e \ll 1} (1/\mu) \cdot (\mu/\mu_e - \overline{g}_e) \tag{2.72}$$

可见：

①若次级粒子能量的辐射损失份额很小（如，中子），$\overline{g}_e \approx 0$，则 $x = 1/\mu_e$，即：数值相等的比释动能位于吸收剂量所在处的"上游"，差距相当于次级粒子的平均射程；

②若次级粒子能量存在明显的辐射损失，以致 $\overline{g}_e \gg \mu/\mu_e$，则

$$x = -\overline{g}_e/\mu \tag{2.73}$$

如若次级粒子能量的辐射损失十分明显，极端情况下 $\overline{g}_e \to 1$，则与吸收剂量值相等的比释动能，出现在吸收剂量所在点的"下游"，位置偏离接近于：原始粒子的平均自由程 $1/\mu$。

综上所述，受不带电粒子外照的物质中，倘若存在次级带电粒子准平衡(quasi CPE)，则可用碰撞比释动能 K_c（甚至比释动能 K），作为同一位置上吸收剂量 D 的估计值，从而不必过问次级带电粒子对辐射能量迁移的后续过程。只是，吸收剂量 D，与碰撞比释动能 K_c（或比释动能 K），量值大小略异，空间位置偏移；其间相近程度，取决于：入射辐射及其次级粒子的衰减程度（表现为：受照物质中，入射辐射的平均自由程 $1/\mu$、次级粒子的平均射程 $1/\mu_e$），以及次级粒子能量辐射损失的份额（$\overline{g}_e$）。

图 2-13 示出了光子能量介于 0.4 ～ 2.0 MeV 时，受到照射的铝和空气中，同一点处，吸收剂量、碰撞比释动能的数值差异。可见，光子能量不高时，碰撞比释动能不失为吸收剂量良好的近似值。

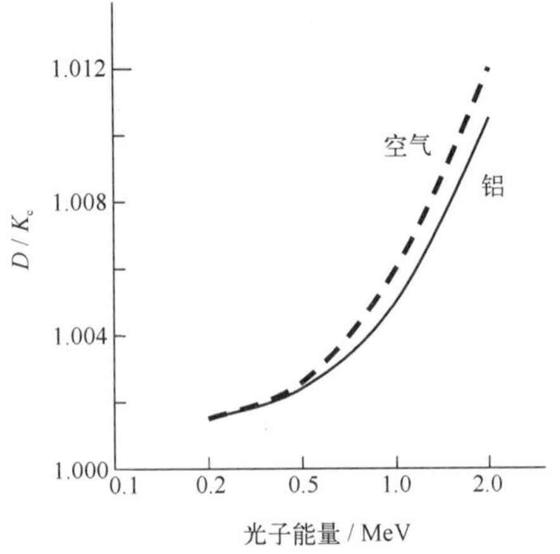

图 2-13　受到不同能量光子照射的铝和空气，同一位置上吸收剂量与碰撞比释动能的数值差异（K R Kase）

（四）吸收剂量的比转换能近似

1. δ 粒子平衡

重带电粒子的比转换能 $C(T,r)$ 是：T 时间内 r 点处，单位质量物质中，带电粒子在电离、激发过程中自身（不包括其释出的 δ 粒子）损失的能量。

由于 δ 粒子后续的电离、激发过程，未必都在 r 点处发生，所以，δ 粒子会从关注的体积内带走部分能量（$d\varepsilon_{出}$，见图 2-14）。

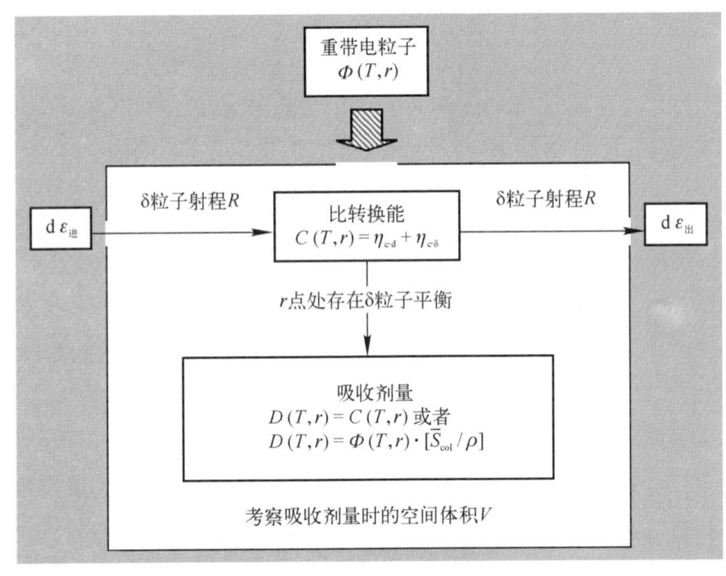

图 2-14　δ 粒子平衡下，同一位置上，重带电粒子（乃至中子）的吸收剂量 D 等于比转换能 C

如果受到均匀照射的物质中，所关注的 r 点与物质边界的距离，不小于 δ 粒子的最大射程；且在该射程范围内，又能均匀释出 δ 粒子，即原初重带电粒子无明显衰减，则 r 点处，就有 δ 粒子平衡：δ 粒子从别处带入关注体积的能量 $d\varepsilon_{进}$，能充分补偿同类 δ 粒子从其中带走的能量 $d\varepsilon_{出}$。

δ 粒子平衡情况下，单位质量物质中，与比转换能 C 相应的能量（$\eta_{c,D}+\eta_{c,\delta}$，见图 2-4），犹如被物质"就地"吸收一般。从而，不必细究 δ 粒子对 r 点处辐射能量迁移的后续过程。

注意，紧跟带电粒子引起的电离、激发过程，受激原子将会发射俄歇电子、特征 X 射线的光子；δ 粒子通过轫致辐射过程也会产生光子。通常，俄歇电子不会离开 r 点太远，就会耗尽自己的能量。特征X射线、轫致辐射的光子，则会远离 r 点，去别处产生新的电子。所以，在 r 点处，还可能出现俄歇电子和特征X射线光子造成的新生电子。好在这些电子的射程，都不会超过原来δ粒子的射程。以致：只要存在δ粒子平衡，上述的那些电子也自然达到平衡。

所以，存在δ粒子平衡时，物质的吸收剂量 $D(T,r)$，可按下列方式取得

$$D(T,r) \xlongequal{\delta\text{粒子平衡}} C(T,r) \cdot (1-\overline{g}_\delta) \tag{2.74}$$

或者

$$D(T,r) \xlongequal{\delta\text{粒子平衡}} \int_{E_{\min}}^{E_{\max}} \Phi_E(T,r) \cdot [S_{\text{col}}(E)/\rho] \cdot [1 - k_{\text{col}}(E)] \cdot \mathrm{d}E \tag{2.75}$$

以上各式中：

$C(T,r)$，是相关时间内，同一位置上的比转换能；

$\overline{g}_\delta$ 是δ粒子能量辐射损失的平均份额；

$\Phi_E(T,r)$，是入射带电粒子注量的谱分布；

$S_{\text{col}}(E)/\rho$，是能量为 E 的入射带电粒子在物质中的质量碰撞阻止本领；

$k_{\text{col}}(E)$，是能量为 E 的入射带电粒子，其能量的碰撞损失中，重新表现为（特征X射线、δ粒子轫致辐射，且主要是轫致辐射）光子能量的份额。

2. δ粒子准平衡

受照射物质中，带电粒子的衰减，会比不带电粒子更明显。

因此，受到重带电粒子均匀照射的物质中，假定忽略次级重粒子产生的影响，随着关注的物质深度 d 的增加，其中，比转换能 $C(d)$、吸收剂量 $D(d)$ 大致呈下列的变化趋势：

$$C(d) = \Phi(0) \cdot \exp[-\mu_c \cdot d] \cdot \overline{S}_{\text{col}}(d)/\rho \tag{2.76}$$

$$D(d) = C(d) \cdot (1-\overline{g}_\delta) \cdot [\mu_\delta/(\mu_\delta - \mu_c)] \cdot \{1 - \exp[-(\mu_\delta - \mu_c) \cdot d]\} \tag{2.77}$$

以上各式中：

$\Phi(0)$ 是受照物质表面处，带电粒子的注量；

$\overline{S}_{\text{col}}(d)/\rho$ 是以深度 d 处带电粒子注量谱分布计权的碰撞阻止本领的平均值；

μ_c 是物质中，带电粒子的"线衰减系数"，它表示：入射带电粒子在物质中穿行单位长度路程时，其注量减少的份额；线衰减系数 μ_c 的倒数，就是带电粒子的"平均射程 $\overline{R}_c$"；

μ_δ 是物质中，δ粒子的"线有效衰减系数"，它表示：δ粒子在物质中穿行单位长度路程时，其能量被物质吸收的份额；δ粒子的线有效衰减系数 μ_δ 的倒数，就是它的"平均射程 $\overline{R}_\delta$"。在物质中，δ粒子的衰减，甚于释出它的带电粒子；所以，μ_δ 值会远大于 μ_c，即：$\mu_\delta \gg \mu_c$，或者 $\overline{R}_\delta \ll \overline{R}_c$。

$\overline{g}_\delta$ 的含意同上。

3. 吸收剂量的比转换能近似

如果物质受到重带电粒子外照，或者受到中子外照，但已知其中各处次级重带电粒子注量的谱、角分布，那么受照物质中，只要存在δ粒子准平衡，吸收剂量计算，即可采用"比转换能近似方法(cema approximation)"，即：受照物质中，以"比转换能值 $C(r)$"，视为同一位置上的"吸收剂量值 $D(r)$"。

同样，这里的"近似"，也体现在两个方面。

① 同一深度上的 D 与 C，量值大小略异。δ粒子准平衡情况下，由式(2.77)可得

$$D(d)/C(d) \xlongequal{\mu_c/\mu_\delta \ll 1} (1+\mu_c/\mu_\delta)\cdot(1-\overline{g}_\delta) \tag{2.78}$$

同一位置上，吸收剂量 D、比转换能 C，数值若要真正相等，除非：原初带电粒子无衰减（$\mu_c \approx 0$）、δ 粒子韧致辐射应可略（$\overline{g}_\delta \approx 0$）。

② 数值相等的 D 和 C，空间位置偏离。由式(2.76)、(2.77)可得

如若 $D(d)=C(d-x)$，两者空间位置的差距 x 为：

$$x \xlongequal{\mu_c/\mu_\delta \ll 1} (1/\mu_c)\cdot(\mu_c/\mu_\delta - \overline{g}_\delta) \tag{2.79}$$

可见：

① 若 δ 粒子能量的辐射损失份额很小，$\overline{g}_\delta \approx 0$，则 $x=1/\mu_\delta$，即：数值相等的比转换能位于吸收剂量所在处的"上游"，差距相当于 δ 粒子的平均射程；

② 若 δ 粒子能量存在明显的辐射损失，以致 $\overline{g}_\delta \gg \mu_c/\mu_\delta$，则

$$x=-\overline{g}_\delta/\mu_c \tag{2.80}$$

极端情况下，即 δ 粒子能量的辐射损失十分明显（$\overline{g}_\delta \to 1$），则与吸收剂量值相等的比转换能，出现在吸收剂量所在点的"下游"，偏离程度近于：原始带电粒子的平均射程 $1/\mu_c$。

综上所述，受重带电粒子或中子外照的物质中，倘若存在 δ 粒子准平衡，可用比转换能 C，作为同一位置上吸收剂量 D 的估计值，从而不必过问 δ 粒子对辐射能量迁移的后续过程。只是，吸收剂量 D 与比转换能 C，量值大小略异，空间位置偏移；其间相近程度，取决于重带电粒子及其 δ 粒子的衰减程度（体现为：入射带电粒子、δ 粒子的平均射程 $1/\mu_c$、$1/\mu_\delta$），以及 δ 粒子能量的辐射损失份额（$\overline{g}_\delta$）。

然而，无论就数值、位置的接近程度言，中子吸收剂量的比转换能近似，都会好于中子剂量的比释动能近似。

（五）吸收剂量的受约束的比转换能近似

1. 部分 $\delta_{E\leqslant\Delta}$ 粒子平衡

电离过程，若由电子引起，那么，由此释出的 δ 粒子，与电子本身，性质相同，从而难以区分，哪是"初级的"，哪是"次级的"；通常，辐射物理学认为，相互作用后，电子动能小于原来电子动能一半的，列为次级的，否则，视为原初的。若按此判断，受电子照射的物质中，就不会有全部的 δ 粒子平衡；因为在动能已近原来电子动能一半的，δ 粒子的最大射程范围内，已不容忽略原来电子的衰减。

事实上，受到电子照射的物质中，无论哪个深度，能量低于 100 keV 的低能电子，不仅注量相同，而且能量分布也相同（见图 2-15），亦即：入射电子在其中，总会均匀地释出能量低于 100 keV 的低能电子，以下记作："$\delta_{E\leqslant 100\text{ keV}}$ 粒子"，或更一般地记作：

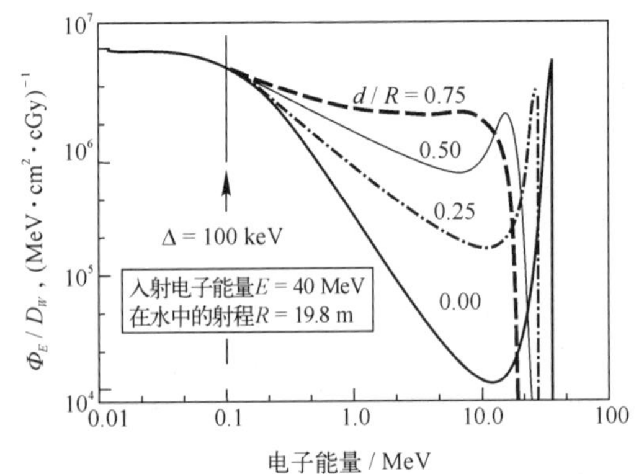

图 2-15 在水中，入射电子及其历代粒子构成的总的电子注量的谱分布只要能量 Δ⩽0.1 MeV，不同深度的水层中，各种能量的 δ 粒子注量几乎相同，亦即：不同深度的水层中能均匀释放能量低于 100 keV 的 δ 粒子。

“$\delta_{E\leqslant\Delta}$粒子”。所以，受到电子照射的物质中，总存在部分的 $\delta_{E\leqslant\Delta}$粒子的平衡。

受约束的比转换能 $C_\Delta(T,r)$是：T 时间内 r 点处，单位质量物质中，电子（δ 粒子）在电离、激发过程中，扣除释出的动能大于特定 Δ(eV)值的 $\delta_{E>\Delta}$粒子动能后，其余能量损失的总和；亦即，C_Δ中包含了电离、激发过程中，原初电子为克服结合能而“就地”授予物质的能量 $\eta_{\delta,\mathrm{D}}$，以及释出的 $\delta_{E\leqslant\Delta}$粒子动能的总和 $\eta_{\delta,\delta\leqslant\Delta}$（见图 2-5）：

$$C_\Delta(T,r) = \eta_{\delta,\mathrm{D}}(T,r) + \eta_{\delta,\delta\leqslant\Delta}(T,r) \tag{2.81}$$

$\delta_{E\leqslant\Delta}$粒子后续的电离、激发过程，也未必全在 r 点处发生。所以，总能量 $\eta_{\delta,\delta\leqslant\Delta}(T,r)$中，有部分（$\mathrm{d}\varepsilon_{出}$，见图 2-16）会被 $\delta_{E\leqslant\Delta}$粒子带离所关注的体积。

不过，如果 $\delta_{E\leqslant\Delta}$粒子的动能 Δ 在 100 keV 之内，则如上所述，这些 $\delta_{E\leqslant\Delta}$粒子已经存在平衡，所以，由 $\delta_{E\leqslant\Delta}$粒子从别处带入所关注体积的能量 $\mathrm{d}\varepsilon_{进}$，足以补偿同类 δ 粒子从其中带走的能量 $\mathrm{d}\varepsilon_{出}$。因此，单位质量物质中，与比转换能 C_Δ相应的全部能量 $\eta_{\delta,\mathrm{D}} + \eta_{\delta,\delta\leqslant\Delta}$，犹如被物质“就地”吸收一般（见图 2-16）。

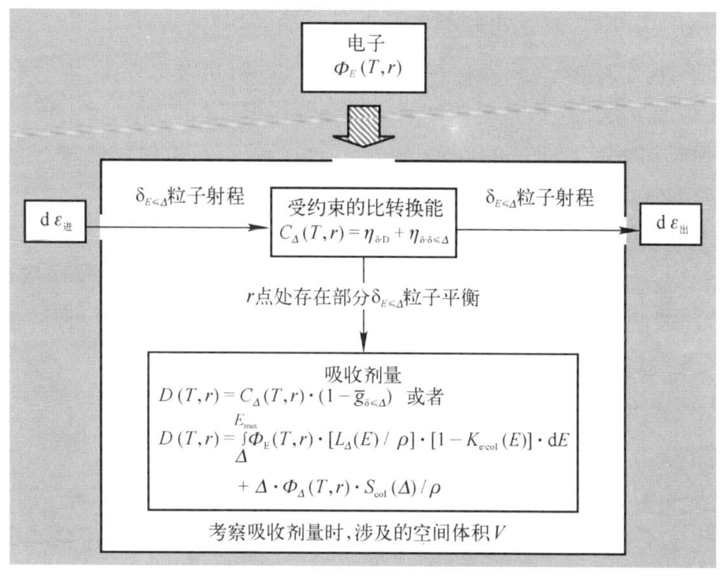

图 2-16　部分 $\delta_{E\leqslant\Delta}$粒子平衡下，电子（乃至光子）的吸收剂量 D 等于受约束的比转换能 C_Δ

所以，物质的吸收剂量 $D(T,r)$，可按下列方式取得

$$D(T,r) \xlongequal{\delta_{E\leqslant\Delta}\text{ 粒子平衡}} C_\Delta(T,r)\cdot(1-\bar{g}_{\delta\leqslant\Delta}) \tag{2.82}$$

或者

$$D(T,r) \xlongequal{\delta_{E\leqslant\Delta}\text{ 粒子平衡}} \int_\Delta^{E_{\max}} \Phi_E(T,r)\cdot[L_\Delta(E)/\rho]\cdot[1-k_{\mathrm{e,col}}(E)]\cdot\mathrm{d}E + \Delta\cdot\Phi_\Delta(T,r)\cdot[S_{\mathrm{col}}(\Delta)/\rho] \tag{2.83}$$

以上各式中：

$C_\Delta(T,r)$，是相关时间内，同一位置上的受约束的比转换能；

$\bar{g}_{\delta\leqslant\Delta}$是 $\delta_{E\leqslant\Delta}$粒子能量辐射损失的平均份额；

$\Phi_E(T,r)$，是入射电子注量的谱分布；

$L_{\Delta}(E)$，是能量为 E 的原初电子，在物质中，δ 粒子能量约束值为 Δ 的传能线密度；

$k_{e,col}(E)$，是能量为 E 的原初电子，其能量的碰撞损失中，重新表现为（特征 X 射线、δ 粒子轫致辐射，且主要是轫致辐射）光子能量的份额。

$\Delta \cdot \Phi_{\Delta}(T,r) \cdot [S_{col}(\Delta)/\rho]$，则是径迹末端项对吸收剂量的贡献，其中，$\Phi_{\Delta}(T,r)$，是 T 时间内，r 点处，单位能量间隔内能量为 Δ 的电子注量；$S_{col}(\Delta)/\rho$，是能量为 Δ 的电子在物质中的质量碰撞阻止本领。

2. 部分 $\delta_{E\leqslant\Delta}$ 粒子准平衡

受照射物质中，必须计入原初电子的衰减。

因此，受到电子均匀照射的物质中，随着关注的物质深度 d 的增加，其中，受约束的比转换能 $C_{\Delta}(d)$、吸收剂量 $D(d)$ 大致呈下列的变化趋势

$$C_{\Delta}(d) = \Phi(0) \cdot \exp[-\mu_e \cdot d] \cdot \overline{L}_{\Delta}(d)/\rho \quad + \Delta \cdot \Phi_{\Delta}(d) \cdot [S_{col}(\Delta)/\rho] \tag{2.84}$$

$$D(d) = C_{\Delta}(d) \cdot (1 - \overline{g}_{\delta\leqslant\Delta}) \cdot [\mu_{\delta\leqslant\Delta}/(\mu_{\delta\leqslant\Delta} - \mu_e)] \cdot \{1 - \exp[-(\mu_{\delta\leqslant\Delta} - \mu_e) \cdot d]\} \tag{2.85}$$

以上各式中：

$\Phi(0)$ 是受照物质表面处，总的电子注量；

μ_e 是电子在物质中的线衰减系数，它表示：电子在物质中穿行单位长度路程时，其注量减少的份额；线衰减系数 μ_e 的倒数，就是电子的“平均射程 $\overline{R}_e$”；

$\overline{L}_{\Delta}(d)$ 是以深度 d 处电子注量谱分布计权的，约束值为 Δ 的传能线密度的平均值；

$\Phi_{\Delta}(d)$ 是深度 d 处，单位能量间隔内能量为 Δ 的电子注量；

$S_{col}(\Delta)/\rho$ 是能量为 Δ 的电子的质量碰撞阻止本领；

$\mu_{\delta\leqslant\Delta}$ 是物质中，$\delta_{E\leqslant\Delta}$ 粒子的“线有效衰减系数”，它表示：$\delta_{E\leqslant\Delta}$ 粒子在物质中穿行单位长度路程时，其能量被物质吸收的份额；$\delta_{E\leqslant\Delta}$ 粒子的线有效衰减系数 $\mu_{\delta\leqslant\Delta}$ 的倒数，就是它的“平均射程 $\overline{R}_{\delta\leqslant\Delta}$”。显然，$\delta_{E\leqslant\Delta}$ 粒子的衰减，甚于释出它的电子；所以，$\mu_{\delta\leqslant\Delta}$ 值会远大于 μ_e，即：$\mu_{\delta\leqslant\Delta} \gg \mu_e$，或者 $\overline{R}_e \gg \overline{R}_{\delta\leqslant\Delta}$。

$\overline{g}_{\delta\leqslant\Delta}$ 的含义同上。

3. 吸收剂量的受约束的比转换能近似

如果物质受到电子外照，或者受到光子外照情况下，只要已知光子的次级电子注量的空间、谱角分布，那么受照物质中，只要存在 $\delta_{E\leqslant\Delta}$ 粒子准平衡，吸收剂量计算，即可采用“受约束的比转换能近似方法（restricted cema approximation）”，即：受照射物质中，以“受约束的比转换能 $C_{\Delta}(r)$ 值”，视为同一位置上的“吸收剂量 $D(r)$ 值”。

同样，这里的“近似”，也体现在两个方面：

① 同一深度上的 D 与 C_{Δ}，量值大小略异。

$\delta_{E\leqslant\Delta}$ 粒子准平衡情况下，由式(2.85)可得：

$$D(d)/C_{\Delta}(d) \xlongequal{\mu_e/\mu_{\delta\leqslant\Delta} \ll 1} (1 + \mu_e/\mu_{\delta\leqslant\Delta}) \cdot (1 - \overline{g}_{\delta\leqslant\Delta}) \tag{2.86}$$

可见，同一位置上，吸收剂量、受约束的比转换能，如若数值果真相等，除非原始电子无衰减（$\mu_e \approx 0$）、$\delta_{E\leqslant\Delta}$ 粒子的轫致辐射可略（$\overline{g}_{\delta\leqslant\Delta} \approx 0$）。

② 数值相等的 D 和 C_{Δ}，空间位置稍偏。

由式(2.84)、(2.85)可得，如若 $D(d) = C_{\Delta}(d - x)$，两者空间位置的差距 x 为

$$x \xlongequal{\mu_e/\mu_{\delta\leqslant\Delta} \ll 1} (1/\mu_e) \cdot (\mu_e/\mu_{\delta\leqslant\Delta} - \overline{g}_{\delta\leqslant\Delta}) \tag{2.87}$$

一般，$\delta_{E\leqslant\Delta}$粒子已无明显轫致辐射，可认为：$\overline{g}_{\delta\leqslant\Delta}\approx 0$。亦即

$$x \xlongequal{\mu_e/\mu_{\delta\leqslant\Delta} \ll 1, \overline{g}_{\delta\leqslant\Delta}\approx 0} 1/\mu_{\delta\leqslant\Delta} = \overline{R}_{\delta\leqslant\Delta} \tag{2.88}$$

与 $D(r)$ 值相等的 $C_\Delta(r)$ 值，出现在吸收剂量所在点的"上游"，偏离程度约为：$\delta_{E\leqslant\Delta}$粒子的平均射程 $\overline{R}_{\delta\leqslant\Delta}$。在水中，与不同 Δ 值对应的电子射程约为：$\Delta=100$ keV，0.014 cm；$\Delta=10$ keV，2.5 μm。足见，采用受约束的比转换能近似，无论空间位置、量值大小，C_Δ 与 D 已经十分相近。

综上所述，受电子、光子外照的物质中，倘若利用部分 $\delta_{E\leqslant\Delta}$粒子准平衡，那么，受约束的比转换能 C_Δ，将是同一位置上吸收剂量 D 的最佳估计；尽管由于原初电子及其 $\delta_{E\leqslant\Delta}$粒子的衰减，$D$ 与 C_Δ，空间位置、量值大小依然存在差异；不过，差异程度已经很小。

第五节　放射防护量

放射防护量是国际放射防护委员会(ICRP)为评估照射水平、控制健康危害，对受照人体规定的一类辐射量。

为确定辐射效应的剂量—响应关系(简称："量—效关系")，建立放射防护的原则和体系，需要用剂量学量，定量估计人体的辐射曝露量(radiation exposure)。

致电离辐射的健康效应，起源于生物组织中能量吸收的物理过程。在生物组织中，它会导致电离，引起分子变化，表现为身体器官、组织的辐射损伤，从而造成短期和长期的健康效应。

大剂量情况下，因为细胞被杀死，会造成器官、组织的急性损伤，主要表现为器官、组织的功能丧失，极端情况下可能导致受照个体的死亡(此类情况，称"组织反应"，详见下述)。

低剂量率、小剂量情况下，不致觉察到上述的组织反应，但可能造成遗传物质损伤，导致多年后癌症、后裔遗传疾患危险的增加；这类损伤的发生概率(但非严重程度)，会随剂量的增大而增加(此类情况，称"随机性效应"，亦见下述)。

放射防护的宗旨是，控制电离辐射照射，使得组织反应得以防止；随机性效应的危险，限制在可接受的水平。

为证明遵从照射的限值，最好有一个单一的防护量，它能说明全身或局部照射的"总量"；对于所有类型的辐射，不管是入射到人体的，或人体内放射性核素发射的，这个量与效应的概率应有定量的关系。基本的原理是：用吸收剂量作为基本的物理量，在特定的器官、组织中求取吸收剂量的平均值，然后应用适当选取的权重因子，以计及不同辐射生物学效能的差异以及器官、组织辐射敏感性的差别。

鉴于以上所述，放射防护量将包括："器官剂量"，它是放射防护量的基础。器官、组织的"当量剂量"，评价、比较不同类型的电离辐射对器官、组织产生的辐射影响；"有效剂量"，评价人体蒙受健康危害的综合指标；"待积量"，估计放射性物质的内照射危害；"集体量"、"人均量"，评价、比较不同辐射源对受照群体构成的照射；最后，"负担量"，用以评价放射性废弃物对生态环境造成的影响。

外照射情况下，人体蒙受的健康危害，与受照的几何条件密切相关，虽然，人体受照的体态千变万化，不过，下列照射条件几可囊括人体受照可能出现的大多数情况。

AP：正面受照；PA：背后受照；LAT：侧面受照(无论左右)；RLAT：右侧受照；LLAT：左侧

受照；ROT：旋转照射，模拟单向辐射场中，人体在原地取向不时改变的受照情况；ISO：各向同性照射，模拟被放射性云雾笼罩的人体受到的照射。

一、电离辐射对人体健康的有害效应

电离辐射诱发的生物效应，就其对人体健康的危害程度，可分 3 等，即："变化(change)"、"损伤(damage)"和"损害(harm)"。"变化"的含义是，辐射引发的效应，可能有害，也可能无害。"损伤"则指，某种程度的有害变化；例如，对细胞，但未必对受照人体有害。"损害"的意味是：有害效应，已到临床可见的程度。

有害效应，表现在受照者自身的，称："躯体效应(somatic effects)"；表现在受照者后裔身上的，则称："遗传效应(hereditary effects)"。

活细胞内，电离辐射引起的各种损伤，莫过于 DNA 损伤造成的后果。DNA 损伤可能阻止细胞活存或繁殖；诚然，这种损伤还能被细胞修复。若损伤的 DNA 得不到完善修复，则会成就一个虽能存活，但已改变了的细胞。

发生变异的，如属躯体细胞，最终可能恶变成一个癌；若是生殖细胞，则因传递错误的遗传信息，可能对受照者后裔酿成严重损害。

需要指出的是，辐射的遗传效应，至今尚无确凿的人类证据；因为已知自然发生的基因突变、染色体畸变可以导致遗传疾患，因此，有理由相信，人类性腺受照，也会增加其后代出现这类效应的可能性。

大剂量照射，可导致器官、组织内大多数或大部分细胞不能繁殖或被杀死，以致其功能明显丧失，出现临床可见的病理状态；此类性质的有害效应，称为："确定性效应(deterministic effects)"，也称"组织反应(tissue reaction)"①。

由单个变异细胞引起的躯体效应或遗传效应，则称："随机性效应(stochastic effects)"，因为，从电离辐射在细胞敏感部位沉积能量，以致引起细胞变异，都带有随机的性质。

从辐射剂量与效应程度的定量关系言(详见下述)，确定性效应是：发生概率及其严重程度与剂量都有关联的一类效应；随机性效应则是：发生概率与剂量有关、严重程度与剂量无关的一类效应。

(一)确定性效应的量-效关系

器官、组织中，少量细胞的丧失，可通过活细胞的增殖得以补偿，于是不致引起其功能的明显障碍；只有足够多的细胞失活或丧失增殖能力，才会显出临床可见的病理状态。

因此，确定性效应存在剂量或剂量率阈值；且对特定器官或组织，阈剂量会因辐射类型、剂量率、受照范围的改变而变化。随器官、组织剂量，超过阈值的幅度增大，效应的发生概率会徒然上升，严重程度渐趋加剧，甚至酿成死亡。

即使同种组织，辐射敏感性也因人而异。受照群体中，某些敏感个体受到较低剂量，就会

① 1984 年，ICRP 对单细胞效应，引入"随机性"术语时，曾把因细胞集体损伤引起的效应，称为"非随机性的"(ICRP 41 号出版物)。后来认为，它并非一个合适的术语。至 1991 年，ICRP 以"确定性"取代"非随机性"(ICRP60 号出版物)，其意是"就因果关系而言，它是由先前发生的事件注定了的"。现在认识到，早期或晚期的确定性反应，未必都是事先注定的。受照后，利用某些生物学反应的修饰剂(例如，细胞因子、生长因子)，这些反应是可变的。因此，近来认为，最好称为："早期或晚期的组织、器官反应(tissue or organ reaction)"。

出现某种临床可见的病理状态；另一些个体则要到剂量较大时才会出现。随着组织剂量的增大，受照群体中出现确定性效应的频率，算术坐标纸上呈S形的变化趋势(图2-17)，组织剂量很大时，受照的每一个体都将出现效应(频率100％)。从图2-17还可见，确定性效应的阈剂量，还随人为规定的、受照群体中出现某一病理状态的百分比的变化而改变。

组织、器官剂量超过阈值后，确定性效应出现的时间，取决于组织细胞的动力学特征。细胞更新迅速的组织(如骨髓)受照后几天或几周就会出现效应(早期损伤效应)；细胞增殖很少或者几无增殖的组织(如肝)，效应出现则会推迟几个月、几年，甚至10年以上(晚期损伤效应)。

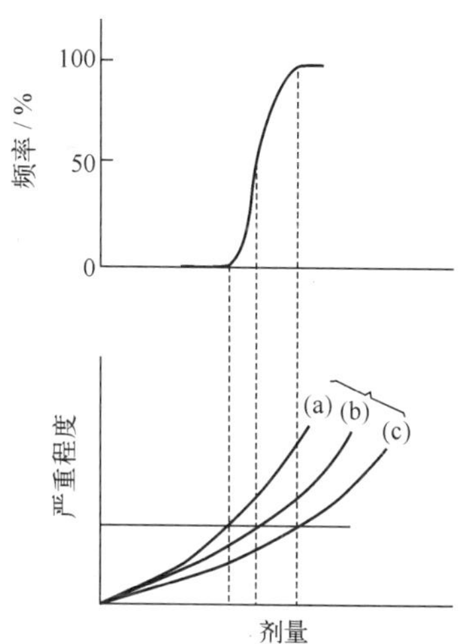

图2-17 对于特定的严重程度，受照群体中确定性效应的发生频率随剂量的变化趋势(ICRP 60)

不同的器官或组织，辐射敏感性差别很大。但就低LET辐射言，全身受到低于1 Gy的单次急性照射，或者几年内受到剂量率不足0.5 Gy/a的分散照射，导致严重有害效应的可能性不会很大。一般，性腺、眼晶体、红骨髓较为敏感。表2-16列出了成人全身受到γ射线照射后，因特定效应导致发病、死亡的器官、组织的阈剂量。

关于低LET辐射，高剂量率、大剂量常规的分割照射(每周5次、每次2 Gy)，已有大批肿瘤放射治疗的临床经验，各类受照正常器官、组织的阈剂量如表2-17所示。

表2-16 成人全身受到γ射线照射后，导致发病、死亡的器官、组织的阈剂量(Gy)

(ICRP新建议征求意见稿)

发病(发生概率1％)				死亡			
效应	器官、组织	效应出现时间	阈剂量	效应	器官、组织	效应出现时间	阈剂量
暂时不育	睾丸	3～9周	约0.1	骨髓症候群			
永久不育	睾丸	3周	约6	不加医学救护	骨髓	30～60天	约1
永久不育	卵巢	小于1周	约3	良好医学救护	骨髓	30～60天	2～3
造血功能低下	骨髓	3～7天	约0.5	胃肠症候群			
皮肤变红	皮肤(大面积)	1～4周	小于3～6	不加医学救护	小肠	6～9天	约6
皮肤烧伤	皮肤(大面积)	2～3周	5～10	常规医学救护	小肠	6～9天	大于6
暂时毛发脱落	皮肤	2～3周	约4				
白内障	眼	数年	约1.5	肺炎	肺	1～7月	6

注：阈剂量范围，皮肤，与受照面积有关；骨髓，与救治措施有关。

表 2-17　成人放射治疗后 5 年出现临床可见确定性效应的阈剂量(Gy)
(UNSCEAR 2000)

器官或组织	照射范围	损伤表现	出现频率		器官或组织	照射范围	损伤表现	出现频率	
			1%～5%	25%～50%				1%～5%	25%～50%
骨髓	全部	增生低下	2	5	脑	全部	坏死	50	大于 60
卵巢	全部	永久性不育	2～3	6～12	脊髓	5 cm²	坏死	50	大于 60
睾丸	全部	永久性不育	5～15	20	乳腺	全部	萎缩,坏死	大于 50	大于 100
眼晶体	全部	白内障	5	12	皮肤	100 cm²	溃疡,纤维性变	55	70
肾	全部	肾硬化	23	28	食道	75 cm²	溃疡,狭窄	60	75
肝	全部	肝衰竭	35	45	膀胱	全部	溃疡,挛缩	60	80
肺	肺叶	肺炎,纤维化	40	60	骨	10 cm²	坏死,骨折	60	150
心	全部	心包炎,全心炎	40	大于 100	输尿管	5～15 cm²	狭窄	75	100
甲状腺	全部	机能减退	45	150	肌肉	全部	萎缩	大于 100	
垂体	全部	机能减退	45	200～300					

(二)　随机性效应的量—效关系

由单细胞变异导致的随机性效应,是否存在剂量阈值,至今尚无科学定论。

为放射防护目的,假定:对于低剂量率、小剂量照射,随机性效应的发生概率与剂量成“线性、无阈”的量—效关系(linear,no threshold,dose-response relationship, LNT),意即:除非不受辐射照射,否则,再小剂量,也有导致随机性效应发生的可能,尽管发生的概率很小。

随机性健康危害的定量资料,主要来自日本原子弹爆炸幸存者辐射流行病学调查积累的丰富资料,此外还有:接受放射治疗的强直性脊椎炎、宫颈癌、头癣以及其他疾病患者的随访材料;职业受照人员和高本底辐射地区居民的调查材料。同时,还得到实验动物辐射致癌、培养细胞恶性转化的大量实验结果的支持。

定量考虑随机性健康危害时,综合了如下 4 个因素(ICRP,1991),即:辐射诱发的致死癌概率;严重程度计权后,非致死癌概率;严重遗传疾患概率;上列效应造成的寿命缩短。

表 2-18 是 ICRP(1991)估计的,针对低剂量率、小剂量低 LET 辐射全身照射,所有年龄、男女平均的随机性健康危害的标称概率系数值(nominal probability coefficients),其中,括号内数值是根据辐射流行病学最近随访资料,按新的推算方法得到的更新值。

表 2-18　小剂量低 LET 辐射全身均匀照射时随机性健康危害的标称概率系数(10^{-2}/Gy)

受照人群	癌	遗传疾患	合　计
广大公众	6.0(5.5)	1.3(0.2)	7.3(5.7)
职业人员	4.8(4.1)	0.8(0.1)	5.6(4.2)

二、器官剂量,D_T

虽然,受照物质中每一点,都有其特定的吸收剂量值,然而,为放射防护目的,作为可以接受的近似方法，常取一段时间内，较大组织体积中吸收剂量的平均值。

一个器官、组织 T 范围内的平均吸收剂量 $\overline{D}_T$，定义为

$$\overline{D}_T=\int_T D(x,y,z)\rho(x,y,z)\mathrm{d}V\Big/\int_T \rho(x,y,z)\mathrm{d}V \tag{2.89}$$

式中，V 是相关器官、组织范围的体积；$D(x,y,z)$ 是该范围内质量密度为 $\rho(x,y,z)$ 的 (x,y,z) 点处的吸收剂量值。实际工作中，平均吸收剂量，常见写作 D_T，单位：Gy。

这一平均吸收剂量，能否代表相关器官、组织或某个组织范围内所有部分的吸收剂量，取决于许多因素。

对于外照射，其主要决定于照射的均匀性以及辐射的穿透性或它的射程。对于贯穿性辐射（光子、中子），大多数器官中，吸收剂量分布是充分均匀的，因此，平均吸收剂量，应该是器官、组织每一部分所受照射的合适量度。

表 2-19、表 2-20 分别列出了 ICRP74 号出版物给出的不同照射条件下，宽束的光子、中子所致的性腺、红骨髓、眼晶体（只有光子数据）和皮肤的平均吸收剂量值。

对于贯穿能力弱或射程有限的辐射（低能光子、带电粒子）以及人体内广泛分布的器官和组织（例如，红骨髓、淋巴结往往如此），吸收剂量的分布可能会极不均匀。

在人体局部受照的极端情况下，还可能出现：虽然平均吸收剂量或有效剂量（见下述）低于限值，然而，组织损伤已经发生。例如，皮肤受到弱贯穿辐射照射，也许就会发生此类情况。因此，为顾及这种情况，对于高度集中的皮肤剂量，设置了特定的剂量限值。

对于滞留在人体器官、组织中放射性核素发出的辐射，器官吸收剂量的分布，取决于：辐射的贯穿能力和射程；器官、组织中活度分布的均匀性；以及器官、组织的构造（例如，像膀胱、呼吸道气路之类的器官具有壁，骨骼则是由无机质骨、非活性骨髓、活性骨髓组成的高度不均匀的混合体）。

对于沉积在呼吸道壁、在消化道中通过，以及沉积于骨表面（如，钚及相关元素）或皮肤的放射性核素，相关组织吸收剂量分布的不均匀性尤显突出。此种情况下，为评估随机性损伤的程度，整个器官、组织中的平均吸收剂量，已不是一个合适的剂量指标。为此，ICRP 提出了关于呼吸道、消化道、骨骼、皮肤的剂量学模型，其中考虑了放射性核素的分布、敏感细胞所在的位置。计算的对象是，确认发生辐射致癌的靶区内，组织的平均吸收剂量。

剂量分布的极端不均匀，还出现在下列情况：氢-3 掺入的 DNA 前体（脱氧胸腺嘧啶苷，脱氧胞苷酸）和结合到细胞核 DNA 中的俄歇电子发射体。由于辐射出自特别的位置，还因为氚的 β 粒子以及俄歇电子的射程很短，细胞核受到的剂量，要比细胞或器官、组织的剂量高得多。因此，氚化的 DNA 前体，会比并非特别定位到细胞核的氚化物（如氚化水），具有更大的放射毒性。此种情况下，可以根据增殖细胞的细胞核聚集体（aggregate）剂量确定随机性危害的程度。另一种办法是，利用非均匀分布的放射性核素（如氚化的脱氧胞苷酸），与同类核素均匀分布（如氚化水）或者外照射相比，相对生物学效能 RBE（relative biological effectiveness）的哺乳动物实验资料。

最后，还需提醒，平均吸收剂量本身还不足以评价辐射照射造成的危害（harm）。因为不同类型、能量的辐射，具有不同的生物学效能，不同器官、组织的辐射敏感性未必相同。因此，为确立放射防护用到的剂量指标与随机性健康危害的定量关系，还需用辐射权重因子 w_R、组织权重因子 w_T 对平均吸收剂量作进一步修正。

表 2-19(1) 各种照射条件下，宽束单能光子入射到成人拟人体模时，与自由空气中单位空气比释动能对应的男性睾丸剂量

光子能量/MeV	$(D_{睾丸}/K_a)$/(Gy/Gy)					光子能量/MeV	$(D_{睾丸}/K_a)$/(Gy/Gy)				
	AP	PA	LAT	ROT	ISO		AP	PA	LAT	ROT	ISO
0.010	0.029 2	0.000	0.000	0.007 44	0.005 59	0.300	1.366	0.675	0.457	0.794	0.710
0.015	0.195	0.000	0.000	0.057 1	0.0446	0.400	1.303	0.705	0.480	0.781	0.712
0.020	0.503	0.000	0.000	0.160	0.138	0.500	1.265	0.726	0.503	0.779	0.717
0.030	1.093	0.0411	0.023 0	0.381	0.337	0.600	1.238	0.743	0.527	0.780	0.725
0.040	1.506	0.160	0.105	0.593	0.516	0.800	1.202	0.765	0.572	0.789	0.742
0.050	1.767	0.308	0.198	0.763	0.661	1.000	1.177	0.782	0.607	0.799	0.757
0.060	1.908	0.440	0.264	0.863	0.754	2.000	1.119	0.831	0.703	0.848	0.799
0.070	1.961	0.524	0.312	0.921	0.802	4.000	1.071	0.864	0.776	0.895	0.843
0.080	1.953	0.565	0.339	0.946	0.815	6.000	1.043	0.874	0.807	0.916	0.868
0.100	1.855	0.599	0.372	0.934	0.792	8.000	1.023	0.880	0.822	0.930	0.883
0.150	1.631	0.629	0.392	0.866	0.744	10.000	1.004	0.884	0.940	0.940	0.893
0.200	1.497	0.641	0.422	0.831	0.720						

表 2-19(2) 各种照射条件下，宽束单能光子入射到成人拟人体模时，与自由空气中单位空气比释动能对应的女性卵巢剂量

光子能量/MeV	$(D_{卵巢}/K_a)$/(Gy/Gy)					光子能量/MeV	$(D_{卵巢}/K_a)$/(Gy/Gy)				
	AP	PA	LAT	ROT	ISO		AP	PA	LAT	ROT	ISO
0.010	0.000	0.000	0.000	0.000	0.000	0.300	1.017	0.963	0.491	0.787	0.586
0.015	0.000	0.000	0.000	0.000	0.000	0.400	0.972	0.936	0.501	0.810	0.599
0.020	0.000	0.000	0.000	0.000	0.000	0.500	0.948	0.924	0.511	0.796	0.614
0.030	0.158	0.078 5	0.009 63	0.066 0	0.035 1	0.600	0.934	0.918	0.522	0.789	0.627
0.040	0.511	0.345	0.099 6	0.277	0.191	0.800	0.921	0.911	0.542	0.786	0.650
0.050	0.846	0.676	0.234	0.527	0.383	1.000	0.918	0.908	0.559	0.793	0.668
0.060	1.072	0.944	0.345	0.723	0.520	2.000	0.936	0.905	0.624	0.833	0.719
0.070	1.200	1.113	0.414	0.844	0.607	4.000	0.981	0.910	0.696	0.891	0.769
0.080	1.262	1.201	0.453	0.901	0.653	6.000	1.031	0.917	0.740	0.926	0.799
0.100	1.282	1.123	0.479	0.926	0.666	8.000	1.037	0.922	0.772	0.949	0.820
0.150	1.185	1.116	0.470	0.882	0.609	10.000	1.056	0.926	0.796	0.966	0.836
0.200	1.106	1.034	0.478	0.841	0.588						

表 2-19(3) 各种照射条件下,宽束单能光子入射到成人拟人体模时,与自由空气中单位空气比释动能对应的红骨髓剂量

光子能量 /MeV	($D_{红骨髓}/K_a$)/(Gy/Gy)					光子能量 /MeV	($D_{红骨髓}/K_a$)/(Gy/Gy)				
	AP	PA	LAT	ROT	ISO		AP	PA	LAT	ROT	ISO
0.010	0.000 29	0.000 48	0.000	0.000 22	0.000 14	0.300	0.761	1.088	0.622	0.804	0.699
0.015	0.004 11	0.007 88	0.001 97	0.004 09	0.003 11	0.400	0.755	1.043	0.627	0.792	0.665
0.020	0.014 4	0.031 6	0.009 04	0.016 7	0.013 6	0.500	0.756	1.017	0.637	0.789	0.668
0.030	0.070	0.171	0.059	0.093 2	0.073 3	0.600	0.761	1.000	0.647	0.790	0.674
0.040	0.211	0.45	0.175	0.262	0.211	0.800	0.744	0.983	0.667	0.797	0.690
0.050	0.400	0.772	0.323	0.473	0.385	1.000	0.787	0.974	0.686	0.806	0.705
0.060	0.573	1.037	0.456	0.660	0.539	2.000	0.833	0.968	0.753	0.845	0.762
0.070	0.698	1.212	0.552	0.788	0.645	4.000	0.877	0.980	0.819	0.887	0.821
0.080	0.768	1.302	0.603	0.856	0.698	6.000	0.900	0.992	0.851	0.911	0.852
0.100	0.822	1.347	0.643	0.900	0.729	8.000	0.916	1.001	0.872	0.927	0.873
0.150	0.808	1.254	0.635	0.866	0.706	10.000	0.927	1.007	0.889	0.940	0.889
0.200	0.783	1.175	0.629	0.835	0.689						

表 2-19(4) 各种照射条件下,宽束单能光子入射到成人拟人体模时,与自由空气中单位空气比释动能对应的眼晶体剂量

光子能量 /MeV	($D_{眼晶体}/K_a$)/(Gy/Gy)					光子能量 /MeV	($D_{眼晶体}/K_a$)/(Gy/Gy)				
	AP	PA	LAT	ROT	ISO		AP	PA	LAT	ROT	ISO
0.010	0.304	0.000	0.088 0	0.114	0.087 7	0.300	1.280	0.295	1.015	0.958	0.846
0.015	0.664	0.000	0.252	0.287	0.236	0.400	1.232	0.333	1.013	0.935	0.839
0.020	0.912	0.000	0.390	0.423	0.036 5	0.500	1.199	0.369	1.012	0.921	0.836
0.030	1.197	0.000	0.579	0.588	0.523	0.600	1.174	0.401	1.010	0.913	0.835
0.040	1.334	0.018 6	0.718	0.694	0.639	0.800	1.138	0.453	1.007	0.908	0.837
0.050	1.419	0.052 1	0.838	0.793	0.742	1.000	1.113	0.495	1.004	0.909	0.843
0.060	1.492	0.083 7	0.930	0.886	0.812	2.000	1.047	0.618	1.005	0.943	0.878
0.070	1.536	0.122	0.988	0.958	0.857	4.000	0.995	0.723	1.015	0.995	0.917
0.080	1.550	0.156	1.023	0.999	0.882	6.000	0.967	0.775	1.022	1.024	0.936
0.100	1.530	0.193	1.049	1.030	0.907	8.000	0.946	0.807	1.028	1.044	0.950
0.150	1.425	0.241	1.024	1.017	0.894	10.000	0.931	0.833	1.034	1.036	0.963
0.200	1.357	0.262	1.020	0.994	0.868						

表 2-19(5)　各种照射条件下，宽束单能光子入射到成人拟人体模时，与自由空气中单位空气比释动能对应的皮肤剂量

光子能量 /MeV	$(D_{皮肤}/K_a)$/(Gy/Gy)					光子能量 /MeV	$(D_{皮肤}/K_a)$/(Gy/Gy)				
	AP	PA	LAT	ROT	ISO		AP	PA	LAT	ROT	ISO
0.010	0.235	0.237	0.142	0.200	0.172	0.300	0.992	0.987	0.787	0.904	0.835
0.015	0.377	0.377	0.252	0.331	0.303	0.400	0.978	0.973	0.791	0.899	0.832
0.020	0.488	0.487	0.343	0.433	0.407	0.500	0.972	0.967	0.797	0.900	0.833
0.030	0.654	0.648	0.472	0.581	0.544	0.600	0.970	0.966	0.805	0.903	0.837
0.040	0.808	0.796	0.578	0.714	0.658	0.800	0.970	0.967	0.819	0.909	0.847
0.050	0.944	0.929	0.669	0.830	0.758	1.000	0.972	0.970	0.833	0.916	0.857
0.060	1.040	1.025	0.738	0.911	0.828	2.000	0.984	0.984	0.879	0.939	0.891
0.070	1.098	1.083	0.790	0.968	0.879	4.000	0.991	0.995	0.910	0.953	0.914
0.080	1.109	1.096	0.796	0.981	0.886	6.000	0.989	0.995	0.917	0.953	0.919
0.100	1.097	1.083	0.805	0.977	0.885	8.000	0.986	0.994	0.920	0.952	0.918
0.150	1.050	1.046	0.795	0.948	0.865	10.000	0.982	0.992	0.921	0.950	0.918
0.200	1.022	1.020	0.789	0.926	0.850						

表 2-20(1)　各种照射条件下，宽束单能中子入射到成人拟人体模时，与单位中子注量对应的睾丸剂量 $D_{睾丸}/\Phi$

光子能量 /MeV	$(D_{睾丸}/\Phi)$/(pGy·cm^2)					光子能量 /MeV	$(D_{睾丸}/\Phi)$/(pGy·cm^2)				
	AP	PA	LAT	ROT	ISO		AP	PA	LAT	ROT	ISO
1.0×10^{-9}	2.00	0.36	0.15	0.68	0.65	5.0×10^{-1}	18.4	1.70	0.73	5.83	5.57
1.0×10^{-8}	2.50	0.47	0.19	0.83	0.75	7.0×10^{-1}	22.4	1.95	0.85	7.34	7.02
2.5×10^{-8}	2.75	0.55	0.22	0.97	0.81	9.0×10^{-1}	25.7	2.24	1.03	8.75	8.34
1.0×10^{-7}	3.31	0.70	0.27	1.24	0.99	1.0×10^{0}	27.1	2.41	1.15	9.42	8.96
2.0×10^{-7}	3.59	0.78	0.31	1.36	1.09	1.2×10^{0}	29.6	3.02	1.55	10.7	10.1
5.0×10^{-7}	3.91	0.89	0.35	1.50	1.20	2.0×10^{0}	36.7	6.43	4.22	15.3	14.1
1.0×10^{-6}	4.10	0.96	0.38	1.59	1.27	3.0×10^{0}	42.7	11.9	8.03	20.2	18.2
2.0×10^{-6}	4.22	1.03	0.41	1.65	1.31	4.0×10^{0}	47.4	17.3	11.6	24.5	21.7
5.0×10^{-6}	4.27	1.12	0.43	1.69	1.34	5.0×10^{0}	51.7	21.5	14.8	28.2	24.8
1.0×10^{-5}	0.04	0.01	0.44	1.69	1.33	6.0×10^{0}	55.8	25.4	17.9	31.5	27.6
2.0×10^{-5}	4.13	1.21	0.45	1.64	1.30	7.0×10^{0}	59.7	29.1	20.7	34.5	30.2
5.0×10^{-5}	3.95	1.25	0.46	1.57	1.25	8.0×10^{0}	63.3	32.7	23.3	37.2	32.7
1.0×10^{-4}	3.81	1.25	0.46	1.51	1.20	9.0×10^{0}	66.7	36.0	25.7	39.7	35.1
2.0×10^{-4}	3.66	1.24	0.46	1.46	1.15	1.0×10^{1}	69.6	39.3	27.9	42.0	37.4
5.0×10^{-4}	3.50	1.21	0.45	1.41	1.10	1.2×10^{1}	74.3	45.4	31.9	46.1	41.9
1.0×10^{-3}	3.42	1.18	0.44	1.39	1.06	1.4×10^{1}	77.4	50.5	35.3	49.6	46.4
2.0×10^{-3}	3.41	1.16	0.43	1.37	1.05	1.5×10^{1}	78.5	52.6	36.9	51.2	48.7

续表

光子能量/MeV	($D_{\text{睾丸}}/\Phi$)/(pGy·cm^2)					光子能量/MeV	($D_{\text{睾丸}}/\Phi$)/(pGy·cm^2)				
	AP	PA	LAT	ROT	ISO		AP	PA	LAT	ROT	ISO
5.0×10^{-3}	3.51	1.15	0.42	1.39	1.07	1.6×10^{1}	79.3	54.4	38.3	52.6	50.8
1.0×10^{-2}	3.69	1.15	0.43	1.45	1.12	1.8×10^{1}	80.1	57.6	41.0	55.3	52.8
2.0×10^{-2}	4.00	1.14	0.43	1.54	1.22	2.0×10^{1}	80.4	60.1	43.5	57.7	53.5
3.0×10^{-2}	4.25	1.15	0.44	1.64	1.30	3.0×10^{1}	77.7	68.7	53.1	62.8	na[1)]
5.0×10^{-2}	4.80	1.18	0.45	1.83	1.47	5.0×10^{1}	69.0	78.7	65.3	69.7	na
7.0×10^{-2}	5.44	1.21	0.47	2.00	1.66	7.5×10^{1}	61.3	88.7	76.1	76.5	na
1.0×10^{-1}	6.48	1.25	0.49	2.25	1.97	1.0×10^{2}	57.1	98.2	85.4	82.7	na
1.5×10^{-1}	8.25	1.29	0.51	2.77	2.50	1.3×10^{2}	55.1	107	94.1	88.7	na
2.0×10^{-1}	9.97	1.34	0.53	3.25	3.00	1.5×10^{2}	54.8	116	103	94.7	na
3.0×10^{-1}	13.1	1.45	0.59	4.17	3.93	1.8×10^{2}	55.9	127	113	102	na

注：1)na 表示暂无可用资料，下同。

表 2-20(2) 各种照射条件下，宽束单能中子入射到成人拟人体模时，与单位中子注量对应的卵巢剂量 $D_{\text{卵巢}}/\Phi$

光子能量/MeV	($D_{\text{卵巢}}/\Phi$)/(pGy·cm^2)					光子能量/MeV	($D_{\text{卵巢}}/\Phi$)/(pGy·cm^2)				
	AP	PA	LAT	ROT	ISO		AP	PA	LAT	ROT	ISO
1.0×10^{-9}	0.75	0.80	0.20	0.50	0.38	5.0×10^{-1}	4.45	4.70	1.30	2.90	2.10
1.0×10^{-8}	1.00	0.95	0.26	0.72	0.43	7.0×10^{-1}	5.70	5.74	1.44	3.27	2.47
2.5×10^{-8}	1.19	1.16	0.30	0.88	0.51	9.0×10^{-1}	7.08	6.98	1.66	3.93	2.89
1.0×10^{-7}	1.60	1.63	0.43	1.13	0.69	1.0×10^{0}	7.81	7.67	1.81	4.38	3.12
2.0×10^{-7}	1.82	1.88	0.49	1.25	0.79	1.2×10^{0}	9.33	9.22	2.26	5.45	3.73
5.0×10^{-7}	2.10	2.23	0.56	1.41	0.92	2.0×10^{0}	15.5	15.7	4.85	10.80	6.78
1.0×10^{-6}	2.29	2.47	0.61	1.51	1.01	3.0×10^{0}	22.8	23.2	8.44	17.1	11.3
2.0×10^{-6}	2.45	2.65	0.66	1.61	1.10	4.0×10^{0}	29.2	29.6	11.9	22.4	16.0
5.0×10^{-6}	2.61	2.80	0.72	1.73	1.19	5.0×10^{0}	34.6	35.0	15.1	27.0	21.0
1.0×10^{-5}	2.69	2.85	0.75	1.79	1.24	6.0×10^{0}	39.4	39.6	18.1	30.9	23.9
2.0×10^{-5}	2.75	2.87	0.78	1.85	1.28	7.0×10^{0}	43.6	43.5	20.8	34.3	27.0
5.0×10^{-5}	2.79	2.84	0.81	1.89	1.31	8.0×10^{0}	47.4	46.9	23.3	37.3	29.7
1.0×10^{-4}	2.81	2.80	0.82	1.89	1.32	9.0×10^{0}	50.8	46.9	25.6	39.9	32.2
2.0×10^{-4}	2.82	2.77	0.81	1.88	1.30	1.0×10^{1}	53.7	52.7	27.7	42.3	34.5
5.0×10^{-4}	2.84	2.73	0.80	1.84	1.27	1.2×10^{1}	58.7	58.1	31.6	46.5	38.4
1.0×10^{-3}	2.86	2.71	0.78	1.80	1.25	1.4×10^{1}	62.5	63.0	35.2	50.1	41.6
2.0×10^{-3}	2.88	2.68	0.77	1.77	1.24	1.5×10^{1}	64.1	65.3	36.8	51.8	43.0
5.0×10^{-3}	2.91	2.68	0.76	1.76	1.25	1.6×10^{1}	65.5	67.5	38.4	53.3	44.3
1.0×10^{-2}	2.94	2.70	0.77	1.78	1.28	1.8×10^{1}	67.8	71.5	41.5	56.1	46.5

光子能量/MeV	$(D_{卵巢}/\Phi)/(pGy \cdot cm^2)$					光子能量/MeV	$(D_{卵巢}/\Phi)/(pGy \cdot cm^2)$				
	AP	PA	LAT	ROT	ISO		AP	PA	LAT	ROT	ISO
2.0×10^{-2}	2.97	2.72	0.79	1.83	1.33	2.0×10^{1}	69.6	75.0	44.4	58.7	48.4
3.0×10^{-2}	2.99	2.76	0.81	1.88	1.37	3.0×10^{1}	75.7	83.6	54.8	68.8	na
5.0×10^{-2}	3.04	2.85	0.84	1.97	1.44	5.0×10^{1}	82.7	89.0	70.3	81.7	na
7.0×10^{-2}	3.09	2.95	0.87	2.04	1.49	7.5×10^{1}	89.7	90.0	84.4	91.9	na
1.0×10^{-1}	3.17	3.10	0.91	2.14	1.55	1.0×10^{2}	96.6	91.0	95.4	99.0	na
1.5×10^{-1}	3.32	3.22	0.97	2.27	1.63	1.3×10^{2}	103	91.5	105	104	na
2.0×10^{-1}	3.46	3.38	1.02	2.38	1.70	1.5×10^{2}	110	91.8	112	109	na
3.0×10^{-1}	3.74	3.77	1.12	2.57	1.82	1.8×10^{2}	118	92.0	121	113	na

表 2-20(3) 各种照射条件下，宽束单能中子入射到成人拟人体模时，与单位中子注量对应的红骨髓剂量 $D_{红骨髓}/\Phi$

光子能量/MeV	$(D_{红骨髓}/\Phi)/(pGy \cdot cm^2)$					光子能量/MeV	$(D_{红骨髓}/\Phi)/(pGy \cdot cm^2)$				
	AP	PA	LAT	ROT	ISO		AP	PA	LAT	ROT	ISO
1.0×10^{-9}	0.61	1.14	0.37	0.62	0.48	5.0×10^{-1}	4.08	8.56	3.11	4.92	3.70
1.0×10^{-8}	0.76	1.41	0.48	0.80	0.62	7.0×10^{-1}	5.09	10.6	3.90	6.12	4.61
2.5×10^{-8}	0.91	1.61	0.56	0.94	0.71	9.0×10^{-1}	6.21	12.6	4.71	7.27	5.93
1.0×10^{-7}	1.21	2.07	0.71	1.21	0.88	1.0×10^{0}	6.79	13.5	5.12	7.83	6.85
2.0×10^{-7}	1.38	2.31	0.80	1.35	0.97	1.2×10^{0}	7.99	15.5	6.07	9.08	10.3
5.0×10^{-7}	1.59	2.62	0.91	1.52	1.09	2.0×10^{0}	12.8	22.5	10.0	13.9	14.3
1.0×10^{-6}	1.72	2.82	0.99	1.63	1.18	3.0×10^{0}	18.3	29.7	14.3	19.2	17.9
2.0×10^{-6}	1.83	2.99	1.05	1.72	1.24	4.0×10^{0}	23.2	35.2	17.8	23.8	21.1
5.0×10^{-6}	1.93	3.12	1.10	1.81	1.29	5.0×10^{0}	27.4	39.3	20.9	27.8	23.8
1.0×10^{-5}	1.97	3.10	1.12	1.85	1.31	6.0×10^{0}	31.1	42.6	23.6	31.1	26.3
2.0×10^{-5}	1.98	3.16	1.13	1.85	1.33	7.0×10^{0}	34.5	45.5	26.0	34.0	28.7
5.0×10^{-5}	1.96	3.11	1.12	1.82	1.32	8.0×10^{0}	37.5	48.1	28.2	36.7	30.9
1.0×10^{-4}	1.93	3.04	1.11	1.79	1.31	9.0×10^{0}	40.2	50.5	30.2	39.1	33.1
2.0×10^{-4}	1.89	2.97	1.08	1.75	1.28	1.0×10^{1}	42.6	52.7	32.1	41.3	37.6
5.0×10^{-4}	1.83	2.89	1.05	1.71	1.24	1.2×10^{1}	46.6	56.6	35.5	44.8	41.4
1.0×10^{-3}	1.78	2.84	1.03	1.69	1.21	1.4×10^{1}	49.9	59.6	38.6	47.7	43.1
2.0×10^{-3}	1.76	2.81	1.01	1.68	1.18	1.5×10^{1}	51.2	60.9	40.0	49.0	44.5
5.0×10^{-3}	1.75	2.81	1.01	1.69	1.18	1.6×10^{1}	52.4	62.0	41.4	50.1	46.8
1.0×10^{-2}	1.81	2.87	1.03	1.74	1.21	1.8×10^{1}	54.5	63.7	44.0	52.1	48.4
2.0×10^{-2}	1.91	3.01	1.09	1.79	2.29	2.0×10^{1}	56.2	65.1	46.4	53.8	na
3.0×10^{-2}	2.00	3.13	1.15	1.86	1.36	3.0×10^{1}	62.0	68.9	53.3	59.4	na
5.0×10^{-2}	2.15	3.37	1.25	1.99	1.50	5.0×10^{1}	68.8	71.8	61.6	65.9	na

续表

光子能量 /MeV	$(D_{红骨髓}/\Phi)/(pGy \cdot cm^2)$					光子能量 /MeV	$(D_{红骨髓}/\Phi)/(pGy \cdot cm^2)$				
	AP	PA	LAT	ROT	ISO		AP	PA	LAT	ROT	ISO
7.0×10^{-2}	2.29	3.63	1.35	2.12	1.62	7.5×10^{1}	75.0	74.0	69.0	71.1	na
1.0×10^{-1}	2.46	4.03	1.49	2.32	1.78	1.0×10^{2}	80.5	76.2	75.3	76.8	na
1.5×10^{-1}	2.71	4.65	1.71	2.68	2.04	1.3×10^{2}	85.6	78.5	81.4	81.7	na
2.0×10^{-1}	2.92	5.26	1.92	3.03	2.28	1.5×10^{2}	90.5	81.0	87.3	86.5	na
3.0×10^{-1}	3.28	6.41	2.32	3.68	2.77	1.8×10^{2}	96.1	84.1	94.4	92.2	na

表 2-20(4)　各种照射条件下，宽束单能中子入射到成人拟人体模时，与单位中子注量对应的皮肤剂量 $D_{皮肤}/\Phi$

光子能量 /MeV	$(D_{皮肤}/\Phi)/(pGy \cdot cm^2)$					光子能量 /MeV	$(D_{皮肤}/\Phi)/(pGy \cdot cm^2)$				
	AP	PA	LAT	ROT	ISO		AP	PA	LAT	ROT	ISO
1.0×10^{-9}	1.35	1.30	0.66	1.00	0.82	5.0×10^{-1}	12.0	12.0	8.67	10.8	9.78
1.0×10^{-8}	1.38	1.34	0.68	1.02	0.83	7.0×10^{-1}	14.5	14.4	10.6	13.1	11.9
2.5×10^{-8}	1.43	1.40	0.70	1.06	0.84	9.0×10^{-1}	16.5	16.5	12.3	15.1	13.7
1.0×10^{-7}	1.54	1.51	0.73	1.15	0.86	1.0×10^{0}	17.4	17.4	13.1	15.9	14.5
2.0×10^{-7}	1.61	1.58	0.75	1.19	0.87	1.2×10^{0}	19.0	19.0	14.5	17.4	16.0
5.0×10^{-7}	1.68	1.66	0.77	1.24	0.89	2.0×10^{0}	23.9	23.9	19.0	22.2	20.7
1.0×10^{-6}	1.72	1.71	0.78	1.27	0.90	3.0×10^{0}	28.5	28.5	23.5	26.7	25.3
2.0×10^{-6}	1.75	1.74	0.78	1.29	0.91	4.0×10^{0}	32.5	32.5	27.4	30.6	29.0
5.0×10^{-6}	1.76	1.75	0.78	1.29	0.92	5.0×10^{0}	36.4	36.4	30.9	34.6	32.2
1.0×10^{-5}	1.75	1.74	0.77	1.28	0.92	6.0×10^{0}	40.2	40.2	34.1	38.3	34.9
2.0×10^{-5}	1.72	1.71	0.75	1.26	0.91	7.0×10^{0}	43.9	43.9	37.1	41.7	37.3
5.0×10^{-5}	1.67	1.66	0.73	1.22	0.89	8.0×10^{0}	47.4	47.4	39.8	44.9	39.7
1.0×10^{-4}	1.62	1.61	0.71	1.18	0.87	9.0×10^{0}	50.7	50.7	42.3	47.8	41.9
2.0×10^{-4}	1.56	1.55	0.68	1.12	0.83	1.0×10^{1}	53.6	53.6	44.5	50.3	44.1
5.0×10^{-4}	1.49	1.48	0.66	1.06	0.79	1.2×10^{1}	58.2	58.2	48.3	54.2	48.5
1.0×10^{-3}	1.46	1.45	0.66	1.06	0.79	1.4×10^{1}	61.2	61.3	51.4	57.0	52.5
2.0×10^{-3}	1.48	1.48	0.69	1.11	0.82	1.5×10^{1}	62.3	62.4	52.7	58.0	54.3
5.0×10^{-3}	1.66	1.65	0.80	1.27	0.93	1.6×10^{1}	63.0	63.1	53.9	68.9	56.0
1.0×10^{-2}	1.94	1.93	0.98	1.50	1.10	1.8×10^{1}	63.8	63.9	56.0	60.1	58.3
2.0×10^{-2}	2.38	2.38	1.31	1.89	1.52	2.0×10^{1}	64.1	64.1	57.7	60.8	59.0
3.0×10^{-2}	2.73	2.72	1.59	2.22	1.87	3.0×10^{1}	61.6	61.6	57.0	57.5	na
5.0×10^{-2}	3.35	3.34	2.08	2.79	2.48	5.0×10^{1}	51.5	54.9	55.4	53.1	na
7.0×10^{-2}	3.92	3.90	2.52	3.30	3.02	7.5×10^{1}	51.0	51.2	55.1	52.3	na
1.0×10^{-1}	4.72	4.70	3.11	3.99	3.74	1.0×10^{2}	51.8	51.5	56.8	54.1	na
1.5×10^{-1}	5.94	5.92	4.02	5.11	4.78	1.3×10^{2}	54.7	54.4	59.8	57.3	na
2.0×10^{-1}	7.03	7.03	4.84	6.13	5.69	1.5×10^{2}	59.1	59.0	63.8	61.6	na
3.0×10^{-1}	8.95	8.93	6.29	7.89	7.24	1.8×10^{2}	65.7	65.8	69.5	67.8	na

三、当量剂量，H_T

器官、组织 T 的当量剂量 H_T 是以各自辐射权重因子 w_R 修正后，相关辐射对特定器官、组织 T 的剂量总和，亦即

$$H_T = \sum_R w_R \cdot D_{T,R} \tag{2.90}$$

式中，$D_{T,R}$ 是器官、组织 T 或其特定靶区范围内，由辐射 R 产生的平均吸收剂量；

w_R 是与入射到人体或滞留于体的放射性核素发出的 R 辐射相应的，辐射权重因子(radiation weighting factor)，其实，w_R 是依据 R 辐射的生物学效能，对器官、组织的平均剂量 $D_{T,R}$ 施加修正的一个因子。

放射生物学，用 RBE 表征辐射生物学效能的差异。特定辐射的 RBE 是相同照射条件下，参考辐射(通常是 X，γ 射线)的吸收剂量，与为产生相同程度的效应，特定辐射所用吸收剂量的比值。

一种辐射的 RBE 值，取决于所观察的生物效应种类，涉及的组织、细胞类型，剂量和剂量率，剂量的分次给予方案。因此，对于给定类型的辐射，会有许多 RBE 值。

在低剂量率、小剂量情况下，RBE 将趋于一个平稳的最大值(RBE_M)；此时，RBE_M 已不随剂量、剂量率的变化而改变。不同的效应，有不同的 RBE_M 值。例如，关于随机性效应，裂变中子相对于 ^{60}Co γ 射线的 RBE_M 值，如表 2-21 所示。

表 2-21　关于随机性效应，裂变中子相对于 ^{60}Co γ 射线的 RBE_M 值(ICRU 40)

效　应	RBE_M	效　应	RBE_M
肿瘤诱发	15～60	染色体畸变	40～50
肿瘤所致寿命缩短	15～45	哺乳动物遗传效应	10～45
细胞转化	35～70	微核	6～60

放射防护应用的辐射权重因子 w_R 值(见表 2-22)，是从一系列随机性效应的 RBE_M 中，凭经验挑选的一些代表值。故，对于给定的 R 辐射，w_R 已不再与特定组织、特定随机性效应相关，w_R 可用于任何器官和组织；且在放射防护关心的低剂量范围内，w_R 与剂量、剂量率无关。

w_R 值只是低剂量率、小剂量情况下，$(RBE)_{随机性效应}$ 的粗略代表，只限于随机性健康危害的评价中使用。

表 2-22　辐射权重因子 w_R

ICRP1991			ICRP 行将采纳、颁布的更新值	
辐射类型和能量范围		w_R	辐射类型	w_R
光子	所有能量	1	光子	1
电子、μ 子	所有能量	1		

续表

ICRP1991		ICRP 行将采纳、颁布的更新值	
辐射类型和能量范围	w_R	辐射类型	w_R
中子		电子、μ 子	1
能量:			
>20 keV	5	质子、带电的 π 介子	2
10～100 keV	10		
100 keV～2 MeV	20	α 粒子、裂变碎片、重原子核	20
2～20 MeV	10		
>20 MeV	5	中子	
质子　能量　>2 MeV (除反冲质子)	5	$w_R=\begin{cases}2.5+18.2\times\exp\{-[\ln(E_n)]^2/6\}, & E_n<1\text{ MeV}\\5.0+17.0\times\exp\{-[\ln(2E_n)]^2/6\}, & 1\text{ MeV}\leqslant E_n\leqslant 50\text{ MeV}\\2.5+3.25\times\exp\{-[\ln(0.04E_n)]^2/6\}, & E_n>50\text{ MeV}\end{cases}$	
α 粒子、裂变碎片、重核	20		

例如:肺受 α 射线照射的吸收剂量为

$$D_{肺,\alpha}=1\text{ mGy}=1\text{ mJ/kg},$$

以 α 射线辐射权重因子修正后的肺剂量为

$$H_{肺}=w_\alpha\cdot D_{肺,\alpha}=20\times 1\text{ mJ/kg}=20\text{ mJ/kg}$$

原来,肺的 α 射线剂量为 1 mJ/kg,经辐射权重因子修正后变成了 20 mJ/kg,乍一看,似乎不可思议。其实,以辐射权重因子 w_α 计权修正后,20 mJ/kg 已不再是 α 射线的吸收剂量,其含义是:为与 1 mGy α 射线吸收剂量,对肺组织造成的影响程度大致相仿,X、γ 射线的吸收剂量,需要 20 mGy。

正是这个缘故,为与吸收剂量相区别,特别,对当量剂量 H_T 的 SI 导出单位"J/kg",赋予另一个专门名称:希沃特(sievert),国际代号:Sv(希)。

又:评价下列两种情况,对肝造成的辐射影响程度,孰大孰小?

(1)α 射线剂量为 $D_{肝,\alpha}=1$ mGy;(2)γ 射线剂量为 $D_{肝,\gamma}=20$ mGy

辐射类型	吸收剂量 $D_{肝}$/mGy	辐射权重因子 w_R	当量剂量 $H_{肝}$/mSv
α 射线	1	20	20
γ 射线	20	1	20

尽管,吸收剂量相差悬殊,然而,两种情况对肝造成的辐射影响程度大致相仿。这是因为就诱发辐射效应的能力言,α 射线远比 γ 射线强得多。

可见:当量剂量 H_T 的实质就是:为与特定辐射对器官 T 造成的辐射影响程度相仿,低 LET 辐射需要的吸收剂量。

放射防护评价中,当量剂量 H_T 的意义在于:对于特定器官 T,无论对它造成照射的是何种辐射,只要当量剂量 H_T 值相同,该器官蒙受随机性效应的影响程度大致相仿。

四、有效剂量，E

实际上，受照人体各个器官、组织的当量剂量未必相同；即使器官、组织的当量剂量相同，它们给人体带来的随机性健康危害的程度亦会不同，因为不同的器官或组织，随机性效应的敏感性有差异。因此，为综合反映受照的各个器官或组织，给人体带来随机性健康危害的总和，提出了有效剂量 E。

有效剂量 E 是，以各自组织权重因子 w_T 计权修正后，人体相关器官、组织当量剂量的总和，亦即

$$E = \sum_T w_T \cdot H_T = \sum_T w_T \cdot \sum_R w_R \cdot D_{T,R} \tag{2.91}$$

式中，w_T 是，与器官、组织 T 相应的组织权重因子；它是依器官、组织随机性效应的辐射敏感性，对器官当量剂量施加修正的一个因子。

w_T 的实质是：全身各器官均匀受到相同当量剂量照射时，个人蒙受的随机性健康危害中，T 器官所占的份额。

w_T 的数值，来源于辐射所致癌症发生、死亡的流行病学调查，以及对辐射遗传学研究资料的分析和判断。w_T 代表的是年龄范围很宽、男女两性的平均值，且认为：w_T 值，与辐射的类型和能量无关。表 2-23 是 ICRP　1991 年给出的组织权重因子值。

有效剂量 E 的单位，同当量剂量，也取：Sv。

表 2-23　组织权重因子 w_T（ICRP　1991）

组织或器官	组织权重因子 w_T	合计
性腺	0.20	0.20
肺、胃、结肠、红骨髓	0.12	0.48
食道、膀胱、肝、乳腺、甲状腺、其余组织	0.05	0.30
皮肤、骨表面	0.01	0.02
全　　身		1.00

其实，有效剂量 E 就是，与全身不均匀照射所致随机性健康危害程度相仿的，那个全身均匀照射的当量剂量。

防护评价中，有效剂量 E 的意义在于：放射防护关注的低剂量率、小剂量范围内，无论哪种照射情况（外照射、内照射、全身照射抑或局部照射），只要有效剂量值相等，人体蒙受的随机性健康危害，程度大致相仿。

例如：评价下列照射情况，人体蒙受的随机性健康危害程度，孰大孰小？

(1)若其他器官、组织的当量剂量可略：

a)甲状腺的当量剂量为 $H_{甲状腺}=4\ \mathrm{mSv}$；b)肺的当量剂量为 $H_{肺}=2\ \mathrm{mSv}$

器官、组织	当量剂量 H/mSv	组织权重因子 w_T	有效剂量 E/mSv
甲状腺	4	0.05	0.2
肺	2	0.12	0.24
尽管，甲状腺当量剂量是肺的 2 倍，然因它的辐射敏感性不如肺，以致： 随机性健康危害($H_{肺}$=2 mSv)＞随机性健康危害($H_{甲状腺}$=4 mSv)			

(2)均匀照射与不均匀照射：

a)全身均匀照射的当量剂量为 $H_{全身}$=0.5 mSv；

b)肺单独受照的当量剂量为　$H_{肺}$=4 mSv。

器官、组织	当量剂量 H/mSv	组织权重因子 w_T	有效剂量 E/mSv
全身(均匀照射)	1.0	1.00	1.0
肺　(单独受照)	5.0	0.12	0.6
随机性健康危害($H_{w全身}$=1 mSv)＞随机性健康危害($H_{肺}$=5 mSv)			

表 2-24　ICRP 行将采纳、颁布的组织权重因子 w_T 的更新值

器官、组织	涉及的器官、组织数	w_T	合　计
肺、胃、结肠、红骨髓、 乳腺、其余组织	6	0.12	0.72
性腺(卵巢、睾丸)	2	0.08	0.08
食道、膀胱、肝、甲状腺	4	0.04	0.16
骨表面、皮肤、脑、唾液腺	4	0.01	0.04
全　　身	16		1.00

注：1. 性腺的 w_T 用于睾丸、卵巢剂量的平均值；

2. 结肠剂量认为是上部大肠(ULI)、下部大肠(LLI)剂量的质量计权平均值；

3. 其余组织(Remainder；总共 14 个)含：

口腔黏膜、小肠(ST)、肌肉、淋巴结、肾上腺、心壁、胸腺、胰腺、

胸外组织(ET)、双肾、胆囊、脾、子宫(颈)、前列腺；

其中，前列腺、子宫(颈)分属男(M)、女(F)特有；剩下 12 个，两性都有；

4.“其余组织”的 w_T 值，用于男女平均的“其余组织”当量剂量的平均值(见图 2-18)。

表 2-24 则是 ICRP 行将采纳、颁布的 w_T 的更新值。

包括有效剂量在内，放射防护量，都无法直接测量，只能根据外照射的辐射场量、内照射的放射性核素摄入量进行计算，或者通过其他可以测量的那些量来加以估计。

为规范有效剂量计算，ICRP 规定了剂量计算的参考人数学模型，提出了具体计算有效剂量的程序和公式(见图 2-18)。

表 2-25、表 2-26 分别是 ICRP 74 号出版物给出的，外照射情况下，与自由空气中光子单位空气比释动能或中子单位注量对应的有效剂量值。

对于放射防护，有效剂量，有着划时代的重要意义。因为，通过有效剂量，无论剂量来自外

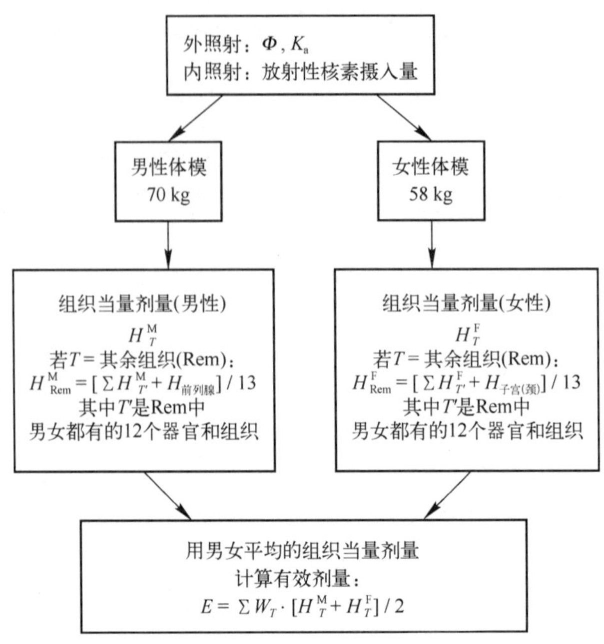

图 2-18　计算有效剂量的程序和公式

照射、内照射、全身照射抑或局部照射，都可以在同一个基础上实现相加。也因如此，有效剂量，已成为低剂量率、小剂量照射情况下，评估照射水平、控制健康危害的重要指标。

有效剂量，主要，也是最基本的用途是，论证照射情况是否遵循放射防护标准。

不容忽视的是，计算有效剂量的基础，是男女两性参考人组织当量剂量的平均值（见图 2-18），计算中用到的辐射权重因子、组织权重因子，又是很宽范围内相关因素的平均值。有效剂量，侧重的是照射情况，针对的是，具有平均体格特征的参考人；有效剂量计算，并未计入具体个人的自身特征（例如，年龄、性别、体重等等）。因此，有效剂量，不能贸然用于特定个体的危险估计。

表 2-25　各种照射条件下，宽束单能光子入射到成人拟人体模时，与自由空气中单位空气比释动能对应的有效剂量

光子能量 /MeV	E/K_a/(Sv/Gy)					
	AP	PA	RLAT	LLAT	ROT	ISO
0.010	0.006 53	0.002 48	0.001 72	0.001 72	0.032 6	0.002 71
0.015	0.040 2	0.005 86	0.005 49	0.005 49	0.015 3	0.012 3
0.020	0.122	0.018 1	0.015 1	0.015 5	0.046 2	0.036 2
0.030	0.416	0.128	0.0782	0.0904	0.191	0.143
0.040	0.788	0.370	0.205	0.241	0.426	0.362
0.050	1.106	0.640	0.345	0.405	0.661	0.511
0.060	1.308	0.846	0.455	0.528	0.828	0.642
0.070	1.407	0.966	0.522	0.598	0.924	0.72

续表

光子能量/MeV	E/K_a/(Sv/Gy)					
	AP	PA	RLAT	LLAT	ROT	ISO
0.080	1.433	1.019	0.554	0.628	0.961	0.749
0.100	1.394	1.030	0.571	0.641	0.960	0.748
0.150	1.256	0.959	0.551	0.620	0.892	0.700
0.200	1.173	0.915	0.549	0.615	0.854	0.679
0.300	1.093	0.880	0.557	0.615	0.824	0.664
0.400	1.056	0.871	0.570	0.623	0.814	0.667
0.500	1.036	0.869	0.585	0.635	0.812	0.675
0.600	1.024	0.870	0.600	0.647	0.814	0.684
0.800	1.010	0.875	0.628	0.670	0.821	0.703
1.000	1.003	0.880	0.651	0.691	0.831	0.719
2.000	0.992	0.901	0.728	0.757	0.871	0.774
4.000	0.993	0.918	0.796	0.813	0.909	0.824
6.000	0.993	0.924	0.827	0.836	0.925	0.846
8.000	0.991	0.927	0.846	0.850	0.934	0.859
10.000	0.990	0.929	0.860	0.859	0.941	0.868

表 2-26 单能中子以各种几何条件入射到成年拟人人体时，与每单位中子注量对应的有效剂量 E/Φ

能量/MeV	$(E/\Phi)/(\text{pSv}\cdot\text{cm}^2)$						能量/MeV	$(E/\Phi)/(\text{pSv}\cdot\text{cm}^2)$					
	AP	PA	RLAT	LLAT	ROT	ISO		AP	PA	RLAT	LLAT	ROT	ISO
1.0×10^{-9}	5.24	3.52	1.36	1.68	2.99	2.40	5.0×10^{-1}	188	103	46.8	53.2	99.4	75.0
1.0×10^{-8}	6.55	4.39	1.70	2.04	3.72	2.89	7.0×10^{-1}	231	124	58.3	66.6	123	92.8
2.5×10^{-8}	7.60	5.16	1.99	2.31	4.40	3.30	9.0×10^{-1}	267	144	69.1	79.6	144	108
1.0×10^{-7}	9.95	6.77	2.58	2.86	5.75	4.13	1.0×10^{0}	282	154	74.5	86.0	154	116
2.0×10^{-7}	11.2	7.63	2.92	3.21	6.43	4.59	1.2×10^{0}	310	175	85.8	99.8	173	130
5.0×10^{-7}	12.8	8.76	3.35	3.72	7.27	5.20	2.0×10^{0}	383	247	129	153	234	178
1.0×10^{-6}	13.8	9.55	3.67	4.12	7.84	5.63	3.0×10^{0}	432	308	171	195	283	220
2.0×10^{-6}	14.5	10.2	3.89	4.39	8.31	5.96	4.0×10^{0}	458	345	198	224	315	250
5.0×10^{-6}	15.0	10.7	4.08	4.66	8.72	6.28	5.0×10^{0}	474	366	217	244	335	272
1.0×10^{-5}	15.1	11.0	4.16	4.80	8.90	6.44	6.0×10^{0}	483	380	232	253	348	282
2.0×10^{-5}	15.1	11.1	4.20	4.89	8.92	6.51	7.0×10^{0}	490	391	244	261	358	290
5.0×10^{-5}	14.8	11.1	4.19	4.95	8.82	6.61	8.0×10^{0}	494	399	253	274	366	297
1.0×10^{-4}	14.6	11.0	4.15	4.95	8.69	6.45	9.0×10^{0}	497	406	261	285	373	303
2.0×10^{-4}	14.4	10.9	4.10	4.92	8.56	6.32	1.0×10^{1}	499	412	268	294	378	309
5.0×10^{-4}	14.2	10.7	4.03	4.86	8.40	6.14	1.2×10^{1}	499	422	278	302	385	322
1.0×10^{-3}	14.2	10.7	4.00	4.84	8.34	6.04	1.4×10^{1}	496	429	286	315	390	333

续表

能量/MeV	(E/Φ)/(pSv·cm²) AP	PA	RLAT	LLAT	ROT	ISO	能量/MeV	(E/Φ)/(pSv·cm²) AP	PA	RLAT	LLAT	ROT	ISO
2.0×10^{-3}	14.4	10.8	4.00	4.87	8.39	6.05	1.5×10^{1}	494	431	290	324	391	338
5.0×10^{-3}	15.7	11.6	4.29	5.25	9.06	6.52	1.6×10^{1}	491	433	293	328	393	342
1.0×10^{-2}	18.3	13.5	5.02	6.14	10.6	7.70	1.8×10^{1}	486	435	299	331	394	345
2.0×10^{-2}	23.8	17.3	6.48	7.95	13.8	10.2	2.0×10^{1}	480	436	305	335	395	434
3.0×10^{-2}	29.0	21.0	7.95	9.74	16.9	12.7	3.0×10^{1}	458	437	324	338	395	na
5.0×10^{-2}	38.5	27.6	10.6	13.1	22.7	17.3	5.0×10^{1}	437	444	358	na[a]	404	na
7.0×10^{-2}	47.2	33.5	13.1	16.1	27.8	21.5	7.5×10^{1}	429	459	397	na	422	na
1.0×10^{-1}	59.8	41.3	16.4	20.1	34.8	27.2	1.0×10^{2}	429	477	433	na	443	na
1.5×10^{-1}	80.2	52.2	21.2	25.5	45.4	35.2	1.3×10^{2}	432	495	467	na	465	na
2.0×10^{-1}	99.0	61.5	25.6	30.3	54.8	42.4	1.5×10^{2}	438	514	501	na	489	na
3.0×10^{-1}	133	77.1	38.6	38.6	71.6	54.7	1.8×10^{2}	445	535	542	na	517	na

如果受到的照射，已经逼近，甚至超过剂量限值，为估计可能的危险，作出重要的决断，需根据明确的照射场景、具体的个体特征，计算相关的器官、组织剂量。

辐射事故情况下，如果出现组织反应，绝不能依据有效剂量，评估效应程度、拟定必要行动。此时，必须估计：组织反应所在的那些器官、组织的吸收剂量；如果该吸收剂量是由高LET辐射引起的，则要用，与组织反应对应的RBE，对剂量计权，即计算：RBE · D。这里，RBE不仅依赖粒子的类型和能量，而且与照射当时剂量的分布有关。表2-27则是不同剂量范围内，不同能量中子及重带电粒子的，关于组织反应的RBE值。

尤需指出的是，辐射危害的流行病学调查中，随访对象的受照水平，切不用有效剂量，此类情况下，必须考虑特定器官、组织的吸收剂量。

表 2-27　高LET辐射组织反应的RBE值范围(ICRP 58)

辐　射	RBE 单次照射	分次照射	$RBE_{最大}$
中子：			
1～5 MeV	2～4	4～8	4～12
5～50 MeV	1～3	2～5	3～10
重离子(C、Ne、Ar)：			
	1～3	1～4	2～5

五、待积量，$H_T(\tau)$和$E(\tau)$

内照射情况下，任一时刻器官、组织的当量剂量率$\dot{H}_T(t)$，与器官、组织内所含放射性核素的数量呈正比。单次摄入后，器官、组织内放射性核素的数量，会因核素的物理衰变、人体的生理代谢而减少，所以，器官、组织的当量剂量率也因时间的推延而降低(见图 2-19)。

为评价内照射危害，需了解：一段时间内放射性核素对器官或组织产生的累积剂量，于是提出“待积量”概念。

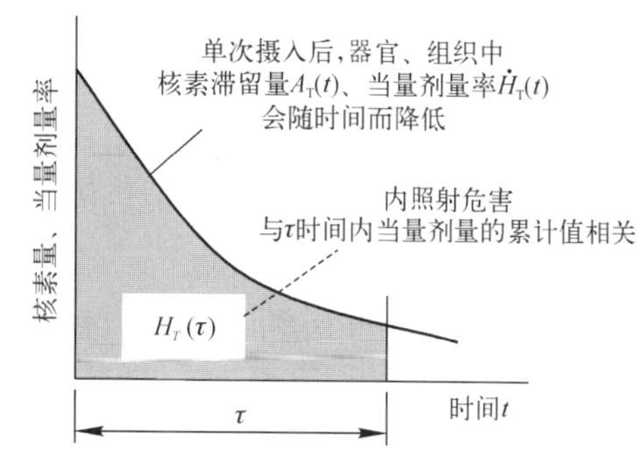

图 2-19 器官组织的当量剂量随时间的推延而降低

器官、组织的待积当量剂量(committed equivalent dose)$H_T(\tau)$是，单次摄入放射性核素后，τ 时间内，器官、组织 T 当量剂量的累计值

$$H_T(\tau) = \int_{t_0}^{t_0+\tau} \dot{H}_T(t) \cdot \mathrm{d}t \qquad (2.92)$$

式中，$\dot{H}_T(t)$是，t_0 时刻摄入放射性核素，在此后的 t 时刻，对器官、组织 T 所致的当量剂量率；剂量的累计时间 τ 取，对成人 50 年、儿童 70 年。

待积有效剂量(committed effective dose)$E(\tau)$是，

经组织权重因子 w_T 计权修正后，受照人体相关器官、组织的待积当量剂量值的总和

$$E(\tau) = \sum w_T \cdot H_T(\tau) \qquad (2.93)$$

内照射情况下，人体蒙受的随机性健康危害的程度，与待积有效剂量成正比。

待积量的单位，依然是：Sv。

六、集体量，S_T和 S_E

以上论及的放射防护量，都是与受照个体关联的。

辐射实践(radiation practice)系指，使人类受照水平额外增加的社会活动；例如：核武器制造、原子能发电、放射性同位素的生产和应用，等等。

放射防护的任务，不仅在于保护个人，还要减少、优化辐射实践涉及的职业人员、公众成员受到的照射；力求从社会、经济角度言，使：放射防护的收益，与为之付出的代价恰如其分，正好相抵，成为最佳组合，即所谓：“防护的最优化(optimisation of protection)”。

为评估特定辐射实践对受照群体造成的影响，便于放射防护的代价—利益分析，作为防护最优化的工具，放射防护领域引用了“集体量”。

对于同一辐射实践，由于所地理置不同、生活习惯差异，受照群体中，不同个体未必都会受到相同水平的照射。例如，特定 Δt 时间内，受照群体中，有效剂量介于 E 至 $E+\mathrm{d}E$ 的个体人数是 $\mathrm{d}N/\mathrm{d}E$，则相关时间内群体的集体有效剂量(collective effective dose)$S_E(E_1, E_2; \Delta t)$定义为

$$S_E(E_1, E_2; \Delta t) = \int_{E_1}^{E_2} E \cdot (\mathrm{d}N/\mathrm{d}E) \cdot \mathrm{d}E \qquad (2.94)$$

式中，E_1，E_2是集体剂量累加的剂量范围。需注意，计算中，剂量累加的下限 E_1，不得低于 10 μSv/a。

Δt 时间内，有效剂量处于 $E_1 \sim E_2$ 剂量段的人数为

$$N(E_1,E_2;\Delta t)=\int_{E_1}^{E_2}(\mathrm{d}N/\mathrm{d}E)\cdot\mathrm{d}E \tag{2.95}$$

不难看出，集体剂量，其实是受照群体中，以人数计权后，个体剂量的总和。

集体剂量的单位是：man · Sv。

应该强调，给出集体剂量数值时，必须同时说明：相关的辐射实践、涉及的时间范围 Δt 和该时间范围内群体的人数 N。

由于拟取的防护措施、需投入的防护资金，取决于：个体的受照水平。所以，给出集体剂量时，还宜提供：集体剂量按受照水平、地域、人数乃至性别的分布。

因为小人群大剂量、大人群小剂量，可能对应相同的集体剂量值，所以，为有效识别、保护受到高水平照射的人群，给出集体量的同时，还宜给出：各个剂量、时间、年龄、地域段甚至每个性别的人均剂量。例如，Δt 时间内，有效剂量处于 $E_1\sim E_2$ 剂量段的人均有效剂量（effective dose of per capitation）$\overline{E}(E_1,E_2;\Delta t)$为

$$\overline{E}(E_1,E_2;\Delta t)=\left[\int_{E_1}^{E_2}E\cdot(\mathrm{d}N/\mathrm{d}E)\cdot\mathrm{d}E\right]/N(E_1,E_2;\Delta t) \tag{2.96}$$

以上，如果累加的对象，不是有效剂量 E，而是器官、组织 T 的当量剂量，则由式(2.94)、(2.96)得到的分别是相关剂量段内的集体当量剂量 S_T和人均的当量剂量 $\overline{H}_T$。

七、剂量负担，$H_{c,T}$和 E_c

释入环境的放射性废弃物，可能经吸入、食入、外照途径，造成对人的照射。

环境污染的放射性水平，会因放射性核素衰变、环境介质的稀释而降低。环境污染对受照个体所致剂量率，也因污染的水平降低而减小。

为评价当今的实践，在以后产生的辐射影响，放射防护引用了“负担量（commitment quantities）”。

（一） 器官当量剂量负担 $H_{c,T}$、有效剂量负担 E_c

器官当量剂量负担（organ equivalent dose commitment）$H_{c,T}$，有效剂量负担（effective dose commitment）E_c分别是：

因特定辐射实践造成的人均器官当量剂量率 $\dot{H}_T(t)$或人均有效剂量率 $\dot{E}(t)$在无限长时间内的积分值：

$$H_{c,T}=\int_0^{\infty}\dot{H}_T(t)\cdot\mathrm{d}t \tag{2.97}$$

$$E_c=\int_0^{\infty}\dot{E}(t)\cdot\mathrm{d}t \tag{2.98}$$

负担量的单位，是：Sv。

（二） 截尾的器官当量剂量负担 $H_{c,T}(\tau)$、截尾的有效剂量负担 $E_c(\tau)$

环境辐射影响评价中，更有实用价值的是：截尾的当量剂量负担（truncated equivalent dose commitment）$H_{c,T}(\tau)$和截尾的有效剂量负担（truncated effective dose commitment）$E_c(\tau)$，它们分别是：

因特定辐射实践造成的人均当量剂量率 $\dot{H}_T(t)$或人均有效剂量率 $\dot{E}(t)$，截止到某一时刻 τ 的积分值

$$H_{c,T}(\tau) = \int_0^\tau \dot{H}_T(t) \cdot \mathrm{d}t \tag{2.99}$$

$$E_c(\tau) = \int_0^\tau \dot{E}(t) \cdot \mathrm{d}t \tag{2.100}$$

(三)单位实践的截尾当量剂量负担 $h_{c,T}(\tau)$、截尾有效剂量负担 $e_c(\tau)$

所谓“单位实践”,意指:归一化的实践规模。例如:一百万吨 TNT 爆炸威力的核武器试验(间歇发生的分立事件),或者 1 GWa① 的核电生产(连续不断的生产活动),等等。

对于持续不断的生产活动,在辐射环境影响评价中,单位实践的剂量负担有着如下潜在意义:

(1)截止到 τ 年为止的单位实践的截尾剂量负担 $h_{c,T}(\tau)$或 $e_c(\tau)$可以预示:

1)实践以恒定规模持续到第 τ 年[图 2-20(b)和(c)分别示出持续到第 2 年和第 3 年],相关人群在第 τ 年受到的年剂量的人均值;

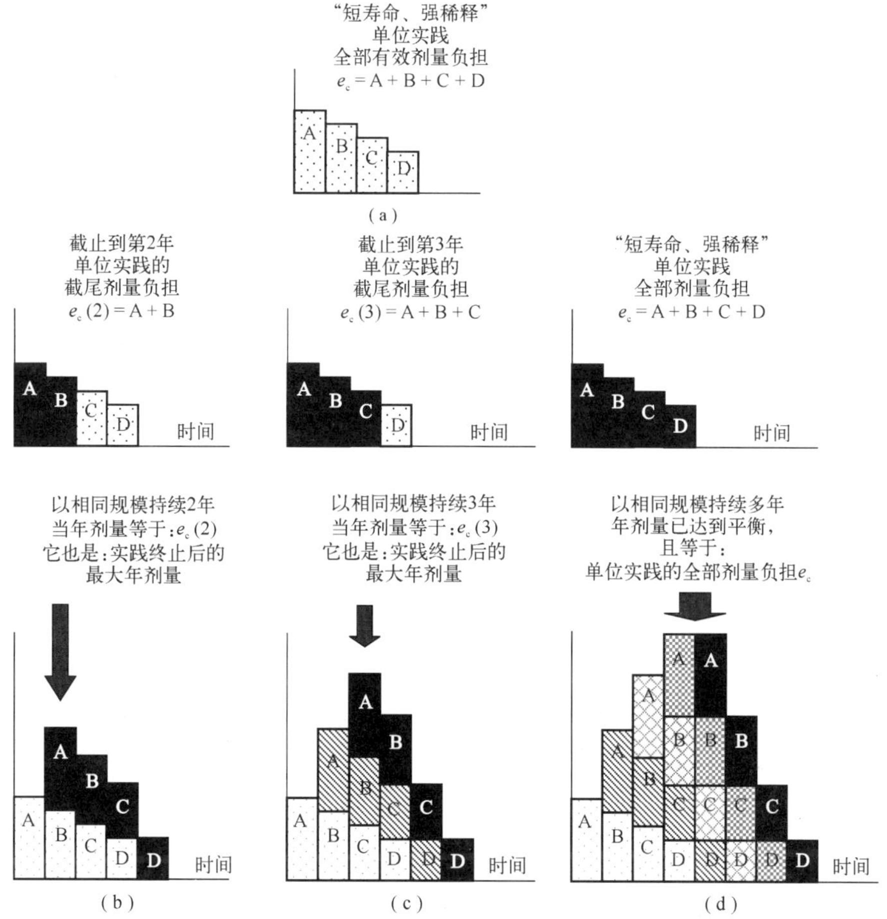

图 2-20　截尾剂量负担在辐射环境影响评价中的潜在意义

① 1 GWa=1×10^9(J/s)×1(a)×3.15×10^7(s/a)=31.5 PJ。

2)实践以恒定规模持续到第 τ 年终止，相关人群受到的人均年剂量的最大值；

(2)如果实践向环境释放的物质，放射性半衰期不很长，环境介质对它们的稀释能力又很强，即所谓："短寿命、强稀释"，则与单位实践相应的全部剂量负担，要不了很长时间(例如，n 年，图 2-20 中显示 4 年)就能完全地实现。于是，"短寿命、强稀释"情况下，单位实践的全部剂量负担可以预示：实践以恒定规模持续运行 n 年后，相关人群受到的人均年剂量的平衡值[图 2-20 中的(d)]。

不过，"长寿命、弱稀释"情况下，如：核武器试验、核能发电向环境释放的碳-14(半衰期 5 730 a)，单位实践要实现全部的剂量负担，也许需要上万年的时间。

参考文献

1 ICRU(1998). ICRU Report 60: Fundamental Quantities and Units for Ionizing Radiation

2 Kellerer, A M, Hahn, K and Rossi H H Intermediate Dosimetric Quntities, Rad. Res. 130, 15～25, 1992

3 Kase, K R , Bjärngard, B E. and Attix, F H. The Dosimetric of Ionizing Radiation. Academic Press, INC, 1985

4 Greening, J R. Fundamentals of Radiation Dosimetry, Adam Hilger Ltd, 1985

5 ICRP(1991). ICRP Publication 60, Recommedations of the ICRP, 1990

6 ICRP(1996). ICRP Publication 74, Convertion Coefficients for Use Radiological Protection against External Radiation

第三章 放射性核素的放射化学

第一节 概 述

迄今为止，已发现117种元素，共2 800余种核素，这些核素中仅有279种是稳定的，其余都是放射性的。它们中仅有少部分属天然放射性核素(其中有9种天然放射性元素)是由长半衰期核素的衰变或自发裂变产生的，也有宇宙射线与地表物质产生核反应后的产物；大部分是人造放射性核素。放射性核素由于其自身的特点，使得它们在许多方面具有不同于常量稳定物质的性质。现对放射性核素的特点、行为及性质作一简单介绍，以利于操作、使用和分析放射性核素，并能在事故情况下，有效防护和减少放射性核素造成的损伤。

一、基本概念

1. 放射性核素(radionuclide)

具有放射性且处于一定能级的、质子数和中子数相同的同一类原子的总称。如$^{99}Tc^{m}$，^{99}Tc和^{226}Ra等就是不同的放射性核素。

2. 放射性元素(radioactive element)

该元素所有同位素皆为放射性的元素称为放射性元素。在整个自然界只有9种天然放射性元素，它们是$_{84}Po$，$_{85}At$，$_{86}Rn$，$_{87}Fr$，$_{88}Ra$，$_{89}Ac$，$_{90}Th$，$_{91}Pa$和$_{92}U$，其中U和Th的半衰期与地球的年龄相当；其他的放射性元素是人造的放射性元素，它们是$_{43}Tc$，$_{61}Pm$和原子序数大于92的元素。

3. 载体及反载体(carrier and re-carrier)

能从溶液中载带微量放射性核素的常量物质称为载体。作为载体的物质必须和被载带的放射性物质具有相同的或相似的化学行为，最终能与放射性物质一起被分离出来。载体有两类：一类是放射性核素的稳定同位素，称为同位素载体，如^{127}I作为^{131}I的载体；另一类是放射性核素的化学类似物，称为非同位素载体，如镭没有稳定同位素，可用稳定的钡作为镭的载体。载体有两大功能：一是减少放射性核素在固体表面的吸附损失；二是用来计算放射性核素的化学回收率。

在放射性物质分离体系中，除被分离的放射性核素外，往往还同时存在多种放射性杂质核素。为了减少分离过程对这些放射性杂质核素的载带，在加入欲分离核素的载体之外，还加入放射性杂质核素的稳定同位素或化学类似物，以减少它们对被分离核素的污染，这些放射性杂质核素的稳定同位素或化学类似物即起反载带作用，被称为反载体。例如，从^{90}Sr-^{90}Y中分离^{90}Y时，往溶液中加入少量稳定的锶，可减少^{90}Sr对^{90}Y的污染，这里所加入的稳定锶就是反载体。

放射性核素在机体内的代谢情况，受其载体的影响很大。例如，正常人口服^{131}I之前服用稳定性KI 200 mg，几乎可阻止^{131}I在甲状腺的蓄积。在化合物标记时，常常用无载体的放射性核素进行标记，以期得到比活度较高的标记化合物。无载体放射性核素是指放射性核素产品中稳定核素(指放射性核素的稳定同位素或其化学类似物)的量用现有的分析方法检测不出来或对所研究的体系不发生影响。

4. 放射性纯度(radioactive purity)

放射性纯度是指在含有某种特定放射性核素的物质中，该核素及其短寿命子体的放射性活度占物质中总的放射性活度的比值。显然，产品的放射性纯度只与其中放射性杂质的量有关，而与非放射性物质的量无关。例如，^{89}Sr β^-(以下简写 β)放射体的放射性纯度大于 98%，即指^{89}Sr 的活度占物质中总 β 活度的 98%以上，其余 β 为放射性杂质的活度小于 2%。医用放射性核素的制品应有很高的放射性纯度，如医用^{131}I-NaI 溶液，其放射性纯度应大于99.9%。

5. 放射化学纯度(radiochemical purity)

简称放化纯度，指在一种放射性样品中，以某种特定的化学形态存在的放射性核素占该放射性核素的百分含量，与稳定核素和其他放射性核素无关。例如医用的 $Na^{131}I$ 注射液中，^{131}I 除了以需要的 I^- 化学形态存在外，还可能有 I_2，IO_3^- 及 IO_4^- 等多种化学形态存在，而该医用注射液标明放射化学纯度≥98%，即表示注射液中以 I^- 形态存在的放射性^{131}I 占该放射性核素总量的 98%以上，而以 I_2，IO_3^- 及 IO_4^- 等形态存在的^{131}I 放射性核素仅占 2%以下。广言之，化合物的化学形态还指化合物的不同旋光构型和标记位置，例如放射性核素标记的 L－蛋氨酸就是放射性核素标记的 D-蛋氨酸的一种放化杂质。同样地，2-^{14}C-L-蛋氨酸就是 1-^{14}C-L-蛋氨酸标记化合物的放化杂物。

6. 放射性比活度(specific radioactivity)

放射性比活度简称比活度(S)，是指单位质量的某种固体物质的放射性活度，即

$$S = \frac{A}{m_A + m} \tag{3.1}$$

式中，A、m_A 分别是固体物质中某一种(类)放射性核素的活度和质量，m 是固体物质中稳定核素的质量，比活度常用单位为 $Bq \cdot kg^{-1}$ 或 $Bq \cdot mol^{-1}$。

通常情况下，m 远远大于 m_A，则

$$S \approx A/m \tag{3.2}$$

对于无载体的放射性核素来讲，$m=0$，此时 S 为 A/m_A，达最大值 S_0，它是该放射性核素的一个特征常数。具体数据可参见有关专业书籍。

7. 放射性浓度(radioactive concentration)

放射性浓度是指单位容积的物质所具有的放射性活度，即

$$C = \frac{A}{V} \tag{3.3}$$

式中，A 为放射性活度，V 为溶液或气体体积。液体中放射性浓度常用的单位是 Bq/mL 或 Bq/L，而气体中放射性浓度常用的单位是 $Bq \cdot m^{-3}$。

8. 同位素交换(isotope exchange)

在放射性核素分离过程，为了使载体充分有效地载带欲分离的放射性核素，应使载体核素与被载带的欲分离的放射性核素具有完全相同的化学状态。经过化学分离后，载体的化学回收率才能够代替欲载带的放射性核素的化学回收率。但是，欲分离放射性核素在溶液中的化学状态往往有多种，而放射性核素发出的射线引起的辐射化学效应也会导致放射性核素的化

学状态的变化。因此分离之前,可通过氧化还原方法使体系中的载体与欲分离的放射性核素处于相同的化学状态。

二、放射化学分离中常用的指标

1. 分配系数(distribution coefficient, D)

某一物质 M 在互不相溶两相中达到平衡时,它在两相中的表观浓度之比称为分配系数,用 D 来表示

$$D=\frac{[\mathrm{M}]_{\mathrm{I}}}{[\mathrm{M}]_{\mathrm{II}}} \tag{3.4}$$

式中,$[\mathrm{M}]_{\mathrm{I}}$ 和 $[\mathrm{M}]_{\mathrm{II}}$ 分别为 M 在相(Ⅰ)和相(Ⅱ)中的平衡浓度。

2. 分离系数(separation coefficient, α)

分离系数是指物料中两种物质经过某一分离过程后分别在不相溶的两相中相对含量之比,它表示两种物质经过分离操作之后所达到的相互分离的程度

$$\alpha=\frac{[\mathrm{A}]_{\mathrm{I}}/[\mathrm{A}]_{\mathrm{II}}}{[\mathrm{B}]_{\mathrm{I}}/[\mathrm{B}]_{\mathrm{II}}}=\frac{D_{\mathrm{A}}}{D_{\mathrm{B}}} \tag{3.5}$$

式中,$[\mathrm{A}]_{\mathrm{I}}$、$[\mathrm{B}]_{\mathrm{I}}$ 分别表示 A、B 两种物质在相(Ⅰ)中的平衡浓度;$[\mathrm{A}]_{\mathrm{II}}$,$[\mathrm{B}]_{\mathrm{II}}$ 分别表示 A、B 在另一相(Ⅱ)中的平衡浓度;D_{A} 和 D_{B} 分别表示 A、B 物质在Ⅰ,Ⅱ两相中的分配系数。

α 越大于 1 或越小于 1,表示 A,B 两种物质越容易分离。若 $\alpha=1$,则表示 A、B 两种物质在此条件下无法分离。

3. 化学回收率(chemical yield, Y)

化学回收率是衡量分离过程对欲分离核素回收效率的指标,它可用下式描述

$$Y=\frac{\text{制品中欲分离核素的总量}}{\text{原始物料中欲分离核素的总量}}\times 100\%=\frac{A}{A_0}\times 100\% \tag{3.6}$$

式中,A_0,A 分别为原始物料和制品中欲分离核素的活度。

在放射性核素分离测定中,化学回收率主要用于对欲分离放射性核素在分离过程中的丢失量进行校正。因此,一般对化学回收率的要求首先是数值必须稳定,其次是要求 Y 值尽量高,一般应不低于 50%。Y 值愈高,对提高测定方法的检测限愈有利。

化学回收率的测定可通过以下三种方式进行:一是在载体存在下通过重量法求得;二是条件实验法;三是放射性示踪法。

(1) 重量法　当有载体存在下,制品中载体的量与料液中载体的量的比值就是载体的化学回收率。要使载体的化学回收率真正反映欲分离放射性核素的化学回收率的水平,应使载体与被载带的放射性核素处于同一化学状态,同位素交换完全。另外,重量法测定化学回收率还应注意称量的沉淀组成应固定;若样品本身存在载体时,化学回收率计算时应予以考虑。

(2) 条件实验法　在实验开始前,用已知量的同种放射性核素或其载体,按照同样的分析程序进行分析,计算出化学回收率,作为正式实验中欲分离的放射性核素的化学回收率。

(3) 放射性示踪法　用与欲分离放射性核素不同辐射类型的一定活度的放射性同位素作示踪剂,由于它们互为同位素,且测量互不干扰,示踪剂的在制品和料液中的活度的比值可代表欲分离放射性核素的化学回收率。如用 $^{85}\mathrm{Sr}$ 测定 $^{90}\mathrm{Sr}$ 的化学回收率。

4. 净化系数(decontamination factor, DF)

净化系数又称去污系数或去污因子,它是衡量分离过程对某种放射性杂质干扰去除程度

的一种指标。可用下式表述

$$DF = \frac{原始物料中某种放射性杂质的总量/原始物料中欲分离核素的总量}{制品中某种放射性杂质的总量/制品中欲分离核素的总量} \tag{3.7}$$

对各种干扰测定的放射性杂质的净化系数愈高，则测定的欲分离核素放射性活度值就愈可靠。一般要求 $DF>10^3$ 以上。

第二节　放射性核素的特点与行为

一、放射性核素的特点

放射性核素具有以下三个特点。

1. 放射性

放射性核素具有放射性，这是它不同于其他物质最重要、最根本的特点。它给科学研究提供了特殊的优点，但也带来了一些弊端。

第一个优点是使研究方法的灵敏度大大提高。这是因为对放射性核素的行为和变化过程的研究、观察可通过放射性的测量来进行，而放射性测量是非常灵敏的。例如，在普通的化学分析中，重量法和容量法的灵敏度仅为 $10^{-5}\sim10^{-4}$ g，发射光谱法为 $10^{-9}\sim10^{-8}$ g，即使是灵敏度很高的原子吸收光谱法，也只能达到 $10^{-11}\sim10^{-9}$ g，而用放射性测量法可鉴定出几十个甚至几个原子(约 10^{-22} g)。第二个优点是示踪。通过对放射性的“跟踪”，可对放射性核素及其化合物在整个运动过程中的每个阶段进行研究和观察。

但另一方面，放射性会对工作人员产生辐射损伤。因此，在放射性核素操作中必须考虑辐射防护问题。工作人员应根据放射性核素射线的种类和能量以及活度等情况，在不同防护级别的放射性实验室中进行操作。同时，还必须严格遵守辐射防护的有关规定，在注意外照射防护的同时，还应注意内照射防护，以确保工作人员安全，并尽量减少因放射性物质的散逸而造成对环境的污染。此外，放射性核素发出的射线还会对所研究的体系产生一系列特殊的物理化学效应，如辐射分解、辐射自氧化还原、辐射催化、发热效应等，使研究体系更加复杂化。这在研究放射性活度较高的物质时必须考虑。

2. 不稳定性

即使外界条件不变，放射性核素也会因不断地发出射线而衰变成新的核素(衰变子体)，因而其组成和总量是不断变化的。例如，医用放射性核素 ^{131}I，它总是在不断地放出 β^- 射线和 γ 射线，衰变成稳定核素 ^{131}Xe，经过一个半衰期(8.04 d)，其含量就减少一半。所以，在临床应用 ^{131}I 的标记化合物时，必须随时计算或测量其实际含量；在分析环境中 ^{131}I 含量时，应考虑 ^{131}I 从采样到测量时间内的衰变，并予以校正。由于放射性核素不断地衰变成新的核素，因此在研究过程中往往还要考虑到衰变子体对分析测量可能带来的影响。

有些放射性核素由于自身发出的射线会产生辐射化学效应，使得它们的化学状态会发生变化，这一点在化学分离过程中应予以注意。如 $^{239}Pu^{4+}$ 放置一段时间，由于辐射化学效应，会形成 +3～+6 四种价态的钚。同时，放射性核素易从化合物中脱落或发生转移，这在研究过程中也需要考虑。

放射性物质的不稳定性给其分析带来了不少困难，使放射性核素的制备、分离、纯化和鉴定工作复杂化。尤其是在处理短寿命的放射性核素时，必须考虑时间因素。否则，时间一过，放射性物质的量会大大减少，甚至会因放射性活度太低而难以测定。在放射性核素的测量中，当其衰变子体也具有放射性，特别是与母体的射线种类相同时，还必须对子体的放射性进行校正，这样才能获得准确的结果。

3. 低浓和微量

在环境分析及化合物标记过程中，放射性核素处于低浓和微量甚至是超微量的范围内，这也是放射性核素的一个特点。例如，人尿中钚的浓度仅为 10^{-14} g·L^{-1}，海水样品中 ^{90}Sr 的浓度一般只有 10^{-15} g·L^{-1}。生命科学和医学上常用的一些放射性核素的单位活度的质量列于表 3-1 中，从表中可以看出生命科学和医学上使用的放射性核素的物质量是很小的。因此在放射性核素分析过程中，应采取适当措施减少放射性核素在分析操作过程中的损失。

表 3-1 常用的一些放射性核素的单位活度的质量

放射性核素	半衰期	每 GBq 活度放射性核素的质量/g
$^{99}Tc^{m}$	6.02 h	5.16×10^{-9}
^{90}Y	64.2 h	4.92×10^{-8}
^{131}I	8.04 d	2.18×10^{-7}
^{125}I	60.2 d	1.55×10^{-6}

二、放射性核素在不同介质条件下的行为

放射性核素常常是微量的，处于低浓状态下的放射性核素，会表现出一些不同于常量物质的行为，容易发生吸附、共沉淀现象，并容易形成胶体。

1. 吸附现象

放射性核素的吸附现象通常是指放射性核素从液相或气相转移至固体表面的过程。吸附有物理作用，也有化学作用。吸附是一个放热反应。物理吸附是由范德华力引起的，可以多层吸附，放热少，选择性较差。而化学吸附是通过化学键力引起的，单层吸附，放热多，选择性较高。

(1) 溶液中放射性核素的吸附

许多固体物质，如玻璃、不锈钢、塑料、滤纸和纤维等，均能吸附溶液中的放射性核素，这在低浓放射性样品溶液的贮存和化学操作过程中必须引起高度重视。影响固体物质吸附溶液中放射性核素的因素很多，如固体物质的种类和表面特性，放射性核素的性质和浓度，溶液的 pH 值和其他组分的含量等因素。一般用于分离操作的材料，其吸附能力有如下顺序：玻璃＞钢＞石英＞聚乙烯＞聚丙烯＞聚四氟乙烯。下面以实验室常常用到的器皿——玻璃为例，简单介绍一下吸附的特点：

① 玻璃吸附放射性核素具有可逆性。玻璃主要成分是硅酸盐，玻璃器皿的内壁硅酸盐的阳离子可与溶液中金属放射性核素阳离子和 H^+ 发生交换，从而发生化学吸附。而吸附上去的放射性核素阳离子也可被其他稳定核素的阳离子置换下来。

② 放射性核素的吸附与溶液的 pH 值有关。

a. 不易发生水解的放射性核素阳离子的吸附量随 pH 值增大而增加，如 $^{226}Ra^{2+}$。

b. 易发生水解的放射性核素阳离子的吸附量随 pH 值增大而达到极大值，如 $^{232}Th^{4+}$。

③ 放射性核素阴离子的吸附是由范德华力引起的，吸附量很少，如 $^{131}I^-$。

④ 吸附还与溶液中其他组分有关。溶液中其他杂质离子和络合剂也影响放射性核素的吸附。

为了减少玻璃对微量放射性核素的吸附，通常可采用如下三种措施。

① 加载体　载体是与所研究的放射性核素的化学性质相同或相似的稳定核素，它的量远远大于放射性核素的量。在载体存在条件下，如果玻璃有吸附，那么吸附的绝大部分是稳定的载体，从而减少了放射性核素的吸附。当然玻璃吸附载体核素的量与加入的载体的量相比可以忽略不计。

② 提高溶液的酸度　在较高酸度下贮存或操作放射性溶液，不仅可大大减少玻璃的吸附，防止金属阳离子的水解，还可使已被玻璃表面吸附的放射性核素被 H^+ 置换下来，从而防止或减少放射性核素的吸附。但放射性碘样品贮存是个例外，因为 I^- 在酸性条件下，会被溶液中的氧化剂（如 O_2）氧化至 I_2，而 I_2 单质在水中溶解度较小，容易挥发，从而造成损失，因此用于放射性碘分析的水样应在中性或碱性条件下保存。

③ 硅烷化（silicification）处理　玻璃硅烷化处理后，硅烷类化合物可在玻璃表面形成一层疏水薄膜，从而减少玻璃对放射性核素的吸附。最常用的硅烷化试剂是二甲基二氯硅烷（DMCS）等。

滤纸也常常用来分离某些放射性核素，但它也是一种能强烈吸附某些放射性核素的吸附剂。在环境和生物样品的放射性监测中，就经常采用各种类型的滤纸（如普通纤维滤纸、活性炭滤纸和过氯乙烯超细纤维滤纸等）进行放射性核素的分离操作。因此，在放射性核素分离操作中，必须考虑滤纸的吸附对微量放射性核素损失的影响，一般在分离过程中不用它来去除放射性溶液中不溶的滤弃物，而主要用于过滤放射性沉淀物，以滤弃溶液或直接制源测量。例如，在分析测定 ^{131}I 时，就常以 ^{131}I-AgI 沉淀形式在滤纸上直接抽滤制源，再进行放射性测量。

（2）放射性气体的吸附

放射性气体也能在固体吸附剂上的吸附，常常利用这种性质进行放射性气体的浓集。如通过活性炭在常温下吸附氡，在 350 ℃条件下氡又可被解吸下来性质进行氡的浓集。这里的活性炭又称为吸附剂。影响放射性气体在吸附剂上吸附的因素有 3 种。

① 吸附剂的种类和性能　常用的吸附剂有活性炭、硅胶、活性氧化铝和分子筛。可以根据放射性气体的性质选择合适的吸附剂。吸附剂的性能与吸附剂比表面积和活性有关。吸附剂在使用前应进行洗涤和活化。

② 温度　吸附多为放热反应，低温有利于吸附，高温有利于解吸。

③ 放射性气体本身的性质和浓度

2. 共沉淀(coprecipitation)现象

放射性核素虽然其浓度很低，不能与沉淀剂单独一起形成沉淀，但可随常量物质一起生成沉淀，这种现象称为共沉淀现象。如生物样品的 ^{226}Ra 分析，$^{226}Ra^{2+}$ 不能与沉淀剂 SO_4^{2-} 形成 $RaSO_4$ 沉淀，但当体系中加入常量的钡作载体，^{226}Ra 就会随 $BaSO_4$ 一起生成沉淀，形成 $Ba(Ra)SO_4$ 共沉淀。

3. 放射性胶体(radiocolloid)和放射性气溶胶(radioaerosol)

（1）放射性胶体

放射性核素在低浓状态下易形成胶体和气溶胶，这是放射性核素研究中另一个值得注意的化学行为。当放射性物质以 1～100 nm 的粒径分散于液相（通常是水溶液）之中时，就形成放射性胶体溶液；当放射性物质以 1～10^5 nm 的粒径分散于气相（通常是空气）时，就形成放射性气溶胶。

放射性核素在低浓状态下容易形成放射性胶体，这一现象早在1912年就引起了人们的注意。大量研究工作表明，在浓度为$10^{-9}mol \cdot L^{-1}$的溶液中，钋、钍、钚、钇等许多元素都可以形成胶体。

溶液中放射性核素可以形成真胶体和假胶体。放射性核素由于其浓度太低，晶核无法继续长大而形成的胶体，称为真胶体。放射性核素吸附在杂质的胶粒上形成的胶体称为假胶体。胶体的形成既有有害的一面应加以防止和消除，又有有利的一面应加以利用。

在放射性核素分离操作过程中，应防止胶体生成。防止和消除胶体的常用方法：加酸或强电解质；加络合剂；加热；滤去杂质等。

有时也利用胶体来分离某些放射性核素和配制医用放射性扫描剂。

(2) 放射性气溶胶

放射性气溶胶的形成主要有以下几个途径：放射性物质的操作过程中形成；氡的子体；群体反冲现象引起；核爆和核事故引起。为了减少放射性气溶胶对人体的损伤，一般采用以下措施：尽量采用湿法操作；密闭存放和操作；加强通风；过滤等。

在放射医学特别是在环境和生物样品的放射性监测中，经常会遇到微量放射性核素形成放射性胶体溶液和放射性气溶胶的情况。掌握放射性胶体溶液和气溶胶的形成和消除的规律，对选择有利的实验条件，正确解释实验结果以及创造良好的实验环境，都是十分重要的。

第三节　放射化学分离方法

放射性核素通常总是与其母体、子体以及其他放射性核素或稳定核素共存，因而在放射性核素的分析和应用中，如核燃料的生产、核燃料的提取和回收、放射性核素和放射源的制备、放射性标记化合物及核药物的生产、环境和生物样品中放射性核素的测定等，首先遇到的是放射性物质的分离、富集和纯化问题。由于这些分离对象大都含量低，共存组分多，体系复杂，且具有放射性，这就对分离方法在浓集倍数、分离效率和分离速度等方面提出了特殊的要求。随着现代科学技术的发展，分离手段也愈来愈先进，现已建立许多快速、简便、高效和特异的新方法，但目前被广泛采用的仍然是沉淀法、溶剂萃取法、色谱法和电化学分离法等基本分离方法。

一、共沉淀法(coprecipitation method)

共沉淀法是放射化学中应用最早的一种分离方法，它在放射化学的发展过程中曾经起过重要的作用。由于此法存在分离效率差、化学收率低、废液量大、操作繁琐、生产工艺过程难于实现连续自动化等缺点，因此在工业规模的生产中，逐渐被溶剂萃取和色谱法等所取代。但共沉淀法具有方法和设备简单、对微量物质浓集系数高、可用于直接制源等优点，因此在环境和生物样品等放射性核素分析、废水处理等方面仍有着广泛的应用。

1. 基本原理

共沉淀法是利用微量物质能随常量物质一起生成沉淀的现象(即共沉淀现象)来进行分离、浓集和纯化微量物质一种方法。

共沉淀法按沉淀类型的不同可分为无机共沉淀法和有机共沉淀法两类。无机共沉淀法又可分为共结晶共沉淀法和吸附共沉淀法。共结晶共沉淀法的特点是选择性较高、分离效果较好，可用于微量放射性核素的分离；而吸附共沉淀法则具有可同时浓集多种放射性物质的特点，广泛用于放射性废水和污染饮水的净化及简单体系中放射性物质的分离，但其选择性差，因此不适用于复杂体系中多种放射性核素特别是化学性质相似的元素之间的分离。有机共沉淀法的机制不同于无机共沉淀法。因为有机化合物在离子半径、电荷密度及其分布等物理化学性质上与无机化合物很不相同。有机共沉淀的形成过程通常是先把溶液中的无机离子转化为疏水性的离子或化合物，然后再选择适当的有机化合物作载体将它们载带下来。

2. 共沉淀法的分离技术与条件选择

在共沉淀法中，要想获得较高的分离效果和回收率，其关键在于以下因素。

(1) 正确选择载体和沉淀剂

通常是根据欲分离核素的性质、分离体系的组成和分离净化的要求等条件来选择合适的载体和沉淀剂。就载体选择而言，一般应尽量选用同位素载体，如果欲分离的放射性核素没有稳定同位素，或者其稳定同位素的来源困难，则可选用非同位素载体。为了减少分离过程中放射性杂质对欲分离核素的污染，还必须加入反载体。例如，在分析水样中的微量^{90}Sr时，就先用稳定锶的可溶性盐类作载体，稳定铯的可溶性盐类作反载体，再用碳酸钠进行碳酸锶共沉淀，即可充分载带水样中的^{90}Sr，并减少溶液中^{137}Cs对^{90}Sr的沾污。载体的用量也要选择恰当。载体用量的多少应根据化学回收率的高低、放射性测量时射线自吸收的大小等因素决定。通常，一个样品的载体用量为 5～20 mg。至于反载体的用量，也以每个样品约 10 mg 为宜。对于沉淀剂的选择一般考虑以下几个因素：沉淀剂与载体生成的沉淀溶解度要小，以求对欲分离核素载带完全；对杂质的载带少，净化系数高；沉淀性能好，易于固液分离；有利于后续的分离操作和制源测量。为使沉淀完全，加入的沉淀剂往往是过量的，但也不能加得过多，有些过量的沉淀剂可能会导致生成易溶络合物而使效果适得其反。例如，选用草酸沉淀钇时，草酸根的离子浓度应控制好，条件合适时形成 $Y_2(C_2O_4)_3 \cdot 9H_2O$ 沉淀。如果 $C_2O_4^{2-}$ 离子浓度过量，草酸钇沉淀会与之形成络阴离子，沉淀溶解。

(2) 使载体与被载带核素同位素交换完全

在共沉淀法中，为了充分载带欲分离核素，应使载体核素与被载带的欲分离核素具有完全相同的化学状态。但是，欲分离核素在溶液中的化学状态往往难以预知，这是因为欲分离核素在溶液中常以多种价态存在，而射线对溶液的辐射化学作用也能导致价态的变化。因此在共沉淀之前，首先必须使溶液中的载体与欲分离核素处于相同的化学状态，同位素交换完全。对于有多种化学状态存在的放射性核素，常常是加入一种化学状态的载体，通过氧化还原方法，把多种化学状态的放射性核素和其载体调整到同一化学状态。例如，在分析环境样品中^{131}I时，环境样品的^{131}I可能以 I^-，I_2，IO_3^- 和 IO_4^- 等多种化学状态存在，若以 I^- 形式加入碘的载体，直接以 AgI 形式沉淀碘，这时稳定碘的化学回收率并不能代表样品中放射性碘的化学回收率。若使放射性碘和载体碘同位素交换完全，通常采用加强氧化剂（如次氯酸钠），在碱性条件下把所有各种化学状态的碘氧化到＋7 价，然后选用合适的还原剂（在酸性条件下用亚硝酸钠作还原剂）把＋7 价的碘还原至－1 价，再以 AgI 形式沉淀碘，这时稳定碘的化学回收率就能够代表样品中放射性碘的化学回收率。

(3) 提高共沉淀产物的纯度

① 加反载体或络合剂　事先加入一定量的各种放射性杂质的稳定同位素作反载体，可大大减少共沉淀对杂质的吸附量。利用络合剂与欲分离核素（包括载体核素）和杂质核素在络合能力上的差异，使杂质核素以络合物形式存在于溶液中，可提高共沉淀产物的纯度。在共沉淀法中，常用的络合剂有 H_3Cit，EDTA 和 DTPA 等。

② 控制溶液的酸度　在共沉淀法中，载体和被载带核素能否沉淀完全，载体化合物对微量核素吸附的强弱等都与溶液的酸度或 pH 值密切相关。尤其是在氢氧化物吸附共沉淀中，微量核素化合物的溶解度及载体化合物表面的带电性质，都与溶液的 pH 值有关。因此，控制溶液的 pH 值至关重要。此外，在确保沉淀完全的条件下，适当提高溶液的酸度，可防止某些放射性杂质因水解形成胶体而被沉淀吸附。对于一些不易水解的阳离子杂质，提高溶液酸度，可增加 H^+ 的竞争吸附，从而把那些被沉淀吸附的阳离子杂质置换出来。

③ 加热　因为吸附是一个放热反应，升高温度有利于减少吸附，特别是对于无定形共沉淀来讲，可显著提高共沉淀产物的纯度。例如，在用氢氧化物沉淀分离锶和钇时，常常是选用无 CO_2 的氨水(新鲜氨水)沉淀 Y^{3+}，形成 $Y(OH)_3$ 沉淀，然后加热煮沸，趁热过滤，从而减少 Sr^{2+} 在 $Y(OH)_3$ 沉淀表面的吸附，使锶和钇有效分离。

④ 改变氧化价态　在共沉淀过程中，许多无机或有机沉淀剂对不同氧化价态的离子往往具有不同的共沉淀行为，因此对于某些具有多种氧化价态的元素，可采用改变价态的方法来实现分离并减少对共沉淀的沾污。例如，在 Am 与 Cm 的分离中，选择合适的氧化剂，可将 Am^{3+} 氧化为 AmO_2^{2+}，而 Cm 维持在 +3 价，再用 LaF_3 选择性地载带 Cm^{3+}，即可使 Cm 与 Am 得到良好的分离。

⑤ 进行多次沉淀　把析出的沉淀溶解后再次沉淀，经过多次反复，可提高对放射性杂质的净化。但沉淀次数不宜过多，以免操作过繁，总回收率降低，一般以 2～3 次为宜。

⑥ 洗涤沉淀　将沉淀进行过滤或倾析分离之后，用含有沉淀剂的溶液或选择对杂质具有很强去污能力的试剂洗涤沉淀，可进一步去除沉淀表面所吸附的杂质，提高分离效果。洗涤剂的用量可根据沉淀量的多少来确定，一般不宜太多，洗涤次数也以 2～3 次为宜。

3. 共沉淀法的应用

共沉淀法是目前分离和浓集微量放射性物质的常用方法之一，特别是在环境和生物样品的放射化学分析中有着广泛的应用。例如在测定环境和生物样品的 ^{60}Co 时，常用稳定钴作载体，亚硝酸钾作沉淀剂，生成亚硝酸钴钾沉淀，以载带、浓集样品中的微量 ^{60}Co，然后将沉淀进一步纯化，测量 ^{60}Co 的 β 放射性，即可求得样品中 ^{60}Co 的放射性活度。

共沉淀法也是净化放射性废水和沾污饮水的有效方法，其中常用的是铝、铁的氢氧化物或磷酸盐的吸附共沉淀。

此外，有些促排药物也是根据共沉淀原理来消除体内放射性核素的，如用亚铁氰化盐与放射性铯形成共沉淀常用来阻止体内 ^{137}Cs 的吸收等。

二、溶剂萃取法(solvent extraction method)

溶剂萃取法是将溶于某一液相(如水相)的各种组分，通过它们在另一互不混溶的液相(如有机相)中的分配系数的不同而进行分离的一种方法。溶剂萃取法分离微量物质具有许多优点：方法简便，分离迅速，特别适用于短寿命放射性核素的分离；选择性和回收率高，分离效果好，可用于制备无载体放射性物质以及从大量杂质中有效地分离微量放射性核素；设备简单、操作方便，在工业生产中易实现连续操作和远距离自动控制；可供选用的萃取剂很多，而且还可以根据要求，合成多种性能优良的萃取剂等。上述优点是溶剂萃取法能得到广泛应用的重要原因。但溶剂萃取法也存在一些缺点：有机溶剂大都是易挥发、易燃、有毒的试剂，使用时要特别注意安全，通常萃取剂的价格较贵，回收比较困难等。

1. 萃取的机制

萃取有的是根据物质在互不相溶的两相中溶解度的不同进行分离的物理分配过程，大多数则是将被萃取物由亲水性转为疏水性萃合物的化学分配过程。例如，用磷酸三丁酯（TBP）萃取铀（VI），就是将亲水性的 UO_2^{2+} 转化成为疏水性的 $UO_2(NO_3)_2 \cdot 2TBP$ 中性络合物（萃合物）而进入有机相的。

2. 萃取剂

根据萃取机制的不同，萃取剂的种类可大致归纳如下（见表 3-2）。

表 3-2 萃取剂种类及萃取机制一览表（摘自强亦忠，1999）

种类		萃取机制	举例
惰性溶剂		简单分子萃取	CCl_4
萃取溶剂	中性含氧萃取剂	锌盐萃取	甲基异丁基酮（MIBK）
	中性磷类萃取剂	中性络合物萃取	磷酸三丁酯（TBP）
	酸性磷类萃取剂	阳离子交换萃取	二（2－乙基己基）磷酸（HDEHP）
	胺类萃取剂	阴离子交换萃取	混合三脂肪胺（N-235），混合季铵盐（N-263）
	螯合萃取剂	螯合萃取	8-羟基喹啉
	冠状化合物类萃取剂	离子缔合萃取	15-冠-5，穴醚[2,1,1]

3. 溶剂萃取分离条件的选择

溶剂萃取法的操作过程一般分为萃取、洗涤、反萃三个阶段。影响分离效果的因素有很多，如有机相的组成、水相介质的组成、相比、萃取次数、洗涤剂和反萃取剂的性质与使用条件等。下面简单讨论这些影响因素。

（1）有机相的组成

除了一些惰性萃取剂外，大部分的萃取剂需与稀释剂配合使用，才能取得比较好的分离效果。稀释剂是能与萃取剂完全互溶的惰性溶剂，目的在于改善萃取剂的某些物理性能，在萃取过程中不参加化学反应。因此对其要求主要是黏度小，与水的比重差别大，挥发性低，与水溶液的互溶性小，且有利于萃合物进入有机相等。而对于萃取剂选择，应根据被萃取物的性质，恰当地选择合适的萃取剂。对萃取剂主要有如下要求。

① 对欲萃取物的分配系数大，萃取容量大，选择性好，易于反萃取；

② 萃取反应速度快；

③ 黏度小，与水的比重差别大，互溶性小，相分离和流动性能好，不易形成第三相或发生乳化；

④ 具有较高的化学稳定性和辐照稳定性；

⑤ 毒性低，挥发性小，价格低廉，易于回收。

当然，要完全满足上述条件是困难的，通常只能根据实际情况加以选择。

（2）水相介质的选择

水相介质对萃取的影响很复杂。理想的水相介质应使欲萃取物质的分配系数足够大，而杂质的分配系数足够小，以达到较高的分离效果。水相介质的选择主要有如下方面。

① 酸度和酸类　水相酸度对分配系数的影响很大。一般说来，鎓盐萃取在水相酸度高时较为有利；中性磷类萃取剂也以在较高的酸度、适宜的酸类下萃取为好；螯合萃取剂和酸性磷类萃取剂则随着水相酸度上升，分配系数下降；其他萃取剂也都要求适宜的水相酸度，这可以通过实验来求得。通常，在保证萃取率足够高和不发生水解反应等前提下，应尽可能在较低酸度下进行萃取。在放射性物质分离中，常用的是硝酸和盐酸体系。

② 掩蔽剂　对于某些性质相近的元素（如铀与钍、锆和铪等）以及某些共存干扰元素的萃取分离，可以选择一种适宜的络合剂（又称掩蔽剂），使之与不希望被萃取的元素发生络合，以阻止它们进入有机相，从而提高欲萃取物的纯度。例如，在用分光光度法测定环境水中的微量铀时，水中的锆等杂质离子会干扰测定。因此，在用 TBP 萃取分离铀（Ⅵ）时，可以加入 EDTA 等作掩蔽剂，使之与锆等杂质离子络合，生成稳定的亲水性络合物而不被萃取，但它并不影响铀（Ⅵ）的萃取。

③ 盐析剂　在萃取体系中，如果加入一种易溶于水相的盐类，它既不被萃取，又不与被萃取物发生络合，但可提高被萃取物的萃取率，这种盐类称为盐析剂。盐析剂常用于含氧类、中性磷类、胺类及冠状化合物类萃取剂的萃取分离中。例如，在用 TBP 萃取水溶液中的铀（Ⅵ）时，加入硝酸铝，使铀（Ⅵ）的萃取率增加。盐析剂的选择不仅要考虑盐析效果，还必须考虑盐析剂对后续分离操作和最终被分离核素的性能有否影响。

(3) 被萃取物的价态

在萃取过程中，被萃取物的价态不同，其分配系数也有差异。因此，可借助于控制水相中各种物质的不同价态来实现分离。例如，用 TBP 萃取分离硝酸溶液中的铀和钚时，铀（Ⅵ）和钚（Ⅳ）以 $UO_2(NO_3)_2 \cdot 2TBP$ 和 $Pu(NO_3)_4 \cdot 2TBP$ 络合物形式很容易被 TBP 萃取，但由于 Pu（Ⅲ）难于被 TBP 萃取，因此可选择适宜的还原剂如氨基磺酸亚铁 $Fe(NH_2SO_3)_2$，将 Pu（Ⅳ）还原成 Pu（Ⅲ），使之被反萃下来，而铀的价态不变，仍留在 TBP 相中，从而实现铀和钚的分离。这就是著名的 Purex 流程，在核燃料后处理工艺中已得到了应用。

(4) 萃取次数与相比的选择

增加萃取次数和相比均可提高萃取率。在实验室操作条件下，相比以 0.5～2 为宜，萃取次数以 1～3 次为宜。

(5) 洗涤液和洗涤次数的选择

洗涤的目的是为了除去萃入有机相中的杂质，以提高欲萃取物的纯度。因而洗涤液的选择原则是杂质的分配系数要小，使其易洗入水相；欲萃取物的分配系数要大，使其留在有机相。通常，可采用与萃取条件大致相同的水相来洗涤，也可采用对杂质选择性强的络合剂来洗涤。另外，洗涤次数增多，可提高去污效果，但欲萃取物的回收率会有所下降。因此，洗涤次数的选择必须兼顾净化效果和回收率。

(6) 反萃取剂的选择

反萃取过程是破坏萃合物，使之由疏水性物质转变成亲水性物质的过程。因此，最理想的反萃取剂是能将欲萃取物全部反萃到水相，而杂质仍保留在有机相，这样既可保证欲萃取物的回收率，又可进一步提高分离效果。对于鎓盐萃取和铵盐萃取，常用水作反萃取剂。但对易水解的金属离子，则反萃取需有适宜的酸度，以防止水解的发生；对于螯合萃取，常需用含有亲水性络合剂的微酸性溶液作反萃取剂；对于稳定性极高的萃合物，有时采用络合剂也难以反萃取完全，则需在反萃剂中加入某些氧化还原剂，以改变被萃金属离子的价态，使之从有机相中反萃出来。

4. 萃取过程中注意事项

在实验室萃取分离过程中，为了达到比较好的分离效果，应充分振荡；对于容易产生第三相或乳化的萃取体系，振荡不要过于剧烈，防止第三相或乳化产生；达到分配平衡后的萃取体系应保证有机相和水相有效分层，然后才能分离有机相和水相。与此同时，由于有机试剂容易挥发，且有的萃取过程中还会有气体生成，因此在萃取过程中应注意适当放出容器中的气体，以免压力太大，溶剂从容器中喷出。

5. 萃取率的计算

经萃取进入有机相的被萃取物的量占被萃取物在两相中总量的百分数即为该物质的萃取率(E)，可用下式表示

$$E=\frac{\text{被萃取物在有机相中的量}}{\text{被萃取物在两相中的总量}}\times 100\% \tag{3.8}$$

萃取率表征了萃取过程中有机相对被萃取物萃取的程度。当达到萃取平衡时，E 与分配系数 $D_{\text{萃}}$ 有如下关系

$$E=\frac{D_{\text{萃}}R}{D_{\text{萃}}R+1}\times 100\% \tag{3.9}$$

式中，$D_{\text{萃}}$ 为被萃取物的分配系数；R 为相比，其为有机相与水相的体积之比，即 $V_{\text{有}}/V_{\text{水}}$。当 $R=1$时，称为等容萃取，$E=\frac{D_{\text{萃}}}{D_{\text{萃}}+1}\times 100\%$

经过 n 次萃取后，被萃取物的总萃取率 $E_{n,\text{总}}$ 及在水相中的残留百分数 r_n 分别为

$$E_{n,\text{总}}=\left[1-\left(\frac{1}{D_{\text{萃}}R+1}\right)^n\right]\times 100\% \tag{3.10}$$

$$r_n=\left(\frac{1}{D_{\text{萃}}R+1}\right)^n\times 100\% \tag{3.11}$$

从以上公式可知，增加萃取次数和相比以及选用分配系数较大的萃取剂均可提高萃取率。

6. 萃取设备的选择

实验室放化分析中所使用的溶剂萃取设备比较简单，通常用离心萃取管或分液漏斗即可。在工业生产中，常采用脉冲萃取塔、混合澄清槽和离心萃取器等多级逆流连续萃取装置。

7. 溶剂萃取法的应用

溶剂萃取法具有许多突出的优点，因而发展很快，它已成为核燃料生产和放射性核素分离、提取中最常用的分离方法之一。例如，在分析环境水中的微量铀时，先将水样调节 pH 值为 2～3，以硫氰酸钾为络合剂，酒石酸和 EDTA 为掩蔽剂，用 TBP 作萃取剂，经硝酸铵溶液洗涤后，用铀试剂Ⅲ水溶液作反萃取剂，用分光光度法可测定铀。

三、色谱法(chromatography)

色谱法，过去称色层法或层析法，它具有许多优点：选择性高，分离效果好，特别是对相似元素的分离可取得满意的分离效果；回收率高，这对浓集和提取微量元素具有特别重要的意义；可以分离无载体的放射性核素；设备简单，操作方便，便于远距离操作和防护。但是该方法也存在一些缺点：流速较慢，分离时间较长；离子交换剂的交换容量较小；有些离子交换剂的热稳定性和辐照稳定性较差，使其应用受到了一定的限制。

1. 基本原理

色谱法是利用混合物中各组分在固定相和流动相中亲和力的差异使各组分在两相之间分配不同来实现彼此分离的。当流动相连续流经固定相时，各组分在两相间进行反复多次分配，从而使亲和力差别即使很微小的各组分也能达到充分的分离。

2. 色谱法的分类

所有色谱系统都包括两个相，即固定相和流动相。按流动相物态的不同，色谱法可分为气相色谱法和液相色谱法。按固定相使用方式的不同，可分为柱色谱法、纸色谱法和薄层色谱法等。按分离过程机制的不同，可分为吸附色谱法、离子交换色谱法、萃取色谱法和凝胶色谱法等。

3. 柱色谱法

柱色谱法按分离机制不同，可分为吸附柱色谱法、离子交换柱色谱法、萃取柱色谱法和凝胶柱色谱法等，下面以离子交换柱色谱法为例，简单阐述一下柱色谱法的操作过程。

离子交换色谱法是利用某些固体物质中的可交换离子与溶液中的不同离子之间能发生交换反应来进行分离的一种方法。具有交换离子能力的固体物质称为离子交换剂，也就是固体相。

(1) 离子交换剂的选择　离子交换剂种类很多，大致可分为无机离子交换剂和有机离子交换剂，它们又各自有天然和人工合成两种。人工合成的阳离子交换磷钼酸铵（AMP）常常用于铯的分离。当然目前应用最广泛的是人工合成有机离子交换剂，即离子交换树脂，它是多孔性高分子聚合物，按可交换离子功能团类型的不同又可分为如下三大类：阳离子交换树脂、阴离子交换树脂和特种离子交换树脂；而阳离子交换树脂又分为强酸性和弱酸性两种，阴离子交换树脂分为强碱性和弱碱性两种。选择强酸（碱）性或弱酸（碱）性树脂，主要考虑离子的电荷及其交换亲和力。离子交换亲和力大的阳（阴）离子选择弱酸（碱）性阳（阴）离子交换树脂，离子交换亲和力小的阳（阴）离子选择强酸（碱）性阳（阴）离子交换树脂。影响离子交换亲和力大小的因素很多，主要是离子的电荷数 Z 和离子的水化离子半径 $r_{水}$。在常温和低浓（<0.1 mol/L）条件下，离子交换亲和力随着离子的电荷数增大和水化离子半径 $r_{水}$ 减小而增大。树脂粒径大小对分离效果和分离速度均有影响。一般说来，树脂粒度小，则离子交换速度快，柱效率高，分离效果好；但如果粒度太小，则对流体的阻力过大，难以用于常压操作。一般情况下，选用 60～120 目的树脂粒度为宜。

(2) 离子交换树脂的预处理　树脂的预处理包括研磨、筛分、用去离子水浸泡、漂洗，然后按酸、水、碱（对阴离子交换树脂）或碱、水、酸（对阳离子交换树脂）的程序进行浸泡和洗涤，最后用水洗至中性备用。

(3) 装柱与转型　装柱的方法可分为干法和湿法两种：干法是直接将离子交换树脂慢慢加入柱中，使之填实，再用适宜的溶剂洗涤，并将柱中气泡全部除尽；湿法是先在柱内装入一定体积的水，再打开下部活塞，同时把预处理过的树脂和水混匀注入柱内，让树脂自由沉降，直至达到所需高度为止。此法填充均匀，气泡少，因此常用此法。转型即根据分离要求的不同，应将树脂中的可交换离子转换成所需的形式。阳离子交换树脂可转成 H^+，NH_4^+，Na^+ 和 Cu^{2+} 型等，阴离子交换树脂可转成 OH^-，NO_3^-，Cl^- 和 SO_4^{2-} 型等。

(4) 分离操作　离子交换法的分离操作一般有以下几个步骤：吸附、洗涤、淋洗和树脂再生。首先将待分离的物质配制成合适体系，以适当的流速上柱吸附，然后用洗涤剂洗涤。分离操作的关键是选择合适的淋洗剂，把不同离子分别解吸下来。淋洗剂的选择主要是确定淋洗剂的种类、浓度和酸度。常用的淋洗剂为各种无机酸、碱、盐类化合物的水溶液和有机络合剂如羟基酸络合剂（枸橼酸、乳酸及 α-羟基异丁酸等）和氨羧络合剂（EDTA，DTPA 等）。此外，上柱吸附、洗涤和淋洗流速也是影响分离效果和分离速度的又一重要因素。离子交换树脂在再生后可反复多次使用，每次分离后用淋洗剂继续淋洗一段时间，把吸附的物质给淋洗下来，然后用去离子水洗至中性待用。

（5）离子交换法的应用　环境中^{90}Sr的分析就可采用离子交换法来进行锶和钙的分离，此法是利用钙和锶与 EDTA，H_3Cit 形成的络合物与强酸性离子交换树脂的亲和力的不同而实现锶与钙的分离。调节溶液 pH 至 4.0～5.0，通过阳离子交换柱，大部分钙能通过，而锶和部分钙为树脂所吸附，再用不同浓度和 pH 的 EDTA-NH_4Ac 溶液先后淋洗出钙和锶。锶的淋洗液经过处理后，可进行^{90}Sr测量。

吸附柱色谱法和萃取柱色谱法的操作步骤与离子交换色谱法基本相同或相似，只是固定相的组成和预处理有所不同。吸附柱色谱法用的固定相是吸附剂，除了必要的研磨、筛分、漂洗之外，吸附剂需进行活化。萃取柱色谱法使用的固定相是有机萃取剂，它吸附在惰性的支持体上。凝胶渗透柱色谱法是 20 世纪 50 年代发展起来的一种新型液相色谱分离技术，它的固定相是具有一定孔径的三维网状结构的凝胶，其网孔可使一定大小的分子渗透入内，较大的分子不能进入网孔，可不受阻滞地通过色谱柱，大分子流出较快，小分子流出较慢，从而达到分离不同大小分子的目的，此方法特别适合分离相对分子质量相差较大的物质。而高效液相色谱法的固定相的粒径较小（小于 20 μm），有利于提高性质相近物质的分离效果，而高压又能提高分离速度。

4. 纸色谱法

纸色谱法是用色谱纸或以萃取剂、液体离子交换剂吸附在色谱纸上作固定相，用有机溶剂或水溶液作流动相来分离不同物质的一种色谱分离方法。纸色谱法分离操作一般包括点样和展开两个步骤。纸色谱法分离示意图如图 3-1所示。

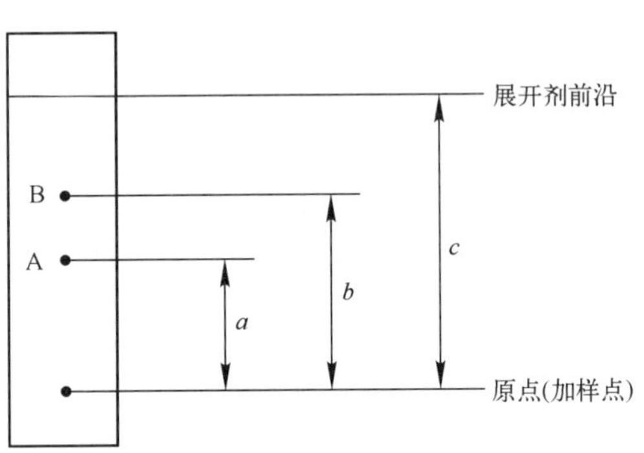

图 3-1　纸色谱法分离示意图

样品被点在原点，干后色谱纸浸入展开剂中，原点离展开剂液面高 1 cm 以上。在色谱纸的毛细作用下，展开剂带着样品中的不同组分以不同的速度向另一端移动。各组分在色谱纸上移动的情况可用比值 R_f 来表示

$$R_f = \frac{\text{某组分移动的距离}}{\text{展开剂前沿移动的距离}} \tag{3.12}$$

A、B 两组分的 R_f 值分别为 a/c 和 b/c。R_f 值相差越大，表示 A，B 两种组分越容易分离。

纸色谱法的测量可采用放射性扫描色谱仪进行测量，也可把色谱纸按一定间距剪下进行放射性测量。

5. 薄层色谱法

薄层色谱法是将固定相均匀涂覆在一块玻璃板或塑料板上，形成薄层，然后将样品滴在薄

层的一端(即原点),用适宜的展开剂作流动相,借助于毛细作用,使不同组分随流动相展开,达到分离的目的。该方法结合了柱色谱法和纸色谱法的优点,但由于薄层制作的重现性较差,限制了它的应用。

纸色谱法与薄层色谱法常常用于微量物质的分离和标记化合物的放射化学纯度的测定。这两种方法的具体分离操作步骤可参考有关专业书。

四、电化学分离法(electrochemical separation method)

电化学分离法是利用元素的电化学行为不同进行分离的各种方法的统称。在电化学分离中,只有被分离的两个元素之间的电极电位相差较大时,分离才可能完全。因此,作为分离方法其应用并不广泛,但却常常利用电化学分离法制备放射源。常用的电化学分离法主要有电化学置换法、电解沉积法和纸上电泳法等。

1. 电化学置换法

电化学置换法是利用欲分离物质的离子在电极上自发发生氧化还原反应来实现分离的一种电化学分离法。其基本原理是选择合适的金属作电极(阴极),使该金属电极的电位低于欲分离元素的还原电位而高于溶液中其他杂质元素的还原电位,则欲分离元素就能自发地与该金属电极发生电化学置换反应,在金属电极表面上析出。如在反应堆照射铋靶制备^{210}Po时,可选用铜片作电极将^{210}Po与靶材料^{209}Bi分开。因为铋、铜和钋三者的标准电位分别为+0.23、+0.34和+0.765 V,铜的标准电极电位值正好低于钋而高于铋。因此,^{210}Po能自发地在铜片表面上析出,而^{209}Bi仍留在溶液中,从而实现钋与铋的分离。

金属离子的还原电位(E)除与其标准还原电位E^0有关外,还与溶液中离子浓度有关。

$$E = E^0 + 0.059\,\frac{\lg[\mathrm{M}]}{n} \tag{3.13}$$

式中,[M]为金属离子的浓度;n为金属离子析出时得到的电子数。

从式(3.13)中可以看出,通过对金属离子浓度的控制可改变金属离子的还原电位,从而保证欲分离元素能完全析出,并与其他杂质元素分离。如用银片作电极分离测定^{210}Po,银的标准还原电位为+0.80 V,比钋的标准还原电位(+0.765 V)高,似乎钋不可能在银片上自发沉积。但如果通过向溶液中加入CN^-络合剂或Cl^-,使得溶液中的Ag^+生成$[Ag(CN)_2]^-$和AgCl,从而维持溶液中的$[Ag^+]$在低浓度,可保证^{210}Po在银片自发析出。

2. 电解沉积法

电解沉积法是利用欲分离物质的离子在外界电压作用下,在电极上发生氧化还原反应(即电解)来实现分离的方法。其基本原理是,不同金属离子在溶液中开始电解时,所需外界最低电压(即临界沉积电势)不同,只要选择适宜的外加电压,使阴极的电极电位低于欲分离金属离子的临界沉积电势,而高于其他杂质离子的临界沉积电势,则可使欲分离金属离子选择性地在电极上析出,从而达到分离的目的。目前,电解沉积法主要用来制备放射性薄膜源。

3. 纸上电泳法

它是用纸作支持体的电泳法,利用不同离子或带电质点在外加电场作用下,在浸透了电解质的纸上迁移方向和速度的不同来达到分离的目的。纸上电泳装置如图3-2所示。它具有快速、简便、分离效果好等优点,适用于微量放射性核素离子的分离和鉴定。

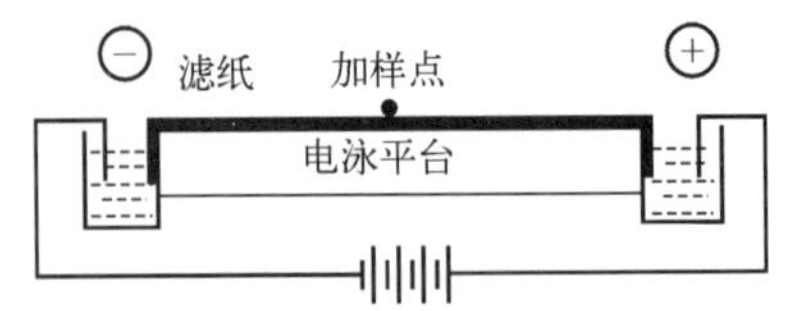

图 3-2　纸上电泳装置示意图(摘自强亦忠,1999)

第四节　放射性元素化学

放射性核素有 2 000 多种,但日常关注的放射性核素主要有$^{235,238}U$,^{232}Th,$^{220,222}Rn$,$^{226,228}Ra$,^{3}H,^{137}Cs,^{90}Sr,^{131}I,$^{99}Tc^{m}$和^{239}Pu等。由于同位素的化学性质相同或相近,下面简单介绍一下这些核素所属元素的化学性质及其分离测定。

一、铀化学

铀(uranium,U),92 号元素,共有 15 种放射性同位素和一种同质异能素,其中只有^{238}U,^{235}U和^{234}U三种核素是天然存在的,它们组成了天然铀。按质量计,其丰度分别为 99.274%,0.720%和 0.005 4%。提高天然铀中^{235}U含量的过程为铀的浓缩,其产品为浓缩铀,留下的铀则称为贫铀。表 3-3 列出了天然铀同位素的一些核特性。

表 3-3　天然铀同位素的一些核特性(摘自卢玉楷,2004)

同位素	半衰期/a	衰变方式	粒子主要能量/MeV(%)
^{238}U	4.468×10^{9}	α	4.198(79),4.151(21)
^{235}U	7.038×10^{8}	α	4.397(57),4.366(17)
^{234}U	2.455×10^{5}	α	4.774(71.4),4.722(22.4)

1. 金属铀的性质

金属铀是一种质软且具有一定延展性的银白色致密金属,其密度为 19.04 g/cm^3,熔点为 1 132 ℃。

金属铀的化学性质很活泼,能与大多数非金属元素起反应,并且它有很强的还原性。金属铀易溶于 HNO_3 生成 $UO_2(NO_3)_2$;也能溶于盐酸生成 UCl_4;与 H_2SO_4 反应缓慢,但当有 H_2O_2、HNO_3 等氧化剂存在时,能与稀 H_2SO_4 作用生成 UO_2SO_4。金属铀与碱性溶液不起作用,但能与含 H_2O_2 或 Na_2O_2 的碱性溶液作用,生成可溶性的过铀酸盐。

2. 铀的化合物

铀在不同情况下,可以形成从+3～+6 价的各种铀的化合物。铀的主要氧化物有 UO_2,U_3O_8,UO_3 和 UO_4 等,其中最稳定的是 U_3O_8,可作为重量法测量铀的基准化合物。UF_6 是一种白色晶体,易升华,常压下其升华点为 56.5 ℃。此特性被用于气体扩散法富集天然铀中的^{235}U。值得注意的是,UF_6 能与水或水蒸气强烈作用产生极毒气体 UO_2F_2,且腐蚀性强,可引起玻璃、石英等器皿的腐蚀。铀的硝酸铀酰盐[$UO_2(NO_3)_2$],带有结晶水,组成不固定,但易溶于水。铀酰盐在碱性条件下,可生成难溶性重铀酰盐如 $(NH_4)_2U_2O_7$,可用于分离和浓集铀;而重铀酰盐在酸性条件下可重新转变为铀酰盐。

3. 铀的水溶性化学

铀在水溶液中能以 U^{3+},U^{4+},UO_2^+ 和 UO_2^{2+} 四种价态的离子存在,其中以 UO_2^{2+} 稳定性最高,U^{4+} 仅能在酸性溶液中稳定存在,而 U^{3+} 和 UO_2^+ 通常不稳定。UO_2^+ 在酸性溶液中能发生歧化反应,生成和 U^{4+} 和 UO_2^{2+}

$$2UO_2^+ + 4H^+ \longrightarrow U^{4+} + UO_2^{2+} + 2H_2O \tag{3.14}$$

各种铀离子的水解能力取决于其离子势,铀离子的水解能力按以下顺序递增:

$$UO_2^+ < U^{3+} < UO_2^{2+} < U^{4+}$$

其中 U^{4+} 最容易发生水解,当 pH=2 时就会发生水解;而 UO_2^{2+} 在 pH>3 时才开始发生水解。

U^{4+} 和 UO_2^{2+} 能与许多无机酸根如 F^-,NO_3^-,Cl^-,CO_3^{2-} 和 SO_4^{2-} 等形成无机络合物。U^{4+} 的络合能力比 UO_2^{2+} 强,但具有实用意义的却是 UO_2^{2+} 所形成的络合物,如 UO_2^{2+} 与 SO_4^{2-},Cl^-,$C_2O_4^{2-}$ 和 CO_3^{2-} 等酸根形成的阴离子络合物。在铀水冶厂和环境样品的监测中,常利用强碱性阴离子交换树脂吸附铀的络阴离子如 $UO_2Cl_4^{2-}$,$UO_2(SO_4)_2^{2-}$ 和 $UO_2(CO_3)_3^{4-}$ 等,以达到分离、回收和浓集铀的目的。实验证明,$NaHCO_3$ 是防治早期铀中毒的有效药物。U^{4+} 和 UO_2^{2+} 还能与酒石酸、柠檬酸和氨羧络合剂等有机试剂形成相当稳定且易溶于水的络合物,其中氨羧络合剂如 EDTA 和 DTPA 等在临床上常作铀的促排药物。在放射卫生防护中,可采用 pH=9 的 5% EDTA 溶液对铀污染的物体表面进行去污。U^{4+} 和 UO_2^{2+} 能与 β-二酮类、有机酸类、8-羟基喹啉和偶氮类等有机试剂形成各种有色络合物;与酯类(如乙酸乙酯)、醚类(如二乙醚)、酮类(如 TTA)和含磷有机物(如 TBP)等形成易溶于有机溶剂的络合物。这些络合物常用于铀的化学分离和测定中。

4. 天然铀的分析测定

常用的天然铀的浓集分离方法有吸附共沉淀法、萃取法、离子交换法和萃取柱色谱法等,特别是萃淋树脂色谱法在微量铀的浓集分离中得到了迅速发展。目前常用的萃淋树脂有 Cl-TBP和 Cl-N-263 等。

微量铀的测定主要有分光光度法、荧光法、放射性分析法和径迹刻蚀法等。

(1) 分光光度法　分光光度法是利用 U^{4+} 和 UO_2^{2+} 与某些显色剂能形成有色络合物,该络合物对一定波长的光有最大吸收,其吸光度与铀含量在一定浓度范围内成正比关系。

常用的显色剂主要有:双偶氮变色酸类(如偶氮胂Ⅲ)和吡啶偶氮类(如 Br-PADAP)等。

偶氮胂 III(ASAⅢ),俗称铀试剂Ⅲ,它在低酸度(pH=1~3)介质中能与 UO_2^{2+} 形成 1∶1 的绿色络合物,该络合物在波长 665 nm 处有最大吸收峰,摩尔吸光系数 κ 值为 $5.3\times10^3\ m^2/mol$。在强酸($4\sim8\ mol\cdot L^{-1}$ HCl)介质中,偶氮胂Ⅲ与 U^{4+} 能形成 2∶1 或 3∶1 的稳定络合物,该络合物在波长 665 nm 处有最大吸收峰,摩尔吸光系数 κ 值为 $1\times10^4\ m^2/mol$。这需要在测定前用还原剂(如锌粒等)将铀还原为 U^{4+}。

(2) 荧光法　荧光法利用铀在外来光源的激发下发出特征的荧光来进行铀分析测定。

① 固体荧光法　是利用 UO_2^{2+} 与某些熔剂(如 NaF 等)在适宜温度下混熔后制成的珠球在紫外线(波长 365 nm)激发下发出黄绿色荧光,其荧光强度与熔珠中的铀含量在一定范围内($10^{-10}\sim10^{-5}$g)成正比关系来进行铀测定的。但铀的荧光强度不仅与熔珠中的铀含量有关,

还与熔剂的性质、熔融时间和温度以及冷却时间和速度等因素有关。

② 激光—液体荧光法　是在特定的化学体系中，利用 UO_2^{2+} 与铀荧光增强剂生成一种简单的络合物，在氮激光器发射的波长为 337 nm 的单色光激发下，能产生一种特征的黄绿色荧光，其荧光强度与样品中的铀含量在一定范围内成正比关系来进行铀测定的。

(3) 放射性分析法　是利用铀及其衰变子体的放射性来进行铀分析的方法。铀的放射性分析法主要有 α 能谱法、γ 能谱法等。

α 能谱法是利用 α 谱仪对铀同位素的特征 α 能谱峰(如 ^{238}U 的 4.196 MeV，^{235}U 的 4.397 MeV和 ^{234}U 的 4.777 MeV 峰)进行测定。常用的制源方法是电沉积法。

γ 能谱法是利用 ^{238}U，^{235}U 及其衰变子体的 γ 射线特征峰来进行铀测定的。可选用 ^{235}U 的 185.7 keV γ 射线来进行测量，但 ^{226}Ra 的 186.2 keV γ 射线有干扰；对放射性平衡时间超过 6 个月的样品，可选择 ^{238}U 子体 ^{234}Th 的 93 keV 和 63 keV 或 $^{234}Pa^m$ 的 100 keV γ 射线进行测量。

二、钍化学

钍(thorium，Th)，90 号元素，共有 23 种放射性同位素，其中只有 6 种是天然存在的，其中 ^{232}Th 最重要，其丰度约为 100%。^{232}Th 半衰期为 1.41×10^{10} a，α 衰变，粒子能量为 4.013 MeV(78.2%)和 3.947 MeV(21.7%)。

1. 金属钍的性质

金属钍是一种具有延展性的银白色金属，密度为 11.7 g/cm^3，熔点为 1 780 ℃。金属钍易溶于浓盐酸和王水，与稀 HNO_3、H_2SO_4 和 $HClO_4$ 等作用缓慢。金属钍不与碱溶液作用。

2. 钍的化合物

ThO_2 是钍唯一稳定的氧化物，组成固定，可作为重量法测定钍的基准化合物。硝酸钍($Th(NO_3)_4$)是含有若干结晶水的盐，易溶于水。$Th(C_2O_4)_2\cdot6H_2O$ 在酸性条件下，不溶于水，但在过量的草酸盐存在时，草酸钍能形成可溶性的络阴离子 $[Th(C_2O_4)_3]^{2-}$ 和 $[Th(C_2O_4)_4]^{4-}$。ThF_4，$Th(IO_3)_4$ 和 $Th_3(PO_4)_4$ 等难溶于水，可用于钍与 UO_2^{2+}，三价稀土元素的分离和微量钍的浓集、纯化。

3. 钍的水溶液化学

钍在水溶液中一般以无色的 4 价离子 Th^{4+} 存在，当溶液 pH>3 时，它开始水解；当溶液 pH>3.5 时，则析出胶状的 $Th(OH)_4$ 沉淀。$Th(OH)_4$ 沉淀在酸中的溶解性能与形成沉淀的条件和存放时间有关。

Th^{4+} 能与无机酸根离子(如 F^-、Cl^-、NO_3^-、SO_4^{2-} 和 CO_3^{2-} 等)形成易溶于水的无机络阳离子[如 $ThCl_3^+$，ThF_2^{2+} 和 $Th(NO_3)_3^+$ 等]。在盐酸溶液中，Th^{4+} 难以形成络阴离子，此特性可用于阴离子交换法来分离铀和钍。Th^{4+} 与铀一样，能与许多有机试剂(如偶氮类、萘酚类和三苯基甲烷类等)形成有色络合物，与许多有机溶剂(如酯类 TBP 等、酮类 TTA 等、酸性磷类 HDEHP 等和胺类 N-235 等)形成疏水性络合物，这在光度测定和萃取分离中具有重要的意义。此外，Th^{4+} 还能与酒石酸、柠檬酸和氨羧络合剂[如 EDTA，DTPA，811# (三聚二甲基亚氨基二乙酸四氮异喹啉)等]等形成解离度小、溶解度高、扩散能力强的水溶性络合物，这些络合物常用于钍的去污和促排。

4. 天然钍的分析测定

环境中天然钍的含量很低，一般为 $10^{-6}\sim10^{-12}$ 级甚至更低，因此在分析测定之前需进行浓集、分离和纯化。常用的浓集方法为共沉淀法，而分离、纯化的方法有离子交换法、以 N-263 和 N-235 等作为萃取剂或固定相的溶剂萃取法或反相萃取色谱法以及 Cl-TRPO 和 Cl-TBP 萃淋树脂色谱法等。其中萃取和色谱法使用较广泛。目前应用最广的微量钍的分析测定方法是分光光度法。

对于钍含量在 ppb 级左右的样品，一般可用分光光度法来测定，其基本原理和方法与铀大致相同。目前常用的显色剂主要是钍试剂Ⅰ，Ⅱ，铀试剂Ⅲ和偶氮氯膦Ⅲ等。钍试剂对钍的分光光度测定具有较好的选择性，但阴离子杂质的干扰较大，灵敏度较低。铀试剂Ⅲ是常用又较理想的显色剂，在强酸（约 6 $mol \cdot L^{-1}$ HCl）介质中，形成的有色络合物在波长为 665 nm 处的 κ 值为 $1\times10^4 m^2/mol$，灵敏度高，除铀（Ⅳ）、镎、锆、钛、铁（Ⅲ）和稀土元素有干扰外，其他阳离子和阴离子一般干扰不大，其影响可用掩蔽剂消除，常用草酸消除 Zr^{4+}，Ti^{4+} 和抗坏血酸来消除 Fe^{3+} 等离子对测定的干扰。

三、镭化学

镭（radium，Ra），88 号元素，有 25 种放射性同位素，其中只有 ^{223}Ra，^{224}Ra，^{226}Ra 和 ^{228}Ra 是天然存在的，其一些辐射特性列于表 3-4。其中 ^{223}Ra，^{224}Ra 和 ^{226}Ra 都是 α 衰变，它们的放射性活度总和称为总镭。^{228}Ra 是 β^- 衰变体，其子体 ^{228}Ac 也是 β^- 衰变体，其半衰期为 6.13 h，能量为 2.18 MeV，母、子体容易达到平衡。在镭的同位素中，最重要的是 ^{226}Ra，其次是 ^{228}Ra。^{226}Ra 是铀水冶厂重要的监测核素，而 ^{228}Ra 是钍水冶厂重要的监测核素。

表 3-4　天然镭同位素的主要核特性（摘自卢玉楷，2004）

同位素	半衰期	衰变方式	粒子主要能量/MeV(%)	所属放射系
^{223}Ra	11.43 d	α	5.716(52.6)，5.607(25.7)	锕系
^{224}Ra	3.66 d	α	5.685(94.9)	钍系
^{226}Ra	1 600 a	α	4.784(94.45)	铀系
^{228}Ra	5.75 a	β	0.039 2(40)，0.012 8(30)	钍系

1. 金属镭的性质

金属镭具有银白色光泽，其密度为 6.0 g/cm^3，熔点为 960℃。镭在空气中不稳定，表面易形成一层黑色的氮化镭 Ra_3N_2 薄膜，亦易被氧化成氧化镭 RaO。镭与水能发生剧烈反应，使水分解出 H_2。

2. 镭的化合物

镭的主要可溶性盐有 $RaCl_2$，$Ra(NO_3)_2$ 等，其主要难溶盐类有 $BaSO_4$，$RaCO_3$，$RaCrO_4$ 和 RaC_2O_4 等，其中 $BaSO_4$，$RaCO_3$，$RaCrO_4$ 以及相应的钡盐所形成的共结晶沉淀常用于镭的分离测定中。

3. 镭的水溶液化学

镭在水溶液中以 Ra^{2+} 形式存在，其化学性质与同族元素钡特别相似，常用钡作为镭的载体。镭与 EDTA，DTPA，柠檬酸和 2,3-二硫基丙烷磺酸钠等能生成络合物，此性质可用于人体中镭的促排。

4. 镭的测定

微量镭通常采用以下的测定方法

(1) 射气法　封存一定时间的含镭样品溶液中新积累的短寿命子体氡积累一定时间后的活度与母体镭有如下关系

$$A_{Ra}=\frac{A_{Rn}}{1-e^{-\lambda t}} \tag{3.15}$$

式中,A_{Ra}为被测样品溶液中^{226}Ra 的活度(Bq);A_{Rn}为经 t 时间后积累的^{222}Rn 的活度(Bq);t 为^{222}Rn的积累时间(s);λ 为^{222}Rn 的衰变常数;$(1-e^{-\lambda t})$为经 t 时间后,氡的积累系数。

通过对一定时间内积累的子体^{222}Rn 的测量,按上式计算样品中^{226}Ra 的含量。

射气法除了可以测定样品中^{226}Ra 的含量外,还可以利用^{224}Ra 的子体^{220}Rn 的半衰期(55.6 s)远比^{222}Rn 的半衰期(3.82 d)短的衰变特性,先测出^{220}Rn 和^{222}Rn 的总量,待^{220}Rn 衰变完后再测^{222}Rn 的含量,从而可以分别计算出样品中^{224}Ra 和^{226}Ra 的含量。

(2) α 计数法　它是把分离掉放射性子体、其他放射性杂质及常量杂质的镭化合物如$BaSO_4$-$RaSO_4$沉淀物制成薄源,置于低本底 α 探测装置上测其 α 活度,测得的结果是几种镭同位素的 α 放射性总量(也称总镭)。

(3) β 计数法　^{228}Ra 的监测通常是通过测量其子体^{228}Ac 来进行的。^{228}Ra 是 β 放射性核素,其 β 射线的能量(0.039 MeV)又很低,因此要准确测得其 β 活度比较困难。而^{228}Ra 的子体^{228}Ac 却具有理想的衰变特性,其 β 射线的能量(2.18 MeV)高,半衰期(6.13 h)也较短,故可以测量^{228}Ra-^{228}Ac 平衡源或从中分离出的^{228}Ac 的 β 放射性活度,然后计算出样品中^{228}Ra 的含量。

(4) γ 能谱法　它是利用 γ 能谱仪测量镭及其子体的特征 γ 射线来进行镭测定的物理方法。例如,^{226}Ra 的测量就可选择其子体^{214}Pb 的 0.352 0 MeV 和^{214}Bi 的 0.609 3、1.120 29 MeV的 γ 全能峰来进行测定。

四、氡化学

氡(radon,Rn),86 号元素,共有 27 种同位素和 3 种同质异能素。在氡的放射性同位素中,最重要的是三个天然放射系成员^{219}Rn,^{220}Rn 和^{222}Rn,其主要辐射特性列于表 3-5。

表 3-5　天然氡同位素的主要辐射特性(摘自卢玉楷,2004)

同位素	半衰期	衰变方式	粒子主要能量/MeV(%)	所属放射系
^{219}Rn	3.96 s	α	6.819(79.4)	锕系
^{220}Rn	55.6 s	α	6.288(99.89)	钍系
^{222}Rn	3.82 d	α	5.489(99.9)	铀系

1. 氡的性质

氡是元素周期表中零族元素,在一般条件下,它的化学性质很不活泼。氡是无色无味的气体,在标准状况下,密度为 9.73 g/L。当温度降到 −61.8 ℃时变成液体,温度降至 −71℃时则变成固体。氡微溶于水和血液,易溶于苯、甲苯、二硫化碳等有机溶剂。氡易被活性炭、硅胶等吸附剂吸附,其吸附能力随温度增加而急剧下降。如常温下活性炭能吸附约 100%的氡,加热到 350 ℃，吸附的氡又全被解吸下来。此特性常用来除去气体中的氡及浓集环境当中的微量氡。

氡的短寿命子体与氡不同，它们不是气体，而是重金属的固体。刚生成的氡子体以自由单原子或带正电荷的离子形式存在，具有较强的扩散能力，并能与空气中的气溶胶或尘埃结合在一起形成结合态氡子体。氡子体在 α 衰变时的反冲作用能将结合态氡子体转变为非结合态氡子体。氡的短寿命子体贡献的辐射剂量是人类天然辐射照射的主要来源。

2. 氡的测定

（1）双滤膜 α 放射性测量法　此法采用带有过氯乙烯超细纤维滤膜的圆柱形双滤膜采样管，当环境大气以恒速通过该采样管时，入口滤膜能将空气中原有的氡子体滤掉，而让氡气在管内穿行。氡在行程中衰变生成的子体除极少数沉积在管壁上以外，绝大多数均被出口滤膜捕集。由于采样管体积一定，采样的速度保持恒定，则气流在管内飞行时间就是一个定值。气流在管内行程中氡子体的生成和积累就与气流中的氡浓度成正比，若测出出口滤膜上的 α 放射性活度就可以计算出大气中的氡浓度 C_{Rn}

$$C_{\mathrm{Rn}} = KN \tag{3.16}$$

式中，N 为出口滤膜上的 α 净计数率（cpm）；K 为系数，可用标准镭源进行标定得出。

双滤膜采样装置示意图见图 3-3。

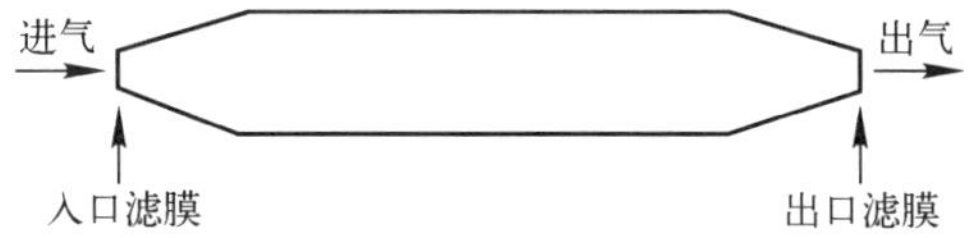

图 3-3　双滤膜采样装置示意图（摘自强亦忠，1999）

（2）硫化锌闪烁计数法　将空气吸入已知 α 放射性本底并抽成真空的闪烁室内，放置 3 h，使氡与其短寿命子体达到放射性平衡，然后测量其氡子体的 α 放射性强度，计算出空气中氡的浓度。

五、氚化学

氚（tritium，T）是元素周期表中 1 号元素氢的同位素，氚是纯 β 放射体，半衰期为 12.33 a，β 射线的平均能量为 5.72 keV，最大能量仅为 18.59 keV，在水中的最大射程为 6 μm，平均射程为 0.68 μm。

1. 氚的来源及危害

氚来源于天然和人工两种途径。宇宙射线中大于 4.4 MeV 的中子轰击大气中氮而发生 $^{14}N(n, T)^{12}C$ 核反应。人工氚主要来源于大气层核爆炸，核动力堆和乏燃料后处理厂也向环境排出一部分氚。目前，热核武器试验产生的氚量远远超过了天然氚量。而少量氚可通过回旋加速器制备，如通过 $^{2}H(d, p)^{3}H$ 核反应产生氚。大量的氚则主要通过反应堆辐照 ^{6}Li 来制备，其核反应为 $^{6}Li(n,\alpha)^{3}H$。

自然界中的氚，最终将以氚水（HTO 和 T_2O）-氚水蒸气（99%以上）形式存在。人体吸收 HTO 的能力比氚气（HT）大 4 个数量级，氚水和氚气的危害是不一样的。

2. 氚的性质

氚与氢的相对原子量差别较大，因而同位素效应十分明显。氚水的蒸气压稍低于同一温度下的普通水，其沸点则稍高于普通水，并按 H_2O(100.00 ℃)、HTO(100.76 ℃)和 T_2O(101.51 ℃)的顺序递增，此性质可用于蒸馏法分离、浓集氚。

氚水易被硅胶、活性氧化铝和分子筛等吸附剂吸附，其吸附最大容量随温度的升高而下降，其中温度对分子筛吸附氚水的影响较小。

3. 氚的测定

氚的 β 粒子能量很低，测定氚的有效方法是液体闪烁计数法。此外，利用氚的 β 粒子射程短、电离作用较大的特点，还可采用放射自显影法来确定氚在生物体中的位置和数量。

六、铯化学

1. 概述

铯(cesium，Cs)是 55 号元素，位于元素周期表第 6 周期的第Ⅰ主族，属碱金属元素。铯共有 31 种同位素和 5 种同质异能素。^{133}Cs 是铯惟一的天然稳定同位素。铀核裂变时，最主要的裂变产物铯是 ^{137}Cs，为 β 放射体，半衰期为 30.02 a，其 β 射线能量为 0.514 MeV(94.4%)和 1.176 MeV(5.6%)。^{137}Cs 的 94.4%衰变子体是处于激发态的 $^{137}Ba^m$，其半衰期为 2.552 min，放出能量为 0.662 MeV 的 γ 射线，衰变成稳定的 ^{137}Ba。所以，^{137}Cs 既可作 β 辐射源，又可作 γ 辐射源。^{134}Cs 是 β，γ 放射体，半衰期为 2.065 a，^{131}Cs 的衰变方式是电子俘获(EC)，半衰期为 9.689 d，放出 29.8 keV 的氙特征 X 射线。

放射性铯进入人体后，在体内均匀分布。亚铁氰化铁 $Fe_4[Fe(CN)_6]_3$(俗称普鲁士兰)可用来阻止吸收和加速促排。

2. 铯的化学性质

铯的化合价只有+1 价。铯的大多数化合物(如氢氧化物、卤化物、硝酸盐、硫酸盐、碳酸盐和磷酸盐等)都易溶于水。铯也能形成一些难溶性盐类如氯铂酸铯 Cs_2PtCl_6，碘铋酸铯 Cs_3BiI_9，磷钼酸铯 $Cs_3[PO_4(MoO_3)_{12}]$ 和亚硝酸钴钠铯 $CsNa[Co(NO_2)_6]$ 等。铯盐在高温下易挥发，在用干式灰化法处理生物样品时，温度不宜超过 450 ℃。铯易被无机离子交换剂如磷钼酸铵(ammonium molybdophosphate，AMP)、磷酸锆(ZrP)等吸附，这一性质被用于放射性铯的分离。AMP 是一种杂多酸盐，在酸性介质中可选择性地吸附一价金属离子，其吸附次序为 $Cs^+ > Rb^+ > K^+ > Na^+ > NH_4^+$，对 Cs^+，Rb^+ 和 K^+ 分配系数分别为 6 000，230 和 3.4。目前国内普遍采用磷钼酸铵-碘铋酸铯分离铯。

3. 测量方法

^{137}Cs 的测量有两种方法：β 射线测量法和 γ 能谱法。

β 射线测量法是把经过分离纯化后的 ^{137}Cs 样品制源，在 β 探测器上测其放射性。但 ^{137}Cs 能量较低，应考虑样品的自吸收。

γ 能谱法是利用 ^{137}Cs 的子体 $^{137}Ba^m$ 的 γ 射线可在 γ 谱仪上直接进行测量。此法简便，但是灵敏度低，所以对于低含量的样品还不能代替放化分离浓集后的 β 计数法测量。当样品中同时存在有 ^{134}Cs 时，则必须用 γ 谱仪来测量，才可将两者区开来。

七、锶化学

1. 概述

锶(strontium,Sr)是 38 号元素,位于元素周期表第 5 周期的第Ⅱ主族。锶在自然界中的含量较少,主要存在于海水中,约 8 mg/L。锶共有 23 种同位素和 3 种同质异能素。质量数为 84、86、87 和 88 的四种锶同位素是稳定核素,其余均为放射性核素,其中^{89}Sr和^{90}Sr是环境中重要的裂变产物。它们的主要辐射特性列于表 3-6。

表 3-6　^{89}Sr和^{90}Sr的主要辐射特性(摘自卢玉楷,2004)

同位素	半衰期	衰变方式	粒子主要能量/MeV
^{89}Sr	50.5 d	β^-	1.495
^{90}Sr	28.8 a	β^-	0.546

^{90}Sr是纯 β^- 放射体,其子体^{90}Y也是 β^- 放射体,半衰期为 64.2 h,能量为2.29 MeV。^{90}Sr、^{90}Y母子体易达到放射性平衡。

2. 锶的化学性质

锶的化合价只有+2 价,锶的氢氧化物的溶解度比氢氧化钙大得多,并随温度而变化,在 0 ℃时溶解度仅 0.35 g/100 g 水,而 100 ℃时即增至 24 g/100 g 水。锶有易溶性和难溶性两种盐类。碳酸锶在水中的溶解度很小,其组成固定,可作为锶分析的基准物。硝酸锶易溶于水,但在发烟硝酸中,与钡的硝酸盐一起生成沉淀,而硝酸钙却有较大溶解度,如表 3-7 所示。通过发烟硝酸法可把钙与锶和钡分离开。而在 HAc 介质中,钡和锶的铬酸盐溶解度不同,铬酸钡的溶解度较小,从而可以分离锶和钡。锶能与某些有机试剂如 EDTA,DTPA,H_3Cit 等生成络合物,此性质可用于放射性锶的分析测定和去污。

表 3-7　锶、钙和钡的硝酸盐在浓硝酸中的溶解度(摘自强亦忠,1999)

硝酸盐	硝酸浓度/(mol/L)		
	15	17	19
硝酸钙	7.38	2.46	0.492
硝酸锶	9.66×10^{-2}	1.45×10^{-3}	4.35×10^{-4}
硝酸钡	2.29×10^{-3}	1.91×10^{-4}	7.62×10^{-5}

3. ^{90}Sr的测定

放射性锶的测量通常用 β 计数法。β 计数法测量有两种情况,一是将分离纯化的放射性锶制源直接在低本底 β 计数器上测量,这样得到的结果是$^{89}Sr+^{90}Sr$总和。二是通过测量与^{90}Sr处于放射性平衡的^{90}Y的 β 放射性来换算出样品中^{90}Sr的含量。后一方法为通常所采用,因为^{90}Y的 β 能量高达 2.29 MeV,探测效率高,且其半衰期为 64.2 h,易与^{90}Sr达到放射性平衡,且可去除^{89}Sr的干扰。

八、锝化学

1. 概述

锝(technetium,Tc)是 43 号元素,位于元素周期表第 5 周期的第Ⅶ副族。锝是放射性元素，已知同位素有 20 多种，半衰期从数秒至上百万年不等，其中^{99}Tc 和^{99}Tc^{m}最重要。^{99}Tc，β^-放射体，半衰期为 2.14×10^5 a，能量为 0.292 MeV。^{99}Tc^{m}主要放射出 γ 射线，能量为 0.140 5 MeV(99%)，半衰期为 6.02 h，它的一些化合物及络合物几乎可用于人体所有器官的显影扫描。^{99}Tc^{m}是裂片元素，但在医学应用中常来自^{99}Mo-^{99}Tc^{m}放射性同位素发生器。

2. 锝的化学性质

锝的化学性质非常复杂，能以－1 到＋7 价的各种价态存在，其中以＋7 价最稳定。锝的氧化物 Tc_2O_7，300 ℃时即升华。溶液中的 TcO_4^- 比较稳定，它可被 Sn^{2+} 还原为低价态的锝，常被用来标记化合物、多肽和蛋白质等，用于核医学显像。高锝酸的钠盐和铵盐易溶于水，但是其钾、铷、铯和银等盐的溶解度则很小。高锝酸银 $AgTcO_4$、高锝酸四苯基砷 $[(C_6H_5)_4As]TcO_4$ 等可在锝的重量法测定中作为基准物质。锝没有可作载体的稳定同位素，不过有许多良好的非同位素载体如 Re，Cu 等。

3. 锝的测定

微量^{99}Tc 的测定有辐射测量法和中子活化法。^{99}Tc^{m}的测量一般用 γ 谱仪进行。^{99}Tc 是 β 放射性核素，但其能量低，因此辐射测量必须制成均匀的薄源，可采用电沉积法；或采用液体闪烁法测量，可大大提高探测效率。

九、碘化学

1. 概述

碘(iodine，I)是 53 号元素，位于元素周期表第 5 周期的第Ⅶ主族。碘有 27 种同位素，其中^{127}I 是惟一的稳定同位素。在放射性同位素中，^{131}I，^{125}I，^{123}I 比较重要。它们的主要辐射特性列于表 3-8。

表 3-8　^{131}I，^{125}I 和^{123}I 的主要辐射特性(摘自卢玉楷，2004)

同位素	半衰期	衰变方式	粒子主要能量/MeV(%)
^{123}I	13.3 h	EC	X 0.027 47，γ 0.159(83.3%)
^{125}I	59.4 d	EC	X 0.027 47，γ 0.035 49
^{131}I	8.02 d	β	β^- 0.606(89.9%)，γ 0.364(81.7%)

在裂变反应中，^{131}I 有较大的产额，可作为反应堆事故或核爆后环境监测的信号核素。由于^{131}I 是 β^-、γ 放射体，在医学上常常用于制备放射性诊断和治疗药物。

2. 单质碘的性质

单质碘是紫黑色的片状晶体，微热即升华，在水中的溶解度极低，但当水中存在 KI 时，形成了 I_3^-，碘的溶解度会大大增加，其溶液呈棕色。碘易溶于 CCl_4，$CHCl_3$，CS_2，苯和酒精等有机溶剂中，也易定量吸附在活性炭、硅胶等吸附剂上。

3. 碘的化合物

碘的钠盐和钾盐是可溶性的，而 AgI，HgI，PdI 等是难溶性的。AgI 不仅难溶于水，且难溶于稀酸和氨水，这一性质可用于放射性碘的分析和测定中。

4. 碘的水溶液化学

碘的化学性质较活泼，其化合价有－1，＋1，＋3，＋5 和＋7 价。碘是卤族元素中最弱的氧化剂,与还原剂如 $NaHSO_3$,$NH_2OH \cdot HCl$ 等作用或在碱性条件下与 H_2O_2 作用,可被还原为 I^-。碘在碱性溶液中(pH>9)会发生歧化反应

$$I_2 + HSO_3^- + H_2O \longrightarrow 2I^- + SO_4^{2-} + 3H^+ \tag{3.17}$$

$$2I_2 + 2NH_2OH \cdot HCl \longrightarrow 4HI + N_2O\uparrow + 2HCl + H_2O \tag{3.18}$$

$$I_2 + H_2O_2 + 2OH^- \longrightarrow 2I^- + 2H_2O + O_2\uparrow \tag{3.19}$$

$$3I_2 + 6OH^- \longrightarrow IO_3^- + 5I^- + 3H_2O \tag{3.20}$$

I^- 在强酸介质中,容易被空气或 $NaNO_2$ 氧化

$$4I^- + O_2 + 4H^+ \longrightarrow 2I_2 + 2H_2O \tag{3.21}$$

$$2I^- + 2NO_2^- + 4H^+ \longrightarrow I_2 + 2H_2O + 2NO\uparrow \tag{3.22}$$

在酸性溶液中,I^- 与 IO_3^- 会发生反应生成 I_2

$$IO_3^- + 5I^- + 6H^+ \longrightarrow 3I_2 + 3H_2O \tag{3.23}$$

低价态的碘都可被强氧化剂如次氯酸钠氧化至+7,再用还原剂如 $NH_2OH \cdot HCl$ 等还原到 I^-。通过此过程,可保证放射性碘和碘载体同位素交换完全。

5. 碘的测量

(1) ^{131}I 由于 ^{131}I 放出较强的β、γ射线,因此环境中高浓度的 ^{131}I(例如核事故释放),可直接用γ谱仪测定。一般低浓度样品需经放化分离,然后进行β测量。

(2) ^{125}I 只释放出低能 X 和γ射线,宜用 NaI(Tl)X 射线谱仪测定 X 射线,或用γ闪烁计数器来测定 ^{125}I 的含量。

十、钚化学

1. 概述

钚(plutonium, Pu)是 94 号元素,位于元素周期表第 7 周期第Ⅲ副族,属于锕系元素。目前已发现 15 种钚的同位素,其质量数从 232 到 246,其中最重要的是 ^{239}Pu。^{239}Pu 的衰变方式是α衰变,半衰期为 2.41×10^4 a,主要粒子的能量为 5.157 MeV(73.3%)和 5.144 MeV(15.1%)。^{239}Pu 裂变截面较高,可作为核燃料。^{239}Pu 衰变时易发生群体反冲现象,产生放射性气溶胶。因此在操作钚时,应在手套箱中进行。平时,钚应密封保存。

2. 金属钚的性质

金属钚在空气中易被氧化。粉末状的钚在空气中能自燃而生成 PuO_2。

金属钚易溶于稀盐酸生成蓝色的 Pu^{3+} 溶液。钚与稀硫酸能缓慢地进行反应,但钚却与硝酸或浓硫酸完全不起作用。

3. 钚的化合物

钚易与氧结合,形成多种氧化物(如 Pu_2O_3,PuO_2 等),其中最稳定的是 PuO_2。钚的氟化物主要有 PuF_3,PuF_4 和 PuF_6 三种。其中 PuF_6 与 UF_6 一样,是一种易挥发的氟化物,并且是一种非常强的氧化剂。钚能与一些无机酸根形成多种价态的钚盐,其中以四价钚盐最重要,其次是 6 价钚盐。钚的易溶盐主要有 $Pu(NO_3)_4$,$Pu(SO_4)_2$,$PuCl_4$,$PuO_2(NO_3)_2$ 和 PuO_2Cl_2 等,难溶盐主要有 $Pu(C_2O_4)_2$,$Pu(IO_3)_4$,$Pu(HPO_4)_2$,$(NH_4)_4[PuO_2(CO_3)_3]$ 和 $Na_2Pu_2O_7$ 等。其中 $Pu(SO_4)_2 \cdot 4H_2O$ 具有稳定性好、组成固定和纯度高的特点,常用作钚分析的基准物。

4. 钚的水溶液化学

钚在水溶液中能以+3~+7 价存在:Pu^{3+},Pu^{4+},PuO_2^+,PuO_2^{2+} 和 PuO_5^{3-},其中最稳定的

价态是+4价。由于自身α辐射的影响，水溶液中钚的价态会发生变化。

不同价态钚离子的水解能力如下

$$Pu^{4+} > PuO_2^{2+} > Pu^{3+} > PuO_2^{+}$$

Pu^{4+}在pH>1时就发生水解，而PuO_2^{+}在pH<5时基本不水解，pH≈6.8时，开始析出$PuO_2(OH)$沉淀。

为了获得各种价态的钚，常用的氧化还原剂有氨基磺酸亚铁、羟胺、肼、亚硝酸钠、溴酸钠、4价铈盐等。在一定酸度下，钚的+3～+6四种价态离子能同时存在，并形成热力学稳定体系：

$$Pu^{4+} + PuO_2^{+} \rightleftharpoons Pu^{3+} + PuO_2^{2+} \tag{3.24}$$

对于Pu^{4+}而言，在低酸度溶液中，可发生如下歧化反应

$$3Pu^{4+} + 2H_2O \rightleftharpoons 2Pu^{3+} + PuO_2^{2+} + 4H^{+} \tag{3.25}$$

高酸可防止Pu^{4+}的歧化。

各种价态的钚离子在含有无机酸根或有机酸根的水溶液中能形成不同配位体的络合物，其中以Pu^{4+}形成的络合物最稳定。Pu^{4+}与NO_3^-，Cl^-，CO_3^{2-}和SO_4^{2-}等无机酸根能形成络合物，且在一定浓度下能形成络阴离子，如$Pu(NO_3)_6^{2-}$，$PuCl_6^{2-}$，$Pu(CO_3)_4^{4-}$，$Pu(C_2O_4)_4^{4-}$和$Pu(SO_4)_3^{2-}$等，这在钚的分离中有广泛应用。Pu^{4+}能与酮类（如TTA）、酯类（如TBP）、羧酸类（如柠檬酸）、胺类（如TOA）和氨羧络合剂（如EDTA）等有机溶剂形成有机络合物。目前对于加速体内钚的排除，应用最多、效果最佳的是DTPA的钙盐和锌盐。

5. ^{239}Pu 的测定

（1）α计数法和α能谱法　微量的钚常用电沉积法来制备薄而均匀的源，然后用低本底α计数器进行α放射性测量或用α能谱仪进行钚的同位素分析。

（2）液体闪烁计数法　用TRPO或HDEHP为萃取剂萃取钚，然后与闪烁液PPO混合，用液体闪烁计数器进行测量。

参考文献

1　核科学技术辞典.北京:原子能出版社,2004

2　C.克勒尔著. 放射化学基础. 第3版. 朱永赌等译.北京:原子能出版社,1993

3　强亦忠主编. 简明放射化学教程. 第三版. 北京：原子能出版社,1999

4　张智慧. 空气中氡及其子体的测量方法. 北京：原子能出版社,1994

5　李德平,潘自强主编.辐射防护手册(第二分册)-辐射防护监测技术. 北京：原子能出版社,1988

6　范我,强亦忠主编.核药学教程.哈尔滨:哈尔滨工程大学出版社,2005

7　卢玉楷主编.简明放射性同位素应用手册.上海:上海科学普及出版社,2004

第四章 放射性核素在体内的生物转运

放射性核素生物动力学是研究放射性核素在机体内吸收、分布、滞留和排泄等过程的动态变化，并对其过程应用速度和数学方程加以定量描述的科学。其目的是对体内核素的剂量进行估算和评价，确定干预措施并预测其危害。这对于放射性核素的和平利用、内照射生物效应与机制的阐明以及内照射防护措施标准的修订具有重要的意义。

放射性核素在机体内的吸收、分布、滞留和排泄过程称为生物转运(biotransport)；核素在机体内的代谢过程称为生物转化(biotransformation)。有些放射性示踪化合物，在体内可发生结构和性质的变化，但是它们无论发生何种变化，都不能改变放射性核素的辐射特征。因此，本章重点阐述放射性核素的生物动力学。

第一节 经膜转运和摄入模式

核素或外源化合物经口摄入称食入，经鼻摄入称吸入。核素经自呼吸道、胃肠道、皮肤或伤口进入体液的过程称为吸收。不论由何种途径吸收，又如何转运，都要通过各种生物膜(biomembrane)屏障，才能进出细胞、组织和器官。因此，经膜转运是生物转运的基础。

一、生物膜特点和经膜转运方式

(一) 与经膜转运有关的生物膜特点

细胞膜(质膜)和各种细胞器的膜统称为生物膜。生物膜有以下三个特点与经膜转运方式密切相关：

1. 以磷脂为主的脂质双分子层。脂质层对水溶性物质具有屏障作用，而脂溶性物质则易于通过。

2. 膜镶嵌蛋白质，在物质的转运中起“载体”特殊通道和离子泵的作用，可使某些水溶性化合物通过生物膜。

3. 生物膜上分布很多直径2～4 A(1 A＝0.1 nm)的微孔，是某些水溶性小分子化合物的通道。

生物膜的一些特点，决定了核素等化学物质经膜转运的方式：被动转运(passive transport)，细胞不起主动作用；特殊转运(special transport)，细胞具有一定的主动作用。

(二) 经膜转运方式

1. 被动转运

(1) 简单扩散(simple diffusion)

又称脂溶扩散或顺流扩散。顾名思义，脂溶性物质可经简单扩散方式通过生物膜，膜两侧的物质顺浓度梯度之差扩散。此方式不消耗能量，不需要载体，不受饱和限速与竞争抑制的影响。

简单扩散的条件是：①膜两侧存在浓度梯度；②化学物质必须具有脂溶性(亲脂性)，通常用脂/水分配系数(lipid/water partition coefficient)表示。分配系数越大,经膜扩散的速率越快,但也有例外情况;③化学物质的非解离状态。

(2) 滤过(filtration)和水溶扩散(aqueous diffusion)

这是核素或化学物质通过膜的亲水性微孔的过程,在胶体渗透压和液体静压作用下水可经过膜微孔进出而携带小分子物质滤过。

2. 特殊转运

(1) 主动转运(active transport)此种转运最主要的特点是核素或化学物质可逆浓度梯度转运,即可由低浓度部位向高浓度部位转运,因而要消耗能量,需膜的蛋白质(或转运酶系)提供"载体"(或导体),故亦称载体介导转运(carrier mediated transport)。

(2) 易化扩散(facilitated diffusion)它又称载体扩散(carrier diffusion),是顺浓度梯度由高浓度处向低浓度处扩散而透过生物膜的转运过程,似有简单扩散的性质但它又借助于"载体",其机制又与主动转运相似,因不是逆浓度梯度转运,故不消耗能量。

(3) 膜动转运(cytosis)这是生物膜对大分子固态颗粒(如烟、尘)和液滴态蛋白,通过膜的变形运动及收缩,把它包绕起来,最后摄入细胞内的过程。摄入颗粒物质称为吞噬作用(phagocytosis);摄入液滴态物质称为胞饮作用(pinocytosis)。

二、摄入模式

放射性核素摄入之后,体液或组织内活度、质量或浓度呈现随时间推延而变化的动态过程,可用时量关系来表示。血液、组织的活度(Bq)为纵坐标,时间为横坐标的活度曲线称为时量曲线,它显示了核素在体内变化的趋势。按摄入(intake)方式对时量关系的影响,分为以下4种模式。

(一) 单次摄入

指持续时间超过几小时的一次性摄入,此时吸收率 $I(t)$ 骤升速止(图 4-1a),器官组织内放射性活度 $q(t)$ 迅速上升,而后随时间的延长而逐渐降低(图 4-1b)。这种摄入方式发生在职业性工作者的可能性较大。核装置事故释放的放射性烟云,可使部分居民造成这种摄入,但可能性较小。

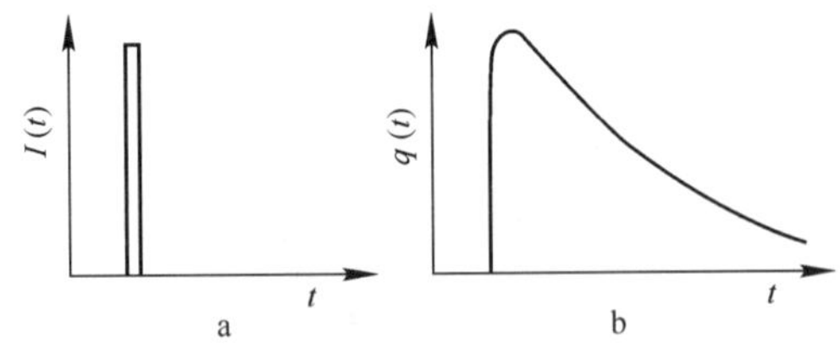

图 4-1 单次摄入模式(放射毒理学,朱寿彭等,2004)

(二) 短期多次摄入

指短期(如一个季度)发生多次摄入的情况。在此情况下,血液吸收率呈不连续的骤升速止状态(图 4-2a);而器官和组织内放射性核素的含量则连续地速升缓降,犹如锯齿状(图 4-2b)。如果放射性核素在器官组织内的有效半减期较短,相邻的两次摄入的间隔时间又长达3、4个有效半减期,则可把每次摄入视作单次摄入处理。

从事氧化氚、碘、镭、铀和钚的工作比其他作业更易受到反复的体内污染。这是因为所接触的放射性物质的物理性质(氧化氚和碘易挥发成气态),或所从事的工业生产的类型(涂描含镭的发光仪表、氧化钍生产和铀的开采与加工)所造成的。

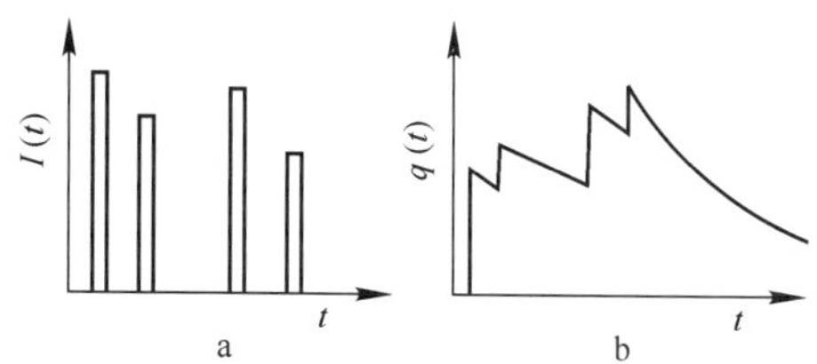

图 4-2 短期多次摄入模式(放射毒理学,朱寿彭等,2004)

(三)一次摄入后在长时期内递减性吸收

这种模式多发生在难溶性放射性核素的氧化物单次污染伤口或一次吸入而滞留于肺内的情况下。此时,伤口和肺内的放射性核素既难于迅速吸收,又难于迅速排除,故血液内的含量逐渐降低(图 4-3a);器官组织内的活度在起初时逐渐增多,当增至一定数值时,因血内含量减少,核素由器官组织内移出的速度大于移入的速率,则使其含量缓缓减少(图 4-3b)。这种情况,在核企业生产中是屡见不鲜的。

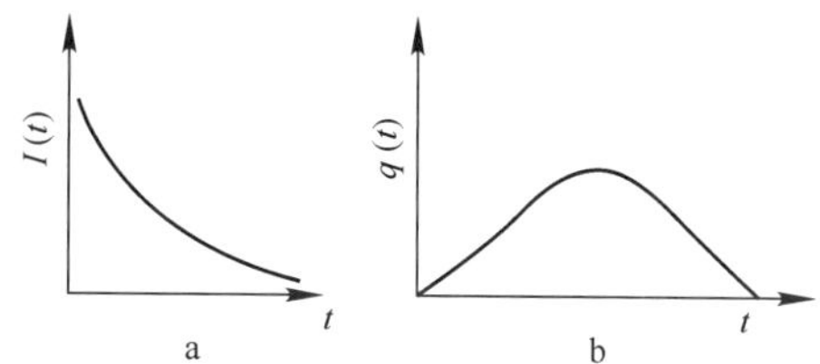

图4-3 一次摄入后长时期内递减性吸收(放射毒理学,朱寿彭等,2004)

(四)长期均匀摄入(持续摄入)

这是指在较长的一段时期内,以相当恒定的速率摄入放射性核素。此时,放射性核素的吸收率保持恒定状态(图 4-4a);而器官组织内的放射性核素含量则与日俱增(图 4-4b)。对于有效半减期较短的放射性核素(如甲状腺内的^{131}I),可在不很长的时间内,使进入和移出该器官组织内的核素量达到平衡。然而,对于有效半减期很长的放射性核素,即使终生均匀持续地摄入,也不能使器官组织内活度达到平衡。例如,^{139}Pu 均匀持续地摄入 50 年,其在骨骼的含量仅达平衡值的 29%。

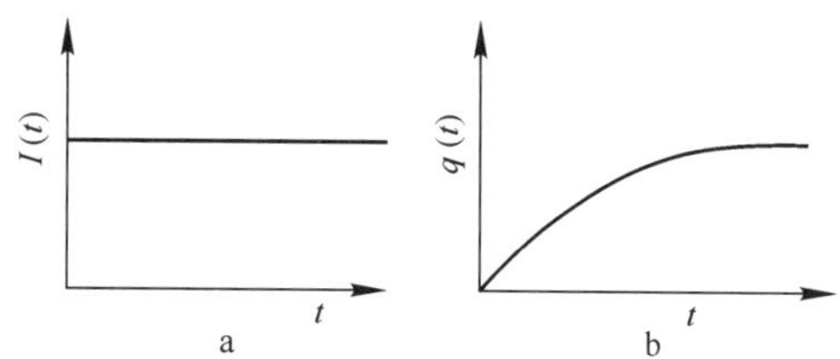

图 4-4 长期均匀摄入模式(放射毒理学,朱寿彭等,2004)

由于环境受放射性核素污染而使食品和水受到污染时，或在高本底地区，居民中的某些人员可能以此种模式摄入放射性核素。职业性工作中，接触氧化氚这类物质时也可能发生此种摄入模式。

第二节　生物动力学模型

一、隔室模型的概念

在缺少有关照射条件的具体资料的情况下，ICRP 建议使用隔室模型计算内照射剂量。

（一）隔室模型

经典动力学的基本理论是速度论和隔室模型(compartment model)。为便于解析，隔室模型将异常复杂的生物机体假设为一个或几个隔室。以隔室为组成单位，用来描述外源性物质(如药物、毒物或核素)在机体内生物转运和生物转化的过程及其规律，并常以图解和数学方程及各种参数表示，即称为某隔室模型。

隔室的概念不能完全等同于实际生物区间。同类组织在结构、血流速度、对毒物或核素的亲和性方面都类同，受纳毒物或核素状况与速度又类似的器官或组织，就可视为一个隔室。因此，隔室是个较为抽象(理论)的非实体概念。

隔室系统分为单室模型(single compartment model)和双室或多室模型(two compartment or multiple compartment model)，还有开放隔室和闭合隔室之分，即前者对核素或毒物有进入和移出，后者则只有“入”而没有“出”。

（二）单室模型

单室模型是一种最简单的隔室模型，即把整个机体视作单一均匀的空间，外源性物质进入大循环后能迅速并较均匀地分布到血浆、体液、肝和肾等血流丰富的器官组织，但不意味着任何组织在任何时间外源性物质的含量或浓度都相等。血浆浓度和组织浓度的比值近似一个常数，各组织间保持动态平衡。

毒物或核素的消除速率自始至终都与当时的浓度或比活度成正比，即按一级动力学进行

$$dD/dt = -KD \quad (\text{或 } dC/dt = -KC) \qquad (4.1)$$

式中，D 为毒物的质量；C 为浓度；t 为时间；K 为消除速率常数，负号表示质量或活度随时间减少，在增长过程中则改用正号。

凡符合一级动力学的过程，其消除曲线在半对数坐标纸上(纵轴为浓度或比活度对数值)均为随时间延长而下降的直线(图 4-5)。如果将式(4.1)微分方程求解，则：

$$D = D_0 e^{-kt} \quad (\text{或 } C = C_0 e^{-kt}) \qquad (4.2)$$

式中，D_0 为 t_0 时间的 D_0(C_0 为 t_0 零时间的 C_0)。两侧取对数，则得：

$$\lg D = \lg D_0 - Kt/2.303 \qquad (4.3)$$

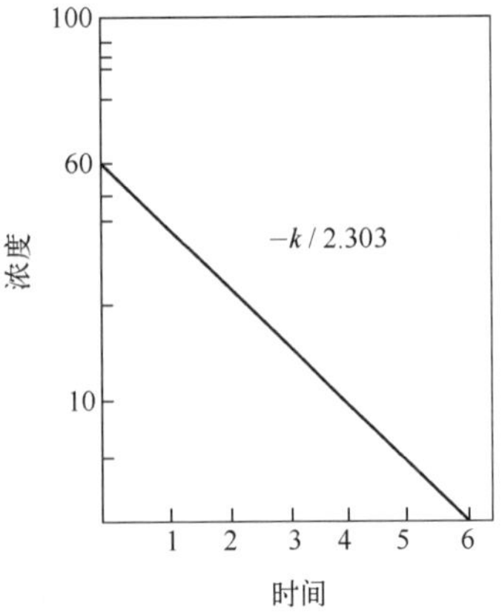

上式即为对数线性回归方程，2.303 是自然对数为常用对数间的转换系数。

100
60
$-k/2.303$
浓度
10
1 2 3 4 5 6
时间

图 4-5　单室模型的时量曲线
(放射毒理学，朱寿彭等，2004)

（三）双室模型

实际上单室模型较少见。双室模型是将机体分为中心室和周边室。中心室假定为供血良好的器官和组织（如肝、肾和心脏），室内浓度可迅速达到平衡；而周边室相当于供血少、血流缓慢的器官和组织（如脂肪、肌肉和体积小的组织），室内浓度需较长时间才能达到平衡。若全过程的转运速率按一级动力学方式进行，则中心室的浓度变化方程式为

$$dC_1/dt = -(k_{12}+k_e)C_1 + k_{21}C_2 \qquad (4.4)$$

周边室浓度随时间变化的方程式为

$$dC_2/dt = -k_{21}C_2 + k_{21}C_1 \qquad (4.5)$$

式中，C_1，C_2分别为中心室和周边室内毒物的浓度；k_{12}和k_{21}为两室间转运速率常数；K_e为中心室的消除速率常数。浓度随时间变化绘在半对数坐标纸上，显示出的是斜率不同的（α/2.303和β/2.303，2.303是自然对数为常用对数间的转换系数）两条直线相叠加，形成凹向上的二项指数曲线（图4-6）。如果将式（4.4）和（4.5）的微分方程求解，则简化为

$$C(t) = Ae^{-\alpha t} + Be^{-\beta t} \qquad (4.6)$$

式中，α和β分别为分布相和消除相的速率常数，实际是k_{12}，k_{21}和k_e组成的复合常数，与毒物的分布、消除和转运有关。B是消除相线段外延至$t=0$时在纵轴上的截距，A是分布相理论线段延至$t=0$时在纵轴上的截距。

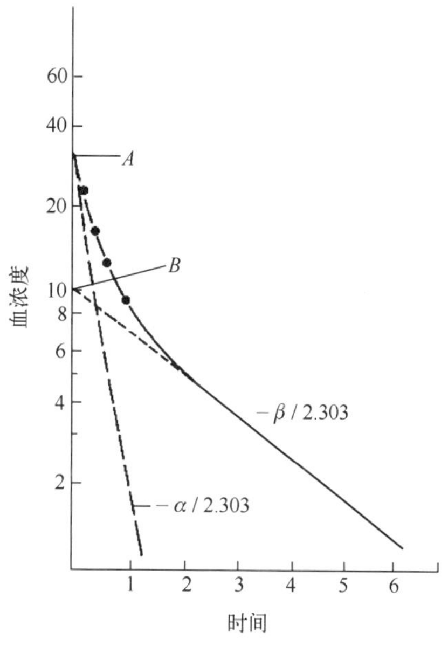

图4-6　双室模型的时量曲线
（放射毒理学，朱寿彭等，2004）

毒物吸收入血早期，实际是分布和消除同时进行，以分布为主，反映毒物自中心室向周边室转移称分布相。毒物待分布呈平衡后，血浓度缓慢下降，反映毒物自体内消除称消除相。

应当指出，上述单室、双室模型都是瞬时单次吸收的情况，如果毒物是经口、伤口等静脉外途径进入，应考虑吸收过程，时量曲线出现上升的吸收相。重复多次染毒时，如果半减期比染毒间隔时间短得多，实际上与单次染毒的情况相仿；如果半减期较长，或染毒间隔时间短，则体内会有核素或化合物残留，染毒次数越多，累积的残留量就越多，于是出现蓄积现象，毒物的时量曲线和数学方程就更为复杂。

二、生物动力学模型

（一）隔室模型和实体的结合

经典动力学隔室模型的研究经历多年，目前仍被采用，但是隔室这个抽象的概念，缺乏实际的生理学和解剖学意义。近年来生物动力学模型（biokenetic model）研究有了很大的发展。

生物动力学模型的基点是：决定毒物或核素在生物体内的过程，主要是进入物质的理化性质，机体各部位的形态结构、生理状态及其生理参数，将毒物或核素在体内过程同解剖学结构和一些生理机能的参数之间建立数学联系，将有助于阐明毒物或核素在体内的生物转运过程。生物动力学模型也是由隔室组成，但这种隔室是对应于解剖形态学的生理功能实体。隔室之

间经体液联系，通称为转移隔室。

每一隔室可按物质浓度或质量、各种速率及有关参数导出一个微分方程，以描述化学毒物或放射性核素在隔室内的动态变化。设计多少个隔室，就可导出多少个方程，这一套方程即是核素或毒物生物动力学模型的表达方式。放射性核素生物动力学就是解析由各个隔室的微分方程组成的微分方程组。

（二）放射性核素动力学模型

国际放射防护委员会(ICRP)的第30号出版物，及1991年第60号以后的一些出版物中所使用的模型，是假设机体由若干单个隔室所组成，任何一个器官和组织可含一个或几个隔室。

放射性核素在机体内的转移需要有数学表达式，以便建立摄入量与被测量的量(即体内或排泄物内的活度)之间的关系。为了得到易于求解的方程组，需用简单的方式来描述实际的生物转移过程。为此就使用较少的隔室，并且不需在细节上对应于生物学过程，使简单的描述所导出的结果与观察到的数据相符合。图4-7简示出所用的核素动力学的一般模式。

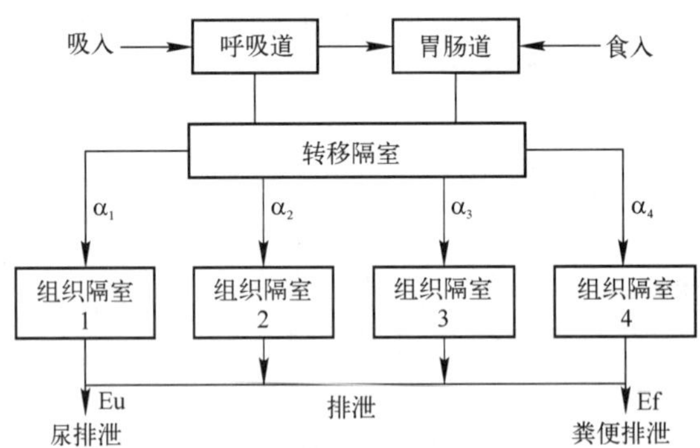

图4-7　身体隔室内放射性核素动力学的一般模式

(放射毒理学，朱寿彭等，2004)

第三节　放射性核素的吸收

吸收(absorption)是指核素由摄入途径通过生物膜进入血液循环的过程。常以吸收速度(快或慢)和吸收率表示。吸收率是吸收入血液的量占摄入量的百分数(%)。

一、呼吸道吸收

（一）呼吸道吸收是核素进入体内的主要途径

核工业生产和实验研究中不遵守放射操作规程或发生事故时，空气受到放射性核素污染的概率较大，多呈气溶胶和气态存在，防护较为复杂和困难。因为呼吸是不受意识支配的自律性生理运动，人无时无刻不与外环境进行气体交换，人均呼吸量多达20 m^3/d。从此意义上看，呼吸道是放射性核素进入人体内最危险最主要的途径。

肺脏的某些解剖学和生理学特点，如肺泡数量3亿多，总表面积高达50～100 m^2；肺泡壁菲薄，它和毛细血管组成的呼吸膜厚度仅 1.5 μm 左右；肺泡遍布毛细血管，血流量大等特点均有助于肺对核素的吸收。肺泡上皮细胞对脂溶性和水溶性分子或离子都具有高度的通透性，故对可溶性核素化合物，或易透过生物膜且易转移的核素，吸入后可迅速地分布到全身；而难溶性化合物，或难透过生物膜且难转移的核素，则难以自肺泡吸收，并且肺泡内气流缓慢，难以清除，甚至长期滞留或沉积，使肺脏成为长期受照射的靶器官。因此，呼吸道尤其肺吸收是核素最危险的途径。

（二）呼吸道吸收与核素物态相关

1. 气态（气体和蒸汽态） 放射性核素，如氡、氢、氚和碘等，极易以简单扩散的方式经呼吸道黏膜或肺泡进入血流。当血液核素浓度与肺泡内气态核素浓度达到平衡时，二者之比称为血/气分配系数（blood/air partition coefficient），分配系数越大吸收率就越高。气态核素的吸收速度与其在血液内的溶解度呈正比。此外，尚应考虑呼吸频率、深度、肺血流量、其他器官的分布和排除速率的影响。

2. 放射性气溶胶（radioactive aerosol） 在呼吸道内沉积、转移与廓清是一个极为复杂的过程。它既取决于肺容量、肺活量、潮气量、呼吸频率等生理参数及解剖学特征，又依赖于气溶胶粒度（granularity）、密度和溶解度等。

气溶胶进入呼吸道并附着其表面，经受 3 种作用（图 4-8）：① 惯性冲击或离心力作用（inertial impaction or centrifugal force）使直径大于 5 μm 的粒子附着于支气管分叉处表面。② 重力或沉降作用（gravitation or sedimentation）。气溶胶粒子运行到支气管下部时，粒子受重力或沉降作用而附着于支气管表面。粒子的质量愈大，沉降速度愈快。③ 布朗运动或扩散（Brownian movement or diffusion）。粒子愈小，布朗运动速度愈快，平均运行距离愈远，愈易与肺泡壁碰撞而附着。2 μm 以下的粒子，才具有布朗运动。小于 0.5 μm 的粒子，处于持续运动状态，故易附着肺泡壁上。但是极小的粒子（0.01～0.03 μm），由于其布朗运动速度极快，主要附着在较大的支气管内。概括说来，大于 5 μm 的粒子几乎全部沉积于鼻和支气管树；小于 5 μm 的粒子则到达支气管树的外周分支处；小于等于 1 μm 的粒子主要附着于肺泡内。

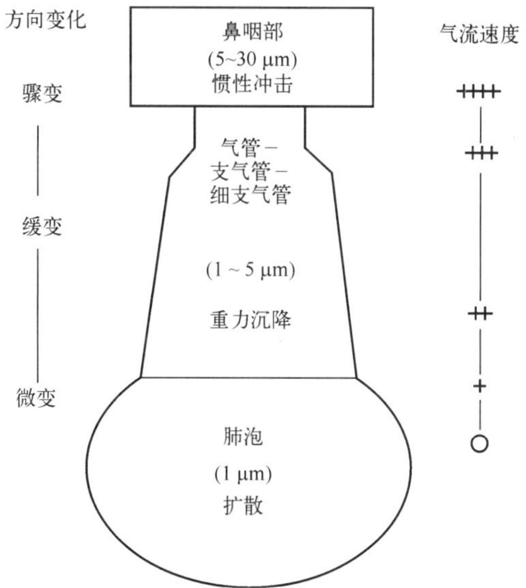

图 4-8 气溶胶粒子在呼吸道内沉积的机制
（据 Klaassen CD, et al. Toxicology, 2001）

3. 分散度（dispersity） 在胶体化学上常用粒子表面积与其体积的比值表示粒子的分散程度，是胶体系统的重要性质之一，根据它可大致评定气溶胶在呼吸道内的沉积状况。气溶胶粒子（aerosoparticles）大小频率分布，通常是对数概率正态分布。用粒径分布的中位值（中值直径）表示粒径的平均值，再附以其几何标准差（s），即可全面反映该气溶胶的分散度。表示气溶胶粒径的参数有计数中值直径（count median diameter, CMD），即比它大的或小的粒子累计数各占总粒数的 50%；质量中值直径（mass median diameter, MMD），即比它大的或小的粒子累计质量各占粒子总质量的50%；活性中值直径(activity median diameter，AMD)，即比它大的或小的粒子累计活度各占粒子总活度的50%。在毒理学上常以毒物的质量多寡评价其毒性，故多以MMD表示气溶胶的大小。在放射毒理学中则以AMD表示放射性气溶胶粒子的大小。

由于气溶胶粒子的转运和在呼吸道内的沉积均依赖于其空气动力学特征，故评价其生物效应时，有重要意义的是质量中值空气动力学直径(mass median aerodynamic diameter，MMAD)和活性中值空气动力学直径(Activity median aerodynamic diameter，AMAD)，即比MMAD或AMAD大的和小的粒子的累计质量或累计活度，各占全部粒子总质量或总活度的50%。为使各种气溶胶有个统一的度量尺度，又引用"空气动力学等效直径"的概念。其含意是一个粒子的空气动力学等效直径，是指和它在相同的空气动力学条件下，具有和它一样的终末沉积速度、密度为1 g/cm^{3}的球形粒子的直径。由密度不足1 g/cm^{3}的球形粒子换算为空气动力学直径的公式是：空气动力学直径＝该粒子的几何直径×该粒子的密度(g/cm^3)。

(三) 呼吸道模型

为了满足辐射防护实践中肺剂量估算及吸入核素所致危害评价的需要，ICRP在1991年发表的第60号出版物代替了ICRP第26号出版物的基础上，于1994年的第66号出版物的呼吸道模型代替了1979年的肺模型。

1994年的呼吸道模型，比1979年的肺模型更适用，以解剖学和生理学更为逼真的模型出现，实际上它是一个更细致具体的多隔室系统，更为完善的生物动力学模型。因为它是建立在形态学、生理学、沉积、廓清和辐射效应等现有资料广泛评议的基础上，具有重大理论和实用价值。以下扼要介绍有关内容。

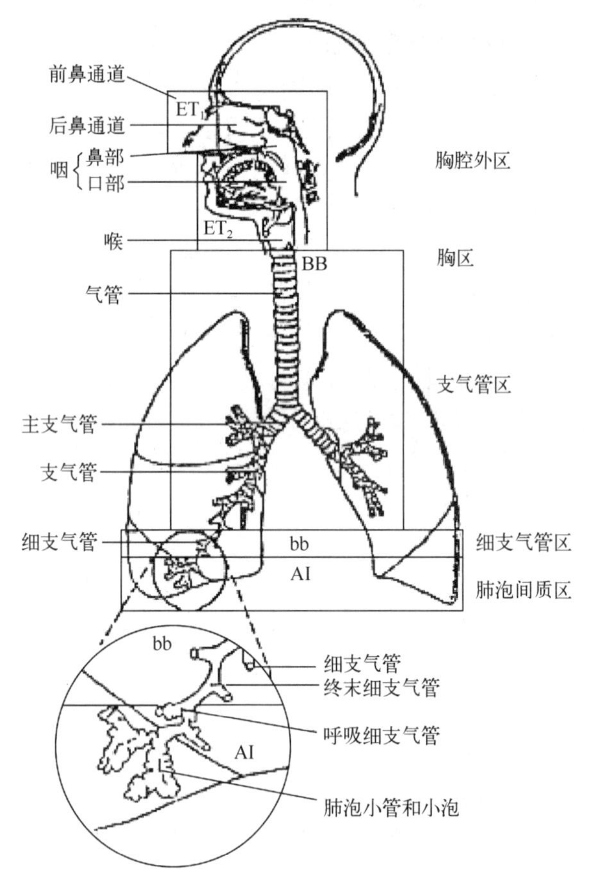

图4-9 呼吸道解剖学分区(放射毒理学，朱寿彭等，2004)

1. 形态学上将呼吸道模型分为4个解剖区(图4-9) (1) 胸腔外区(extra thoracic region，ET)，包括前鼻通道区(anteriornose，ET$_1$)，后鼻通道(posterior nasal passage)，包括口腔、咽和喉区(ET$_2$)；(2) 支气管区(bronchial region，BB)，包括气管和支气管(导气管分段0～8)，沉积物靠纤毛运动由此被廓清出去；(3) 细支气管区(bronchiolar region，bb)，包括细支气管和终末细支气管(导气管分段9～15)；(4) 肺泡-间质区(alveolar interstitial region，AI)，包括呼吸细支气管、肺泡小管、带有小泡的小囊和间质结缔组织(导气管分段16～26)。

所有 4 个区含有淋巴结组织(LN):LN_{ET}负责排出 ET 区物质,LN_{TH}负责排出 BB、bb 和 AI 区物质。为便于估算辐射剂量,对 4 个区选定了敏感靶细胞:ET 区为上皮基底细胞,BB 区为基底细胞和分泌细胞,bb 区为分泌细胞(clara cells),AI 区则是诸如毛细血管细胞样的内皮细胞、分泌细胞(clara cells)和Ⅱ型肺细胞。

2. 生理参数 呼吸道各区所受纳的辐射粒子与呼吸道某些生理参数密切相关。因为吸入空气的体积、换气速率及通过鼻、口吸入的分数和活动状态等,都与吸入辐射粒子的数量有关。因此,新呼吸道模型给出了一些生理参数,现摘要列于表 4-1 和表 4-2。

表 4-1 工作人员参考呼吸数值和不同状态的换气量1)

(放射毒理学,朱寿彭等,2004)

	肺体积/L	活动状态	换气量/($m^3 \cdot h^{-1}$)2)
肺总气量(TLC)	6.98	睡觉	0.45(7.5)
功能性剩余容量(FRC)	3.30	休息,坐	0.54(9.0)
肺活量(VC)	5.02	轻体力劳动	1.5(25)
死 腔(VD)	0.146	重体力劳动	3.0(50)

注:1) 根据白种人,男性,30 岁,体重 73 kg,身高 176 cm,根据 ICRP 参考人推导而来;

2) 括号内数据以 L min^{-1} 为单位。

表 4-2 工作人员不同情况下吸入空气的体积(m^3)

(放射毒理学,朱寿彭等,2004)

活动状态	轻体力劳动	重体力劳动
睡觉时间,8 h	3.6	3.6
工作时间,8 h	9.6 1)	13.5 2)
业余时间3),8 h	9.7	9.7
合 计,24 h	23	27

注:1) 5.5 h 轻体力劳动+2.5 h 休息,坐;

2) 7 h 轻体力劳动+1 h 重体力劳动;

3) 4 h 休息,坐+3 h 轻体力劳动+1 h 重体力劳动

3. 沉积模型(deposition model) 它是用于估算暴露于气载核素环境下人员各呼吸道解剖区的沉积份额。为了对粒子吸入能力及其在吸入和呼出时的最终沉积进行模型化,采用了一系列粒子等效过滤器来模拟呼吸道各个区。每个区的沉积效率是根据粒子通过空气动力学和通过热力学两个过程进行沉积。在缺乏粒径具体数据时,对于公众和工作人员的照射,沉积份额分别按活度中值空气动力学直径(AMAD)为 1 μm 和 5 μm 的气溶胶考虑。不同粒子的沉积,依赖于它们的化学性质和机体的呼吸状态。对于暴露于活度中值空气动力学直径(AMAD)为 5 μm 气溶胶的职业工作者(轻体力劳动)来说,粒子在各区的沉积份额如表 4-3 所示。粒子在参考工作者呼吸道各区的沉积份额(吸入空气中放射性活度的百分数)随粒子 AMAD 和 AMTD(活度中值热力学直径)的变化曲线示于图 4-10。

表 4-3 工作人员职业性暴露和公众环境暴露下吸入气溶胶的沉积份额

(放射毒理学,朱寿彭等,2004)

呼吸道各区		工作人员(%)1)	男性公众(%)2)
ET	ET_1	33.9	14.2
	ET_2	39.9	17.9
BB		1.8	1.1
bb		1.1	2.1
AI		5.3	11.9
总 计		82.0	47.2

注:1) 工作人员职业性暴露 AMAD 为 5 μm(σg=2.5),AMTD=3.5 μm,密度为 3 gm^{-3},形状因子为 1.5,通过鼻吸入份额为 1;69%为轻体力劳动,31%为坐势,平均换气率 1.2 m^3h^{-1}。

2) 公众环境暴露(住宅内),AMAD=1 μm(σg=2.47),AMTD=0.69 μm,密度为 3 gm^{-3},形状因子 1.5,通过鼻吸入份额为 1;55%为睡觉,30%为轻体力劳动,15%为坐势,平均换气率为 0.78 m^3h^{-1}。

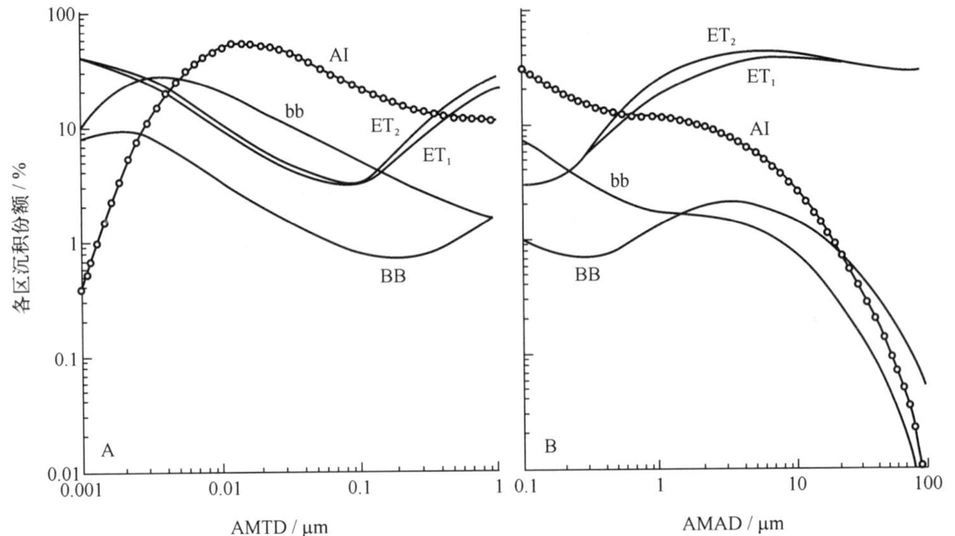

图 4-10 粒子在参考工作者呼吸道各区的沉积份额随粒子 AMAD 和 AMTD 的变化曲线

(放射毒理学,朱寿彭等,2004)

4. 廓清模型(clearance model) 沉积呼吸道内的核素粒子主要靠 3 个途径廓清:向血液转移,通过吞咽转入胃肠道,通过机械清除机制转运到其他部位(或隔室)。

二、胃肠道吸收

(一) 胃肠道吸收是核素进入体内的重要途径

放射性核素污染环境后,它可由大气、水和土壤进入食物链(food chain)而自胃肠道吸收进入体内。由于胃肠道各段的 pH 值不同,故放射性核素的酸性或碱性盐可分别在胃和小肠内并主要由小肠通过被动扩散方式吸收,通常采用一级动力学方程来描述。

哺乳动物胃肠是可吸收营养物质和电解质的具有多种特殊功能的转运系统。有些放射性化合物可通过主动转运系统而吸收。肠道上皮细胞还可通过吞噬和胞饮作用吸收或固着某些固体微粒。难以吸收的放射性核素,可沉积于肠黏膜的皱褶内,短寿命核素可产生有害的首过效应(first-pass effect)。

(二) 核素由胃肠道吸收的份额

概括地讲,各种放射性核素在胃肠道内的吸收份额为:碱族元素(alkaline elements)如Na,K,Rb,Cs 等和卤族元素(haloid elements)吸收容易而完全,可达 100%;碱土族元素(alkaline earth elements)如 Ca,Sr,Ba,Ra 等,易于吸收,吸收率较高,为 10%~30%;大部分稀土族元素(rare earths elements)如 La,Ce,Pr,Pm,Ce 等及钚和超钚元素(transplutonium elements)如 Pu,Am,Cm,Cf 等,难于吸收,吸收率甚低,为 10^{-3}~10^{-5}。以 f_1 表示放射性核素由胃肠道吸收到体液的分数(f_1),ICRP 第 30 号出版物给出 91 种元素的吸收份数列于表 4-4。可以看出,各族元素的主族元素大部分吸收份额高或较高,而其副族元素则绝大部分是吸收较低或极低。同种元素可因其化合物不同而吸收率有很大差异。

表 4-4 各元素的 f_1 值 (放射毒理学,朱寿彭等,2004)

f_1	元 素
1.0	H,Na,K,Rb,Cs,Fr,Hg,Tl,C,Ge,F,Cl,Br,I,At
0.5~0.8	Mg,Mo,Tc,Re,Cu,Zn,P,As,S,Se
0.1~0.3	Ca,Sr,Ba,Ra,Cr,W,Mn,Fe,Au,Pb,Sb,Te,Po
10^{-2}	U,Np,Ti,V,Nb,Ru,Os,Co,Rh,Ir,Ni,Pt,Ag,Cd,Al,In,Si,Sn,Bi
10^{-3}	Be,La,Eu,Ac,Pa,Zr,Hf,Ta,Rd,Ga
10^{-5}~10^{-4}	Sc,Y,Ce,Pr,Nd,Pm,Sm,Gd,Tb,Dy,Ho,Er,Tm,Yb,Lu,Th,Pu,Am,Cm,Bk,Ck,Es,Fm,Md

各种元素自胃肠道的吸收率如此悬殊,主要取决于其溶解度和水解度。碱族、碱土族及卤素族元素均易溶于水,不被水解,阳离子(Me^{n+})和 OH^- 相遇时,形成易溶解且完全解离的盐:$Me^{n+} + nOH^- \rightarrow Me(OH)_n$,因此吸收率高或较高。而稀土族和钚及超钚元素溶解度低,在 pH>3.5 条件下即可发生水解,和 OH^- 基生成难溶且不解离的氢氧化物:$Me^{n+} + nOH^- \rightarrow Me(OH)_n \downarrow$,故吸收率极低。

放射性核素由胃肠道的吸收率,还受胃肠道的功能状态、肠内容物多寡及其性质等因素的影响。

(三) 胃肠道模型(gastrointestinal tract model)

为了描述放射性核素在胃肠道内转运的动态过程,便于估算胃肠各段的辐射剂量,ICRP 提出了胃肠道模型的概念,把胃肠道分为胃(ST)、小肠(SI)、上段大肠(ULI)和下段大肠(LLI)4 段(图 4-11);其中每一段都视为一个独立隔室,各隔室都用核素在其中的平均滞留时间来描述;核素从胃肠道的一段向下一段的转移遵循一级动力学模式。剂量计算时相应的胃肠壁列为 4 个独立的靶器官。表 4-5 列出了胃肠道各段中内容物质量(C)、平均滞留时间(τ_c)及其向下一段转移的速率(λ)。这些都是剂量估算时不可缺少的动力学参数。

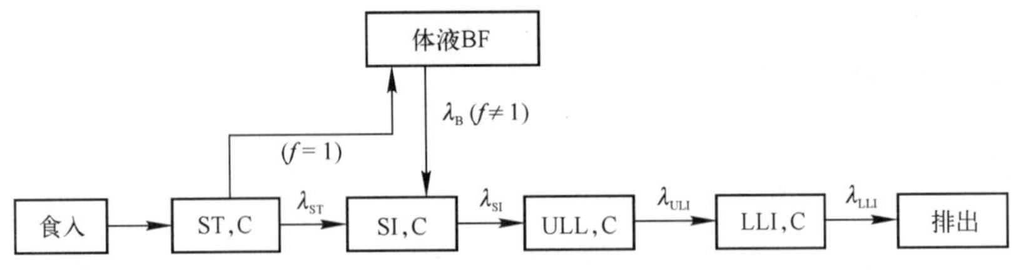

图 4-11　ICRP 胃肠道模型
（放射毒理学，朱寿彭等，2004）

表 4-5　ICRP 胃肠道模型的动力学参数
（放射毒理学，朱寿彭等，2004）

胃肠道各段	胃肠壁质量/kg	内容物质量/kg	平均滞留时间 τ/h	转移速率 λ/h^{-1}
胃（ST）	0.150	0.250	1	1.000 0
小肠（SI）	0.640	0.400	4	0.250 0
上段大肠（ULI）	0.210	0.220	13	0.076 9
下段大肠（LLI）	0.160	0.135	24	0.041 7

三、皮肤和伤口吸收

（一）放射性核素通过完好皮肤的吸收

完好皮肤对大部分放射性核素是有效的屏障，能阻挡核素的侵入。但是有些放射性核素不但能吸收而且吸收率较高，如气态或蒸汽态的放射性碘核素和 HTO，溶于有机溶剂和酸性溶液的化合物，都能透过皮肤而吸收。某些放射性核素经人体完好皮肤的吸收率见表 4-6。

表 4-6　几种放射性核素经人体完好皮肤的吸收率
（放射毒理学，朱寿彭等，2004）

放射性核素	化合物	状态（溶剂）和浓度	沾药部位	吸收率或吸收速度
^{3}H	HT	气体　37 kBq/cm^3	前臂	2.7 Bq/cm^2 · min
	HTO	蒸汽	全身	18 μg/cm^2 · min
	HTO	液体	前臂	18 μg/cm^2 · min
^{24}Na	NaI	（水）	手掌	2d，<0.1%
	NaCl	155 mmol/ml	前臂	0.16 mmol/cm^2 · min
^{82}Br	NaBr	蒸汽 155 mmol/ml	前臂	0.11 mmol/cm^2 · min
^{85}Sr	SrCl		前臂	2d，0.2%～0.6%
^{131}I	KI	（水）无载体	前臂	小于 0.2%；0.008%/ cm^2 · h
	I_2	（水）无载体	前臂	小于 0.2%；0.008%/ cm^2 · h
	NaI	（水）	手掌	2d，0.1%
	I_2	蒸汽		2%
	NaI	（水）	前臂	2%
^{137}Cs	CsCl	（水）	手掌	1%
^{239}Pu	$Pu(NO_3)_4$	（0.4 mol/LHNO$_3$）	手掌	小于 2×10^{-4}%/h
		（9%HCl-EDTA）37 MBq/L	手	10^{-4}
		（TBP-CCl$_4$）110 MBq/L	手	2×10^{-5}%

（二）放射性核素通过各种创伤的吸收

实践证明，放射性核素经创伤的吸收率可数十倍于完好皮肤的吸收率。

第四节　放射性核素的分布与滞留

放射性核素随血液循环（或前述的转移隔室）转运到各组织器官的动态过程称为分布（distribution）。核素分布在组织器官内的数量，常以整个器官或组织内含量（放射性活度，Bq）占摄入量或全身滞留量（放射性活度，Bq）的百分数表示。所谓滞留（retention）是器官或组织内放射性核素活度的动态变化程度。器官或组织内滞留量占初始进入量的份额，称为滞留份额，滞留份额的函数称为滞留函数。

一、放射性核素在血液内存在的形式

放射性核素在血液内存在的形式，直接地影响其离开血流的速率，常见的存在形式有四种。

（一）离子状态

一些放射性核素的易溶性化合物，可溶解于血浆呈游离的离子状态，如$^{45}Ca^{2+}$，$^{90}Sr^{2+}$，$^{226}Ra^{2+}$和UO_2^{2+}等。

（二）核素与血浆蛋白结合

核素能与血浆内各种蛋白结合，主要与含量较多的白蛋白结合。这种结合是非特异性的、可逆的非共价键结合，常以氢链联结。例如铀酰离子与血浆白蛋白结合成铀酰白蛋白。

（三）形成复合离子或络合离子

一些放射性核素能与血浆中的无机盐阴离子形成可溶性复合离子。例如UO_2^{2+}与HCO_3^-复合，形成重碳酸铀酰离子$[UO_2(HCO_3)_4]^{2-}$。

（四）形成氢氧化物胶体

一些镧系和锕系放射性核素在血液内易发生水解，形成难溶性的氢氧化物胶体如$^{232}Th(OH)_4$和$^{140}La(OH)_3$等。

放射性核素在血液中也可以两种形式同时存在。如血浆中六价铀既能与白蛋白结合（40%），又能与重碳酸结合（60%），两者之间在一定条件下保持动态平衡。

二、放射性核素的分布类型和规律

各种放射性核素在体内的分布具有各自不同的特点，这里只能择其相同或类似之处大体归纳为五种分布类型。

（一）放射性核素的分布类型

1. 相对均匀型分布（relative uniformity distribution）是指某些放射性核素比较均匀地分布于全身各器官组织。这种分布最为典型的核素多半是机体内大量存在且均匀分布的稳定元素和放射性核素，如^{14}C，^{24}Na，^{42}K，^{35}Cl和^{3}H等。此外，^{137}Cs，^{86}Rb也与其类同。

2. 亲肝型分布（liver-seeking distribution）或亲网状内皮系统分布（reticuloendothelial-seeking distribution）是指放射性核素离开血液后，主要分布于肝脏或网状内皮系统中。此类

分布的核素主要是一些稀土族和锕系核素，如^{140}La，^{144}Ce，^{147}Pm，^{232}Th，^{227}Ac 和^{241}Am 等。

3. 亲骨型分布(osteo-seeking distribution)是放射性核素集中沉积于骨骼。此类型分布的核素有^{45}Ca，^{90}Sr，^{140}Ba，^{226}Ra，^{90}Y，^{95}Zr，钚及某些超钚核素、重镧系核素等，通常称亲骨性核素。

微观放射自显影的研究证明，放射性核素在骨组织内的定位可分为两型：(1)体积分布型(volume seeker)，即放射性核素置换骨骼无机盐晶格中的钙而较均匀地分布于骨的无机质中，^{226}Ra 即属此型分布。(2)表面分布型(surface seeker)，是放射性核素沉积于骨内膜表面、骨小梁表面和皮质骨血管表面，^{239}Pu 由铁转递蛋白转运到骨内即呈此型分布。表面分布型放射性核素对骨表面 0～10 μm 处的辐射敏感性较高的成骨细胞及骨髓细胞可形成较大的剂量，因此比体积分布型核素的危害更大。

4. 亲肾型分布(kidney-seeking distribution)

某些放射性核素较多地滞留于肾脏。铀中毒时肾组织放射自显影可见肾近曲细管中段出现大量密集的 α 径迹。某些 V-VII 价的放射性核素也有这种亲肾性，不过其分布特点不那么突出。

5. 亲其他器官组织型分布

某些放射性核素可选择性地滞留于其他器官或组织。如放射性碘高度选择性地集中于甲状腺，而分布到其他部位的量甚微。^{65}Zn 浓集于胰腺。^{90}Mo 集中于眼的虹膜。^{35}S 主要蓄积在关节、表皮和毛囊内，^{59}Fe 较多地分布于红细胞。另外，^{60}Co，^{131}Te 也具有亲血细胞性分布的特点。

(二) 放射性核素分布滞留的规律

放射性核素在机体内的分布与滞留，与其化合价态有密切关系。一般认为，凡化合价态相同的放射性核素，其在体内分布与滞留基本类同。

1. 1 价阳离子放射性核素，如^{24}Na，^{40}K，^{87}Rb，^{137}Cs 等均属相对均匀型分布和滞留。

2. 2 价化合态放射性核素如^{45}Ca，^{90}Sr，^{140}Ba 和^{226}Ra 等均属亲骨型分布和滞留。

3. 3 价或 4 价态放射性核素，在体内可发生水解而形成难溶性氢氧化物胶体，如^{140}La，^{144}Ce，^{143}Pr 和^{232}Th 等属亲网状内皮系统型分布与滞留。

4. 5，6 和 7 价态的放射性核素，有的属亲肾型分布(如^{238}U 和^{106}Ru 等)。有的则属均匀型分布(如 F，Cl，Br，Te，Nb，Po 等)。

放射性核素初始分布之后，随着时间的延长，有些放射性核素可出现再分布(redistribution)现象。如^{210}Pb 同稳定的无机铅一样，被吸收后迅速分布于红细胞、肝和肾，以后逐渐转移到骨骼，取代骨晶格中的钙，一个月后 90%以上的^{210}Pb 沉积于骨骼内。又如^{144}Ce，^{144}Pr，^{91}Y 吸收后早期分布于肝脏内最多，骨骼次之，但以后肝内含量逐减，骨沉积增多。同是稀土族核素，可因离子半径不同，分布上具有很大差异。如图 4-12 所示稀土族放射性核素在肝内的滞留量随离子半径增大而增多，而在骨内的滞留量则随离子半径的减小而增多。

上述分布类型和规律都具有相对性。核素由血液分布到全身，在早期各器官或组织中的含量或浓度，随血液内含量或浓度的逐渐降低反而逐渐增高，但程度(即快慢、多少)有所不同，与此同时，也有一部分核素由器官或组织内移出(廓清)，同时衰变掉一部分。核素停止摄入后，或经过一段时间后，各器官或组织内核素的含量或浓度，则呈指数式降低，但程度也依核素的种类、动物种属不同而异。

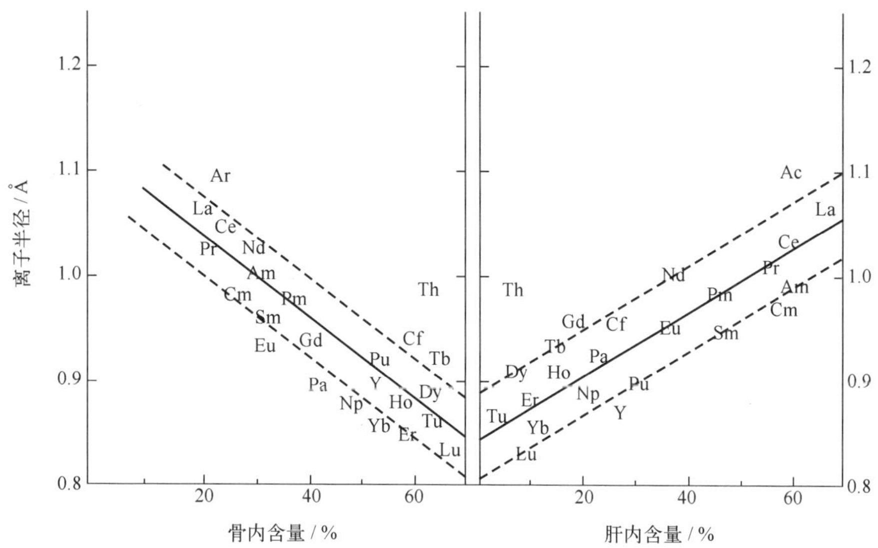

图 4-12 镧系和锕系核素在哺乳动物骨和肝内的含量与其离子半径的关系
（放射毒理学，朱寿彭等，2004）

三、滞留模型

（一）滞留模型的意义

要评价放射性核素摄入的危害程度，必须知道初始污染量（初始吸收量）才能估算它对全身或各器官组织授予的内照射剂量。体内初始污染量除可用排除函数方程导出外，还可利用测量得到的体内含量 $q(t)$，应用 $q_0=q(t)/r(t)$ 关系式求出初始污染量（q_0），从而估算内照射剂量，为评价其危害程度和确定干预措施的依据。由此可见，探讨滞留模型（retention model）具有重要的应用价值。

（二）放射性核素的滞留隔室

放射性核素的滞留模型分为单隔室和多隔室。ICRP 第 30 号出版物中，除惰性气体外，其他 91 种元素的滞留模型列于表 4-7。

表 4-7 各种元素在体内的滞留模式（放射毒理学，朱寿彭等，2004）

分布特点	滞留模式	元素
均匀分布	单隔室：全身	H，C[1)]，F，Cl，K，Ti，Br，Au，At，Fr
	多隔室：全身	C[2)]，Si，S，Ru，Rh，Cs
不均匀分布	单隔室：全身	Mg，Al，V，Cu，Fe，Rb，Y，Pd，Cd，In，La，Ce，Nd，Pm，Sm，Ho，Er，Eu，Tm，T1，Po
	器官	P，Ni，Ge，Zr，Te，I，Pr，Eu，Gd，Tb，Dy，Yd，Lu，Hf，Ac，Th，Np，Pu，Am，Cm，Bk，Cf，Es，Fm，Md
	多隔室：全身	Sc，Co，Ga，As，Se，Nb，Mo，Ag，Sn，Sb，Os，Ir，Pt，Hg，Bi
	器官	Be，Na，Cr，Mn，Zn，Te，Ta，W，Re，Pb，Pa，U，Ca，Sr，Ba，Ra

注：1）CO 和标记化合物；

2）CO_2。

滞留模型可用滞留函数方程(retention funetion equation)表达,通常是指数函数和幂函数。

1. 单次摄入时为

单项指数函数：$R(t) = K\mathrm{e}^{-\lambda bt}$ (4.7)

多项指数函数：$R(t) = K_1\mathrm{e}^{-\lambda 1t} + K_2\mathrm{e}^{-\lambda 2t} + K_3\mathrm{e}^{-\lambda 3t}\cdots + K_n\mathrm{e}^{-\lambda nt}$ (4.8)

亲骨性核素可用幂函式表示：$R(\mathrm{t}) = At^{-n}$ (4.9)

2. 持续多次摄入时为

指数函数：$R(t) = q \cdot 1/\lambda \cdot (1 - \mathrm{e}^{-\lambda t})$ (4.10)

幂 函 数：$R(t) = q/(n+1) \cdot r_{\lambda} t^{-n-1}$ (4.11)

当 $\lambda \to 0$ 时,则

$$R(t) = q/(n+1) \cdot t^{-n-1} \tag{4.12}$$

因而

$$r(t) = R(t) \cdot \mathrm{e}^{-\lambda t} \tag{4.13}$$

式中,$R(t)$为摄入单位活度 t 时刻体内滞留的分数;$K_1, K_2, \cdots, K_n$代表各相应部位的分数,一般 $K_1 + K_2 + \cdots K_n = 1$,$\lambda_1$、$\lambda_2 \cdots + \lambda_n$为各相应部位生物廓清的速率常数;$A$ 为经过 1 天后核素在体内剩余的分数;q 为每天进入体内的活度;r_{λ}为 r 函数。

碱土族放射性核素在体内的滞留函数以下式表达

$$Q(t) = (1-p)\mathrm{e}^{-mt} + p\varepsilon^{b}(t+\varepsilon)^{-b}[\beta\mathrm{e}^{-r\lambda t} + (1-\beta)\mathrm{e}^{-r\sigma\lambda t}] \tag{4.14}$$

式中,$Q(t)$为一次进入转移隔室后经 t 天滞留在体内的量占初始进入量的分数;p 为滞留函数中不属早期指数项的分数;m 为滞留函数中早期指数项的速率常数;t 为碱土族元素进入转移隔室后时间;ε 为一短暂时间,与元素在初始代谢库中的循环有关;b 为幂函数的斜率,与活度由骨向血液内扩散并有一部分排出体外有关;β 为沉积在皮质骨中的碱土元素的放射性活度占骨体积活度的分数;r 为碱土族核素进入转移隔室后,长期在再吸收部位上由于新骨中的放射性核素再沉积而引进的一个校正系数;σ 为碱土族元素在小梁骨和皮质骨沉积和再吸收速率的比值;λ 为碱族元素在皮质骨沉积和再吸收的速率。

第五节　体内放射性核素的排除

放射性核素自体内排除(excretion)是其在体内转运过程的最后环节。

一、排除途径

体内的放射性核素可经由肾、肠道、呼吸道、胆、肝系统、乳腺、汗腺、皮肤和黏膜等排出,其中以经肾排除最重要,其次为肠道,其余排除途径(excreted route)对特定的放射性核素也很重要。

(一) 经肾排除

肾脏排除放射性核素与排除一般毒物或正常代谢产物一样,包括肾小球滤过、主动转运和肾小球简单扩散 3 种方式。

凡是吸收入血液的可溶性放射性核素如^{24}Na、^{85}Sr 和^{131}I 等,主要经肾随尿排除,有的呈单项指数规律,有的呈多项指数之和。

吸收入血液后易水解的放射性核素,如^{140}La、^{232}Th 和^{239}Pu,其随尿排除率比上述低得多。这种排除曲线用幂函数表示则更符合实际观察的结果。

尿中放射性核素与血液内浓度呈正相关，因此可以从尿中放射性核素的浓度测定，间接判定机体对放射性核素的吸收和体内滞留的状况。但是，如已停止接触一段时间或旷日已久，尿液浓度低于测量方法的可探测限值，则无参考意义。

（二）经肠道排除

凡进入胃肠而未被吸收的放射性核素经肠道排至体外，称为“无关性”排除。已吸收入血的放射性核素，可随胃肠分泌液（每日约 3 L）进入胃肠道，随粪排出，但其数量有限，不是主要途径。

有些放射性核素，尤其是进入血液后易水解成为氢氧化物胶体或与蛋白质结合，相对分子质量大于 300 的大分子，滞留于肝脏者，可经肝的主动转运系统将其自肝细胞泌入胆汁，然后再随胆汁转运至肠道。有的放射性核素化合物几乎完全由肠道排出，成为重要的排除途径之一。

经胆道转运至肠内的放射性核素，还可由肠黏膜再吸收沿门脉系统转运至肝脏，如此不断往返，故肠—肝循环（entero-hepatic circulation）具有重要的生理学和毒理学意义。

（三）经呼吸道排除

吸收到体内的气态或挥发性放射性核素，主要通过简单扩散方式经呼吸道排出，且速度快，排出率高，例如氡和气态氚。

（四）其他途径排除

有些放射性核素可经汗腺、乳腺、皮肤黏膜排出。特别值得指出的是，有些放射性核素除可经乳汁转递给婴幼儿外，还可透过胎盘屏障而转移给胎儿。婴幼儿的肝、肾排出功能尚未发育成熟，其对放射性核素的排出较成年人为差。

二、排除速率

在放射毒理学中，常用下述参数描述和表达放射性核素由体内排除的速率。

（一）生物半排期（biological half-life，T_b）

指生物机体或特定的器官或组织内的放射性核素的排出速率近似地符合指数规律时，通过自然排出过程使机体内或特定器官或组织内的总活度减少一半所需的时间。

（二）有效半减期（effective halfe-life，T_e）

生物机体或特定的器官组织内的放射性核素，由于放射性衰变（radioactive decay）和生物排出的综合作用而近似地按指数规律减少，使其总活度减少一半所需的时间称为有效半减期。机体内放射性核素的实际减少量，是物理衰变和生物排出的总和（见图 4-13）。T_e 与 T_p，T_b 的关系式如下

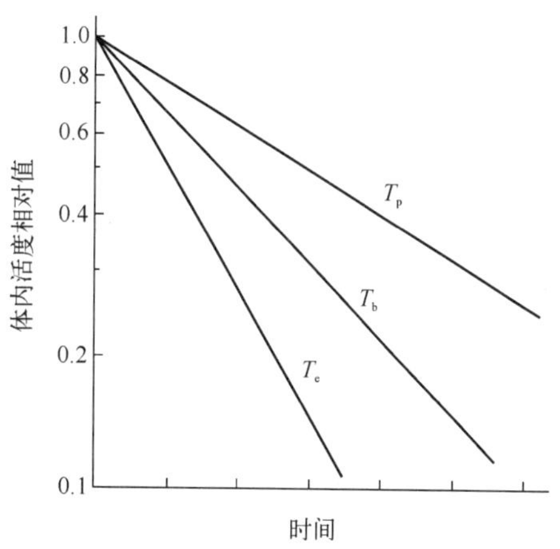

图 4-13　体内放射性核素的递减速度
（放射毒理学，朱寿彭等，2004）

$$T_e = (T_p \times T_b)/(T_p + T_b) \tag{4.15}$$

如果某一放射性核素的物理半衰期（physical half-life，T_p）和生物半排期两者相差甚为悬殊，其 T_e 则主要由短者决定（表 4-8）。通常将短寿命放射性核素的 T_e，近似或等于其 T_p，而

长寿命核素的 T_e 则近似或等于 T_b。

表 4-8 不同放射性核素的 T_p、T_b 和 T_e

(放射毒理学,朱寿彭等,2004)

放射性核素	滞留器官或组织	物理半衰期(T_p)	生物半排期(T_b)	有效半减期(T_e)
^{131}I	甲状腺	8.4 d	138 d	7.6 d
^{32}P	骨骼	14.3 d	1 155 d	14.1 d
^{45}Ca	骨骼	63.0 d	18 000 d	162.0 d
^{3}H	体液	4 500 d	10 d	12.0 d
^{137}Cs	肌肉	10 917 d	140 d	138 d
^{226}Ra	骨骼	1 602 a	45 a	44 a
^{239}Pu	骨骼	24 000 a	200 a	197 a

三、排除规律

排除规律是描述体内放射性核素的排除随时间变化的动态过程。通常是按给定时刻测量核素的排除量,然后拟合排除函数 $Y(t)$或 $E(t)$的方程。有些放射性核素如^{3}H、^{210}Po 等,可用简单的指数函数方程(exponential function equation)表示

$$Y(t) = ke^{-\lambda t} \tag{4.16}$$

或

$$E(t) = ke^{-\lambda t} \tag{4.17}$$

大部分放射性核素如^{137}Cs,^{131}I,^{60}Co,^{32}P 等的排除速率,呈现出快慢不同的时相,不能用单一的指数函数表示,而必须用几项指数函数之和表示。^{85}Sr 的排除可用三项指数函数之和近似地表示

$$Y(t) = 16.5e^{-0.693/1.7t} + 4.7e^{-0.693/4.4t} + 0.2e^{-0.693/50t} \tag{4.18}$$

由上式可见,^{85}Sr 的排除动态过程有三个时相,第 1 个时相在注入后 22 d 内,其 T_b 为 1.7 d,属快排除组分,排除注入量的 70%;第 2 个时相在注入后 23~50 d,其 T_b 为 4.4 d,可排出注入量的 15%;第 3 个时相在注入 50 d 以后,T_b 为 50 d,排除甚微,属慢排除组分。出现这种时相差别的原因是,^{85}Sr 进入血液后早期多呈游离状态,或有一部分在骨表层结合松散,因而易于排除,排除率高。然而,随着时间的延长,它参与体内生物转化过程与骨组织牢固结合,或沉积于骨组织晶格内,排除速率显著降低。

一些亲骨性放射性核素如^{239}Pu,^{226}Ra 和^{90}Sr 等,由体内排除较为缓慢,其排除规律可用幂函数(power function)近似地表示。

参考文献

1 Colombotil L G. Biological transport of radiotrancers. Boca Raton,1982

2 ICRP Publication 66. Human respiratory tract model for radiological protection. Ann ICRP,1994

3 Roy M, Cross FT. 辐射防护,1997,17(1): 25～28

4 Kaul A. 辐射防护, 1999, 19(1): 12～22

5 张桥. 卫生毒理学基础. 第3版. 北京: 人民卫生出版社, 2001

6 Klassen C D. Casarett and Doull's Toxicology. 6th Ed. McGraw-Hill, 2001

7 Eric J H. Radiobiology for the radiologist. 4th Ed. 1994

8 ICRP. ICRP第30号出版物. 工作人员的放射性核素摄入限值. 方军, 董柳灿译. 北京: 原子能出版社, 1984

第五章 放射生物学效应基础

第一节 辐射生物学效应的定义、分类和影响因素

一、定义及相关术语

电离辐射作用于机体后，其能量传递给机体的分子、细胞、组织和器官，由此所造成的形态和功能的后果，称为辐射生物效应。辐射生物效应主要研究电离辐射对生物机体、特别是人体的效应发生与发展规律、作用机制、损伤的诊断、救治，为辐射的和平利用如放射治疗和放射防护提供生物学理论和实验依据。

ICRP-60(1991)在讨论生物效应时，首先区分了以下四个术语：① 变化(change)：照射后出现的形态与功能改变，它们可能对机体有害，也可能无害；② 损伤(damage)：表示某种程度的有害变化，例如对细胞，但对受照个体未必都是有害的；③ 损害(harm)：指临床上可观察到的有害效应，表现于受照个体的躯体效应或其后代的遗传效应；④ 危害(detriment)：因受某一辐射源的辐射照射，受照组及其后代最终所经受的总的伤害，这是个复合概念，同时反映损害的发生概率、严重程度与显现时间，它不宜用单一变量表示。

二、辐射生物效应分类

为了研究辐射生物效应的特点和规律，以便更有效地进行辐射防护，需要对辐射生物效应进行分类。辐射生物效应的分类如下：① 按受照后效应发生的个体，可分为躯体效应(somatic effects)和遗传效应(genetic effect)；躯体效应为显现在受照射者自身的辐射效应，遗传效应为发生在受照射者后裔的效应。如怀孕期间来自母体的放射性核素而引起胚胎和胎儿的损伤，是躯体损伤的特殊情况。躯体效应(somatic effects)又可分为急性、亚急性和慢性损伤。② 按效应发生时间的早晚，可分为近期效应(short-term effects)和远期效应(long-term effects)；在受照后数日或数周内发生的效应为近期效应，在受照后数月、数年或数十年后出现的效应为远期效应。③ 按其作用机制和剂量—效应关系特点分为随机性效应(stochastic effects)和确定性效应(deterministic effects)。遗传效应和某些躯体效应，如恶性肿瘤则为随机性效应，它是与个别细胞损伤有关，小于剂量限值的照射也不能排除发生的可能性。当机体的防御机制不健全时，经过不同的潜伏期，由一个变异但仍活存的体细胞生成的这个细胞克隆可能导致恶性病变，即发生癌症。这种发生概率(不是严重程度)随照射剂量的增加而增大，而严重程度与照射剂量无关，不存在阈剂量的效应称为随机性效应。辐射致癌就是典型的随机性效应。确定性效应是受照射组织中大量细胞被杀死或严重损伤所致，它的发生需要接受超过阈剂量的照射。主要表现为组织或器官功能不同程度的丧失。当照射剂量很小时，产生这种损害的概率为零；若剂量高于某一水平时，概率很快到了100%。在超过阈值以后，损伤的严重程度会随剂量的增加而增加。辐射效应的分类可归纳如表5-1。

表 5-1 辐射生物效应的分类

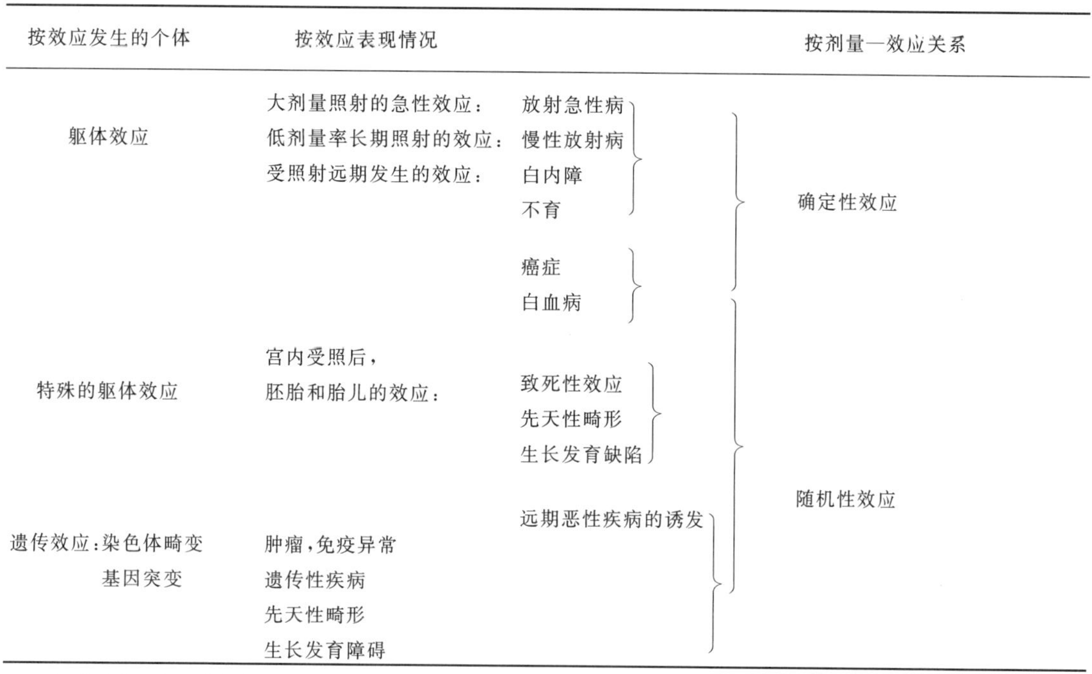

按效应发生的个体	按效应表现情况		按剂量—效应关系
躯体效应	大剂量照射的急性效应：	放射急性病	确定性效应
	低剂量率长期照射的效应：	慢性放射病	
	受照射远期发生的效应：	白内障 不育	
		癌症 白血病	随机性效应
特殊的躯体效应	宫内受照后， 胚胎和胎儿的效应：	致死性效应 先天性畸形 生长发育缺陷	
遗传效应：染色体畸变 基因突变	肿瘤，免疫异常 遗传性疾病 先天性畸形 生长发育障碍	远期恶性疾病的诱发	

注：本表见参考文献[3]。

三、影响电离辐射生物学效应的主要因素

（一）与辐射有关的因素

1. 辐射种类 不同种类的辐射产生的生物效应不同，从辐射的物理特性上看，电离密度和穿透能力是影响其生物学作用的重要因素，两者成反比关系。α 粒子电离密度大，但穿透能力很弱，外照射时对机体损伤作用小；β 粒子电离密度较 α 粒子小，而高能 X 和 γ 射线穿透能力很强，电离密度较 α、β 射线小，因此外照射可引起严重损伤。

2. 辐射剂量 照射剂量与生物效应之间存在一定的相依关系。在一定剂量范围内剂量愈大，效应愈显著。用剂量效应曲线观测生物效应，S 形曲线符合多细胞动物，特别是高等动物的规律。S 形曲线表明当死亡率在 50%附近时，曲线有明显的改变，因此引起被照射机体死亡 50%时的剂量称为半致死剂量（median lethal dose，50%，即 LD_{50}），作为衡量机体放射敏感性的参数。LD_{50} 数值愈小，机体放射敏感性愈高。通常以几种数值表示引起 LD_{50} 死亡的照射剂量，30 d 内引起动物死亡的剂量称 $LD_{50/30}$。或 15 天内死亡 50%的剂量以 $LD_{50/15}$ 表示。不同种属生物和人的 LD_{50} 数值列表 5-2。全身受照后动物平均存活时间随辐射剂量加大而缩短，但不完全呈直线关系（见表 5-2 及图 5-1）。

3. 辐射剂量率 剂量率是指单位时间内机体所接受的照射剂量，常用 Gy/d，Gy/h，Gy/min 或 Gy/s 表示。一般情况下，剂量率越高，效应越显著，当剂量率达到一定范围时，生物效应与剂量率之间失去比例关系。剂量率对生物效应的影响也随着所观察指标的不同而异。

表 5-2 不同种类生物的 LD_{50}

生物种类	LD_{50}/Sv
鼠	2.5
狗、山羊	3.4
人	4.0
猴	6.0
小鼠	6.4
大鼠	7.0
蛙	7.0
鸡	7.15
龟	15.00
大肠杆菌	56.00
酵母菌	300.00
变形虫	1 000.00
草履虫	3 000.00
芽孢、病毒	20 000.00

注：见参考文献[1]。

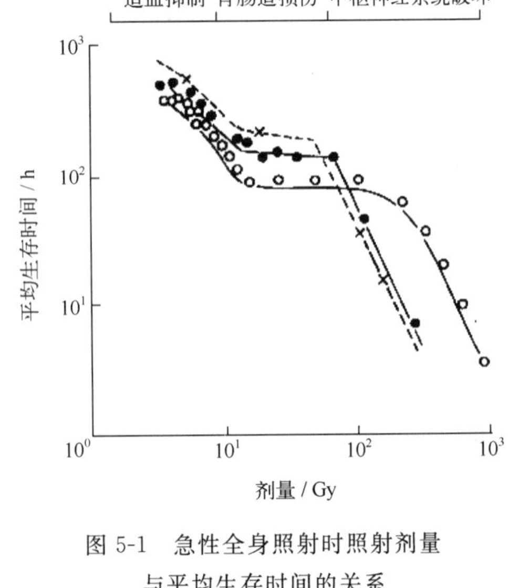

图 5-1 急性全身照射时照射剂量与平均生存时间的关系

×—人；●—猴；○—大鼠、小鼠

4. 分次照射 总剂量相同，在分次照射的情况下可使得效应减轻，分次愈多，间隔时间愈长效应愈小。

5. 照射部位 机体受照射的部位对生物效应的大小存在明显的差异。当受照剂量和剂量率相同时，腹部照射引起的后果最严重，依次排列为盆腔、头颈、胸部及四肢 。

照射的几何条件对生物效应有很大影响。不同部位的不同器官和组织的放射敏感性有较大差别，因此不均匀照射所致的后果因各部位吸收不同而异。

6. 照射面积和照射方式 当照射的其他条件相同时，受照射的面积愈大，损伤愈严重。照射方式同样影响生物效应的大小。一般来讲，在其他条件相同的情况下，外照射方式多向照射的生物效应大于单向照射。内照射则受放射性核素的物理化学特性、摄入途径、分布和排出特点、物理半衰期和生物半排期等因素影响。

（二）与机体有关的因素

与机体有关的因素是当辐射的各种物理因素相同时，生物机体或组织对辐射的反应有较大的差别，即放射敏感性的差别。

1. 种系的放射敏感性 不同种系的生物对电离辐射敏感性的差别很大，总趋势是随着种系演化越高，组织结构越复杂，则放射敏感性就越高。在哺乳动物中，各种动物的放射敏感性有一定差别，如：人、狗、豚鼠等的放射敏感性高于兔和大、小鼠的放射敏感性。

实验研究表明，同类动物不同品系之间其放射敏感性亦有一定差异。如小鼠 C_{57} 和 CF_1 系受到 6 Gy X 射线全身照射时，其死亡率分别为 79%和 92%。

2. 个体发育的放射敏感性 放射敏感性随着个体发育过程而逐渐降低。妊娠的最初阶段最敏感，胎儿期放射敏感性较低，引起各器官结构和功能的变化需要较大剂量，一般在几十

cGy 以上。一般规律是放射敏感性随着个体发育过程而逐渐降低，出生后幼年比成年放射敏感性高，老年相对不敏感。

关于电离辐射对个体发育的研究，卫生防护部门提出了所谓“十日法规”，建议除了医疗指征绝对必须以外，对育龄妇女下腹部的 X 射线检查都应当在月经周期第 1 d 算起的 10 d 内进行，这样就可避免对妊娠子宫的照射，即使是小剂量的辐射作用也应完全避免。

3. 不同器官、组织和细胞的放射敏感性 与分裂活动成正比，与分化程度成反比。

(1) 高度敏感的组织：淋巴 胸腺 骨髓 胃肠上皮 性腺 胚胎组织

(2) 中度敏感组织：感觉器官 内皮细胞 皮肤上皮 唾液腺 肾、肝、肺组织

(3) 轻度敏感组织：中枢神经系统 内分泌腺 心脏

(4) 不敏感组织：肌肉 骨组织 结缔组织

4. 亚细胞和分子水平的放射生物学 同一细胞的不同结构的放射敏感性有很大差异，细胞核的放射敏感性显著高于胞浆。DNA 分子的损伤被认为是细胞致死的主要因素。采用 DNA，RNA 和蛋白质的前体物质胸腺嘧啶核苷、尿嘧啶核苷和氨基酸的 ^{3}H-标记物进行实验，发现细胞内各不同大分子的相对放射敏感性的顺序为 DNA＞RNA＞蛋白质。

第二节 辐射生物学作用的基本原理

辐射生物学是研究生命体的电离辐射作用。而电离辐射是指引起被作用物质电离的射线。它将能量传递给有机体引起的任何改变统称为电离辐射生物学效应(ionizing radiation biological effects)，其中包括不同种类电离辐射和辐射能量被吸收后物理化学过程。在此过程中辐射能量的吸收和传递，分子的激发和电离、自由基的产生、化学键的断裂等，分子水平的变化又引起细胞、组织器官和系统的变化，最终引起整体功能变化直至发生病变。

一、电离辐射的时间进程

(一) 原初反应和继发反应

电离辐射作用于机体，从照射之时直到在细胞学上观察到可见损伤的这段时间内，在细胞内进行着辐射损伤的原初和强化过程。它是一个非常复杂的过程，要经过许多性质不同而有相互联系的包括物理、物理化学和化学 3 个阶段的变化(时间可从 10^{-18} s 延伸至数年或更长)。在此过程中辐射能量的吸收和传递、分子的激发和电离、自由基的产生和化学键的断裂等，都是在有高度精密组织的生物体内进行的。能量的吸收和传递使细胞中排列有序的生物大分子处于激发和电离，特殊的生物学结构使电子传递和自由基链锁反应得以进行，这是一系列的继发反应。由于亚细胞结构的破坏，引起了细胞内水解酶的释放，信号转导网络的改变或破坏、代谢的方向性和协调性的紊乱，促进原始的生物化学损伤进一步发展。引起机体内一系列生理变化，直至发生多种局部的和整体的，近期的和远后期的病理学改变。

(二) 电离辐射的作用时间进程

关于电离辐射作用时间阶段的划分，不同学者报道不一致。有的将物理化学阶段并入物理阶段；有的将生物化学阶段并入化学阶段；有时时间差达 2～3 个数量级；有的各阶段之间有交叉重叠的现象。但却有共同的本质现象，即在作用过程中电离辐射放出能量被介质吸收，这是辐射生物效应的基础。电离辐射作用后，机体生物效应的发展过程可归纳为以下三个阶段。

这里引用英国 Adams 报道(1980)的作用时间进程(表 5-3)。

表 5-3 电离辐射的作用时间进程

时间/s	发 生 过 程
物理阶段	
10^{-18}	快速粒子通过原子
10^{-16}～10^{-17}	电离作用 H_2O～$H_2O^+ + e^-$
10^{-15}	电离激发 H_2O^+～H_2O^*
10^{-14}	离子-分子反应,如 $H_2O^+ + H_2O \rightarrow OH + H_3O^+$
10^{-14}	分子振动导致激发态解离:$H_2O^+ \rightarrow H + OH$
10^{-12}	转动弛豫,离子水合作用 $e^- \rightarrow e_{aq}^-$
化学阶段	
小于 10^{-12}	e^- 在水合作用前与高浓度的活性溶质反应
10^{-10}	e_{aq}^-,·OH,H· 及其他基团与活性溶质反应(浓度约 1 mol/L)
小于 10^{-7}	刺团*(spur)内自由基相互作用
10^{-7}	自由基扩散和均匀分布
10^{-3}	e_{aq}^-,·OH,H· 与低浓度活性溶质反应(约 10^{-7} mol/L)
1	自由基反应大部分完成
1～10^3	生物化学过程
生物学阶段	
数小时	原核和真核细胞分裂受抑制
数天	中枢神经系统和胃肠道损伤显示
约 1 个月	造血障碍性死亡
数月	晚期肾损伤、肺纤维样变性
若干年	癌症和遗传变化

注:1. 引自 Adams GE. Time effects in molecular radiation biology. Radiat Environ Biophys,1980, 17:95～113 (文献引用见参考文献[3])。

* 刺团指自由基发生反应的小体积。

二、线密度和相对生物效能

(一) 传能线密度(LET)

传能线密度(Lineal Energy Transfer, LET)是指直接电离粒子在其单位长度径迹上消耗的平均能量,或其在介质中经过一定距离,由于碰撞而损失的能量。即每单位长度径迹所转移的能量。单位用 keV/μm。Zirkle 等于 1952 年首次提出,1962 年 ICRU 将其定义为:电荷粒子在介质中的传能线密度(L)是 dE/dl 的商,其中 dE 是特定能量的带电粒子在穿越 dl 距离时,传授给局部介质的平均能量,即 $L=\mathrm{d}E/\mathrm{d}l$。

LET 的数值随粒子径迹的不同部分而变化。即使是同一粒子,其 LET 在径迹的不同部分能量沉积也是不同的。电离辐射构成的生物损害与 LET 的高、低有关，高 LET 粒子在物质中产生生物效应的概率较大，高 LET 的快中子要比低 LET 的 γ 线更有效的产生生物效应。一般说来，LET 值越大，生物效应也越强。因此，LET 沿粒子径迹逐渐增大，在粒子运动行将停止前骤然急剧增高，能量消耗到峰值，称为布喇格峰(Bragg peak)(见表 5-4 和图 5-2)。

表 5-4 不同类型和不同能量的电离辐射的传能线密度

辐射类型	粒子动能/MeV	传能线密度/(keV/μm)	辐射类型	粒子动能/MeV	传能线密度/(keV/μm)
γ 射线	1.17～1.33	0.3	中子	4	17
	8	0.2		14	12
X 射线	250 kVp	3.3～3.8	质子	0.95	45
	0.2	2.5		2.0	17
β 粒子	0.005 5	5.5		7.0	12
	0.01	4.0		340	0.3
	0.1	0.7	α 粒子	3.4	130
	1.0	0.25		5.0	90
	2.0	0.21		27	25

(二) 相对生物效能(relative biological effectives, RBE)

吸收辐射的量或份额称为吸收剂量，物理量用戈瑞(Gy，法定单位)或拉德(rad，传统单位，1 Gy=100 rad)表示。剂量是测量每单位质量组织所吸收的能量，辐射种类、剂量不同产生的生物效应不尽相同。1 Gy 的中子要比 1 Gy 的 X 射线产生的相对生物效能大。高 LET 辐射的生物效应大于低 LET 的辐射效应。

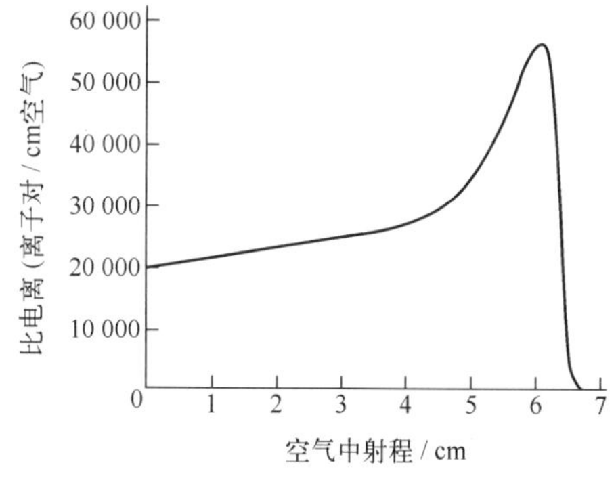

图 5-2 α 粒子在空气中的比电离曲线
(图中显示了布喇格电离峰，见参考文献[2])

1. RBE 的定义

为了比较不同类型的辐射，历史上沿用最先被发现的 X 射线的生物效应作为比较的标准，但是 1990 年第 60 号出版物在辐射防护领域确定，实验研究中用几百 keV 的 X 射线或约 1 MeV 的 γ 射线，尽管在大剂量和高剂量率之下它们同等有效，但在小剂量下这两种能量的效能差 1 倍。由于辐射权重因子要用于体内所有器官与组织，因而委员会认为对其他辐射全重因子选得所观察到的不论以 X 或 γ 射线作为基准的 RBE。可用公式(5.1)表示。

$$\mathrm{RBE} = \frac{\text{标准射线产生某种生物效能的剂量}}{\text{所研究辐射产生相同生物效能所需的剂量}} \tag{5.1}$$

或者，

RBE=所试辐射产生的生物效应/相同剂量基准射线产生的生物效应

例如,X射线和中子导致死亡的剂量以 LD_{50} 表示,假设X射线 LD_{50} 是6 Gy,而所研究中子相应剂量是4 Gy,那么中子与X射线简单的比值即6∶4或1.5。应该指出,RBE是一个相对量,受多种因素的影响,如辐射种类、照射剂量、分次照射、剂量率等。如果使用同一种射线,但观察的生物终点不同,则所得的RBE值也不同。各种辐射相对生物效应值见表5-5。

表5-5 各种电离辐射的相对生物效应

辐射种类	相对生物效应
X,γ	1
β	1
热中子	3
中能中子	5~8
快中子	10
α	10
重反冲核	20

2. LET与RBE的关系

RBE的变化是LET的函数。当LET增加时,RBE随之缓慢地增加;当LET到达100 keV/μm时,RBE达最大值,如果LET继续增加,RBE反而下降;见图5-3。随低LET和高LET生存曲线的不同形状导致了作为终点函数的RBE的变化,RBE依赖于作为终点的生物学损害水平。

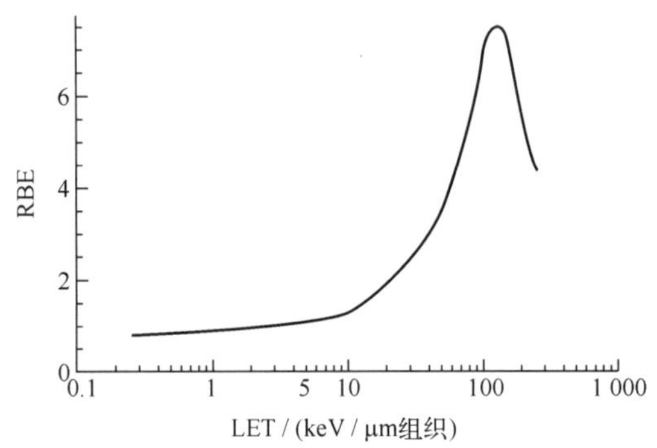

图5-3 RBE对LET的依赖关系

(以上肾细胞克隆形成能力为终点,见参考文献[4])

RBE作为剂量的函数随之变化:

a. 大 剂 量:RBE正比于最终斜率的比值;

b. 中等剂量:肩部区,由于处于参考曲线的肩部,剂量下降时RBE上升;

c. 低剂量区:RBE趋向于初始正切的比值。

三、自由基效应

(一)电离与激发

1. 水的原发辐解产物

由于生物体内含有大量水,水分子电离产生一个正粒子和一个自由电子,辐射也可以作用于细胞内的水分子,引起水分子的改变,水的辐解产物引起生物大分子的损伤。因此可以认为,辐射引起的生物效应很大程度上来自于辐射对水的作用。水受辐射作用生成自由基有两种机制,其一是水分子电离;其二是水分子的激发,可归纳为下式

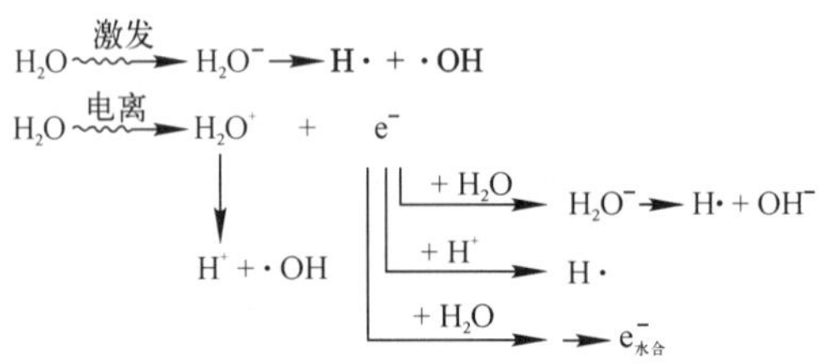

式中 H_2O^* 代表被激发的水分子,H˙代表氢自由基,˙OH $e^-_{水合}$ 代表水合电子。当电离辐

射对水分子作用时，水分子所获得的能量不足以使电子击出，不能发生电离作用，而只使水分子的电子跃迁至外层，即称为水分子的激发。激发的水分子(H_2O^*)很不稳定，迅速释放能量解离成 H＊和 OH^* 两种自由基，激发水分子产生的自由基能量较小，重组合的机会较多。

水经过电离辐射作用以后产生的水离子、水合电子、氢气、过氧化氢、氢氧离子和氢自由基均称为水的原发辐解产物：

水的辐射分解产生˙OH 和 H 自由基；其过程大致分为两个步骤：

① 水分子电离生成带正电荷的自由基 $H_2O^{\cdot +}$ 和电子 e^-。$H_2O^{\cdot +}$ 极不稳定，寿命只有 10^{-10} s，随即分解为˙OH 和带正电荷的质子 H^+。H^+ 与水分子结合成为 H_3O^+。e^- 被(e^-_{aq})e^-_{aq} 与邻近的水分子作用生成˙OH 和 $H^\cdot$。

② 水分子激发生成自由基的过程比较复杂，一般认为先形成激发态或激发态的水分子，然后 H—O 链龂裂，生成˙OH 和 $H^\cdot$。

$$H_2O \sim\sim\sim\rightarrow H^\cdot + {}^\cdot OH + e^-_{水合} + H_2 + H_2O_2 + H_3O^+ \qquad (5.2)$$

2. 自由基

自由基是指独立存在的，带有一个或多个不配对电子的原子、分子、离子或原子团。一般是电中性，但也有带正电荷或负电荷的离子自由基。例如超氧化物阴离子自由基 $O_2^{\cdot -}$ 等。

自由基具有一个或多个不配对的电子；具有高反应性、不稳定性和顺磁性特点。近年来发现在体内的正常代谢或药物代谢过程中也能产生自由基，如呼吸链的生物氧化、细胞色素 P450 催化产物、羟基化、中性粒细胞及巨噬细胞还原型辅酶Ⅰ或辅酶Ⅱ的氧化酶的作用过程中都有自由基产生。因此自由基的产生并非电离辐射特有的效应。

3. 活性氧

是指氧的某些代谢产物和一些反应的含氧产物，主要有

1) 氧的单电子还原物：O_2^- 和 O^- 及 $HO_2^\cdot$ 和 $OH^\cdot$；

2) 氧的双电子还原物 H_2O_2；

3) 烷烃过氧化物 ROOH 及其均裂产物 $RO^\cdot$，$ROO^\cdot$。

(二) 直接作用和间接作用

1. 直接作用

电离辐射的直接作用是指射线直接将能量传递给生物分子，引起电离和激发，导致分子结构的改变和生物活性的丧失。直接作用包括 3 个步骤：能量的吸收、能量的传递和最终稳定分子的形成。这样的能量传递过程是有多种类型反应所组成，这时一些分子处于亚稳定状态。自由基传递在直接作用的能量传递中占有重要地位。影响直接作用的因素有射线的品质、照射剂量和剂量率、靶的状态和大小，照射时的温度、氧和水的存在与否等。

电离辐射作用于溶液系统中的溶质，使之发生损伤，作用于生物系统引起生物活性大分子的损伤，此即直接作用。细胞内比较密集的生物大分子，如 DNA，可在辐射作用时直接出现功能和结构的改变。

2. 间接作用

生物机体中，间接作用系指辐射通过水的原发辐解产物(H^*，OH^*_{eaq} H，H_2O_2，H^*，OH^*)对生物大分子的损伤。细胞受电离辐射后，射线直接作用于水，引起水的辐射水解，产生多种自由基，这些自由基再作用于生物大分子，从而造成损伤。据估计 X 射线对哺乳动物

细胞的 DNA 损伤，75%是由于水的射解产物˙OH 所致。

间接作用可分为 3 个步骤，即射线对溶媒分子的直接作用，自由基与溶质分子反应和溶质分子发生化学反应。为了说明间接作用的存在，用以下四种效应作为证据。

(1) 稀释效应　一定数量的电离辐射产生固定数量的自由基，如果是间接作用，失活溶质分子数，与固定数量的自由基有关，与溶液浓度无关。失活分子的百分数随溶液浓度增加而下降。

如果是直接作用，失活的溶质分子随溶液浓度成正比增长。而失活分子百分数与溶液浓度无关。这就表明直接作用与间接作用的差别。

(2) 氧效应　受照射的组织、细胞或溶液，其辐射效应随氧浓度的增加而增加，这种现象在放射生物效应中称为氧效应(Oxygen effect)。氧效应是放射生物学和放射肿瘤学中的一个重要问题。治疗肿瘤时瘤细胞在增加氧的条件下，辐射敏感性增高，可提高治疗效果。

早在 1921 年，Holthusen 已经注意到无氧时蛔虫卵对射线有一定的拮抗作用。1953 年，英国的 Gray 和他的同事首先提出“氧效应”的概念，立即引起了放射生物学家的极大关注。前已述及，电离辐射过程中产生的自由基引起生物体的各种损伤。如果有氧存在，氧就与自由基 R 作用而产生有机的过氧化物自由基 ROO。ROO 是靶物质的一种不可修复的形式。使受照射后物质的化学成分发生变化。如没有氧存在，上述反应就不发生，而且很多被电离的靶分子可自行修复。从这一意义而言，氧可以被认为能“固定”放射损伤，这就是所谓的氧效应。氧效应的确切作用机制尚不完全了解，而且看法也有不同，但认为氧作用在自由基上这一点是一致的。

$$H^{*} + O_2 \rightarrow HO_2\text{(氧化氢自由基)}$$

$$HO_2 + H^{*} \rightarrow H_2O_2\text{(过氧化氢)}$$

① 氧化反应　使含铁蛋白质中的亚铁离子变成三价铁离子。

$$Fe + OH^{*} \rightarrow Fe + OH^{-}$$

② 脱氢反应　使具有活性的-SH 基变成-S-S-键，使含-SH 基的酶失活。

$$2R\text{-}SH + 2OH \rightarrow R\text{-}S\text{-}S\text{-}R + 2H_2O$$

③ 脱氨基反应　使蛋白质的氨基酸脱氨基，导致蛋白质的结构破坏。

(3) 温度效应　溶液系统或生物机体受照射时，降低温度或使其处于冰冻状态可使辐射损伤减轻，称为温度效应，常用在低温或冰冻状态下溶液中自由基的扩散受阻来解释这种现象。

(4) 防护效应　在受照溶液体系中，由于其他物质的存在，而使一定剂量的辐射对溶质的损伤效应降低，称为防护效应，也称为自由基清除剂(free radical scavenger)。例如向酶的溶液中加入其他物质蛋白质等，可使得酶分子的失活率降低。

四、氧效应与氧增强比

(一) 氧浓度与氧效应的关系

在有氧条件下细胞放射敏感性增高。放射敏感性增高幅度与氧浓度之间存在一定的关系。(1) 在细菌和哺乳动物细胞的实验研究中发现，存活曲线并不呈线性关系。早在 1956 年 Alper 等人证明在受照射的大肠杆菌悬液中氧分压的高低与放射敏感性有相关性，其氧分压在一定范围内放射敏感性迅速增加，随着氧分压的进一步增加，其敏感性变化趋于缓慢，Alper 还认为氧浓度对氧效应影响的非线性关系可能由于各组分对氧效应的贡献所致。(2) 从中国仓鼠细胞在不同氧浓度下经 X 射线照射后细胞存活率观察，降低氧浓度细胞放射敏感性逐渐降低，照后细胞存活率逐渐上升。临床放射学家已经重视氧效应对肿瘤辐射敏感性的影响，并已在实践中发现许多实体瘤细胞是乏氧的，因而对放射治疗有抗性，应用高压氧舱或提高肿瘤组织的氧含量、使用辐射增敏剂可以增加射线对肿瘤细胞的杀伤能力。图 5-4 中，1 代表空气中 CHO 细胞的存活率；随着氧浓度的升高，细胞的放射敏感性逐渐降低，而细胞存活率逐步上升；曲线 2 代表的是在实验条件下达到的最低乏氧水平，随着含氧量的增加，细胞存活率曲线无明显改变。

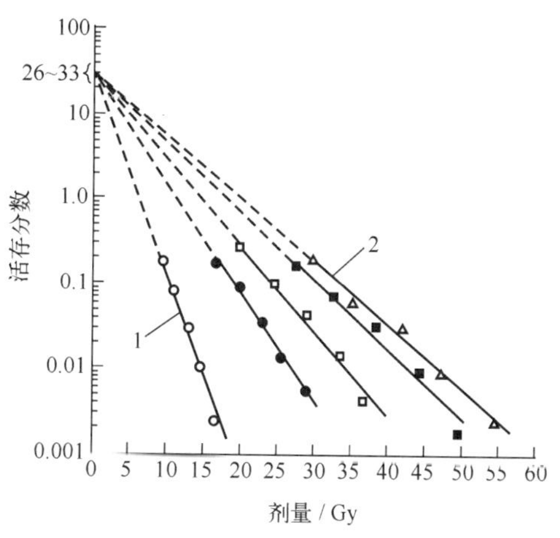

图 5-4　中国仓鼠细胞在不同氧浓度下经 X 射线照射后的存活曲线

○——空气；

●，□，■和△——氧浓度分别为 0.22%，0.036%，0.010%和 0.01%（见参考文献[2]）

（二）氧增强比（oxygen enhancement ratio，OER）

氧增强比是指缺氧条件下引起一定效应所需辐射剂量与有氧条件下引起同等效应所需辐射剂量的比值，常以衡量氧效应的大小。其表达式为：

$$\text{OER} = \frac{\text{缺氧条件下产生一定效应的剂量}}{\text{有氧条件下产生同样效应的剂量} } \tag{5.3}$$

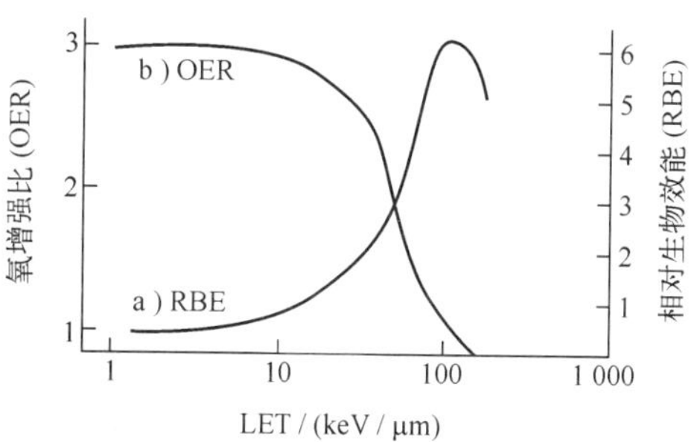

图 5-5　LET、RBE 和 OER 的相互关系（参考文献[6]）

许多实验结果表明，在细胞受照后达到同一水平的生物效应时，乏氧条件下所需的 X 射线剂量为有氧条件下的 3 倍。OER 值相当稳定，而且一般与照射剂量和存活水平无关。X 或 γ 射线的照射时 OER 值一般为 2.5～3，当辐射的 LET 上升超过约 30 keV/μm 时比值下降，当 LET 为 160 keV/μm 时达到一致。如 LET 很高的 α 粒子，LET 值是 1，即没有氧效应，见图 5-5。

RBE 的变化是 LET 的函数，而氧增强比也是 LET 的函数。随着 LET 增加，OER 逐渐下降；当 LET 超过 60 keV/μm 后，OER 下降迅速；当 LET 接近 200 keV/μm 时，OER＝1，即没有氧效应。

第三节　电离辐射对生物大分子效应

DNA 是细胞增殖、遗传的物质基础，是引起细胞生化、生理改变的关键性物质。DNA 是电离辐射作用的靶分子，在细胞辐射损伤中起重要作用。

生物分子损伤是一切辐射生物效应的物质基础。而生物分子损伤与自由基生成密切相关。自由基（free radical）是指一些独立存在的、带有一个或多个不成对电子的原子、分子、基团或离子。自由基的最大特性是化学不稳定性和高反应性，寿命很短，· OH（氢氧自由基）的

平均寿命为 10^{-9}～10^{-8} s，生物分子自由基也多在 10^{-6}～10^{-4} s 之间，下面介绍 DNA 分子损伤的类型。

一、DNA 结构损伤

（一）DNA 链断裂

1. DNA 链断裂的类型

链断裂是电离辐射所致 DNA 损伤的主要形式。由于磷酸二酯键的断裂或脱氧戊糖的破坏等直接原因，或由于碱基破坏或脱落和形成链上的不稳定位点等间接原因，都能引起链断裂。DNA 双链中一条链断裂者称为单链断裂，(single strand break，SSB)；两条链在同一处或相邻处断裂者称为双链断裂(double strand break DSB)。

2. DNA 链断裂的特点

①单双链断裂的比值：SSB 由一个自由基攻击而产生，而 DSB 必须由两个以上自由基引起。因此一定能量的射线所产生的 SSB 与 DSB 存在大致的比值。根据文献记载，许多细胞中单链断裂比双链断裂高 10～20 倍。

②LET 对链断裂的影响：射线种类不同发生 DNA 链断裂的比例也不同。电离辐射比紫外线引起的链断裂高，中子比 γ 射线产生的双链断裂高。随着射线 LET 的升高，DSB 增多，而 SSB 减少。图 5-6 为荧光显微镜观察 ^{60}Coγ 射线诱导的胶质瘤细胞 DNA 链断裂后，其尾部 DNA 含量的变化说明了链断裂的程度。

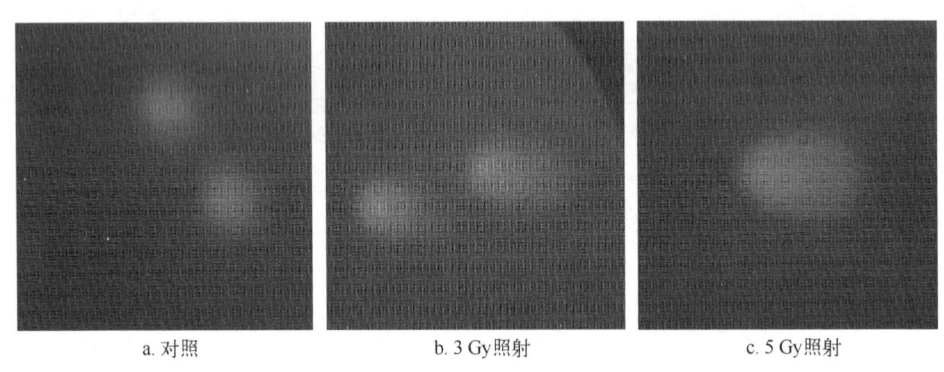

a. 对照　　b. 3 Gy照射　　c. 5 Gy照射

图 5-6　肿瘤细胞(SHG－44)受 ^{60}Coγ 射线照射后单细胞凝胶电泳图

(见参考文献[8])

实验表明，中子引起的 DSB 多于 γ 射线的，而引起的 SSB 却少于 γ 射线的。SSB 与 DSB 比值与 DNA 分子中的能量沉积有关。随着 LET 的升高，能量的沉积增加，SSB 减少 DSB 增多。在 ^{125}I 掺入 DNA 实验中，发现 200～250 eV 时 SSB∶DSB＝1∶1.25；当能量＞450 eV 时，DSB 为 SSB 的 56 倍。

③氧效应对链断裂的影响：由于氧增加了羟自由基的产量，致使 DNA 链断裂增加氧效应增加 DNA 链的断裂。例如小鼠 L5178Y 细胞在有氧条件下照射，其 SSB 的产额是无氧条件下的 2 倍。

④DNA 链断裂发生部位：实验表明 DNA 链断裂发生的部位并非随机分布，其碱基本身

的种类不同,DNA 链断裂的位置亦有较大的影响。

⑤细胞辐射敏感性的影响:DNA 链断裂与辐射敏感性有关,在诸多的实验研究中已得到证实,如用碱洗脱法对两种辐射敏感性不同的哺乳动物细胞在相同的 γ 射线照射剂量下产生的 SSB 数进行比较,观察到细胞的 DNA 剂量效应曲线具有几乎相同的斜率。但辐射敏感性不同的细胞 DNA 链断裂修复能力的确存在着差异,敏感细胞的 DNA 链断裂修复速度慢。

(二)氢键断裂和碱基损伤

DNA 分子是由两条多核苷酸链,按碱基互补配对原则,由氢键连结而成的双股螺旋结构。射线作用生成的 OH^{*} 使 DNA 结构上的氢原子脱下,从而使原来紧密结合的碱基呈现自由"裸露"状态,DNA 结构从比较坚实变得比较"疏松"。四种碱基的辐射敏感性顺序 T>C>A>G。

(三)分子交联(DNA-DNA 交联与 DNA-蛋白质交联)

分子交联(Cross-linking)是生物大分子与生物大分子发生互相连结,电离辐射作用后,可通过自由基的作用,产生 DNA-DNA 交联,,DNA-蛋白质交联。其简要形成过程是 DNA 大分子内部两条核苷酸链中对角的鸟嘌呤,经射线或其他一些致癌性化学物质作用而发生交联,导致 DNA 正常分子结构的破坏。

二、DNA 损伤及其对功能的影响

无论是射线的直接作用或间接作用都能造成 DNA 的结构损伤。这些结构的损伤必将引起 DNA 功能改变和代谢变化。如辐射对 DNA 的感染性,转化活力,DNA 生物合成的抑制,DNA 分子的损伤及降解等。

(一)DNA 分解代谢增强

DNA 是遗传的重要物质,受照射后引起 DNA 分子结构的破坏和代谢的改变。

1. DNA 分解代谢增强主要表现为脱氧核糖核酸酶(DNase)活性增高,其原因是射线破坏了溶酶体和细胞核的膜结构,使 DNase 释放并与 DNA 接触,导致 DNA 分解,降解产物从尿排出。主要有:脱氧核糖核苷、脱氧胞嘧啶核苷、胸腺嘧啶核苷、脱氧尿嘧啶核苷和 β一氨基异丁酸。β一氨基异丁酸是胸腺嘧啶的代谢产物。

2. DNA 降解程度取决于照射剂量。照射剂量越大,降解程度越大。在较低剂量范围内,DNA 降解的程度随照射剂量的增加而直线上升。在较高照射剂量范围内 DNA 趋于稳定,达细胞 DNA 总量的 40%~70%。

3. 在 DNA 降解和细胞死亡之间可能存在着一定的联系。假如辐射增敏剂或辐射防护剂,可使死亡作用增加或损伤效应减弱,所以说,电离辐射对核酸的功能和代谢的影响是非常广泛的。

(二)DNA 生物合成的抑制及其机制

1. DNA 生物合成

DNA 合成抑制是一个非常敏感的辐射生物效应指标,受 0.01 Gy 照射即可观察到抑制现象。在正常的 DNA 生物合成中需要 4 种脱氧核苷酸,即 dATP,dGTP,dCTP 和 dTTP 为原料,以 DNA 为模板,在 Mg^{2+} 存在的条件下由 DNA 聚合酶催化,复制出新的 DNA 子代分子。当 DNA 模板受到辐射损伤时,会影响到复制的正常进行。

DNA 生物合成需要大量 ATP，在射线作用下线粒体氧化磷酸化和核磷酸化作用受到抑制，也就是说，生物氧化所产生的能量不能被有效地转入 ATP，干扰了能量供应，抑制了 DNA 的生物合成。

照射后，^{3}H-TdR 掺入实验表明：细胞 DNA 的合成速率受到明显抑制，其抑制程度与照射剂量有一定的依赖关系。一般来讲，对于辐射敏感细胞受照后合成抑制明显，而辐射抗性细胞抑制较浅。小鼠受 0.25～1.25 Gyγ 射线全身照射 3h 后，^{3}H-TdR 掺入脾脏 DNA 的量明显下降，下降程度与照射剂量成正比。

2. DNA 合成抑制的机制

DNA 合成的几个主要环节如下。

(1) 各种三磷酸腺苷在 DNA 合成的过程中，有些环节对射线是很敏感的，造成核苷酸合成障碍。

(2) 射线对 DNA 合成的酶抑制，DNA 模板损伤，引起错误的修复，影响正常复制。

(3) DNA 聚合酶的损伤影响 DNA 的修复。

(4) 射线对 DNA 复制过程的影响破坏了 DNA 复制的调控机制。

三、DNA 辐射损伤修复

(一) DNA 辐射损伤修复的类型

1. DNA 单链断裂的修复

绝大多数正常细胞都能修复单链断裂，而且修复的速度和效率很高。在照射后即刻开始修复，以后逐渐减慢，修复速率和时间呈负指数关系。一般在 1 h 内修复可达 90%，半修复时间约为 10～40 min。例：用 γ 射线照射中国仓鼠卵巢细胞 (CHO) 和 L5178Y 细胞等观察现象见图 5-7，表明 CHO 细胞在照射后产生的 DNA 单链断裂修复。

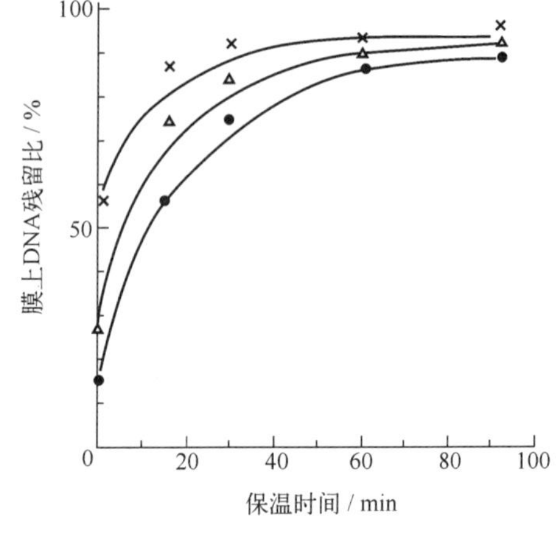

图 5-7　中国仓鼠卵巢细胞 DNA 单链重接修复曲线(用碱洗脱法测定)(见参考文献[2])

2. DNA 双链断裂的修复

哺乳动物细胞双链断裂的修复可分为两个阶段，快修复和慢修复，快修复的半修复时间为 10 min～数分钟；而慢修复的半修复以小时计算。不同细胞间修复水平差异很大。在体外细胞培养过程中发现，照射后保温较长时间后仍有断裂的双链不能完全修复，这是造成细胞畸变或死亡的重要原因。

3. 碱基损伤的修复

碱基的修复主要是紫外线引起的二聚体改变，受照射后经过保温 5～6 h 后，可以使二聚体略有减少，到 24～30 h 明显减少，降到照后即刻测量的 60%水平。可见，损伤碱基的清除速度是很快的，哺乳动物细胞受紫外线照射后损伤碱基的清除速度比细菌慢。用人皮肤合成纤维细胞 GM38 进行实验，发现在 20 J/m^{2} 紫外线照射后 5～6 h 内，DNA 中的二聚体只减少很小的一部分，直到 24～30 h，DNA 减少，但损伤碱基只是部分修复，并非完全修复。

4. DNA 修复合成

细胞受紫外线、电离辐射和某些化学因子作用后，经过--段时间保温，可以观察到一种DNA 合成。这种合成不同于细胞增殖过程中的 DNA 复制，它的合成量相当低。合成起始于损伤后即刻，随时间延长而增加，但与细胞周期无关，故将 DNA 修复合成又称为 DNA 期外合成或程序外合成(UDS)，又称 DNA 非周期合成。这种 DNA 合成在抑制或剔除半保留复制的条件下用^{3}H-TdR 掺入法或放射性自显影法等可以测到。可以作为观察和评价 DNA 修复的一种较简便的手段。

（二）DNA 修复的主要途径

对于辐射所引起的 DNA 各类损伤可涉及多种修复途径，研究证明一种修复途径也可用于处理多种类型的 DNA 损伤。

不同 LET 的辐射所致的 DNA 损伤，其修复的难易也不同。高 LET 由于引起的多，DNA 分子中的能量沉积增加，由于损伤位点相距很近，妨碍修复酶的作用，因此修复较困难。

随着分子生物学技术的迅速发展，关于 DNA 修复机制的研究不断深入，许多修复酶和蛋白不断被发现并得到分离纯化，修复反应在无细胞体系中已可重现。多种修复基因也陆续得到克隆。以下介绍哺乳动物细胞修复的途径。

1. 回复修复

回复修复是细胞对 DNA 某些损伤修复的一种简单方式，包括酶光复活修复、单链断裂的重接和嘌呤的直接插入。酶光复活修复主要是低等生物修复紫外线损伤的一种方式。对于高等生物细胞及人的组织细胞不是主要途径。这种修复方式简单、有效，但修复损伤的种类比较局限，不是电离辐射损伤下的主要修复方式。

2. 切除修复

切除修复需要多种酶参加。主要有两种切除修复方式：碱基切除修复和核苷酸切除修复。其基本步骤是通过识别→切除(碱基切除和核苷酸切除)→修补→再连接；其特点是：准确、无误、正确。

3. 重组修复

DNA 复制一重组一再合成。当 DNA 双链发生严重损伤时，即两条链同时受到损伤，或单链损伤尚未修复就发生了复制，因修复机制是通过重组，故称为重组修复。这种修复机制只修复复制后的新链，而母链上原有的损伤依然存在，实验观察到 RecA 蛋白、LexA 等多种蛋白参与修复过程，其过程相当复杂。

4. SOS 修复

细胞处于危急状态下发生的一种修复，故用国际遇难信号 SOS 命名。目前，对大肠杆菌的 SOS 修复机制已有较多的了解，正常情况下，LexA 基因、RecA 基因以及其他可诱导基因均被 LexA 阻遏蛋白所抑制，只能生成少量的蛋白产物。

已证实 E. coli LexA 蛋白以二聚体的形式与 DNA 启动子相结合，其氨基端结合于 SOS 操纵子序列，羧基端形成立体构象。DNA 损伤发生时，RecA 蛋白被激活。激活的 RecA 类似合酶的作用，催化 LexA 蛋白在 N-端与 C-端之间分解，使之从 DNA 结合位点上脱落，从而解除对 DNA 损伤诱导基因的抑制。除 RecA 促进的降解外，Little 等人还证实了非 RecA 依赖型的，体外碱性 pH 条件下的 LexA 蛋白自动降解，且两者分解位点一致，位于丙氨酸

(Ala-84)与甘氨酸(Gly-85)之间。

SOS修复过程是在损伤信号诱导下发生的,因此又称可诱导的DNA修复(inducible DNA repair)。修复过程中容易发生错误,故称易错修复(errorprone repair)。

有充分的证据证明,对于辐射生物效应来讲DNA是主要的靶,还包括细胞死亡,突变和致癌。

四、DNA复制过程及其参与酶和因子

DNA复制的过程分四个阶段。第一阶段,亲代DNA分子超螺旋的构象变化及双螺旋的解链,将复制的模板展现出来。第二阶段为复制的引发阶段,有引物RNA进行5′~3′方向的合成。第三阶段为DNA链的延长,在引物RNA合成基础上,进行DNA链的5′~3′方向合成,前导链连续地合成出一条长链,随从链合成出冈崎片段。去除RNA引物后,片段间形成了空隙,DNA聚合酶作用使各个片段靠近。在连接酶作用下,各片段连接成为一条长链。第四阶段为终止阶段,复制叉行进到一定部位就停止前进,最后前导链与随从链分别与各自的模板形成两个子代DNA分子,到此复制过程就完成了。

(一) 螺旋的松弛与解链

包括超螺旋的构象变化及双螺旋的解链,参与者主要为拓扑异构酶、解链酶及单链结合蛋白等。

1. 拓扑异构酶 拓扑异构酶可改变DNA拓扑性质。在DNA复制时,复制叉行进的前方DNA分子总是产生超螺旋,拓扑酶可松弛超螺旋,还可以引入负超螺旋,有利于复制叉的行进及DNA的合成。在复制完成后,拓扑酶又可将DNA分子引入超螺旋,有利于DNA缠绕、折叠、压缩以形成染色质。DNA拓扑酶有多种,主要有Ⅰ型及Ⅱ型。拓扑异构酶Ⅰ(Topo Ⅰ),将环状双链DNA的一条链切开一个口,切口处链的末端绕螺旋轴按照松弛超螺旋的方向转动,然后再将切口封起。拓扑酶Ⅰ松弛超螺旋不需ATP参与。拓扑异构酶Ⅱ(Topo Ⅱ),它的作用特点是切开环状双链DNA的两条链,分子中的断端经切口穿过而旋转,然后封闭切口。Topo Ⅱ在ATP参与下,将DNA分子从松弛状态转变为负超螺旋,为DNA分子解链后进行复制及转录作好准备。

2. 解链酶 DNA复制进行时,首先要在复制起点处解开双链,反应是在一类解链酶的催化下进行的。解链酶要通过ATP的分解获得能量,以解开双链。大部分的解链酶在复制叉的进行中连续地解开DNA双链,它们与随从链的模板相结合,沿着模板的5′→3′方向沿复制叉的进行而移动,例如解链酶Ⅱ、Ⅲ等。只有rep蛋白(一种解链酶)是结合在前导链的模板上,沿模板的3′→5′方向移动,所以在DNA复制时,一些解链酶与rep蛋白可能是分别在两条DNA母链上协同发挥作用,以解开双链。

3. 单链结合蛋白 单链结合蛋白与解开的DNA单链相结合,可稳定此单链以利于其发挥模板作用。SSB也与复制新生的DNA单链相结合,以保护其免于被核酸酶水解。

(二) 引发

DNA复制开始时,先要有引发阶段,即有引物RNA的合成。前导链的引发较简单,在引发酶催化下,有一个短的RNA引物合成,继而从RNA引物的3′末端开始连续进行DNA链的合成。随从链的合成是不连续的,引发阶段也比较复杂,有多种蛋白及酶参与,主要的是引发酶及引发前体。

1. 引发酶 一种特殊的RNA聚合酶，可催化RNA短片段的合成。RNA合成反应是以DNA为模板按碱基互补规律，加入核苷酸从5′→3′方向合成RNA片段，称为RNA引物。RNA引物的3′末端为游离的羟基。

2. 引发前体 引发前体包含有多种蛋白质因子。引发前体沿随从链的模板DNA顺复制叉的行进方向移动，它连续地与引发酶联合并解离，从而在不同部位引导引发酶催化合成RNA引物。这也为随从链的不连续合成准备了条件。引发过程中合成了随从链的RNA引物，在引物3′-OH末端进行DNA片段的合成。

3. DNA链的延长 DNA链的延长是在DNA聚合酶催化下，以四种三磷酸脱氧核苷为原料而进行的聚合作用。反应体系中有DNA模板、引物及Mg^{2+}的存在。聚合作用是自引物的3′—OH端上开始，以5′→3′方向逐个加入脱氧核苷酸，使DNA链得以延长。在原核生物及真核生物，DNA聚合酶有几种类型。

(1) 大肠杆菌DNA聚合酶

①DNA聚合酶Ⅰ。在随从链合成时，先合成了许多冈崎片段，而后由于RNA引物的去除形成了空隙，此时DNA PolⅠ它催化聚合反应，延长了各个片段，从而填补了片段间的间隙，使以上片段得以靠近，为片段连接成长链创造了条件。所以DNA PolⅠ的聚合作用主要是在填补随从链片段间空隙上发挥作用。

DNA PolⅠ还具有3′→5′外切酶活性可识别并去除错误的碱基，然后再继续进行聚合作用。这种活性在DNA复制中起了编辑作用，校对功能。DNA PolⅠ的校对活性对DNA复制的准确性起着重要作用。

DNA PolⅠ还具有5′→3′外切酶活性。5′→3′外切酶活性也有修正错误的功能，补充其3′→5′外切酶修正错误的作用。例如紫外照射产生的嘧啶二聚体，就是在其5′→3′外切酶作用下切除的。

②DNA聚合酶Ⅱ。DNA Pol Ⅱ具有催化5′→3′方向的DNA合成反应的活性。它也有3′→5′外切酶活性，而无5′→3′外切酶活性。它在体内的功能还不清楚，可能在损伤修复中有特殊作用。

③DNA聚合酶Ⅲ。DNA Pol Ⅲ是一个由多种亚基组成，这些亚基组成两个亚单位而形成不对称的二聚体。DNA Pol Ⅲ在DNA复制中链的延长上起主要的作用。DNA Pol Ⅲ结构中不对称的二聚体，同时分别催化着前导链和随从链的合成。

DNA Pol Ⅲ也具有3′→5′外切酶活性，所以对于DNA复制也有校对的功能，可停止加入或除去错误的核苷酸然后继续加正确的核苷酸。因此，DNA Pol Ⅲ配合DNA Pol Ⅰ可将复制的错误率大大地降低，从10^{-4}降为10^{-6}或更少。当此片段接近前方的片段时，由DNA Pol Ⅲ的5′→3′外切酶活性切除了RNA引物，造成了片段间的空间；继而DNA Pol Ⅰ催化进行5′→3′方向的聚合作用，填补了片段间的空隙。

(2) 真核生物DNA聚合酶

真核生物的DNA复制是在DNA聚合酶α与DNA聚合酶δ互配合下催化进行的，还有一些酶及蛋白质因子参与反应。DNA Pol α与引发酶共同起引发作用，然后由DNA Pol δ催化前导链及随从链的合成。在链的延长中，有PCNA(增殖细胞核抗原)参与，保障连续性DNA Pol的性质与DNA Pol δ有相似之处，在有些情况下，它可代替DNA Pol δ起作用，例如在DNA损伤时，催化修复合成。DNA Pol γ是线粒体中DNA复制酶。DNA Pol δ还具有

5′→3′均有外切酶活性，因此也有编辑功能，校正复制中的错误。它们的5′→3′外切酶活性可能在切除引物RNA中有作用。

DNA聚合酶的共同特点是：

①需要提供合成模板；②不能起始新的DNA链，必须要有引物提供3′－OH；③合成的方向都是5′→3′④除聚合DNA外还有其他功能。

所有原核和真核的DNA聚合酶都具有相同的合成活性，都可以在3′－OH上加核苷酸使链延伸，其速率为1 000 Nt/min。加什么核苷酸是根据和模板链上的碱基互补的原则而定的。E. coli的DNA Pol Ⅰ涉及DNA损伤修复，在半保留复制中起辅助的作用。DNA Pol Ⅱ在修复损伤中也有重要的作用。DNA Pol Ⅲ是一种多亚基的蛋白。在DNA新链的从头合成(de novo)中起复制酶的作用。

(3) 连接酶

DNA复制过程中，经过了链延长阶段后，合成出的前导链为一条连续的长链。随从链则是由合成出许多相邻的片段，在连接酶的催化下，连接成为一条长链。连接作用是在连接酶催化下进行的。连接酶的作用是催化各相邻的DNA片段以3′→5′磷酸二酯键相连接。连接反应中的能量来自ATP(或NAD^+)。

(三) 终止

终止区，在此区中包括有5个ter序列，其核心序列为GTGTGTGT，它们可以和Tus蛋白结合，阻止了解链酶发挥作用，促使复制的终止。DNA复制完毕后，又可在拓扑酶作用下，在DNA分子中引入超螺旋结构，进行进一步的装配。

第四节　辐射的细胞效应

细胞是复杂机体的功能单元，但并不是一个孤立的生命单元，它和环境有着密不可分的联系。特别像在多细胞生物体中，细胞与细胞之间还存在直接或间接的相互作用；它们可以通过分子彼此发生黏合或连接，实现“亲密接触”，也可通过分子传递信号，进行“交谈”。这些细胞外环境因素在调节细胞的行为方面起着主动而复杂的作用，影响到了细胞的存活、迁移、增殖、分化、凋亡和形态的变化。

一、哺乳动物细胞辐射敏感性

细胞的辐射效应是放射生物学的核心内容之一。电离辐射导致的损伤都是以细胞的损伤作用为基础的，细胞的种类和所处的周期决定了细胞的辐射敏感性不同。M期具有很高的敏感性，而Go期细胞具有明显的辐射抗性。

自然界的各种生物对象在受到电离辐射作用后都表现出一定的损伤。但在同一剂量下引起损伤的程度有很大的不同，或者说，引起同一水平的效应所需要剂量的高低存在很大差异，即为辐射敏感性差异。

(一) 不同类型细胞的辐射敏感性

1. 肿瘤细胞的辐射敏感性

肿瘤对辐射的敏感性有明显差异。

高度敏感：恶性淋巴瘤、精原细胞瘤、肾母细胞瘤等

中度敏感：鳞状上皮癌、分化差的腺癌、脑胶质瘤等

辐射抗性：恶性黑色素瘤、软骨肉瘤等

2. 细胞存活曲线

细胞存活曲线是描述辐射剂量与细胞存活分数之间的关系。受不同剂量照射的细胞，培养后计数形成的集落数，并分别求出细胞的存活分数（surviving fraction，SF），即某一照射后形成的集落数除以未照射时形成的集落数。细胞受电离辐射后，丧失完整的增殖能力，发生增殖死亡，细胞存活分数或形成集落能力随着照射剂量的增加而下降，构成“剂量-存活曲线”，简称细胞存活曲线。可由下式计算：

$$SF = \frac{\text{某一剂量照射后形成的集落数}}{\text{接种的单个细胞数} \times PE}$$

式中，PE 为未照射时形成的集落数除以接种的单个细胞数。

图 5-8 和图 5-9 为哺乳动物细胞存活曲线：

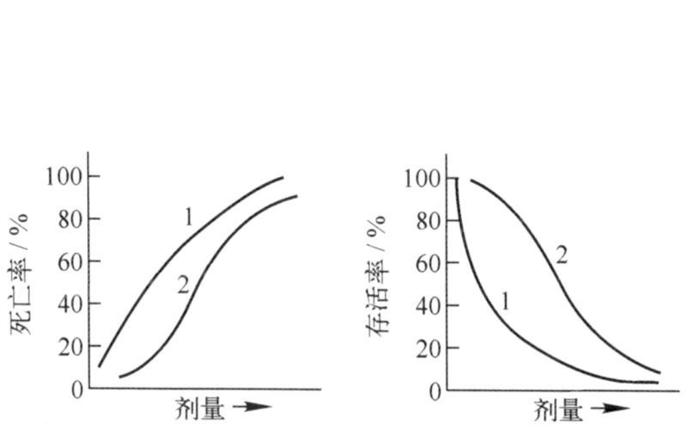

图 5-8　辐射引起哺乳动物细胞存活曲线
（见参考文献[1]）

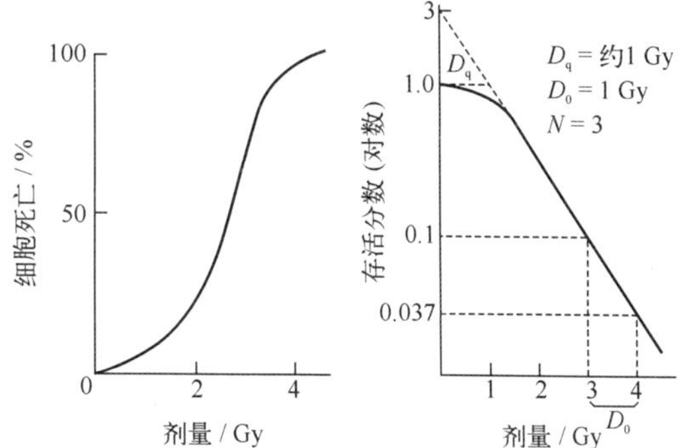

图 5-9　γ 辐射引起哺乳动物细胞增殖死亡的细胞存活曲线
（见参考文献[4]）

图 5-8 和 5-9 所示细胞受不同剂量照射后存活分数，D_0 代表细胞平均致死剂量或灭活剂量。大多哺乳动物细胞的 D_0 值在 1～2 Gy 之间。这是表示辐射敏感性的主要参数。D_{37} 是细胞存活分数从 1.00 降至 0.37 的剂量。

$$D_{37} = D_0 + D_q$$

D_q是克服曲线肩部所需剂量。在单靶单击模型，剂量存活曲线是一条指数性直线，没有肩区，这时 D_{37} 等于 D_0。不同细胞 γ 射线照射后存活曲线见图 5-10 和 5-11。

3. 不同细胞周期的辐射敏感性

不同辐射敏感性的细胞在受到同一剂量照射后，其细胞周期进程也往往不同。如：毛细血管扩张-运动共济失调症（ataxia-telangiectasia，A-T）AT 细胞就没有明显的 DNA 双链断裂修复缺陷，但照后细胞周期延迟情况异于正常细胞，AT 细胞的 G_1 期阻滞轻微，但 G_2 明显阻滞。

在间期细胞中，G_2 时相相对最敏感，其次为 G_1 时相，而 S 时相相对较不敏感，若 S 时相较长，则早 S 相（ES）比晚 S（LS）相较敏感。CHO 细胞的剂量存活曲线表明，G_2/M 时相放射敏感性最高，S 时相晚期放射敏感性最低。

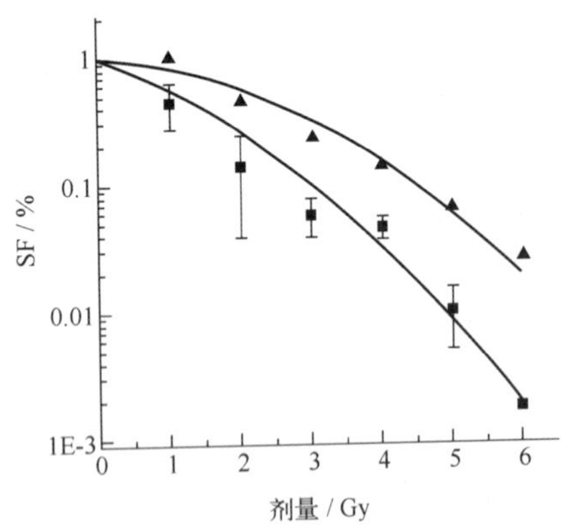

图 5-10 γ射线单次及分次照射
A375 细胞的剂量-存活曲线
■—单次照射存活曲线；▲—分次照射存活曲线

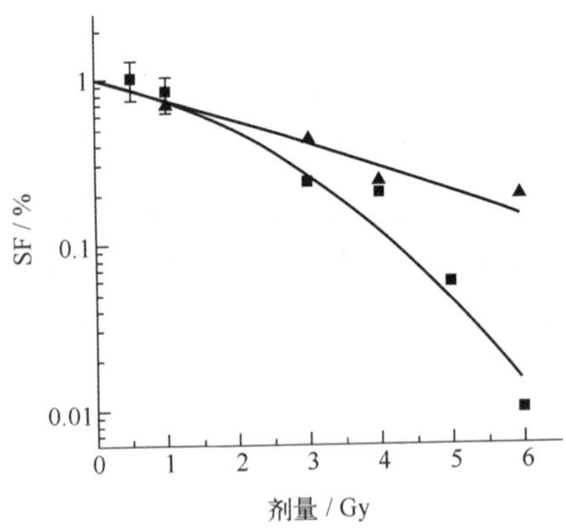

图 5-11 γ射线单次及分次照射
HeLa 细胞的剂量-存活曲线
■—单次照射存活曲线；▲—分次照射存活曲线

4. 辐射引起细胞死亡的类型及其机制

(1) 死亡类型

电离辐射引起细胞死亡，是辐射整体效应发生的重要基础。在放射医学领域中传统地将细胞死亡分为间期死亡(interphase death)和增殖死亡(reproductive death)两种类型。1972年(Kerr)以来一种新的细胞死亡类型细胞凋亡(cell apoptosis)受到高度重视，下面就辐射所致细胞死亡及凋亡的类型及其发生机制简述如下。

间期死亡是指受照射(剂量>100 Gy 以上)细胞未经细胞分裂即在间期发生死亡。而增殖死亡是指受照射的细胞丧失了继续增殖的能力，在经过一个或几个有丝分裂周期后丧失代谢活动和细胞功能而死亡。

而细胞凋亡的概念系 Kerr 于 1972 年根据细胞形态特征提出的，并有别于坏死。细胞凋亡是一种主动的由基因导向的细胞消亡过程，是一系列生化级联反应的后果。属于普遍存在的生物学现象。

(2) 发生机制

细胞增殖死亡的机制可能与染色体损伤有关。辐射诱发的染色体畸变可使分裂后的子细胞不能获得一套完整的染色体，因而不能进入以后的分裂而死亡。

间期死亡的发生机制尚未完全阐明。依据文献资料可能由于照射后能量供应(ATP 合成)受抑制、膜结构损伤和染色质裂解等原因。

细胞凋亡的精确分子机制目前还不很清楚，近几年的研究成果归纳如下。

细胞凋亡的发展大致分为 3 个阶段：①引发性刺激阶段：在放射生物学方面，电离辐射、紫外线、活性氧、某些自由基，造成细胞 DNA 和膜损伤的因素都是诱发凋亡的信号。造血因子和免疫因子等在体内失衡也是诱因。②潜伏期阶段：照射后不同细胞的潜伏期长短不一，胸腺细胞仅有几分钟，精原细胞为数小时，而腮腺细胞在低剂量照射后要延迟到几个月才会发生凋亡。③实施阶段：染色质 DNA 和重要蛋白质降解，细胞膜结构改变，凋亡小体形成，凋亡小体被吞噬；细胞坏死的特征则是细胞器肿胀，膜系破坏，整个细胞崩解。两者的区别见图 5-12；图 5-13，图 5-14 显示出激光共聚焦显微镜下观察的脑胶质瘤细胞凋亡形态。

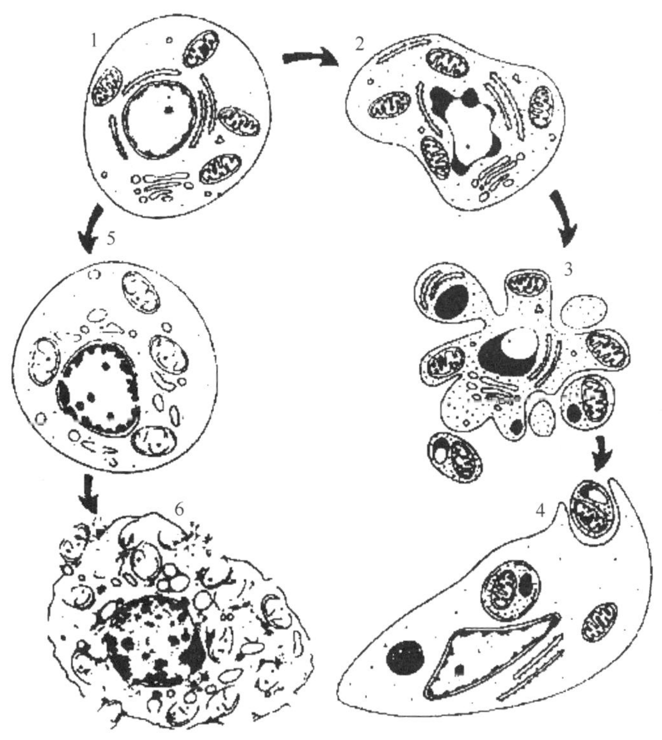

图 5-12 细胞凋亡与坏死的形态学变化图解(见参考文献[4])

1—正常细胞;2—开始发生凋亡,核质沿核膜浓聚,胞浆紧缩;3—核质裂解,质膜出芽,释出凋亡小体;4—凋亡小体被邻近细胞吞噬;5—细胞坏死早期,核质成团,细胞器肿胀等;6—细胞坏死后期,膜系破坏,细胞解体

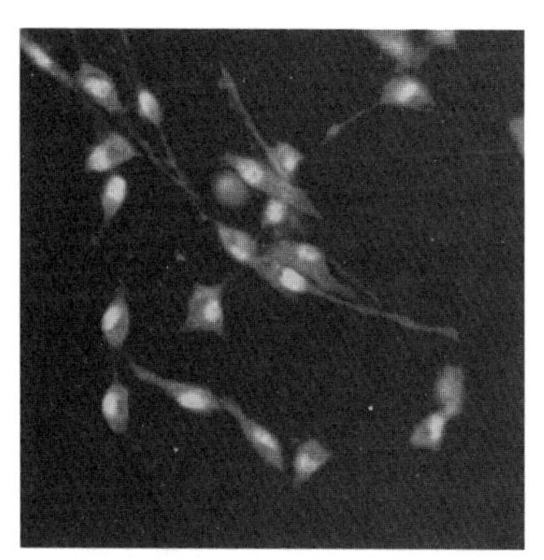

图 5-13 对照组胶质瘤细胞

对照组细胞形态完整,伸出典型的细小突起,细胞核被染成亮绿色

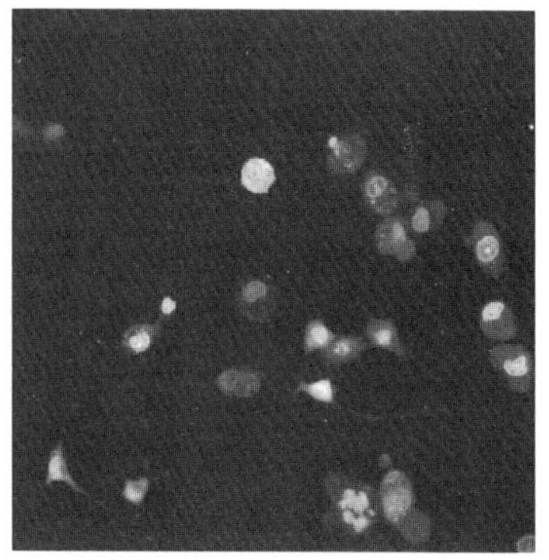

图 5-14 ^{60}Coγ 线 2 Gy+TAM 诱导胶质瘤细胞凋亡

处理组可见呈黄绿色或橙红色的凋亡,细胞皱缩,染色质聚集于核膜下呈半月形,特异的凋亡小体形成。可观察到红色的死亡细胞

二、细胞的辐射损伤与修复

(一) 细胞周期各时期细胞的辐射效应

由一次分裂到下一次分裂称为有丝分裂周期或细胞周期,所经历的时间称为细胞周期时间,即 $Go-G_1-S-G_2-M$。为了研究细胞周期不同时期细胞的放射敏感性需将细胞同步化,获得同期的细胞。结果发现敏感性最高的是 M 和 G_2 期,其剂量存活曲线的斜率较大,放射后期的抗性最大。各时期的放射敏感性次序为:M 、$G_2>G_1>S$ 早期>S 后期。

1. 杀伤细胞

处于 M 期的细胞对射线很敏感,小剂量照射可使细胞即刻死亡或染色体畸变,导致下一次分裂时子代细胞死亡。辐射对细胞的损伤表现为:(1) 细胞核的改变:表现有细胞核肿胀、固缩、溶解、碎裂等。(2) 染色体畸变:G_1 和 S 期 DNA 尚未合成,此时损伤表现为染色体型畸变。(3) 膜的改变:有核膜肿胀、核膜破裂、细胞膜、酶、蛋白质、脂蛋白的改变,可能影响细胞膜的生物学功能。

2. 阻断细胞周期活动

受照射后 G_2期细胞推迟进入 M 期,S 期细胞推迟进入 G_2期,同样 G_1期细胞推迟进入 S 期,虽然各个时期均推迟,但 G_2期细胞更敏感,小剂量照射可明显推迟 G_2期细胞进入 M 期。

(二) 细胞辐射损伤的修复

细胞辐射损伤可分为:(1) 致死性损伤(Lethal Damage, LD),最终导致细胞死亡。(2) 亚致死性损伤(Sublethal Damage, SLD),如在几小时内不能修复,可形成致死性损伤。(3) 潜在致死性损伤(Potentially Lethal Damage, PLD),可修复。组织损伤修复可发生于三个水平:组织水平、细胞水平和分子水平。

1. 亚致死性损伤的修复 (sublethal damage,SLD)

哺乳动物细胞受照射后剂量存活曲线的特点是在低剂量部分有肩区。亚致死性损伤的修复,细胞内只有部分关键性靶点受到电离事件的破坏,只要给以足够时间,细胞可以对这些损伤进行修复,只有在分割剂量实验中才能表现出来,将一个剂量分割成两个较小的剂量,中间隔几个小时照射,表现细胞的存活率增高。分隔剂量照射与单次照射相比,引起同等存活率所需的剂量明显增大。图 5-15 为单次及分次照射 SMMC-7721 细胞的存活曲线。

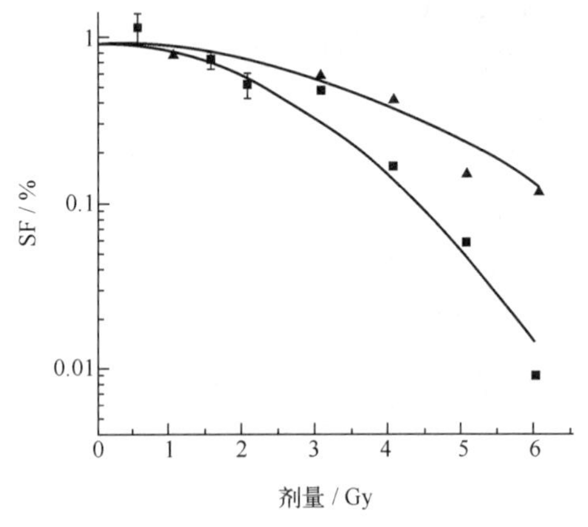

图 5-15 γ射线单次及分次照射 SMMC-7721 细胞的剂量-存活曲线

■—单次照射存活曲线;▲—分次照射存活曲线

2. 潜在致死性损伤的修复

照射后改变细胞的环境条件,可以影响细胞在照射后的存活分数,这种作用被称为潜在致死性损伤。例如,动物腹水瘤的体内实验,在肿瘤局部照射后经几小时从体内取出,测其增殖能力,其存活率比照射后立即取出者显著提高。

潜在致死性损伤的修复可概括如下：照射后细胞处于次优条件时潜在致死性损伤即被修复，表现为存活分数增高，细胞存活曲线的斜率变小，D_0 值增大。D_0 值称为细胞的平均致死剂量。D_0 值愈小，斜率愈大。D_0 值的大小代表细胞放射敏感性高低。对于哺乳动物细胞，D_0 值通常位于 1～2 Gy 之间。

潜在致死性损伤的修复在临床放射治疗中有重要意义。潜在致死性损伤修复在动物移植肿瘤中已得到证实。在某些肿瘤如黑色素瘤对辐射的抗性可能与照射后大量肿瘤细胞潜在致死性损伤的修复有关。

3. 影响细胞放射损伤修复的主要因素

影响辐射损伤修复的因素很多，但主要有辐射和细胞种类的不同，研究这些因素对细胞放射损伤及修复的影响，对于认识整体效应、指导临床肿瘤放射治疗具有重要的意义。

细胞水平放射损伤修复的影响因素主要有：辐射种类、剂量率和环境供氧情况等。

（1）辐射种类：辐射种类是细胞放射损伤修复的重要影响因素之一。一般来说，细胞放射损伤随射线 LET 的增大而加大，细胞剂量—存活曲线的肩变窄，斜率变陡，因为辐射种类对细胞放射损伤就高 LET 照射后基本上没有潜在致死性损伤的修复，如中子和 X 射线照射肿瘤，在总剂量相同分割照射的情况下，X 射线损伤修复增高 1 倍左右，而对于中子照射者相隔同样的时间则影响甚微。

（2）剂量率：总剂量一定时，剂量率越低，照射时间越长，所产生的生物效应就越轻。随着剂量率的减小和照射时间的延长，细胞存活曲线的斜率变浅，D_0 值加大，肩区逐渐消失，当存活曲线斜率的降低达到一个限值时，说明亚致死性损伤几乎全部被修复；当剂量率减小到一定程度时，生物效应进一步降低；因为低剂量率照射与单次剂量相比，可明显减轻对正常组织细胞的损伤作用，更有效地杀伤肿瘤细胞，达到保护正常组织的目的。

（3）氧效应与分次照射

氧效应是随着受照周围组织氧浓度的增加而增加的。完全氧合的细胞比低氧细胞对射线更敏感，哺乳动物细胞在氧张力为 2.7～5.4 kPa（20～40 mmHg）被认为是完全氧合，在细胞极度低氧时，才有放射敏感性的改变，常用氧增强比来表示：采取下列措施增加氧浓度，提高治疗效果：

①高压氧舱中进行放射治疗。

②在照射同时，在常压下，让病人吸入含 95%氧与 5% CO_2 的混合气体，可引起呼吸频率增加，促使末梢血管扩张，氧扩散增加。

③采用传递修饰剂，如氟碳乳剂（FC）。由于它能携带大量的氧，并能在进入肿瘤组织的乏氧区而放出氧。

④血红蛋白携氧能力增强化合物，如 BW12C，BW589C。

⑤钙离子拮抗剂，如肉桂苯哌嗪、氟桂嗪，通过抑制细胞呼吸而达到提高肿瘤细胞氧张力的作用。

⑥利用每次照射后乏氧细胞转变成氧合细胞的规律，采用小剂量分次照射。剂量估算将会有更高的准确性和可靠性，不足之处是费用太高。

（4）辐射增敏剂（radiosensitizer）

辐射增敏剂—是指能够增加辐射致死效应的化学物质或药物。所谓辐射增敏剂要具备：①治疗剂量时对正常细胞无毒；②对正常细胞基本无增敏作用；③渗透性强，保证药物能到达肿瘤部位;④对处于不同周期的细胞均有效。

(5) 辐射防护剂

辐射防护剂(redioprotector)是指机体或细胞受电离辐射照射前给予某种化学物质,能减轻其辐射损伤,这种化合物称为辐射防护剂。目前所用的防护剂主要是硫氢基化合物,如:半胱氨酸等。其目的主要是清除自由基,提供氢原子使损伤的DNA进行化学修复。

(6) 增温

增温可增加细胞的辐射敏感性。但不能直接引起DNA的单链或双链损伤。其机制是由于增温可引起蛋白质降解杀伤细胞,而辐射则是由于DNA损伤所致;有实验表明,增温和放疗并用,对细胞杀伤作用最强,但由于对正常和肿瘤组织都具有损伤作用,不能达到选择性增温,临床上可选用照射后增温,增加治疗比值,提高细胞对射线的敏感度,达到有效治疗肿瘤的目的。

参考文献

1 刘树铮. 医学放射生物学. 北京:原子能出版社,1998:5~65;120~138

2 刘树铮. 医学放射生物学. 北京:原子能出版社,2006:22~43;11~139

3 夏寿萱. 放射生物学. 北京:军事医学科学院出版社,1998

4 吴德昌. 放射医学. 北京:军事医学科学院出版社,2001:20~21

5 Hall E J. Radiobiology For the Radiologist. Lippincott Williams and wilkins 2000

6 Coggle J L. Biological effects of radiation. 2nd ed. London: Taylor and Francis, 1983, 1~23

7 刘本俶. 上海"6.25"^{60}Co源辐射事故病人诊断与救治文选. 北京:北京科学技术出版社,1994

8 刘芬菊,陈剑等. 激光共聚焦观察^{60}Co γ线对CNI-H446 DNA/RNA比值及三维结构的影响. 中华放射医学与防护杂志,2004,24(3)202~204

9 宁萍,刘芬菊等. Tamoxifen(TAM)联合γ线照射对胶质瘤细胞的增殖抑制及凋亡诱导作用. 辐射研究与辐射工艺学报,2006,183~197

10 刘芬菊,黄辉等. 三氧化二砷诱导人脑胶质瘤细胞抑制与活性氧水平的关系. 江苏医药,2006,32(11)1009~1011

11 从慧玲. 实用辐射安全手册. 北京:原子能出版社,2006

12 Adams GE. Time effects in molecular radiation biology. Radiat Environ Biophys,1980,17:95~113

13 刘克良. 姜德智. 放射损伤与防护. 北京:原子能出版社,1995

14 孙世荃. 人类辐射危害评价. 北京:科学出版社,1996

第六章　电离辐射对染色体的作用

基因组DNA是电离辐射作用最基本的靶分子。染色体是DNA和蛋白质的复合体，它对电离辐射非常敏感。染色体畸变是反映电离辐射损伤的良好指标，它不仅能察觉电离辐射损伤和评价其损伤程度，而且用照射离体人血所建立的染色体畸变的剂量效应曲线可以估算事故条件下人员所受的剂量。这不但可以辅助物理剂量，而且在某些复杂情况下，用物理方法难以准确估算剂量时，更显出其优越性。

第一节　人类染色体

染色体上载有直线排列、能自我复制的基因，因而有储存和传递遗传信息，以及调控细胞分化、发育的作用，它是核基因的载体。染色体在细胞学中是指细胞增殖周期的有丝分裂中期核内易被碱性染料着色的小体。当细胞进入分裂末期或到下一个增殖周期的间期时，便松散成为无定形的物质——染色质，在光学显微镜下，可见到分布不均、染色深浅不同的颗粒状或网状物质，它是染色体在间期核中存在的另一种形式；进入分裂期又紧密地集结而形成染色体。可见，染色体和染色质是在细胞增殖周期中不同阶段的运动形态，实际上它们属于同一物质，只是由于细胞所处时期不同而出现在形态上的差异。

一、染色体的化学组成

染色体(chromosome, CS)主要是由DNA和蛋白质所构成的复合体。染色体中的DNA有重复性DNA与非重复性DNA，它们呈顺序相间排列。重复性DNA是核苷酸顺序反复重复，其中高度重复的DNA常集中于着丝粒区和端粒区，基本上无遗传信息，不进行转录。中度重复的DNA分布于副缢痕区和非重复性DNA之间的区域，主要转录rRNA，tRNA。非重复性DNA是核苷酸顺序不重复的DNA，只有单一的拷贝，占DNA的大部分，与重复性DNA间隔分布，代表着结构基因和可编码蛋白质。染色体中蛋白质含量最多的是组蛋白，组蛋白都是碱性蛋白，可分成五种：H1，H2A，H2B，H3和H4。还有一些含量很少的非组蛋白的蛋白质。染色体中的DNA形成骨架，每条染色单体含有一条DNA双螺旋，与染色体蛋白质相连。自1973年以来，已初步弄清了它的基本结构，并提出了核小体(nucleosome)的结构模型(图6-1)。染色质(chromatin)是由若干重复单位—核小体组成，一个核小体分为颗粒部和连接部。核小体的核心由8个分子的组蛋白，即$(H2A, H2B, H3和H4)_2$组成的八聚体，呈扁圆形。DNA分子缠绕核心1.75圈，其长度约为

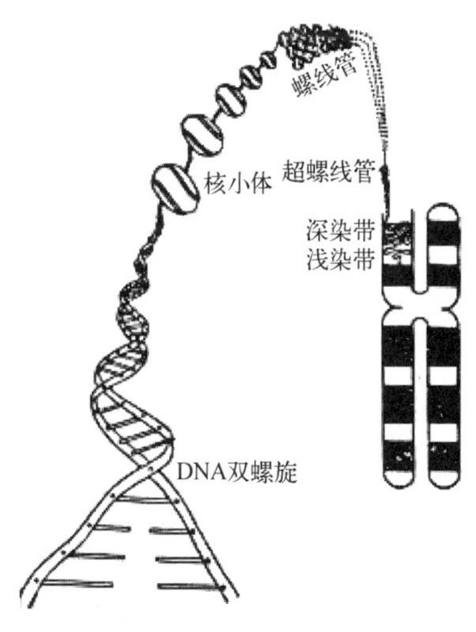

图6-1　染色体各级结构图解
(刘树铮，1998)

140 bp(碱基对),其直径大约为 10.0 nm,这就是颗粒部,它与邻近核小体之间由长度大约为 50～60 bp 的 DNA 双螺旋相连接,这一段 DNA 称为连接丝,组蛋白 H1 即与其结合。因此,如把间期核在水中分散,使染色质展开后,可在电镜下看到一个个核小体被纤维丝连接,好像一条细线上按等距离串上一个个珠子。可见,间期的染色质为一种很长的纤丝状结构,相当于基本染色质丝,其直径约为 10.0 nm。细胞进行有丝分裂时,染色质凝集成染色体。现有资料仅能提出一个大致的模型——螺旋体模型(solenoid model)。它设想每 6 个核小体绕成一个螺旋,在 H1 的作用下,一个个螺旋紧密相连就形成管状结构,称为螺旋管(solenoid)。螺旋管的外径约为 30.0 nm,内径约 10.0 nm。在细胞分裂前期中,螺旋管再度螺旋化,形成 0.4 μm 的圆筒,称为超螺旋管(supersolenoid),其长度是螺旋管的 1/40。超螺旋管相当于光学显微镜下已能看到的染色线(chromoneima)。超螺旋管再螺旋化和折叠即形成染色单体(chromatid)或染色体。这样,在细胞分裂过程中,染色质形成染色体是由于染色质 DNA 的多级螺旋化的结果,使几厘米长的 DNA 蛋白质纤维形成几微米长的染色体,约为原 DNA 长度的万分之一(1/7×1/6× 1/40×1/5=1/8 400)。

二、人类中期细胞染色体的形态和结构

染色体在细胞周期中经历着凝缩和舒展的周期性变化。在细胞分裂中期达到凝缩的高峰,轮廓清楚,因而便于观察。

(一) 着丝粒(centromere)

每一中期染色体都由两条染色单体构成,互称姐妹染色单体(sister chromatid)。它们各包含一条 DNA 双螺旋,两条单体仅在着丝粒处相连接,该处为染色体上未着色或着色很浅的狭窄处,故又称为主缢痕。正常情况下每一条染色体都有一个着丝粒。着丝粒是纺锤丝附着之点,在细胞分裂中与染色体的移动密切相关。失去着丝粒的染色体片段通常因不能在分裂后期向两极移动而丢失。着丝粒又将染色体纵向分为两个臂,短臂(p)和长臂(q),见图 6-2。

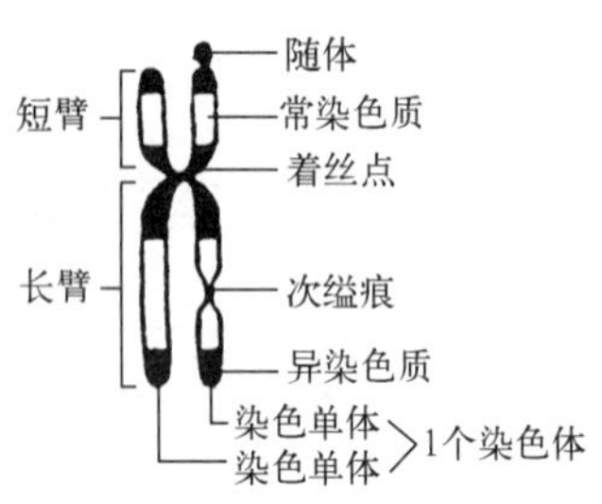

图 6-2 中期染色体的基本构造
(刘树铮,1998)

各染色体的着丝粒的位置各不相同,每条染色体的着丝粒位置是恒定的。人类染色体按其着丝粒的位置可分为三类(图 6-3)。如果着丝粒位于染色体纵轴的 1/2～5/8处,将染色体分为长短相近的两个臂,称为近中着丝粒(metacentric)染色体;如果着丝粒位于染色体纵轴的 5/8～7/8 处,将染色体分为长短明显不同的两个臂,就称为亚中着丝粒 (submetacentric)染色体;如果着丝粒位于染色体纵轴的 7/8～末端处,就称为近端着丝粒 (acrocentric)染色体。人类没有真正的端着丝粒染色体。

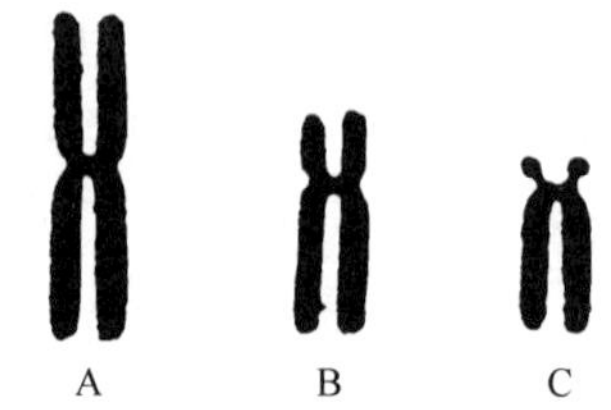

图 6-3 人类染色体类型(刘树铮,1998)
A—近中着丝粒染色体;B—亚中着丝粒染色体;
C—近端着丝粒染色体

（二）次缢痕（secondary constriction）

为染色体上狭窄和浅染的区域，与着丝粒一样，是染色体物质稀少或去螺旋化的结果。它比较常见于1,3,9,16号及Y染色体。

（三）随体（satellite）

在近端着丝粒染色体的短臂顶端的小球状结构，称为随体。通常由于次缢痕（又称随体蒂或柄）的存在，致使末端的染色体物质与其余部分仅以一丝相联而呈小球状。染色体的随体间容易发生连接，称随体联合（satellite association），即近端着丝粒染色体的短臂及随体常紧靠或相联，参加联合的染色体多少不等。对随体联合的解释是：在近端着丝粒染色体短臂上的随体蒂区是核糖体RNA基因所在之处。它们产生含rRNA的核仁，因而被称为核仁组织区（nucleolar organizing region，NOR）。它参与核仁形成，而核仁的残留物可能仍将这些染色体粒聚在一起。它可能是造成近端着丝粒染色体不分离的原因。

（四）端粒（telomere）

每条染色体的两个末端称为端粒。染色体的天然末端从来不与染色体断裂所产生的"黏性末端"发生连接，它们彼此间也不相连接，这不仅说明它们对于维持各条染色体的独立性十分重要，而且提示该处的结构上必定有其特殊性。现有的研究表明，端粒末端约有12～16个富含G的核苷酸序列，并不存在互补序列，换言之，该段DNA是单链。端粒序列是细胞进化过程中一段高度保守的序列，去除了端粒的染色体易发生重排，形成染色体畸变，因此端粒起着稳定、保护染色体的作用。

三、人类染色体的核型和命名

在分裂中期细胞，人类的23对染色体间在大小和形态上是各不相同的，所以每一条中期染色体都可按其大小、形状和特殊带形加以鉴别。

（一）非显带染色体的核型

非显带染色体最重要的形态特征是其着丝粒的位置和相对长度，它们也是鉴别非显带染色体的主要依据。着丝粒的位置可以在显微镜下直接观察，也可作精确的测量，可用两个参数来描述：

1. 染色体的臂率（arm ratio）：即测得的短臂之长度除以长臂之长（p/q）；

2. 着丝粒指数（centromere index）：表示着丝粒位置的指标，即短臂占整条染色体长度的百分比（$p/p+q$）×100%。

染色体的长度随其凝缩程度而异。因而，在论及一个细胞的各染色体的长短时通常是指相对长度，即每一染色体的长度占整套单倍体总长度（22个常染色体加上一条X染色体）的百分率。

将一个细胞内的染色体按照一定的顺序排列起来所构成的图像称为该细胞的核型（karyotype），它代表该细胞的染色体组成。它通常是通过显微摄影所得的染色体照片剪贴或染色体分析仪在计算机屏幕上排列而成（图6-4）。根据一些正常个体的许多细胞的核型，综合绘制的图型称模式核型图。依靠模式核型图，对比待测细胞的核型是否正常，以及对异常特点作出鉴别，称核型分析。随着计算机技术的发展，临床细胞遗传学已采用计算机辅助的半自动或自动分析系统进行核型分析。

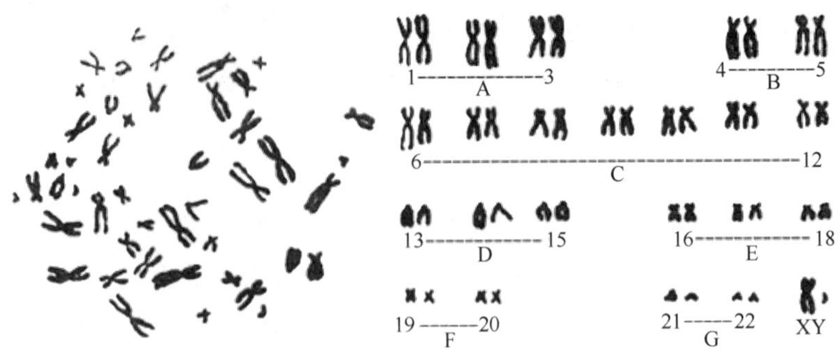

图 6-4　正常人的染色体核型(男性)(刘树铮,1998)

非显带染色体核型分析,人们主要根据丹佛会议(1978 年,人类染色体命名的国际体制)所规定的两条原则,人类分裂中期的染色体按长度递减和着丝粒位置特点将 23 对染色体分为 7 个组。其中,1～22 对是男、女所共有,称常染色体;另一对男、女有所不同,称性染色体,女性的两条性染色体形态相同,为 XX;男性有一条 X 染色体和一条较小的 Y 染色体,只是按照其大小将 X 和 Y 染色体分别归入 C 组和 G 组。常染色体则根据大小顺序由 1 编到 22 号。以下是人类染色体核型的分组特点。

A 组(1～3 号)

1 号　是 23 对染色体中最大的中着丝粒染色体。着丝粒几乎在正中部,有时可在长臂近着丝粒处见到副缢痕,它的出现往往导致 1 号染色体长臂的变异。

2 号　最大的亚中着丝粒染色体,其长度有时可超过 1 号。

3 号　大的中着丝粒染色体,约比 1 号短 20%,故易与之区别。

B 组(4～5 号)

着丝粒明显偏向一端大的亚中着丝粒染色体,它与 2 号和 C 组的亚中着丝粒染色体易于识别。4 号比 5 号略长,但在非显带标本上,两者难以鉴别。

C 组(6～12 号+X)

本组均为中等大小的亚中着丝粒染色体,6,7 和 11 号的着丝粒比较近中一些,而其余的则更"亚中"一些。根据 G 显带技术鉴定,X 染色体大小介于 7,8 号染色体之间,准确的鉴别有待于显带。9 号染色体长臂上常有一个大而明显的副缢痕。

D 组(13～15 号)

三对中等大小近端着丝粒染色体,短臂上常有随体,随体大小存在个体差异,组内按大小顺序排列,但难以准确鉴别。

E 组(16～18 号)

16 号　近中着丝粒染色体,或者着丝粒略偏于一侧。大小仅为 1 号的 1/3,长臂近端时有副缢痕,它使 16 号染色体的大小具有较大的变异性。

17 号　小的亚中着丝粒染色体,短臂较清楚。

18 号　小的亚中着丝粒染色体,短臂更短,因而可与 17 号区别。

F 组(19～20 号)

小的近中着丝粒染色体,很容易与其他组区别,但组内不易相互区别。

G 组(21～22 号和 Y)

最小的近端着丝粒染色体。短臂都具有随体，但在同一细胞分裂相中并不同时显现。21、22号染色体略有差别。作为丹佛原则的唯一例外，但为适应临床上已将先天愚型沿用为21三体综合征的习惯用语，根据巴黎会议(1971，第四届国际人类细胞遗传学会议)的建议，最小的一对改称为21号，稍大的一对为22号，排在前者的后面。Y染色体也是小的近端着丝粒染色体，通常大于G组，但长度变异很大。根据下述的一些特点，它易与21、22号区分开。Y染色体的特点是：(1)无随体，染色体长度一般比21、22号大；(2)两条染色单体不像21、22号那样叉开，而常呈平行状；(3)长臂端部常呈毛茸状，形态不清晰；(4)异固缩现象较严重，与其他染色体相比，着色往往较深；(5)着丝粒不明显。

(二) 显带染色体的核型

在非显带标本上虽然可以根据染色的形态识别1、2、3、16、17、18和Y染色体，但不能准确地鉴别其他大多数染色体。20世纪70年代初，瑞典细胞化学家Caspersson及其同事首先应用荧光染料氮芥喹吖因处理染色体标本时发现在荧光显微镜下每条染色体沿其长轴出现宽窄和明暗交替的荧光带，而且各条染色体有其独特的带型，借此带型可清楚地鉴别人类的每一条染色体。显带技术不仅解决了染色体的识别问题，而且由于在染色体上可以区分染色体的区和带，这为深入研究染色体的畸变及基因定位创造了条件。

显带染色体的每条染色体都以其显著的形态特征作为界标而区分为若干区，每个区中都含有一定数量、一定排列顺序、一定大小和染色深浅不同的带，这就构成了每条染色体的带型(banding pattern)。区和带的命名是从着丝粒开始，向臂的远端序贯编号。“1”是最靠近着丝粒的，其次是“2”、“3”等等。界标处的带应看作此界以远区的“1”号带。一个带的名称用连续书写的符号表示，第1个符号为染色体号序，依次为臂、区、带的符号。例如，1p22表明为1号染色体短臂2区2带。

(三) 人类染色体命名

1956年，从人胚胎细胞材料证明人类染色体数为46条以来，在细胞遗传学方面的研究工作得到了广泛的开展。为了避免记述上的混乱，有利于国际相互交流，确定了人类非显带染色体分类法、染色体的组成及染色体异常的命名体制。随着显带技术的问世，1971年巴黎召开的第四届国际人类细胞遗传学会议，制定了人类显带染色体的命名体制和模式图。1976年在墨西哥召开的第五届国际人类遗传学会议选出了人类染色体命名的国际常务委员会。该委员会于1977年在斯德哥尔摩开会，将历次会议的报告统一为“人类染色体命名的国际体制(1978)”，简称为“ISCN(1978)”。据此不但可识别各号染色体，还可识别同一号染色体上的不同的区段，对于研究某一染色体的结构异常提供了可靠的依据。该国际体制在总结过去18年经验的基础上，还提出了一个命名符号和缩写术语体系，目前已被国内外学者广泛使用。

第二节 电离辐射诱发的染色体畸变

在某些条件下，细胞中的染色体组可以发生数量或结构上的改变，这一类改变称为染色体畸变(chromosome aberration, CA)。染色体畸变可以自发地产生，指细胞正常生活过程中产生的或受环境因素随机发生的畸变，称为自发畸变(spontaneous aberration)。自发畸变率一般很低，无着丝粒断片约占0.5%，双着丝粒体约占0.05%，有时甚至低于0.01%。染色体畸变也可以通过物理的、化学的和生物的诱变剂作用人为地产生畸变，称为诱发畸变(induced aberration)。X,γ射线和中子等电离辐射通过在细胞内产生次级电离粒子的径迹而与细胞内的物质起反应。这些粒子所带的能量一旦在细胞内沉积下来,就使细胞的原子产生非特异性的电离;而细胞内分子的改变则为继发反应,这是由电离产生的化学自由基直接或间接引起的。辐射化学研究表明,电离辐射可以引起种类繁多的分子发生变化,而且鉴于辐射对细胞的穿透是完全的,所以能准确地估算出到达靶细胞 DNA 或核苷酸的剂量。电离辐射引起靶细胞 DNA 的损伤,有些损伤可在细胞内经自我修复系统得以修复,未修复和错误修复的损伤将导致点突变(point mutation)和染色体畸变。染色体畸变一般分为染色体数量畸变和结构畸变两大类。

一、染色体结构畸变

许多物理的、化学的和生物因子可以引起染色体断裂,这些因子称为致断因子。染色体还可能自发地断裂。断裂的末端被认为具有"黏性",即易与其他断端重新黏合或重接,因此一次断裂产生的两个黏性末端常重接而修复如初。但有时会出现反常的重接,结果导致多种染色体结构异常。

(一) 畸变与细胞周期之间的关系

一般来说,体细胞大部分时间处于间期,而有丝分裂时间很短,只有 1~2 h。受照射的细胞中产生的染色体畸变虽然要到有丝分裂中期才能看到,但实际上,几乎所有的畸变都是在间期受损伤的结果。染色体畸变主要分两大类,即染色体型畸变(chromsome-type aberration)和染色单体型畸变(chromatid－type aberration)。前者涉及染色体的两个单体上相同位点;而后者仅涉及一个染色单体上的一定位点。这取决于辐射处理时细胞所处的期相,也取决于诱变剂的种类。如果细胞在 G 1 期受照,由于 DNA 尚未合成,染色体是以单根线行使其功能,由此造成的损伤经 S 期复制成两份,所以染色体的两个染色单体是相同的,形成染色体型畸变。如果细胞在 G 2 期受照,那时的染色体已经过 S 期复制成两个染色单体,所涉及的损伤一般只是两个染色单体中的一个,即使两个染色单体都受到损伤,但损伤的部位也未必相同,所以在中期观察时,两个染色单体的外形就不一致,形成染色单体型畸变。

在正常情况下,哺乳动物包括人外周血淋巴细胞不再进行分裂,几乎都处于细胞周期的 G1 或 G0 期,但 Nowell(1960)意外地发现,离体条件下的淋巴细胞在植物血凝素(PHA)作用下,被刺激转化成幼细胞,随之进入细胞分裂,所以取受照个体的外周血进行离体培养,在照后第一次分裂细胞中看到的均为染色体型畸变。20 世纪 70 年代起,人们广泛采用微量全血培养法进行染色体研究。该法优点如下:实验设备简单,取材方便,1 ml 血含小淋巴细胞 $(1\sim3)\times10^6$,经短期培养(2 d),可提供大量供分析的分裂细胞;淋巴细胞为同步化细胞,处于 G0 或 G1 期,对辐射的敏感性一致;它遍及全身,循环于各器官、组织之间,是研究辐射损伤较理想的体系。

(二) 染色体型畸变

在诱变剂的作用下,染色体的损伤依其结构变化的形式可分为两种:一是简单的缺失,即断裂下来的片段丢失;二是结构重建,也称为互换畸变。辐射诱发的染色体型畸变具体类型有七种。世界卫生组织(WHO)于 1973 年出版了《人类染色体畸变分析方法》手册,对该方法的推广和应用起了很大作用。

1. 末端缺失(terminal delation, del) 一条染色体的长臂或短臂的远端发生一次断裂后，断片离开原位，导致一个正常染色体丢失了末端区段，故称为末端缺失。但在常规染色体标本中如果丢失的区段较小，就无从查知这种异常染色体。所以，实际上人们观察的是断下来的片段部分，它们为一对彼此平行的染色单体，但没有着丝粒，故称为无着丝粒断片(acentric fragment, ace)。这是唯一的一次击中畸变(图 6-5)。

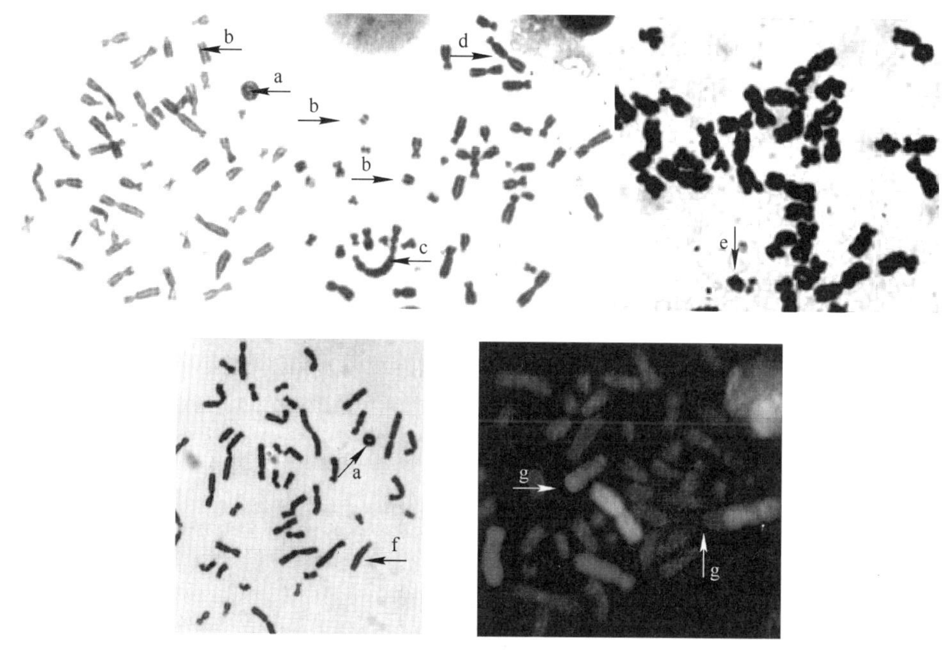

图 6-5 电离辐射诱发的染色体畸变(刘树铮，1998)

a—着丝粒环(r_c)；b—无着丝粒断片(ace)；c—多着丝粒体；d—双着丝粒体(dic)；e—微小体(min)；f—倒位(inv)；g—相互易位(t)

2. 微小体(minute, min) 典型的为一对圆形的染色质球。有时比无着丝粒断片小。染色体臂内发生两次断裂，形成三个片段，两个断裂之间的片段离开原位，余留的两个断端在断面直接相接，形成一条中间缺失的染色体(图 6-5)。

3. 无着丝粒环(acentric ring, r_0) 为一对环行的染色单体，没有着丝粒。它与微小体实际上是一种畸变类型，二者之间的区别仅在于断裂点之间的距离不同。无着丝粒环断裂点之间的距离较大，故形成一对空心圆，或中央略凹陷。

4. 着丝粒环(centric ring, r_c) 为一对环行染色单体，由于有着丝粒，两个环在着丝粒处仍相连。在染色体长、短臂各发生一次断裂，含有着丝粒的片段两端断面相互重新连接成环状结构；两个无着丝粒片段连接成一断片(图 6-5)。计数染色体畸变时，着丝粒环加上断片计为一个染色体畸变。着丝粒环和无着丝粒环很易区别，前者有着丝粒，并伴有 1 个(偶尔 2 个)断片。

5. 倒位(inversion, inv) 一条染色体发生两次断裂，形成上、中、下三个片段，中段上下颠倒，然后和上下两段相接，形成倒位。根据两断裂点的发生部位可分臂内和臂间倒位两类，如果两处断裂发生在着丝粒两侧，称为臂间倒位(pericentric inversion)；两个断裂如果发生在着丝粒一侧(长臂或短臂),形成的倒位称臂内倒位(paracentric inversion)。在应用显带技术以前,臂内倒位是无法检出的,因为染色体的长度和着丝粒的位置都没有改变。但在臂间倒位中,如果两个断裂点与着丝粒之间的距离不等,因为染色体着丝粒的位置发生了变化,在非显带标本上可加以识别。显带技术应用后,则无论是臂内倒位还是臂间倒位,都可根据带型改变而被发现。

6. 相互易位(reciprocal translocation, t) 这是一种对称性互换。两条染色体各发生一处断裂,并相互交换其无着丝粒片段,形成两个重排染色体。因交换是对称性的,所以也称对称性互换。在相互易位中,如果互换的片段大小相差悬殊,则结构重排的两个染色体的形态会发生很大变化,其中一个明显变长(图 6-5),而另一个变短,可在非显带标本中得以察觉;但是,如果互换的片段大小相近,那么由此衍生出的两个染色体,尽管结构起了变化,而外形几乎不变。在这种情况下,可借助显带技术或荧光原位杂交(FISH)技术加以鉴别。

7. 双着丝粒体和多着丝粒体(dicentric, dic and polycentric) 具有两个(或两个以上)着丝粒的染色体称双着丝粒染色体(多着丝粒染色体)(图 6-5),为不对称互换。两条或两条以上染色体各发生一处断裂后,两个或两个以上具有着丝粒部分连接,形成双着丝粒体或多着丝粒体,而无着丝粒片段相接形成断片。在计数畸变时,双着丝粒体也要伴有一个断片,合起来称作一个畸变;如果为多着丝粒体(有 n 个着丝粒),则应换算成(n-1)个双着丝粒体,同时伴有n-1 个断片。

上述的 7 种染色体畸变,除末端缺失外,其余的六种畸变均为二次击中畸变。放射损伤检测中,这七种畸变都是辐射损伤的指标。目前在非显带染色体标本中最常用的指标为双着丝粒体和着丝粒环。由于双着丝粒体的自发率低(0.01%~0.05%),形态特殊,并伴有断片,易于识别,在体内持续时间较长。在正常个体受照的淋巴细胞中,双着丝粒体的剂量效应关系几乎不受年龄和性别的影响。在活体和离体照射的研究中,双着丝粒体的剂量效应曲线无显著性差异,所以双着丝粒体畸变是电离辐射损伤和估算剂量的最佳指标。着丝粒环的诱发率仅为双着丝粒体的 5%~10%,故一般不单独使用,常与双着丝粒体合并估算剂量。

倒位和相互易位虽然引起染色体片段的位置发生改变,但遗传物质不增多也不减少,仍保留基因的总数,它通常不引起明显的遗传效应。在细胞分裂过程中,没有力学上的障碍,能在子细胞中继续保留下来,并能保持相对恒定,故称为稳定性畸变,含有这种畸变的细胞称稳定畸变细胞(Cs 细胞)。无着丝粒断片、微小体、无着丝粒环,在畸变细胞分裂时,由于未附着于纺锤丝而往往丢失,而双着丝粒体如果两个着丝粒之间的节段相互平行,两个单体可以正常地分开,但当两个着丝粒之间有一定间隔时,则易发生缠扭,或如果两着丝粒分别被纺锤丝拉向相反两极,其结果发生不分离,或者导致染色体桥的形成,桥在分裂后期被拉断,从而使其遗传物质在细胞分裂过程中分配不均匀,造成子细胞遗传物质的不平衡,使其不能继续成活而导致细胞死亡,着丝粒环由于几何学上的原因,在细胞分裂时被丢失,故称为不稳定性畸变,含有这些畸变的细胞称不稳定畸变细胞(Cu 细胞)。研究表明不稳定性畸变随时间的推移而迅速递减,含有双着丝粒、环状染色体的细胞每经过一次分裂仅存活 50%,如果细胞内有两个或更多的不稳定性畸变,经分裂后其存活率更低;而带有稳定性畸变的细胞在受照者体内并不影响或不严重影响其生存和繁殖,能够长期保持相对稳定。如对广岛、长崎原爆幸存者进行的大规模细胞遗传学调查,以及先前事故受照者的研究都证明 Cs 为主要畸变类型,且能长期保持恒定,对剂量效应关系起主导作用,而 Cu 则随时间的推移迅速降低。

（三）染色单体型畸变

在G2期或S期大部受照，由于染色体已复制为两条单体，故辐射诱发的畸变呈单体型畸变。它可分为两类：

1. 染色单体断裂（chromatid break, ctb） 指一个染色单体被打断，且远端部分离开了原来的位置，导致染色单体缺失和染色单体断片。

2. 染色单体互换（chromatid exchange, cte） 是两个或两个以上染色单体断裂和断裂后染色单体重排的结果。互换可以发生在不同染色体的染色单体之间，称间互换；也可以发生在一条染色体的染色单体之间或染色体内，称内互换。

裂隙（gap）是一个染色单体上的非染色区（非染色质裂隙），在那里的染色单体出现轻微的错排，光学显微镜下为很小的裂缝，其宽度不超过染色单体横径。裂隙有染色单体裂隙和等点染色单体裂隙，不同实验中裂隙的频率变异范围较大，加上其本质尚未清楚，所以计数这种畸变的价值尚有争议。电镜研究表明，所谓的裂隙实际上依然是相连的，但在光镜下却看不到染色区间的这种联系。

二、染色体数量畸变

正常人体细胞一般含有23对同源染色体，它由父方精子带来的一组染色体（单倍体 haploid, n）和母方卵子带来的一组染色体共同组成，因而是二倍体（diploid，2n），用符号n代表父方或母方一个染色体组的数目。正常二倍体染色体组或整条染色体数量上的增减，称为染色体数量畸变。其主要类型如下：

1. 多倍体（polyploid） 具有两个以上染色体组的细胞称多倍体。如三倍体（triploid，3n）和四倍体（tetraploid，4n）等。

2. 非整倍体（uneuploid） 在正常二倍体染色体中，某对同源染色体减少或增加一条或多条，其他染色体对仍保留二倍体不变，这样的细胞称非整倍体细胞。比二倍体少一条或数条的细胞，称为亚二倍体；比二倍体多一条或数条的称为超二倍体。另外，如细胞染色体总数与二倍体相同，但各对同源染色体多少不一，这种细胞称为假二倍体。

关于电离辐射诱发染色体数目畸变的确切机制尚不清楚，但染色体不分离（non-disjunction）可能是主要机制。辐射诱发不分离可能是通过诱发单体互换，损伤或干扰纺锤体的功能及诱发早分离等途径的结果。早已证明辐射能诱发果蝇生殖细胞非整倍体，并且也已证明辐射能诱发哺乳动物生殖细胞的非整倍体增加，但辐射能否诱发人类体细胞染色体数目畸变的资料较少。

三、染色体畸变形成的分子机理

遗传和变异是生物体的生命现象，以往认为如果遗传物质DNA分子受到损伤，DNA分子产生变异，细胞就不能分裂或产生变异。近年来渐渐认识到正常细胞中具有一整套十分有效的DNA修复系统，借此能修复DNA分子的许多异常，使受损伤的DNA分子迅速恢复正常，以保持细胞正常功能和遗传的稳定。辐射所致DNA损伤中，DNA链断裂与染色体畸变形成密切相关。Sakai等（1983）将辐射诱导的DNA损伤分为快修复的DNA单链断裂（single strand break, SSB）、慢修复的DNA双链断裂（double-strand breaks, dsb）和不可修复的DNA双链断裂。关于不可修复型DNA双链断裂的成因目前尚不清楚。有人认为在高剂量辐射情况下，DNA分子断裂较多区域中两个非常接近的断裂点相互作用所致。快修复型DNA单链断裂通过酶的作用以DNA双链中未受损的另一条单链作为模板，按原有的碱基排列顺序正确重建，实现无错误的修复。可修复型DNA双链断裂两条单链在原位重接修复，DNA得到了正确修复，去除了辐射损伤。但实际情况往往不是如此。可修复型DNA双链断裂易发生错误修复，断链往往发生不同形式的重组，进行错误修复，形成染色体重排，导致各种类型的染色体畸变。可见染色体畸变是残留的未修复的DNA双链断裂，或DNA双链断裂的错误修复所致。因照射DNA双链断裂修复缺失的突变体细胞，如XYS及Ly-s后，染色体畸变率明显高于其野生型。可见修复在染色体畸变形成过程中起主要作用。用限制性内切酶或拓扑异构酶Ⅱ的抑制剂处理XYS-5细胞时，畸变率明显增高，这是由于抑制了DNA双链断裂重接过程所致。当电离辐射诱发钝性末端DNA双链断裂时，由于缺乏氢键的稳定作用，使重接能力丧失，染色体畸变率增高；黏性末端DNA双链断裂易于重接，畸变率减少。染色体畸变不仅取决于DNA双链断裂及其修复，而且与染色质结构变化有关。染色质高度凝缩时受照，畸变率明显增高；而染色质松散时受照，畸变率减少。微核的形成主要是由于残留的未修复的DNA双链断裂所致。

四、染色体畸变的生物学意义

电离辐射可诱发生殖细胞的染色体畸变，也可诱发体细胞染色体的畸变。

（一）生殖细胞的染色体畸变

从潜在危险考虑，生殖细胞中的染色体畸变具有更重要的意义。Brewen等(1985)对九名志愿者的睾丸接受不同剂量(0.78，2和6 Gy)X射线照射的精原细胞进行研究。结果表明，辐射可诱发精原细胞易位，剂量越大易位率越高。人类中某些常染色体的部分丢失(如5p-，18p-和21p-等)或G组染色体的丢失(单体)，除导致身体和智力的严重缺陷，通常是致命的。在自发性流产和死胎中，染色体异常的发生率显著增加。人类45，X0的发生率约为8.3/1 000妊娠，而其中大多数将以流产告终，只有1/40可达足月分娩。可见生殖细胞的染色体畸变对后代可造成严重后果。

（二）体细胞中的染色体畸变

关于体细胞染色体畸变的意义，主要着眼于它与各种疾病之间的关系，包括代谢缺陷、细胞死亡、寿命缩短以及免疫缺陷等。其中最引人注目的是肿瘤与畸变的关系。凡能诱发恶性肿瘤的各种因素(紫外线、各种射线和致癌剂)也能诱发染色体畸变，而且许多肿瘤研究中，畸变可以追溯到染色体或亚染色体水平。目前认为，肿瘤细胞均有染色体异常或基因结构和表达的异常。染色体畸变是肿瘤发生的原因还是结果？或是癌变过程中的一个环节？多种多样的畸变是否都具有病因学意义？现在看来染色体异常不会是细胞癌变的始因，因为异常本身也是内外环境因素引起的。然而染色体畸变却可能在癌变过程中起着主要的作用，某些畸变甚至起着关键性的作用。

有些学者提出两类畸变——原发畸变和继发畸变的概念，用以解释肿瘤染色体的复杂性或多样性和它们在癌变过程中的意义。肿瘤的染色体畸变是非随机的，而且在某一肿瘤中畸变集中于某几号染色体，这就意味着只有少数染色体携带有与恶性肿瘤生长有关的遗传物质。这些染色体畸变可以通过其基因产物的异常而影响细胞的生长或分化，并导致无控制的生长，因此它们在肿瘤发生中是有意义的。这一类畸变被称为原发畸变，意即是致癌因子与染色体作用的结果。这些畸变通过涉及载有与细胞分裂、分化有关基因的染色体，因而它们是非随机的，有时甚至是高度特异的。除原发畸变外，还有大量继发畸变，表现为染色体数目或结构异常，它们是细胞增殖过程中有丝分裂紊乱的结果，这些畸变虽是随机的，但却提供了扩大发生原发畸变的机会。因为大多数随机发生畸变的细胞都因基因平衡失调而淘汰，只有能扩增原发效应的继发畸变才具有生长优势而继续增殖。由此可见，继发畸变虽然最初是偶然的，但由于随后的克隆选择，所以也常具有非随机性或特异性。

上述论点与肿瘤发生二次突变有共同之处。近几年来，癌基因研究的进展已使肿瘤病因研究大大改观，许多新的概念还不断提出或被否定。然而由于癌基因在染色体上，而且其中许多癌基因已被定位，染色体畸变也成为肿瘤研究的重要课题。随着细胞和分子遗传学方法的结合，必将最终阐明染色体畸变在肿瘤病因和发病中的机制。

第三节　辐射剂量与染色体畸变的量效关系

1962 年 Bender 用离体照射人体外周血淋巴细胞的方法，首先肯定人体细胞染色体畸变量和受照剂量呈正比关系。随后，又有大量的研究工作表明，离体照射哺乳动物外周血诱发的淋巴细胞染色体畸变量与活体照射所得的剂量效应曲线二者统计学上无显著性差异。由此提出外周血淋巴细胞染色体畸变分析可作为生物剂量计(biological dosimeter)，估算辐射事故情况下受照人员所受的辐射剂量。在 1966 年美国 Hanford“Recuplex”事故中，Bender 和 Gooch 首次应用外周血淋巴细胞染色体畸变分析法，对三名受中子、γ 射线混合照射的人员进行生物剂量测定，结果和物理方法测定的剂量基本一致，从而引起学者们的广泛兴趣和重视。迄今，染色体畸变分析已在事故照射的生物剂量测定中得到广泛应用，并已被国际上公认是一种可靠的灵敏的生物剂量计。

一、急性照射的剂量—效应关系

(一) 剂量—效应曲线的模式

采用适当的模式进行剂量—效应曲线关系分析，对于合理地描述生物效应的特点，揭示其发生机制有重要意义。关于急性照射条件下，辐射诱导染色体畸变剂量效应关系的研究，1973 年世界卫生组织(WHO)推荐了下列四种数学模式进行拟合。

(1) 直线方程：$Y=a+bD$　(6.1)

(2) 平方方程：$Y=a+cD^2$　(6.2)

(3) 直线平方方程：$Y=a+bD+cD^2$　(6.3)

(4) 指数方程：$Y=a+kD^n$　(6.4)

上述四个方程中：Y 为畸变/细胞或畸变率(%)；D 为剂量(Gy)；a 为畸变(一次或二次击中畸变)的自发畸变率；b，c 分别为拟合系数；k 为常数；n 为剂量指数。可通过解方程或用微机计算拟合系数，同时应检验拟合系数的显著性和曲线的拟合度。

(二) 拟合模式的选择

染色体畸变率和剂量之间的关系与射线的品质有关。

1. 低 LET 辐射　按照经典假说，用 X、γ 射线作急性照射引起的染色体畸变是由一次击中和二次击中造成。研究表明一次击中形成的畸变（无着丝粒断片）量是剂量的直线函数，即一次击中畸变量随剂量的增高而增加，不受剂量率和分次照射的影响，剂量效应关系用直线方程；$Y=a+bD$ 可以适当描述。二次击中形成的畸变（双着丝粒体＋环）量随剂量的平方而增加，因二次击中畸变要有两个断裂，而且这两个断裂要相互作用才能形成，它们的剂量效应关系可用平方方程：$Y=a+bD^2$ 进行描述。但是，在人类淋巴细胞这一体系中，辐射诱发淋巴细胞二次击中畸变剂量效应曲线模式大多选用指数方程式：$Y=a+kD^n$ 来描述。对于高 LET 辐射 n 值接近 1；对于低 LET 辐射，在急性照射条件下，n 值处于 1 与 2 之间，但倾向于 2（典型值为 1.7），但是 n 值与选取的剂量范围有很强的依赖关系。该方程式经对数转换配线，原指数方程即成一直线方程，它的斜率等于剂量指数 n。Sasaki（1971）和郑斯英等（1979）曾以各种类型的射线离体照射全血，并把实验资料拟合指数方程，结果见图 6-6 和图 6-7。虽然许多实验资料适合这一方程式，但它没有反映染色体畸变的本质和形成机制。国内外进一步研究发现，人体淋巴细胞经低 LET 辐射处理后，大多数研究者所得到的资料表明，用二次多项式比用指数模式拟合的优度为好。低 LET 辐射诱导的双着丝粒体与受照剂量呈二次多项式关系，即 $Y=a+bD+cD^2$。该模式的含义，一个双着丝粒体畸变需二次断裂，二次断裂分别位于两个染色体上，bD 项为这部分二次击中畸变由一个电离径迹通过，使两个染色体各产生一个断裂，随后重排形成一个双着丝粒体，它与剂量成直线关系；而 cD^2 项表示两个电离径迹使两个染色体各产生一个断裂，然后重排形成双着丝粒体。由此可见，形成一个双着丝粒体的两个断裂可由单个电离粒子径迹所致损伤形成，它与剂量率无关（即直线成分）；也可由两个独立的径迹所致

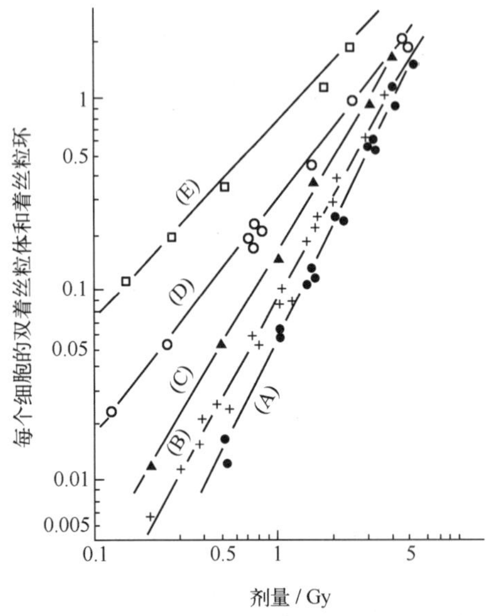

图 6-6　不同辐射诱发双着丝粒体和环

（A）—平均光子能量为 1.9 MeV 和 1.5 MeV 的直线加速器 X 射线；（B）—^{60}Co γ 射线；（C）—200 kVp X 射线；（D）—14 MeV 快中子[^{3}H(d,n)]；（E）—2.03 MeV 快中子[^{10}Be(d,n)^{9}B]（刘树铮，1998）

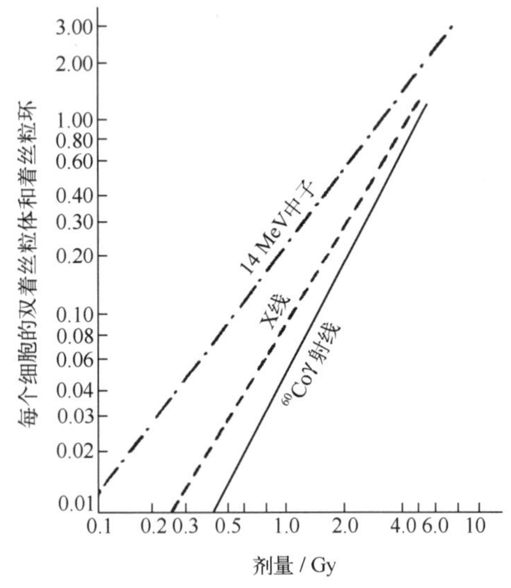

图 6-7　不同辐射诱发双着丝粒体和环效应关系的剂量效应关系

以 X 射线、γ 射线和 14 MeV 中子照射全血，培养 50～54 h，实验资料配幂函数 $Y=kD$：$Y_{γ射线}=1.64\times10^{-5}D^{1.79\pm0.11}$；$Y_{X射线}=6.50\times10^{-5}D^{1.61\pm0.05}$；$Y_{中子}=6.07\times10^{-4}D^{1.31+0.12}$。（刘树铮，1998）

损伤相互作用而成，其值取决于两个径迹作用之间相隔的时间，因此 cD^2 项取决于剂量率（即平方成分）。

X、γ 射线的实验结果亦表明，系数 b 在高和低剂量率照射情况下近似相等，而系数 c 则不近似（见表 7-1）。当低 LET 辐射的剂量增加时，由两个径迹产生断裂相互作用的可能性增加了，导致剂量效应关系中平方成分的增加。故低 LET 辐射剂量增加或剂量率增加时，平方项更重要。目前，国内外趋向于用二次多项式来描述染色体畸变率与剂量之间的关系。图 6-8，表 6-1 和图 6-9 分别为英国国家辐射防护局（NRPB）细胞遗传学实验室和本实验室用各种射线离体照射淋巴细胞，其二次击中畸变实验资料拟合二次多项式。

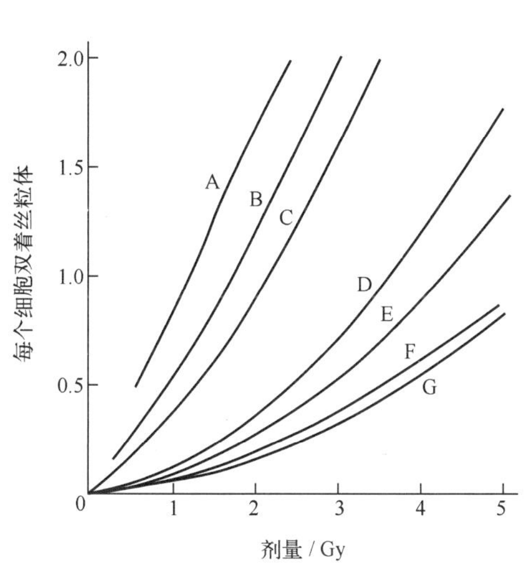

图 6-8 几种高和低 LET 辐射诱发双着丝粒体的剂量效应关系

A—0.7 MeV 中子；B—7.6 MeV 中子；C—14.7 MeV 中子；D—250 kVp X 射线，1.0 Gy/min；E—^{60}Co γ 射线，0.5 Gy/min；F—250 kVp X 线，0.2 Gy/h；G—^{60}Co γ 射线，0.18 Gy/h.（刘树铮，1998）

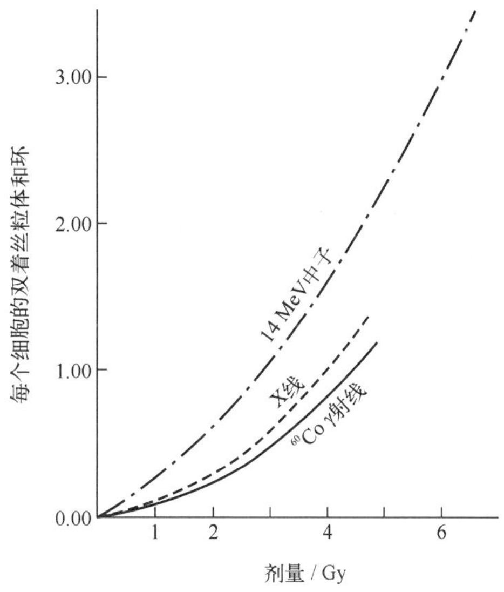

图 6-9 双着丝粒体和着丝粒环效的剂量效应关系

以 X 射线、^{60}Co γ 射线和 14 MeV 中子照射全血，培养 50～54 h，实验资料配以二次多项式 $Y=bD+cD^2$：

$Y_{γ射线}=(0.59\pm0.94)\times10^{-4}D+(4.77\pm0.40)\times10^{-6}D^2$；

$Y_{X射线}=(0.51\pm0.21)\times10^{-3}D+(5.02\pm0.77)\times10^{-6}D^2$；

$Y_{中子}=(2.21\pm0.23)\times10^{-3}D+(4.33\pm1.03)\times10^{-6}D^2$。（刘树铮，1998）

表 6-1 双着丝粒的剂量效应关系 $Y_2=bD+cD^2$ 中系数 b，c 值和 b/c 值（数据取自图 6-8）

辐射类型	$(b\pm SD)\times10^{-2}$	$(c\pm SD)\times10^{-2}$	b/c
裂谱中子 E=0.7 MeV	8.35±1.0	—	—
D-Be 回旋加速器中子 E=7.6 MeV	47.8±3.3	6.4±2.0	7.5
D-T 发生器中子 E=14.7 MeV	26.2±4.0	8.8±2.8	3.0
250 kVp X 射线 1.0 Gy/min	4.8±0.5	6.2±0.3	0.8
0.2 Gy/h	4.1±0.5	2.6±0.4	1.6
^{60}Co-γ 射线 0.5 Gy/min	1.6	5.0±0.2	0.3
0.18 Gy/h	1.8±0.8	2.9±0.5	0.6

2. 高 LET 辐射 α 粒子、裂变中子或低能质子等的特征是在组织中很快地释放能量。它们单个电离径迹的能量可沉积在两个染色体上，引起两个断裂，重组形成双着丝粒体。这样，高 LET 辐射诱导的染色体畸变，不但一次击中畸变与剂量之间呈直线关系，二次击中畸变的剂量效应也可以拟合直线方程式，即 $Y=a+bD$，见图 6-10。对具有线性剂量效应关系的高 LET 辐射，不存在剂量率效应。Scott 等(1986)用 0.7 MeV 快中子分别作急性和慢性照射，剂量率分别为 0.034 Gy/h 和 0.5 Gy/min(两者相差约 1 000 倍)，结果二者在畸变量之间没有明显差异。迄今国内外大量研究表明，高 LET 辐射诱导的二次击中畸变剂量效应关系采用二次多项式比直线方程的拟合优度为好，即 $Y=a+bD+cD^2$，见图 6-8。一般情况下，高 LET 辐射的 b 值要比低 LET 辐射的 b 值高几十倍。线性项(bD)只在低吸收剂量下起主导作用，而平方项(cD^2)则在高吸收剂量下起主要作用。

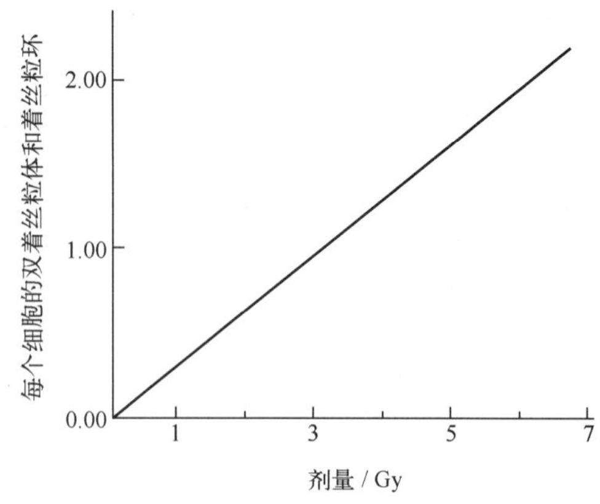

图 6-10 双着丝粒体和着丝粒环的剂量效应关系
以 14 MeV 中子照射全血，培养 50～54 h，
实验资料配以直线模式：
$Y=a+bD, Y=(3.12\pm1.06)\times10^{-3}D$

(三) 曲线拟合方法

选择正确的数学模式与曲线拟合方法是进行剂量效应关系研究的关键。在辐射细胞遗传学的发展过程中，采用过几种不同的剂量效应曲线拟合模式，也发展了不同的曲线拟合方法，包括不加权的、简单加权的以及迭代加权的方法。应用不同的拟合方法会影响拟合系数及系数的方差。20 世纪 80 年代以来，世界几家著名的实验室都采用最大拟然估计方法或迭代加权的方法。这两种方法的出发点都是利用畸变分布服从泊松(Poisson)统计这一性质，分析的结果较一致。在实际应用中，可以利用迭代加权的方法估计系数，再利用最大拟然估计方法给出拟合系数的方差。

(四) 建立剂量效应曲线的原则

1. 剂量效应曲线的类型 应建立不同辐射类型、不同剂量率(低 LET)的剂量效应曲线。

2. 照射条件 应尽量仿照活体照射的情况。选用 2～3 名不吸烟的正常健康个体，非放射性工作者，半年内无射线和化学毒物接触史，近一个月内无病毒感染。根据 IAEA 技术报告 N0.260(1986)中的建议和多数实验室的工作情况，在 0.1～5 Gy 剂量范围内，选择 8～10 个照射剂量点。取上述人员血样，37℃±0.5 ℃条件下进行均匀的离体照射。考虑到染色体断裂重接的时间为 90～120 min，故血液照射后在 37 ℃条件下放置 2 h 再进行培养。

3. 培养方法 为避免非稳定性畸变丢失所致的误差，采用 FPG(Fluorescent Plus Giemsa)荧光加姬姆萨技术或培养开始加秋水仙素的方法，可确保分析细胞均为受照后的第一次分裂中期细胞。

FPG 技术是一种姐妹染色单体色差(sister chromatid difference, SCD)染色技术，原理是：当在细胞培养液中加入五溴脱氧尿苷(BrdU)后，进行分裂的细胞在 DNA 半保留复制过程中，取代胸腺嘧啶核苷而掺入新复制的 DNA 核苷酸链中。在第一周期时，两条单体 DNA

双链中各有一条被取代，因而两条单链没有什么不同。但在处于第二次分裂周期的分裂中期细胞中，同一染色体的两条姐妹染色单体，一条是由双股都含有 BrdU 的 DNA 链组成，另一条的 DNA 双链中一股是原有的链，另一股是含 BrdU 的链组成。由于双股都含有 BrdU 的 DNA 链的螺旋化程度较低，因而这条姐妹染色单体对某些染色剂的亲和力降低，而另一条单体则不降低。故进行分化染色后，光学显微下可清楚看到双股都含有 BrdU 的链所组成单体着色浅，而只有单股含 BrdU 链组成的单体着色较深。含有着色深的染色单体所占比例符合 21-n 公式（n 为细胞周期）。因此，就可利用姐妹染色单体分化着色的技术，鉴别出第一、第二和第三次分裂细胞（图 6-11）。

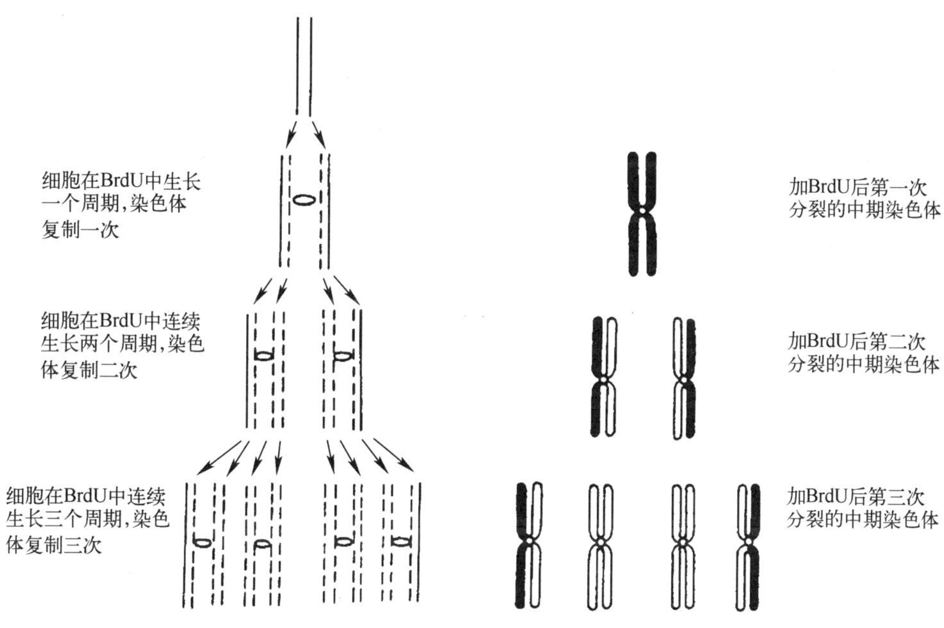

图 6-11　BrdU 参入后的姐妹染色单体分化着色图解（刘树铮，1998）

4. 细胞计数和分析技术　在建立剂量效应曲线时，每剂量点计数细胞数应尽可能满足统计学要求。染色体畸变率符合泊松分布，而染色体畸变细胞符合二项式分布，已知畸变细胞率和允许误差，就可以根据二项式分布 95%可信限公式求出应计数的细胞数。生物学实验允许误差采用 15%，这需要计数相当大的细胞数。目前，在染色体畸变的剂量—效应关系中采用 20%的允许误差，其公式为

$$p \pm 1.96 \times \sqrt{p(1-p)/n} \tag{6.5}$$

令
$$1.96 \times \sqrt{p(1-p)/n} = p \times 20\%$$

则
$$n = (1-p) \times 96.04/p$$

式中：n 为应分析的细胞数；p 为畸变细胞率，可在计数分析到一定数量的畸变细胞后求出。染色体畸变的自发畸变率相当低，在对照组剂量点难以满足统计学要求时，至少应分析 10 000 个中期细胞。

畸变分析采取盲法阅片；只分析受照后第一次分裂的中期细胞，确立统一的分析细胞标准，选择分散良好，含有 46±1 个染色体的中期细胞；畸变的确定应征得两个分析者的确认，并

采用图式结合的统一命名的数字、字母和符号详细记录畸变，以备审核和照相。

二、局部照射的剂量—效应关系

染色体畸变分布与畸变类型、射线品质以及照射的均匀程度等因素有关。当照射仅局限于身体某个部位时，由于受照部位的淋巴细胞在血液中迅速地与未受照射的淋巴细胞混合，畸变率就会改变。用一次急性均匀性照射建立的量效关系来描述局部照射染色体畸变的量效关系有较大的误差。为了解局部照射情况下染色体畸变与受照剂量的关系，Lioyd 等(1982)在离体条件下，将照射的血和未受照射的血等量混合，培养制片，发现双着丝粒体在混合培养时要比非混合培养时低，前者不及后者的1/2。Sasaki(1971)研究活体照射情况下的局部照射对畸变率的影响，发现肿瘤病人局部照射后取血培养观察到的畸变比相同剂量离体照射同一病人的血时为低。因此，无论是活体照射还是离体照射，在一般照射条件下所建立的剂量效应关系不能完全适用于局部照射。低 LET 辐射急性均匀照射条件下，双着丝粒在细胞间呈泊松分布，而在局部照射或非均匀照射条件下，畸变分布则偏离泊森统计，呈过度分散分布(over-dispersion)，因而研究畸变分布的性质可以指出是否为均匀照射，偏离的程度反应了不均匀照射的程度。从畸变分布的性质出发，IAEA 介绍了不纯泊森法和 Qdr 法两种用于局部照射剂量估算。近年来针对这两种方法用于非均匀性或局部照射的剂量效应关系研究的可行性，一些文献从离体模拟实验的角度作了肯定。但非均匀性或局部照射的剂量估算还未解决，活体验证的报道则更少，尚需更多的研究才能作出结论。

三、延时性照射或分隔照射

延时性(指低 LET 辐射的低剂量率)照射或分次照射比急性照射产生的畸变率可能要低。Scott 等(1986)以 3 Gy 的^{60}Coγ 射线在 24 h 内均匀照射人淋巴细胞，发现双着丝粒体只有相同剂量作急性照射时的一半。对于高 LET 辐射，由于一次击中和二次击中畸变的剂量效应曲线近于线性关系，延时照射或分次照射不会影响畸变率，但是，对于低 LET 辐射，一次击中畸变量不变，二次击中畸变的线性平方关系中的平方项则要减少。该项代表了来源于双径迹次级损伤相互作用而得到的畸变。一些研究表明，次级损伤随照射时间的增加而呈指数性下降。因而在分次照射或低剂量率照射条件下，由于各径迹造成的次级损伤有一定的时间修复，一些次级损伤不再能形成畸变。Catchieside 和 Lea(1983)建议用 G 函数来修正平方项的系数。二次多项式变为下式 $Y=a+bD+cG(x)D^2$。Y,D,a,b,c 的数值同急性照射，$G(x)$为时间修正因子，$G(x)=2/x^2(x-1+e^{-x})$ ，此处，$x=t/t_0$，t 为照射延续时间，t_0 染色体断裂平均重接时间。延时照射，情况较为复杂，有些实验验证，在 3 h 内观察值和预期相吻合，另一些实验，效果不理想，尚待深入研究。

第四节　用作生物剂量的估算

在辐射防护工作中，如何准确及时地估算受照者的吸收剂量是至关重要的。在估算剂量时，一方面用物理仪器进行现场模拟，推算受照剂量；另一方面可通过生物学指标的检测估算受照剂量。近年来，人们发展了许多生物学检测方法。迄今，已经得到应用或正在深入研究中的生物剂量计已有多种。

一、生物剂量计

用生物学方法对受照个体的吸收剂量进行测定，称为生物剂量测定(biological dosimetry)。用来估算受照剂量的生物学体系与照射剂量间呈良好量效关系。人们通常将进行生物剂量测定的生物学体系称为生物剂量计(biological dosimeter)。染色体畸变是反映电离辐射损伤的敏感指标之一，而且借助离体照射人外周血淋巴细胞所建立染色体畸变的剂量—效应曲线，可估算事故受照人员的受照剂量。IAEA 于 1986 年出版了《生物剂量测定——用于估算剂量的染色体畸变分析》(技术报告丛书 260 号)。可见外周血染色体畸变分析是目前国际上公认的可靠而灵敏的生物剂量计。它作为一种生物剂量计已有 30 多年的历史，在国内外重大的辐射事故中，染色体畸变分析在剂量估算中起了相当重要的作用，所给出的剂量与临床表现相符，为临床诊治提供了依据。同时，与物理方法估算的剂量(用物理学方法可正确地估算剂量)也比较一致。关于染色体畸变分析在急性照射中的应用已有不少报道，生物剂量和物理剂量可互相补充和验证。在比较复杂的情况下，如前苏联切尔诺贝利核电站事故、巴西戈亚尼亚铯-137 污染事故等，用物理学方法难以准确估算剂量时，更显示其优越性。至于我国山西忻州事件的情况更加特殊，在不了解受照史的情况下，通过染色体畸变分析，确诊为急性放射损伤，并发现了辐射事故。

二、生物剂量测定

在事故照射情况下，采取受照人员的血样按建立剂量效应曲线的同样标准进行细胞培养、标本制备和畸变分析，检出受照人员血样的染色体畸变率。然后选择与事故条件相近的剂量—效应曲线，估算相应的吸收剂量值。这个剂量称为"全身剂量当量"或"全身等效剂量"(equivalent whole body dose)。它不同于一般物理剂量的概念，它是由观察到的染色体畸变估算出的全身平均剂量。估算剂量时，除给出平均值外，同时应给出 95%可信限剂量范围。在计算 95%可信限时，可忽略标准曲线中由于不确定的畸变率的标准误，而只计算观察细胞畸变率的标准误。95%可信限剂量范围可由公式计算出，95%可信限范围＝畸变/细胞±SP(观察细胞畸变率的标准误)×1.96。95%可信限范围的可信程度与分析的细胞数有关。IAEA (1986)把增加分析细胞数对急性 γ 射线照射估算剂量的 95%可信范围的影响归纳成表，见表 6-2。表中列出四种不同估算剂量分析细胞数多少对估算剂量 95%可信限范围的影响。可见增加细胞数，提高了估算剂量的可靠性。

表 6-2　分析细胞数对剂量估算值 95%可信限范围的影响(刘树铮，1998)

估算剂量/Gy		分析细胞数		
		200	500	1 000
0.10	上限	—	0.34	0.25
	下限	—	<0.05	<0.05
0.25	上限	0.61	0.50	0.40
	下限	0.03	0.10	0.12
0.50	上限	0.87	0.71	0.64
	下限	0.19	0.30	0.36
1.00	上限	1.35	1.21	1.13
	下限	0.69	0.81	0.85

在建立染色体畸变剂量效应曲线时，分析细胞数应符合统计学要求。估算剂量时，剂量的可信程度取决于观察到的畸变量和分析细胞数。通过对不同剂量受照者畸变分析结果表明，在大剂量急性照射时，由于畸变率高，需要计数的细胞数少，分析100～200个细胞可满足统计学要求。一般情况下，计数200～500个中期分裂细胞，可满足有医学意义照射水平的剂量估算。而在较小剂量照射时，往往需要计数大量的细胞数才能达到统计学上的要求。英国国家放射防护局(NRPB)实验室规定，通常情况下，每份标本要分析500个细胞，当剂量大时，分析200个细胞。对于小剂量照射，甚至要求分析细胞数为1 000个细胞。

生物剂量测定采用分析非稳定性染色体畸变(Cu)，其中尤以“双＋环”的频率估算剂量较为准确。但Cu畸变会随照后时间的推移而逐渐减少。因此，只有在畸变未明显下降前取样，才能给出较准确的估算剂量。金璀珍等(1986)对7例不同剂量受照者动态观察发现，照后1～2个月“双＋环”的变化不大，3个月后明显下降，并建议取血时间最好在事故后48 h内，最迟不宜超过6～8周。原则上应尽早取血培养，最迟不超过2个月。外周血中Cu畸变在体内存在时间与许多因素有关，如淋巴细胞寿命、剂量水平、剂量分布、照射持续时间和个体差异等，都有待于进一步研究。

染色体畸变估算剂量范围，一般认为是0.1～5 Gy。其最低值，对X射线约为0.05 Gy，γ射线为0.1 Gy，而裂变中子可测到0.01 Gy。但在此种情况下，必须分析大量的细胞才能得到较为可靠的结果。

非稳定性染色体畸变(Cu)分析进行生物剂量测定主要用于分布比较均匀的急性全身外照射，目前还不能用于内照射、分次照射和长期小剂量照射。对局部或非均匀照射，一般只能给出相当于均匀照射时的全身剂量当量，它不能反映受照的真实情况。但是在辐射事故中，多数为非均匀照射或局部照射，因此，对非均匀照射或局部照射的剂量估算的研究已受到人们的极大关注。

三、常见的几种生物剂量测定方法

(一) PCC分析

1. PCC 当一个分裂中期细胞和一个间期细胞进行细胞融合后，间期核被诱导提前进入有丝分裂期。这时，间期核中极度分散状态的染色质凝缩成染色体样的结构，这种纤细的染色体称为早熟凝聚染色体(Premature Condensed Chromosome，PCC)。故融合细胞中，光镜下可见诱导细胞的中期染色体和纤细的单股PCC。这一诱导现象称为染色体熟前凝聚(Premature Chromosome Condensation，PCC)。

2. PCC在生物剂量测定中的应用 1983年Pantelias等用化学制剂聚乙二醇作为融合剂，简化了细胞融合的操作步骤，使PCC技术得到广泛应用。在辐射损伤的研究中也引起了人们极大的关注。离体实验表明，在受照的间期(G0或G1)淋巴细胞和分裂中期细胞融合后的融合细胞中，辐射对染色体的损伤表现为G1-PCC断片(每个受损伤细胞中所含的多余的PCC数)，随着照射剂量的增高，每个细胞的G1-PCC断片也相应增多，其剂量效应曲线可拟合直线方程，即$Y=a+bD$。Pautolias等用不同剂量(0～3 Gy)X射线照射小鼠及其外周血淋巴细胞建立的离体和活体剂量效应曲线，统计学分析表明两者之间没有显著性差异。上海放射医学研究所(1990)应用他们实验室制备的PCC—断片剂量效应曲线，对一例全身受照的肿瘤患者进行生物剂量测定，所给出的剂量与实际受照剂量较为符合。

采用 PCC 技术可直接观察细胞间期染色体损伤，不需要刺激细胞增殖和细胞培养，减少了由于间期死亡及染色体修复等引起的误差，在获得标本 2～3 h 之后即可分析染色体损伤情况，得出结果。其次，用 PCC 技术仅需血样 0.5 ml，分析 100 个细胞即可显示低剂量照射情况下辐射损伤，而常规染色体畸变分析法需分析数百个甚至上千个中期分裂相。可见，PCC 技术是研究生物剂量计有希望的技术。它与常规染色体方法相比有快速、灵敏、准确、简便等优点。其不足之处：现有资料还不多，许多问题尚待进一步探讨，尤其是那些干扰细胞融合的因素。

（二）CB 法微核分析

微核是在诱变剂作用下，断裂残留的无着丝粒断片（染色体碎片）或在分裂后期落后的整条染色体，在分裂末期都不可能纳入主核。当进入下一次细胞周期的间期时，它们在细胞质内浓缩成小的核，一般小于主核的 1/3，着色于主核相同或略浅的小核，称为微核（micronuclear）。

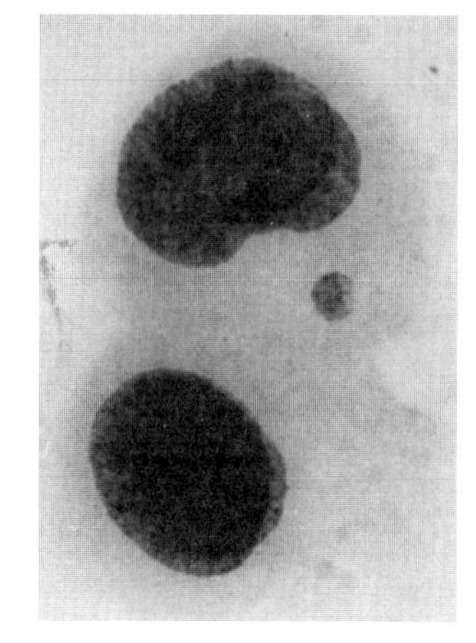

图 6-12　CB 细胞与微核（刘树铮，1998）

CB 法微核分析在生物剂量测定中的应用：外周血淋巴细胞微核测试法在辐射领域内的应用已有二十多年的历史，它比染色体分析简单而快速。微核仅出现在诱发后经过一次分裂的间期细胞中，过去由于微核检测法不能分辨出未转化的、分裂一次的和分裂一次以上的淋巴细胞，影响了微核分析的正确性，使该技术的应用受到一定的限制。1985 年 Fenech 等提出胞浆分裂阻滞微核法（Cytokinesis-Block Method，CB 法），该法采用在培养基中加入松胞素-B（Cytochalasin-B，Cyt-B），后者在不干扰细胞核分裂的同时阻滞胞浆的分裂。于是，分裂一次的所有淋巴细胞的胞浆中将出现两个细胞核，这种双核细胞称为 Cytokinesis-Block Cell，简称 CB 细胞。CB 细胞很大，具有双核，极易鉴别（图 6-12）。如果第二次胞浆分裂被阻滞，则形成 3 核或 4 核细胞，故双核 CB 细胞是只经历一次分裂的细胞。计数 CB 细胞中的微核率，可显著提高微核检测的灵敏度和准确性。研究表明，辐射诱导的微核率和微核细胞率随剂量增高而增加，其剂量效应关系可拟合直线模式，即 $Y=a+bD$，或二次多项式，即 $Y=a+bD+cD^2$。放疗病人和动物实验对淋巴细胞整体和离体照射的研究表明，微核剂量效应曲线在统计学上无显著性差异。近年来，在事故受照人员的生物剂量测定中，已有多例实际应用的报道。例如忻州事故中，采用 CB 微核法对 34 例受照者进行生物剂量测定，并与染色体畸变分析估算的剂量进行比较，结果两种方法估算的剂量基本一致。还有略低于染色体畸变估算值的报道。目前认为 CB 法微核估算剂量范围在 0.25～5.0 Gy 之间较为准确。关于照后淋巴细胞的消张规律，研究表明照后微核立即升高，然后保持较恒定的水平，但持续多久尚待研究。蒋本荣通过狗全身照射后证明微核即刻升高，以后稳定于此水平，一个半月后急剧下降，半年后还未恢复至照前水平，故一般认为照后应尽早采样，最迟不超过一个月。它的适用范围是急性均匀或比较均匀的全身外照射。

微核检测方法简单，分析快速，容易掌握，又有利于自动化，尤其在事故涉及的人员较多时更显示其优越性，如果已知人体受照前的微核水平，可检测到 0.05 Gy 剂量。但是微核不像双着丝粒体对电离辐射那样敏感、特异，自发率较高，约为 10‰～20‰；个体差异较大，自发率与性别无关，但与年龄呈正相关关系，所以估算剂量的下限值的不确定度较高；微核的衰减速度比双着丝粒体快。

（三）稳定性染色体畸变（易位）分析

1. FISH 荧光原位杂交（Fluorescence in situ Hybridization，FISH）技术，也称染色体彩染（Chromosome Painting）技术。它是近年来发展起来的一种快速分析人类染色体结构畸变，特别是相互易位的新方法。Pinkel 等（1986）首先将 FISH 技术引入辐射研究领域，开创了辐射生物剂量测定的新篇章。它是检测已固定在玻璃片上特有核酸序列的一种高度敏感、特异的方法。其基本原理是利用生物素（biotin）标记的已知碱基序列的核酸作为探针，按照碱基互补的原则，与标本上细胞染色体的同源序列核酸进行特异性结合，然后用荧光标记的生物素亲和蛋白（avidin）和抗亲和蛋白的抗体进行免疫检测和放大，使探针杂交区发出荧光，形成可检测的杂交双链核酸，最后在荧光显微镜下检查探针存在与否。结合了探针的染色体呈现出特定的颜色，未结合探针的染色体就不着色，因而着色与未着色的染色体间发生了互换，这种异常的染色体在荧光显微镜下非常容易鉴别。目前，已可用不同荧光颜色标记的探针同时进行 FISH，这样就可获得更加生动的彩色染色体图像。

2. FISH 在生物剂量测定中的应用 辐射诱发的双着丝粒体和易位与照射剂量间呈良好的量效关系。急性照射的剂量估算主要分析双着丝粒体。双着丝粒体的检测，在 FISH 技术可以用全着丝粒探针进行杂交，杂交后使细胞中的染色体着丝粒区着色，在荧光显微镜下能快速计数双着丝粒体。易位在受照者体内不影响或不严重影响细胞的生存和繁殖，在体内能长期保持相当恒定，特别适用于慢性照射和早先受照者的剂量估算。以往对易位的检测，主要用显带方法，该技术要求高，且显带法分析易位复杂而费时，无法分析大量的细胞。FISH 弥补了传统染色体畸变分析和 G 显带分析的不足，它通过特异性 DNA 探针，使特定的染色体着色，从而能迅速有效地检测与这些染色体相联系的染色体结构畸变，使易位染色体的分析大大简化。目前有两类探针成功地应用于易位的检测中。一类是采用染色体区域的重复序列，如 1 号染色体的着丝粒区（1q12）和短臂端粒区（1p36）重复序列作探针。杂交后，正常 1 号染色体在上述两个区域内显示出两个杂交信号。如果 1 号染色体发生相互易位，根据互换情况，这两个信号可分开，分别位于两个不同的染色体。这类探针涉及的染色体区域小，故易位的检出率低。另一类探针是一条或数条全染色体探针，目前在辐射研究领域中用得较多的有 1、2 和 4 号全染色体探针。这类探针杂交后可以使同源的整条染色体着色，如果着色和未着色的染色体之间发生易位，则表现为染色体的一部分着色，另一部分不着色。可见，用 FISH 技术可以大大提高易位的检出率。

目前，FISH 技术已在生物剂量测定中进行了广泛的研究。离体照射研究中，一般采用全染色体探针和全着丝粒探针检测离体照射人淋巴细胞中易位和双着丝粒体的量效关系，结果一致表明易位和双着丝粒体的剂量效应关系均符合线性平方模式，即 $Y=a+bD+cD^2$。在事故照射研究中，Straume 等（1982）报道对巴西戈亚尼亚的 ^{137}Cs 事故中的 5 人分别用 1、3 和 4 号与 1、2 和 4 号两组组合探针对其易位率进行测定，并估算剂量，结果与事故后立即用双着丝粒体所估算的剂量比较接近。他还报道，对一名 20 世纪 50 年代开始从事放射性工作 36 年的工作人员进行生物剂量测定，该人不同意剂量档案的记载，认为实际剂量至少是记载的 5 倍。为此，用 GPA 基因突变、易位、微核和双着丝粒体四项指标进行检测，结果后两项指标在受照者与对照样品间无统计学意义，而 GPA 和易位在两者间却有非常显著性差异。据此，他推算出该职业受照人员长期低水平照射的剂量范围为0.4～2.0 Sv之间。

综上所述，用FISH方法可以大大提高易位的检出率，与G显带技术相比，节省了人力物力，由于不需要分散良好的中期分裂相作分析用，增加可供分析的细胞数，提高了检测的精确度。可见，它是一种快速的、准确的很有前途的生物剂量测定方法，是当前辐射细胞遗传学发展中的一门前沿技术。不足之处是对某些稳定性染色体畸变，如倒位和缺失等不甚敏感；由于探针的特异性，只有某些与探针相对应的染色体畸变才能被察觉；该技术要求高，且需要高纯度的试剂，价格昂贵。

（四）HPRT基因位点突变分析

1. HPRT基因 次黄嘌呤鸟嘌呤磷酸核糖基转移酶（hypoxanthine guanine phosphoribosy transferase，HPRT）基因是体细胞突变研究中常用的基因。HPRT是一种嘌呤合成酶，它的结构基因位于X染色体（Xq27）上，其基因产物HPRT由2～4个蛋白亚单位组成。该酶促进次黄嘌呤和鸟嘌呤与磷酸核糖焦磷酸间的转磷酸核糖基作用而生成相应的核苷-5-单磷酸，这是细胞体内嘌呤核苷酸生物合成中的一条补救途径。该酶对于维持细胞内嘌呤核苷酸的含量，特别是合成新核苷酸能力低下的细胞具有重要意义。但此酶也能代谢嘌呤类似物6-巯基鸟嘌呤（6-TG）或8-氮杂鸟嘌呤（8-AG），形成一种致死性的核苷-5-磷酸盐，从而杀死正常细胞。在电离辐射或其他诱变剂的作用下，某些细胞X染色体上HPRT的结构基因发生突变，不能产生HPRT或其功能低下，从而使突变细胞对6-TG或8-AG具有抗性作用。这些细胞在含6-TG的选择性培养基中仍能正常生存和分裂，而正常细胞却因6-TG的毒性作用不能分裂甚至引起死亡，因此通过检测分裂细胞的数目便能确定HPRT基因突变频率。

2. HPRT基因位点突变分析在生物剂量测定中的应用 体细胞HPRT基因位点是一个对电离辐射和化学诱变剂都非常敏感的位点，在单基因突变研究中，该基因是一个经典的基因位点，其突变基因在体内可长期存在。有关电离辐射引起的HPRT基因位点突变的研究报道很多。离体照射实验中，Evans等（1982）用X射线（0～2 Gy）照射人淋巴细胞，分析T淋巴细胞的HPRT基因突变频率。结果表明，剂量效应关系接近平方关系。Cox等（1981）报道了用X射线照射人成纤维细胞抗6-TG和抗8-AG的突变频率与剂量之间的效应关系与其相似。Hakoda等（1982）用T淋巴细胞克隆法，分析了30名原爆40年后幸存者和17名对照者的HPRT基因突变频率，同时进行了染色体畸变分析。结果表明，两组之间有差异（$p<0.05$）。他们认为，在照后40年，HPRT基因突变频率仍能反映受照剂量。基因突变频率和染色体畸变率的对比分析表明，两者之间存在着线性关系，随染色体畸变率增加，HPRT基因突变频率也增加，其关系式为$Y=(3.7\pm0.08)X$（Y为HPRT基因突变频率，X为染色体畸变率，相关系数$r=0.34$）。由此可见，HPRT基因位点突变分析可用于急性和慢性小剂量照射。其不足之处是：HPRT基因突变的特异性不强，自发率较高，并随年龄增长，自发突变率也有所增高。

上述几项生物剂量测定方法已应用于生物剂量测定，从现有资料可看出，FISH技术对某些染色体结构畸变分析较常规法快速、准确，有望成为较理想的生物剂量计。若再与其他方法配合应用，对剂量估算将会有更高的准确性和可靠性，不足之处是费用太大。

参 考 文 献

1 刘树铮. 医学放射生物学. 北京：原子能出版社，1998

2 Radiobiology for the Radiologist. Eric J. HALL. Lippincott Williams and Wilkins, 2000

3 Medical Genetics. George H. SACK. McGraw-Hill. 1999

4 Basic Concepts in Medical Genetic. a student's survival guide. Marshall Horwitz. McGraw-Hill. 2000

5 Bauchinger M, et al. Int J Radiat Biol, 1992, 62:53

6 Bender MA, et al. Mutat Res, 1988, 196:103

7 Cai-L, et al. Chin-Med-J-Engl, 1992, 105:277

8 Fenech M, et al. Int J Radiat Biol, 1990, 57:373

9 IAEA Biological dosimetry: Chromornal adervation analysis for assessment Technical. Technical Report No. 260. IAEA, Vienna, 1986

10 Koksal G, et al. Radiat Pro Dosim, 1989, 29:209

11 Lucas J N, et al. Int J Radiat Biol, 1992, 62:53

12 Pautelias G E, et al. Int J Radiat Res, 1984, 99:140

13 Straume T, et al. Health Phys, 1991, 60:71

14 Tates A D, et al. Mutat Res, 1989, 213:73

15 Yu-W, et al. Chin-Med-Sci-J, 1995, 10:50

第七章　外照射确定性效应

辐射效应分为随机性效应和非随机性效应,后者又称为确定性效应。例如辐射致癌,包括各类白血病是属于随机性效应,其发病概率与剂量大小相关,但其发病的严重程度与剂量无关系。慢性放射病是属于确定性效应,慢性放射损伤诱发的造血系统障碍,如再生障碍性贫血均属确定性效应。

确定性效应是指严重程度与剂量有关的效应,这种效应存在阈剂量,是接受了较大剂量的照射而引起的严重的损伤。当细胞群体中受损伤细胞达一定份额时,概率很快到了100%。表现为结构与功能的改变,出现病理改变和临床上可察觉的体征及化验指标的变化。各器官和组织的病变特征为炎症变化、出血、坏死等破坏性改变及后期出现代偿性修复。当照射剂量很小时,产生这种损害的概率几乎为零;一般来说,超过阈值剂量越大,确定性效应的发生率越高,且严重程度越重。

第一节　急性放射病

急性放射病是指机体一次或短时间内分次受到大剂量外照射引起的全身性疾病。

一、病情分型

外照射急性放射病可分为三型:骨髓型急性放射病　全身照射剂量1～10 Gy
肠型急性放射病　全身照射剂量>10 Gy
脑型急性放射病　全身照射剂量>50 Gy

二、临床表现

1. 骨髓型放射病

骨髓型分度:	轻度	中度	重度	极重度
剂　量(Gy)	1～2	2～4	4～6	6～10

(1)初期　急性放射病初期,受照后数小时至1～2 d开始,一般可持续3～5 d,主要表现为神经系统机能和胃肠功能的紊乱,淋巴组织对射线非常敏感,照后淋巴组织迅速破坏,外周血淋巴细胞数迅速减少。

(2)假愈期　发生在照射后5～20 d。初期症状缓解,外周血白细胞总数降至2.0×10^9/L左右,开始出现脱发、皮肤及粘膜散在出血点,体温升高和出现菌血症,表明假愈期结束,进入放射病的极期。

(3)极期　是急性放射病临床表现最为严重的时期,是病人能否存活的关键,主要表现为:

①造血功能障碍　是骨髓型放射病的主要特征,也是出血、感染的基础。外周血检查可见白细胞总数及淋巴细胞数下降,血小板减少、红细胞、血红蛋白降低。白细胞出现固缩、核溶解、核分叶过多,胞浆中出现毒性颗粒、空泡等。病人精神及一般情况较差。

②严重感染　由于造血功能衰竭，皮肤黏膜屏障功能破坏，易于产生感染并发症。早期以口腔革兰氏阳性球菌为主；晚期则以革兰氏阴性杆菌概率增多。

③明显出血　急性放射病出血大致可分为三个阶段：a. 早期出血与微循环障碍、微血管损伤有关；b. 假愈期出血主要与血小板功能改变、微血管损伤和血液凝固状态有关；

④极期出血　出血范围广泛，几乎累及每一个器官，如肺出血、肾上腺出血、心机和脑出血等。另外出血可加重造血障碍，促进感染，造成全身代谢障碍，从而加重病情。

⑤胃肠道损伤　由于胃肠上皮细胞出血、坏死、脱落、绒毛裸露，大量液体渗漏，肠内细菌和毒素入血。患者出现恶心、呕吐、腹泻、便血，菌血症。

⑥物质代谢紊乱　由于胃肠道症状严重，出现呕吐、腹泻、电解质紊乱，患者出现脱水、低钾、酸中毒、血清总蛋白含量降低等。

(4)恢复期　一般在照后 35 d 进入恢复期，此期在骨髓内出现恢复较早的红系造血细胞；骨髓内淋巴细胞含量逐渐下降，幼稚或成熟的单核样细胞逐渐增多。粒系造血恢复较红系晚几天。随着造血的恢复，临床症状逐渐消失，出血停止，体温逐渐正常。

2. 肠型放射病

以胃肠道损伤为基本病变，具有初期、假愈期和极期 3 阶段病程的严重急性放射病。临床上又将其分轻、重两度，照射后小肠隐窝细胞具有再生能力并能修复损伤的肠黏膜的为轻度肠型急性放射病，不能修复的为重度肠型急性放射病。

3. 脑型急性放射病

机体受到 50 Gy 以上照射后，以脑组织损伤为基本病变，具有初期和极期两阶段病程的极其严重的急性放射病。主要由小脑和基底核的神经细胞变性坏死。临床上出现抽搐、角弓反张、意识障碍、肌张力增强和肢体震颤等。

三、诊断

1. 早期分类诊断

早期作出正确的诊断是决定治疗及处理的主要依据，应力争在照后 2～3 d 内完成。

①量估算　一般认为全身一次照射 1.0 Gy 以上可引起急性放射病。

根据前苏联切尔诺贝利事故病例分析，受照剂量：＜0.7 Gy　未出现典型急性放射病症状(21 例)；0.7～2.1 Gy　诊断为轻度急性放射病(20 例)

②床症状　病人初期反应的症状、出现和持续的时间及严重程度对判断患者伤情有重要价值。

③皮肤粘膜初期反应　是推测受照剂量的简便适用的方法。可根据受照后 1～2 d 内皮肤粘膜出现反应的性质、时间，大概估算局部受照剂量。

④淋巴细胞绝对数测定　急性照射后，外周血淋巴细胞绝对数的改变是机体对射线最敏感指标之一。变化很早出现，减少程度和剂量相关。

2. 临床诊断

早期分类诊断后还须根据临床表现的演变及实验室检查进行确诊。

(1)剂量进一步估算，给出受照者剂量的最终报告。

①物理剂量测定　进一步分析初步剂量测定数据，对不够准确处进行复查；必要时利用人体模型模拟事故照射条件，进行人体内剂量分布的模拟测量；对不均匀照射的骨髓型急性放射

病的剂量范围，给出造血干细胞活存份额计算等效剂量；给出局部受到大剂量照射剂量资料。

②生物剂量测定　利用电离辐射引起机体的生物学变化来测量受照剂量的方法，通常称为生物剂量计。a. 淋巴细胞染色体畸变分析　估算 0.25～5.0 Gy X 和 γ 射线剂量范围较为可靠。b. 淋巴细胞微核检测法　这是细胞遗传学方法之一，淋巴细胞微核率和照射剂量在 0.25～5.0 Gy 范围内二者呈良好的正相关。c. HPRT 基因位点突变　次黄嘌呤鸟嘌呤磷酸核糖基转移酶位于 X 染色体 Xq26 是一个对电离辐射非常敏感的突变基因。

(2)临床表现　对急性放射病诊断具有重要价值。假愈期的长短及极期开始的时间至关重要。成束的脱发、皮肤粘膜出血，表明是中度以上急性放射病。频繁呕吐、腹泻、里急后重、血水便，合并腹膜炎、肠梗阻、电解质失调、脱水为肠型急性放射病。全身痉挛、震颤、共济失调和昏睡为脑型急性放射病。

(3)实验室检查　a. 外周血细胞数变化；b. 骨髓有核细胞计数和分裂指数；c. 磷酸酶活性测定。d. 其他检查　包括染色体、微核检测等。

四、救治

治疗原则：根据放射损伤程度，采用分度分期，有指征地选用中西医结合综合治疗措施。

1. 轻度骨髓型急性放射病

必须住院严密观察，安静休息，给予高热量、高蛋白、高维生素易消化的软质食物。

2. 中度骨髓型急性放射病

及早住院治疗，以抗辐射药物、抗感染、抗出血为主的综合治疗。

(1)初期反应期　安静休息，避免一切不良刺激。采用保护性隔离措施。

①照后一天内尽早使用抗辐射药物。

②改善微循环　防止红细胞聚集，减少渗血、出血及微小血栓形成。

③对症治疗　止呕、镇静等。

④刺激造血　给予造血因子 G-CSF 和 GM-CSF 缓慢静脉点滴。

(2)假愈期　①保护皮肤和口腔清洁

②控制感染

③避免出血诱因

④辅助治疗

(3)极期

①抗感染措施是本期综合对症治疗主要环节之一。感染多以内源性条件致病菌为主，其感染菌早期为革兰氏阳性菌和晚期革兰氏阴性菌混合感染。抗生素可用阿米卡星和头孢菌素类。

②抗出血措施，静注大量维生素 C，酌情用其他止血药物，止血敏等。

③纠正酸中毒和电解质紊乱

(4)恢复期　对症及辅助治疗，适时停用抗菌药物，加强营养，适当活动。

3. 重度骨髓型急性放射病

治疗原则和中度相同，但措施要加强。

(1)严密隔离，以防止外源性感染。

(2)及早进行锁骨下静脉插管，减少静脉穿刺并便于输血、输液。

(3)注意霉菌及病毒感染的防治。

4. 极重度骨髓型急性放射病

在中重度急性放射病治疗方案上加强下列措施：

(1)加强早期治疗，注意改善微循环；

(2)防治出血；

(3)控制胃肠道症状，维持水电解质平衡；

(4)保证营养；

(5)防止并发症；

(6)造血干细胞移植与造血生长因子的应用。

5. 肠型急性放射病

(1)轻度

①调节植物神经系统功能。

②纠正脱水、维持电解质及酸碱平衡，保证营养和热量供应。

③抗感染　对病人严格无菌隔离，应用抗菌素：庆大霉素、制菌霉素等。

④抗出血　可用低分子右旋糖苷加复方丹参注射液，也可用止血药等。

⑤有条件时在照后1～2d内进行骨髓或其他造血干细胞移植。

⑥肠道并发症应注意观察及时处理。

(2)重度　采用支持疗法、对症治疗，减轻病人痛苦、延长生命。

6. 脑型急性放射病

(1)抗抽搐治疗　应用巴比妥或氯丙嗪肌注，减轻脑水肿保护大脑。

(2)抗休克　维持血压。

(3)输液及其他对症治疗

五、药物预防

1.含巯基类化合物　①盐酸胱胺；②抗放利(DMTD)；③WR-2721(γ氨丙基氨乙基硫代磷酸)

2.雌激素类化合物　①雌三醇；②炔雌醇；③"523"片剂；④溴酮醚；⑤D-高雌酚酮-3-醋酸酯

3.中药408片　具有转移自由基，减轻自由基对生物大分子的损伤；抑制造血细胞分裂及代谢，促进受照骨髓细胞加速成熟和释放。

第二节　放射性皮肤损伤

一、急性皮肤损伤

电离辐射对皮肤直接作用所引起的疾病称为放射性皮肤疾病(radiation skin dieases)，或称为放射性皮肤损伤(radiation skin injury)。是一次大剂量射线或短时间多次照射，或在较长时间内大剂量分次照射皮肤后引起的，不同剂量照射后皮肤发生皮肤放射损伤，临床分成四度。皮肤及其附属器都是放射敏感组织。其敏感性依次是：皮脂腺＞毛囊＞表皮＞汗腺。

Ⅰ度 毛囊性皮疹与脱毛

Ⅱ度 红斑反应

Ⅲ度 水泡

Ⅳ度 坏死溃疡

(一)毛囊性丘疹与脱毛

毛囊性丘疹:皮肤受照后,毛囊及皮脂腺发生过度角化,空泡化,肿胀,崩解,该部小血管充血,并有血浆蛋白及红细胞渗出,毛囊部形成粟粒大小,略突出皮肤表面的丘疹。剂量小,由残留的细胞增生恢复;剂量过大,引起永久性脱发,皮脂腺不能再生。

脱发:照射使毛囊生发层细胞肿胀,空泡化,分裂受抑制,失去增长力,日渐萎缩,使毛根与毛乳头分离,从而脱落。急性放射病时脱发出现时间一般在照后10天发生。剂量大,毛囊萎缩,毛发不再生。脱发再生时间一般在照射后两个月,由毛囊底部的毛囊生发细胞增殖形成新毛。不同部位毛发的敏感性为:头发>胡须>腋毛>睫毛>阴毛。

(二)红斑

照射后两周,真皮毛细血管扩张充血,血管及皮脂腺周围有炎细胞浸润。数日后可出现胞核及胞浆空泡变,核固缩毛囊及毛球轻度萎缩,大体呈红色 ,故名红斑。原因:毛细血管渗透压增高,皮肤中组胺及类组胺含量增多,刺激毛细血管,进一步扩张。2～3周后消退。

(三)水泡性皮炎

在皮肤红斑和水肿的基础上发生水泡。真皮和皮下组织损伤,皮肤组织间液体潴留形成水泡,也可破裂而成大疱性皮炎。其病理变化为:各层细胞蜕变,全层萎缩。也发生坏死脱落,水泡破溃形成溃疡;有细菌团繁殖,无细胞反应;皮肤组织的血管中有血栓闭塞,新生上皮弹性差。

(四)皮肤溃疡

小溃疡出现新生上皮而愈合,大溃疡经久不愈形成瘢痕。慢性放射性皮炎—真皮明显纤维化和玻璃样变,毛囊及皮脂腺高度萎缩和消失。临床表现为皮肤干燥、少汗、脱屑、感觉过敏,手指指纹消失。见表7-1和图7-1

表7-1 急性皮肤放射损伤的分度、临床表现和受照剂量

分度	特征	临床表现	受照剂量/Gy
Ⅰ	脱毛	毛发部分,全部脱落,轻度灼热和针刺感,轻度色素沉着,2个月后毛发再生	X射线 5～7 γ射线 10 β射线 5～7
Ⅱ	红斑	出现淡红色斑,后变为深红色,毛发干燥烧灼样痛,到恢复期色素沉着	5～
Ⅲ	水泡反应	红斑加深,明显水肿,毛发脱落,水泡形成大泡溃破,创面感染,愈合困难,伴有中毒症状.新生皮肤薄,弹性差,留有瘢痕	X射线 7.5～10 γ射线 15 β射线 10
Ⅳ	坏死溃疡	水泡破溃形成溃疡,深达肌,骨组织,常合并感染,疼痛剧烈,伴有全身中毒症状.溃疡边出现新生上皮,大溃疡长期不愈,愈合后再破损,留有功能障碍	X射线 10～15 γ射线 20 β射线 15

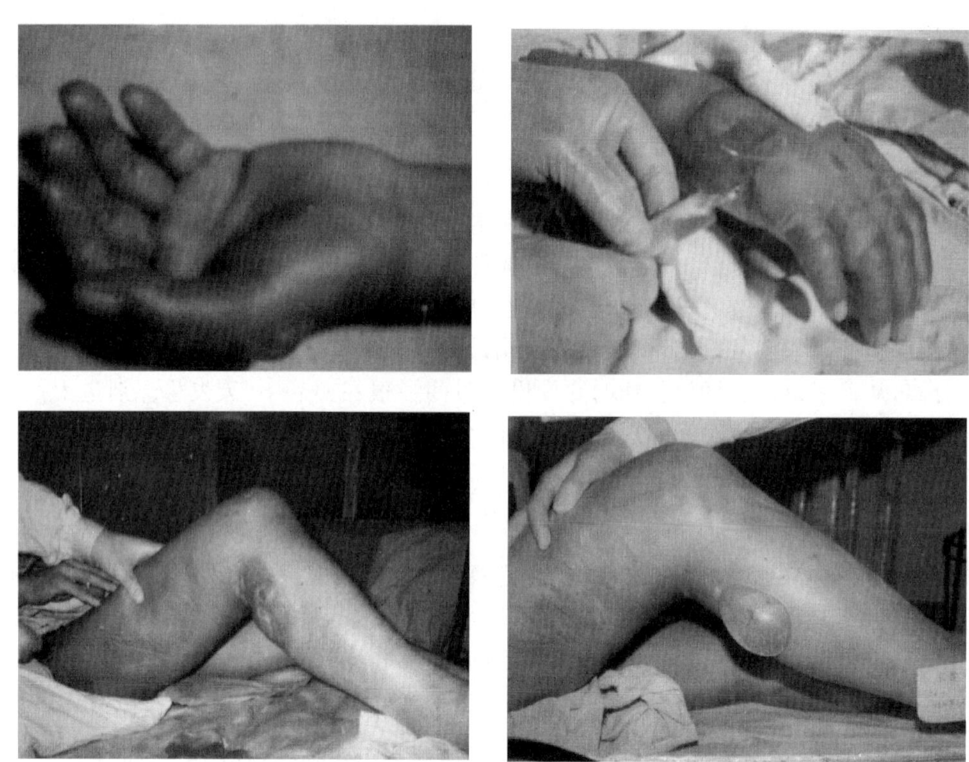

图 7-1　^{60}Co γ 源照射后皮肤急性损伤

二、慢性放射性皮肤损伤

长期小剂量电离辐射作用后或急性照射的晚期出现的病变，一般照后 6 个月至 1 年呈现亚临床型慢性放射性皮炎。1 年后发展为典型的慢性放射性皮炎。慢性放射性皮炎病理变化特点随照射剂量、剂量率等条件可能呈现出不同变化。

慢性皮肤放射损伤多发生于长期接触辐射源又不重视防护的职业工作人员；或在上述急性皮肤放射损伤Ⅳ度的晚期病人，虽然在急性期皮肤损伤创面愈合，但数年后，又逐渐出现慢性皮肤损伤症状，并逐渐加重。

1. 慢性放射性皮炎

慢性放射性皮炎经常发生于 X 射线荧光屏下工作人员的手部皮肤及指甲，尤其手背部皮肤。根据临床表现轻重不同分成三度。

(1) Ⅰ度放射性皮炎　皮肤累积剂量在 20～30 Gy 出现皮肤干燥、粗糙、失去弹性；脱屑、菲薄。毛发脱落，指纹变浅或模糊。

(2) Ⅱ度放射性皮炎　皮肤累积剂量达 40 Gy 时，在一度基础上皮肤角化过度、皲裂、较多疣状突起；皮肤萎缩、毛细血管扩张。指纹模糊或消失。

(3) Ⅲ度放射性皮炎　皮肤累积剂量达 50 Gy 以上可出现长期不愈的溃疡。溃疡边缘整齐锐利，一般和照射野一致，底部凹凸不平，多为少量黄绿色脓性分泌物，肉芽面苍白或不生长肉芽组织、创面愈合十分缓慢。一般在破溃前常有皮肤瘙痒，个别有针刺样疼痛。创面常并发感染，多为绿脓杆菌。

2. 硬结性水肿

这是一种比较深的皮肤损伤，无论在一次大剂量照射或多次小剂量照射之后都可以出现硬结性水肿。多在照后数月出现，皮肤水肿硬实，不仅浸及所有皮层，而且也侵及皮下蜂窝组织，改变血管特性，发生血管壁增厚，有时完全阻塞，引起淋巴循环障碍，失去弹性，皮肤呈橘皮样肿胀。色素沉着，表皮毛细血管扩张，皮肤疼痛。若发生在关节可影响其活动功能。如颈部肿瘤放疗后 1～2 年可出现肌纤维化使颈部活动受限，头部肿胀等。

参 考 文 献

1 吴德昌主编. 放射医学. 北京:军事医学科学院出版社,2001

2 夏寿萱主编. 放射生物学. 北京:军事医学科学院出版社,1998

3 刘树铮主编. 医学放射生物学. 北京:原子能出版社,1998

4 刘长安译. ICRP 辐射与你的患者:执业医师指南. 北京:北京大学医学出版社,2006

5 任致中编译. 广岛长崎原子弹爆炸对人体的伤害及其救治. 第三军医大学全军复合伤研究所,2003

6 Nenot JC. Medical and surgical management for localized radiation injuries. Int. J. Rad. Biol,1990,57(4):783

第八章　内照射确定性效应

第一节　放射性核素的毒性、作用与损伤特点

一、一般概念

在从事放射性核素的生产、实验研究、核医学应用以及核电站运行时，有可能因防护措施不利或操作失误而使过量放射性核素进入体内。特别是在核武器爆炸及核电站事故情况下，有大量放射性核素释放于环境中，这些核素可通过各种环节和多种途径进入人体，造成放射性核素内污染(internal contamination of radionuclides)。内污染的放射性核素作为辐射源(radiation source)对人体产生的照射，称为内照射(internal exposure)。内照射有可能引发某些生物指标的变化如染色体畸变等，称为内照射生物效应(biological effects of internal exposure)。内照射也可能引起内照射损伤(injury of internal exposure)，即放射性核素通过内照射导致机体产生具有临床意义的病理学损伤的总称，它包括内照射引起的器官或组织损伤、内照射放射病(radiation sickness from internal exposure)和内照射诱发的恶性肿瘤及遗传危害。

二、放射性核素的毒性

毒性是指毒物造成机体损伤的性能。在一般毒理学中，常以一定时间内引起实验动物50%死亡所需的剂量或浓度(即半数致死剂量 median lethal dose，LD_{50}或半数致死浓度 median lethal concentration，LC_{50})作为衡量化学物质急性毒性的尺度。在实验研究中，也常以LD_{50}表达放射性核素的急性毒性，以全身或靶器官与靶组织的吸收剂量或单位体重的放射性比活度(specific radioactivity，$Bq \cdot g^{-1}$或$Bq \cdot kg^{-1}$)来表示。α放射性核素的毒性大于β放射性核素；就β放射性核素而言，它们的毒性大小依β粒子的能量高低、衰变速率的快慢及核素滞留靶器官或组织的不同等因素而异。因为不同放射性核素的辐射类型、辐射能量、衰变速率、微观分布等都制约着它的生物学作用，所以仅用放射性活度的数值反映它的毒性是不妥的。因此，评价放射性核素的生物效应宜用吸收剂量。

目前对放射性核素的毒性分组，一般是以年摄入量限值(AIL)为基准原则，综合考虑引起一定危害所需的放射性核素的活度和相应的质量，既要考虑核素对人体的相对危险，又要考虑核素被吸收的难易程度。一般将核素分为极毒，高毒，中毒和低毒四组(表 8-1)。这种分组是辐射防护管理工作所必需的参考资料，如开放型放射性工作单位的级别、工作场所的分区、相应核素的操作量限制、监测结果的评估等都要以核素毒性分组作为依据。

表 8-1　放射性核素的毒性分组(GB 18871-2002 附录 D)

极毒组：

^{148}Gd，^{210}Po，^{223}Ra，^{224}Ra，^{225}Ra，^{226}Ra，^{225}Ac，^{227}Ac，^{227}Th，^{228}Th，^{229}Th，^{230}Th，^{231}Pa，^{230}U，^{232}U，^{233}U，^{234}U，^{236}NP($T_{P1}=1.15(10^5\ a)$)，^{236}Pu，^{238}Pu，^{239}Pu，^{240}Pu，^{242}Pu，^{241}Am，^{242}Am，

^{243}Am，^{240}Cm，^{242}Cm，^{243}Cm，^{244}Cm，^{245}Cm，^{246}Cm，^{248}Cm，^{250}Cm，^{247}BK，^{248}Cf，^{249}Cf，^{250}Cf，^{251}Cf，^{252}Cf，^{254}Cf，^{253}Es，^{254}Es，^{257}Fm，^{258}Md。

高毒组：

^{10}Be，^{32}Si，^{44}Ti，^{60}Fe，^{60}Co，^{90}Sr，^{94}Nb，^{106}Ru，^{108}Ag^{m}，^{113}Cd^{m}，^{126}Sn，^{144}Ce，^{146}Sm，^{150}Eu($T_{p1}=$34.2 a)，^{152}Eu，^{154}Eu，^{158}Tb，^{166}Ho^{m}，^{172}Hf，^{178}Hf^{m}，^{194}Os，^{192}Ir^{m}，^{210}Pb，^{210}Bi，^{210}Bi^{m}，^{212}Bi，^{213}Bi，^{211}At，^{224}Ac，^{226}Ac，^{228}Ac，^{226}Th，^{227}Pa，^{228}Pa，^{230}Pa，^{236}U，^{237}Np，^{241}Pu，^{244}Pu，^{241}Cm，^{247}Cm，^{249}BK，^{246}Cf，^{253}Cf，^{254}Es^{m}，^{252}Fm，^{253}Fm，^{254}Fm，^{255}Fm，^{257}Md。

属于这一毒性组的还有如下的气态或蒸汽放射性核素：

^{126}I，^{193}Hg^{m}，^{194}Hg。

中毒组：

^{22}Na，^{24}Na，^{28}Mg，^{26}Al，^{32}P，^{33}P，^{35}S(无机)，^{36}Cl，^{45}Ca，^{47}Ca，^{44}Sc^{m}，^{46}Sc，^{47}Sc，^{48}Sc，^{48}V，^{52}Mn，^{54}Mn，^{52}Fe，^{55}Fe，^{59}Fe，^{55}Co，^{56}Co，^{57}Co，^{58}Co，^{56}Ni，^{57}Ni，^{63}Ni，^{66}Ni，^{67}Cu，^{62}Zn，^{65}Zn，^{69}Zn^{m}，^{72}Zn，^{66}Ga，^{67}Ga，^{72}Ga，^{68}Ge，^{69}Ge，^{77}Ge，^{71}As，^{72}As，^{73}As，^{74}As，^{76}As，^{77}As，^{75}Se，^{76}Br，^{82}Br，^{83}Rb，^{84}Rb，^{86}Rb，^{82}Sr，^{83}Sr，^{85}Sr，^{89}Sr，^{91}Sr，^{92}Sr，^{86}Y，^{87}Y，^{88}Y，^{90}Y，^{91}Y，^{93}Y，^{86}Zr，^{88}Zr，^{89}Zr，^{95}Zr，^{97}Zr，^{90}Nb，^{93}Nb^{m}，^{95}Nb，^{95}Nb^{m}，^{96}Nb，^{90}Mo，^{93}Mo，^{99}Mo，^{95}Tc^{m}，^{96}Tc，^{97}Tc^{m}，^{103}Ru，^{99}Rh，^{100}Rh，^{101}Rh，^{102}Rh，^{102}Rh^{m}，^{105}Rh，^{100}Pd，^{103}Pd，^{109}Pd，^{105}Ag，^{106}Ag^{m}，^{110}Ag^{m}，^{111}Ag，^{109}Cd，^{115}Cd，^{115}Cd^{m}，^{111}In，^{114}In^{m}，^{113}Sn，^{117}Sn^{m}，^{119}Sn^{m}，^{121}Sn^{m}，^{123}Sn，^{125}Sn，^{120}Sb($T_{P1}=$5.76 d)，^{122}Sb，^{124}Sb，^{125}Sb，^{126}Sb，^{127}Sb，^{128}Sb($T_{P1}=$9.01 h)，^{129}Sb，^{121}Te，^{121}Te^{m}，^{123}Te^{m}，^{125}Te^{m}，^{127}Te^{m}，^{129}Te^{m}，^{131}Te^{m}，^{132}Te，^{124}I，^{125}I，^{126}I，^{130}I，^{131}I，^{133}I，^{135}I，^{132}Cs，^{134}Cs，^{136}Cs，^{137}Cs，^{128}Ba，^{131}Ba，^{133}Ba，^{140}Ba，^{137}La，^{140}La，^{134}Ce，^{135}Ce，^{137}Ce^{m}，^{139}Ce，^{141}Ce，^{143}Ce，^{142}Pr，^{143}Pr，^{137}Nd，^{138}Nd，^{143}Pm，^{144}Pm，^{145}Pm，^{146}Pm，^{147}Pm，^{148}Pm，^{148}Pm^{m}，^{149}Pm，^{151}Pm，^{145}Sm，^{151}Sm，^{153}Sm，^{145}Eu，^{146}Eu，^{147}Eu，^{148}Eu，^{149}Eu，^{155}Eu，^{156}Eu，^{157}Eu，^{146}Gd，^{147}Gd，^{149}Gd，^{151}Gd，^{153}Gd，^{159}Gd，^{149}Tb，^{141}Tb，^{154}Tb，^{156}Tb，^{157}Tb，^{160}Tb，^{161}Tb，^{159}Dy，^{166}Dy，^{166}Ho，^{169}Er，^{172}Er，^{167}Tm，^{170}Tm，^{171}Tm，^{172}Tm，^{166}Yb，^{169}Yb，^{175}Yb，^{169}Lu，^{170}Lu，^{171}Lu，^{172}Lu，^{173}Lu，^{174}Lu，^{174}Lu^{m}，^{177}Lu，^{177}Lu^{m}，^{170}Hf，^{175}Hf，^{179}Hf^{m}，^{181}Hf，^{184}Hf，^{179}Ta，^{182}Ta，^{183}Ta，^{184}Ta，^{188}W，^{181}Re，^{182}Re($T_{P1}=$2.67 d)，^{184}Re，^{184}Re^{m}，^{186}Re，^{188}Re，^{189}Re，^{182}Os，^{185}Os，^{191}Os，^{193}Os，^{186}Ir($T_{P1}=$15.8 h)，^{188}Ir，^{189}Ir，^{190}Ir，^{192}Ir，^{193}Ir^{m}，^{194}Ir，^{194}Ir^{m}，^{188}Pt，^{200}Pt，^{194}Au，^{195}Au，^{198}Au，^{198}Au^{m}，^{199}Au，^{200}Au^{m}，^{193}Hg^{m}(无机)，^{194}Hg，^{195}Hg^{m}(无机)，^{197}Hg(无机)，^{197}Hg^{m}(无机)，^{203}Hg，^{204}Tl，^{211}Pb，^{212}Pb，^{214}Pb，^{203}Bi，^{205}Bi，^{206}Bi，^{207}Bi，^{214}Bi，^{207}At，^{222}Fr，^{223}Fr，^{227}Ra，^{231}Th，^{234}Th，$Th_{天然}$，^{232}Pa，^{233}Pa，^{234}Pa，^{231}U，^{237}U，^{240}U，$U_{天然}$，^{234}Np，^{235}Np，^{236}Np($T_{P1}=$22.5 h)，^{238}Np，^{239}Np，^{234}Pu，^{237}Pu，^{245}Pu，^{246}Pu，^{240}Am，^{242}Am，^{244}Am，^{238}Cm，^{245}Bk，^{246}Bk，^{250}Bk，^{244}Cf，^{250}Es，^{251}Es。

属于这一毒素组的还有如下气态或蒸汽态放射性核素：

^{14}C，^{35}S$_{2}$，^{56}Ni(羰基)，^{57}Ni(羰基)，^{63}Ni(羰基)，^{65}Ni(羰基)，^{66}Ni(羰基)，^{103}RuO4，^{106}RuO4，^{121}Te，^{121}Te^{m}，^{123}Te^{m}，^{125}Te^{m}，^{127}Te^{m}，^{129}Te^{m}，^{131}Te^{m}，^{132}Te，^{120}I，^{124}I，^{124}I(甲基)，^{125}I(甲基)，^{126}I(甲基)，^{130}I，^{130}I(甲基)，^{131}I，^{131}I(甲基)，^{132}I，^{132}I^{m}，^{133}I，^{133}I(甲基)，^{135}I，^{135}I(甲基)，^{193}Hg，^{195}Hg，^{195}Hg^{m}，^{197}Hg，^{197}Hg^{m}，^{203}Hg。

低毒组：

^{7}Be，^{18}F，^{31}Si，^{38}Cl，^{39}Cl，^{40}K，^{42}K，^{43}K，^{44}K，^{45}K，^{41}Ca，^{43}Sc，^{44}Sc，^{49}Sc，^{45}Ti，^{47}V，^{49}V，^{48}Cr，^{49}Cr，^{51}Cr，^{51}Mn，^{52}Mn^{m}，^{53}Mn，^{56}Mn，^{58}Co^{m}，^{60}Co^{m}，^{61}Co，^{62}Co^{m}，^{59}Ni，^{65}Ni，^{60}Cu，^{61}Cu，^{64}Cu，

^{63}Zn，^{69}Zn，$^{71}Zn^{m}$，^{65}Ga，^{68}Ga，^{70}Ga，^{73}Ga，^{66}Ge，^{67}Ge，^{71}Ge，^{75}Ge，^{78}Ge，^{69}As，^{70}As，^{78}As，^{70}Se，^{73}Se，$^{73}Se^{m}$，^{79}Se，^{81}Se，$^{81}Se^{m}$，^{83}Se，^{74}Br，$^{74}Br^{m}$，^{75}Br，^{77}Br，^{80}Br，$^{80}Br^{m}$，^{83}Br，^{84}Br，^{79}Rb，^{81}Rb，$^{81}Rb^{m}$，$^{82}Rb^{m}$，^{87}Rb，^{88}Rb，^{89}Rb，^{80}Sr，^{81}Sr，$^{85}Sr^{m}$，$^{87}Sr^{m}$，$^{86}Y^{m}$，$^{90}Y^{m}$，^{92}Y，^{94}Y，^{95}Y，^{93}Zr，^{88}Nb，$^{89}Nb(T_{P1}=2.03\ h)$，$^{89}Nb(T_{P2}=1.10\ h)$，^{97}Nb，^{98}Nb，$^{93}Mo^{m}$，^{101}Mo，^{93}Tc，$^{93}Tc^{m}$，^{94}Tc，$^{94}Tc^{m}$，^{95}Tc，$^{96}Tc^{m}$，^{97}Tc，^{98}Tc，^{99}Tc，$^{99}Tc^{m}$，^{101}Tc，^{104}Tc，^{94}Ru，^{97}RU，^{105}Ru，$^{99}Rh^{m}$，$^{101}Rh^{m}$，$^{103}Rh^{m}$，$^{106}Rh^{m}$，^{107}Rh，^{101}Pd，^{107}Pd，^{102}Ag，^{103}Ag，^{104}Ag，$^{104}Ag^{m}$，^{106}Ag，^{112}AG，^{115}Ag，^{104}Cd，^{107}Cd，^{113}Cd，^{117}Cd，$^{117}Cd^{m}$，^{109}In，$^{110}In(T_{P1}=4.90\ h)$，$^{110}In(T_{P2}=1.15\ h)$，^{112}In，$^{113}In^{m}$，^{115}In，$^{115}In^{m}$，$^{116}In^{m}$，^{117}In，$^{117}In^{m}$，$^{119}In^{m}$，^{110}Sn，^{111}Sn，^{121}Sn，$^{123}Sn^{m}$，^{127}Sn，^{128}Sn，^{115}Sb，^{116}Sb，$^{116}Sb^{m}$，^{117}Sb，$^{118}Sb^{m}$，^{119}Sb，$^{120}Sb(T_{P2}=0.265\ h)$，$^{124}Sb^{m}$，$^{126}Sb^{m}$，$^{128}Sb(T_{P2}=0.173\ h)$，$^{130}Sb$，$^{131}Sb$，$^{116}Te$，$^{123}Te$，$^{127}Te$，$^{129}Te$，$^{131}Te$，$^{133}Te$，$^{133}Te^{m}$，$^{134}Te$，$^{120}I$，$^{120}I^{m}$，$^{121}I$，$^{123}I$，$^{128}I$，$^{129}I$，$^{132}I$，$^{132}I^{m}$，$^{134}I$，$^{125}Cs$，$^{127}Cs$，$^{129}Cs$，$^{130}Cs$，$^{131}Cs$，$^{134}Cs^{m}$，$^{135}Cs$，$^{135}Cs^{m}$，$^{138}Cs$，$^{126}Ba$，$^{131}Ba^{m}$，$^{132}Ba^{m}$，$^{135}Ba^{m}$，$^{139}Ba$，$^{141}Ba$，$^{142}Ba$，$^{131}La$，$^{132}La$，$^{135}La$，$^{138}La$，$^{141}La$，$^{142}La$，$^{143}La$，$^{137}Ce$，$^{136}Pr$，$^{137}Pr$，$^{138}Pr^{m}$，$^{139}Pr$，$^{142}Pr^{m}$，$^{144}Pr$，$^{145}Pr$，$^{147}Pr$，$^{136}Nd$，$^{139}Nd$，$^{139}Nd^{m}$，$^{141}Nd$，$^{149}Nd$，$^{151}Nd$，$^{141}Pm$，$^{150}Pm$，$^{141}Sm$，$^{141}Sm^{m}$，$^{142}Sm$，$^{147}Sm$，$^{155}Sm$，$^{156}Sm$，$^{150}Eu(T_{P2}=12.6\ h)$，$^{152}Eu^{m}$，$^{158}Eu$，$^{145}Gd$，$^{152}Gd$，$^{147}Tb$，$^{150}Tb$，$^{153}Tb$，$^{155}Tb$，$^{156}Tb^{m}(T_{P1}=1.02\ h)$，$^{156}Tb^{m}(T_{P2}=5.00\ h)$，$^{155}Dy$，$^{157}Dy$，$^{165}Dy$，$^{155}Ho$，$^{157}Ho$，$^{159}Ho$，$^{161}Ho$，$^{162}Ho$，$^{162}Ho^{m}$，$^{164}Ho$，$^{164}Ho^{m}$，$^{167}Ho$，$^{161}Er$，$^{165}Er$，$^{171}Er$，$^{162}Tm$，$^{166}Tm$，$^{173}Tm$，$^{175}Tm$，$^{162}Yb$，$^{167}Yb$，$^{177}Yb$，$^{178}Yb$，$^{176}Lu$，$^{176}Lu^{m}$，$^{178}Lu$，$^{178}Lu^{m}$，$^{179}Lu$，$^{173}Hf$，$^{177}Hf^{m}$，$^{180}Hf^{m}$，$^{182}Hf$，$^{182}Hf^{m}$，$^{183}Hf$，$^{172}Ta$，$^{173}Ta$，$^{174}Ta$，$^{175}Ta$，$^{176}Ta$，$^{177}Ta$，$^{178}Ta$，$^{180}Ta$，$^{180}Ta^{m}$，$^{182}Ta^{m}$，$^{185}Ta$，$^{186}Ta$，$^{176}W$，$^{177}W$，$^{178}W$，$^{179}W$，$^{181}W$，$^{185}W$，$^{187}W$，$^{177}Re$，$^{178}Re$，$^{182}Re(T_{P2}=12.7\ h)$，$^{186}Re^{m}$，$^{187}Re$，$^{188}Re^{m}$，$^{180}Os$，$^{181}Os$，$^{189}Os^{m}$，$^{191}Os^{m}$，$^{182}Ir$，$^{184}Ir$，$^{185}Ir$，$^{186}Ir(T_{P2}=1.75)$，$^{187}Ir$，$^{190}Ir^{m}(T_{P1}=3.10\ h)$，$^{190}Ir^{m}(T_{P2}=1.20\ h)$，$^{195}Ir$，$^{195}Ir^{m}$，$^{186}Pt$，$^{189}Pt$，$^{191}Pt$，$^{193}Pt$，$^{193}Pt^{m}$，$^{195}Pt^{m}$，$^{197}Pt$，$^{197}Pt^{m}$，$^{199}Pt$，$^{193}Au$，$^{200}Au$，$^{201}Au$，$^{193}Hg$，$^{193}Hg^{m}$(有机)，$^{195}Hg$，$^{195}Hg^{m}$(有机)，$^{197}Hg$(有机)，$^{197}Hg^{m}$(有机)，$^{199}Hg^{m}$，$^{194}Tl$，$^{194}Tl^{m}$，$^{195}Tl$，$^{197}Tl$，$^{198}Tl$，$^{198}Tl^{m}$，$^{199}Tl$，$^{200}Tl$，$^{201}Tl$，$^{202}Tl$，$^{195}Pb^{m}$，$^{198}Pb$，$^{199}Pb$，$^{200}Pb$，$^{201}Pb$，$^{202}Pb$，$^{202}Pb^{m}$，$^{203}Pb$，$^{204}Pb$，$^{205}Pb$，$^{200}Bi$，$^{201}Bi$，$^{202}Bi$，$^{203}Po$，$^{205}Po$，$^{207}Po$，$^{232}Th$，$^{235}U$，$^{238}U$，$^{239}U$，$^{232}Np$，$^{233}Np$，$^{240}Np$，$^{235}Pu$，$^{243}Pu$，$^{237}Am$，$^{238}Am$，$^{239}Am$，$^{244}Am^{m}$，$^{245}Am$，$^{246}Am$，$^{246}Am^{m}$，$^{249}Cm$。

属于这一毒性组的还有如下气态或蒸汽态放射性核素：

^{3}H(元素)，^{3}H(氚水)，^{3}H(有机结合氚)，^{3}H(甲烷氚)，^{11}C，$^{11}CO_2$，$^{14}CO_2$，^{11}CO，^{14}CO，$^{35}SO_2$，^{37}Ar，^{39}Ar，^{41}Ar，^{59}Ni，^{74}Kr，^{76}Kr，^{77}Kr，^{79}Kr，^{81}Kr，$^{83}Kr^{m}$，^{85}Kr，^{87}Kr，^{88}Kr，$^{94}RuO_4$，$^{97}RuO_4$，$^{105}RuO_4$，^{116}Te，^{123}Te，^{127}Te，^{129}Te，^{131}Te，^{133}Te，$^{133}Te^{m}$，^{134}Te，^{120}I(甲基)，$^{120}I^{m}$，$^{120}I^{m}$(甲基)，^{121}I，^{121}I(甲基)，^{123}I，^{123}I(甲基)，^{128}I，^{128}I(甲基)，^{129}I，^{129}I(甲基)，^{132}I(甲基)，$^{132}I^{m}$(甲基)，^{134}I，^{134}I(甲基)，^{120}Xe，^{121}Xe，^{122}Xe，^{123}Xe，^{125}Xe，^{127}Xe，$^{129}Xe^{m}$，$^{131}Xe^{m}$，$^{133}Xe^{m}$，^{133}Xe，$^{135}Xe^{m}$，^{135}Xe，^{138}Xe，$^{199}Hg^{m}$。

注：本核素毒性分组清单中有 10 个核素具有两个半衰期。其中 6 个因其两个半衰期(T_{P1}，T_{P2})相差悬殊而被分别列入不同的毒性组别；另有 4 个具有两个半衰期的核素，因其半衰期相差不大而被列在同一毒性组别，它们是 ^{89}Nb，^{110}In，$^{156}Tb^{m}$，$^{190}Ir^{m}$。汞分为无机汞和有机汞，共有 9 个核素。其中 5 个(^{193}Hg，^{194}Hg，^{195}Hg，$^{199}Hg^{m}$，^{203}Hg)，其无机和有机形态属同一毒性组别；另外 4 个($^{193}Hg^{m}$，$^{195}Hg^{m}$，^{197}Hg，$^{197}Hg^{m}$)则不同。

三、放射性核素的作用特点

(一)不同 LET 的辐射作用

传能线密度*(linear energy transfer,LET)是指直接电离粒子在其单位长度径迹上消耗的平均能量,其状态取决于辐射的类型、各种带电离子的电荷与质量的比值以及运动速度等。传能线密度不同的辐射源所产生的辐射效应差别很大,这是因为它们本身的电荷数不同,而这些带电粒子在物质中单位路程上的能量损失与它所带的电荷数有关。电荷数越多,则在单位路程上形成的离子对数就越多,即电离密度(ionization density)越大。

放射性核素释放的带电粒子相同但能量不同时,能量高者产生的离子对亦较多,因此该放射性核素对机体的损伤效应亦较重(表 8-2)。

表 8-2　不同能量β放射性核素的致死量比较

(放射毒理学,朱寿彭等,2004)

放射性核素	β粒子的平均能量/MeV	空气中电离密度,离子对/mm	引起大鼠死亡所需活度/(kBq/g(体重))
^{137}Cs	0.180	5 624	296
^{3}H	0.006	180	14 800

带电粒子在通过机体组织时,随着其能量不断地损失,它的速度也就越小。带电粒子在组织中沿着最初入射方向所能穿行的最大直线距离,称为射程。各种放射性核素发射的α、β粒子或γ光子在机体组织中的射程是不同的,γ光子的射程最大,其次是β粒子,射程最小的是α粒子。α粒子的能量几乎全部被机体所吸收;γ射线的能量可透过机体而部分散失,因此,内照射时,α粒子对机体的生物效应最大,β粒子次之,而γ射线最小。

(二)不同 RBE 的辐射作用

当生物体受到相等剂量辐照时,由于电离辐射的类型不同,则产生的生物效能(RBE)就不等。由于 RBE 是一个相对量,可受多种因素的影响,如辐射品质、照射剂量、分次照射的次数和剂量率等。不同 LET 辐射的 RBE 值不同。如果使用同一种射线,若观察的生物终点不同,则所得的 RBE 值也不同,所以应该用同一生物终点观察比较 RBE 值。

(三)持续作用

进入体内的放射性核素,遵循其固有的衰变规律释放出带电粒子或射线,对机体产生持续照射,直到放射性核素衰变成稳定性核素或全部被排除体外时为止。一般认为,放射性核素的持续作用时间可按 6 个有效半减期计。这种作用不能被“中和”,任何化学反应亦不能改变其放射性活度。

(四)辐射作用与化学作用

绝大多数放射性核素具有很高的比活度,因此从质量上说,极少量的放射性核素作用于机体,就会产生一定的辐射效应。如以^{210}Bi为例,数个 GBq 的^{210}Bi即可引起辐射效应,但其质量只有 10^{-6}g(如表 8-3 所示)。就化学毒性而言,这样的质量对机体不会有明显的作用。

表 8-3　1 kBq 放射性核素的质量效应

（放射毒理学，朱寿彭等，2004）

放射性核素	物理半衰期	1 kBq 物质的质量/g
^{132}I	2.29 h	2.6×10^{-15}
^{24}Na	15.0 h	3.2×10^{-15}
^{210}Bi	5.01 d	2.2×10^{-13}
^{90}Y	2.67 d	4.9×10^{-14}
^{89}Sr	52.7 d	1.0×10^{-12}
^{210}Po	138 d	5.9×10^{-12}
^{226}Ra	1 602 a	2.7×10^{-8}
^{238}U	4.5×10^{9} a	8.1×10^{-2}
^{232}Th	1.4×10^{10} a	2.5×10^{-1}

值得提出的是，有几个物理半衰期极长的天然放射性核素，如^{238}U的物理半衰期为4.5×10^{9} a，1 kBq^{238}U的质量为8.1×10^{-2} g。根据各种实验研究的资料来看，体内量达1～2 mg/kg(体重)的铀时即可引起机体中毒，但其放射性活度是很低的，可见急性铀中毒是它的化学毒性所致。在长期小剂量铀所致的慢性损伤效应中，辐射的作用不容忽视。比活度极低的放射性核素^{232}Th也有类似的损伤特性。

（五）选择性蓄积作用

放射性核素进入机体后，常显示出其在某一器官或组织中选择性蓄积的特点。例如^{131}I进入机体后在甲状腺呈高度的选择性蓄积作用。

四、内照射损伤的特点

放射性核素引起内照射损伤的机理与外照射相似，所不同的是内照射损伤受核素的辐射与化学特性、摄入途径与方式、体内生物转运、靶器官和组织种类、剂量在时间和空间的滞留等因素的影响，因此内照射损伤具有以下特点。

（一）病程分期不明显

内照射损伤的病程分期不明显，一般无初期反应或初期反应不明显，潜伏期长短不一，出现症状的时间依剂量大小而定，一般较晚，持续时间较长，极期后延，且症状不典型。从极期进入恢复期的患者，多迁延成慢性损伤或诱发肿瘤。

（二）损伤部位的选择性

在体内呈非均匀性分布的放射性核素，常选择性地分布、滞留或沉积于某器官或组织内。对有大量放射性核素滞留或沉积的器官或组织，称为源器官或源组织(source organ or source tissue)。对受辐照剂量较大且对机体健康影响较重要器官或组织，则称为靶器官或靶组织(target organ or target tissue)。因此，放射性核素内照射损伤具有一定的部位特异性。

（三）进入和排出途径的局部损伤

有些内照射损伤的早期症状与进出途径有关。一些放射性核素尤其难溶性或颗粒状核素常在进入或排出途径滞留或沉积较长时间，故可引起明显的局部损伤，称为首过效应(first-pass effect)。

第二节 内照射确定性效应

确定性效应的生物学本质，是较大剂量辐射对细胞群体的损伤作用，即以细胞生存和增殖能力的丧失程度表达辐射损伤效应的严重性。当细胞群体中被损伤的细胞达到一定份额时，即表现为结构与功能的改变，出现具有临床意义的病理学损伤、可觉察的客观体征及化验指标的异常变化。各个器官与组织病变的共同特征为炎性变化、出血和坏死等破坏性改变以及代偿性修复如纤维化等，导致器官功能低下。由于各器官组织的功能不同，它们对特定放射性核素的敏感性有差异，其临床表现也各不相同。如造血器官表现为造血再生障碍，性腺损伤表现生育能力低下，血管损伤引起继发性损伤，某些器官与组织被纤维组织代替从而使器官功能降低，如某些内分泌腺功能低下等。

一、急性内照射放射病

放射性核素滞留在靶器官或靶组织对机体内照射引起的急性全身性疾病，称为内照射急性放射病。从内照射剂量学上看，一次或短期内数次摄入放射性核素的量超过几十至几百个年摄入量限值(ALI)，才有可能达到引起内照射急性放射病的内照射剂量。实际上，在生产、研究和应用放射性核素过程中，造成人体内污染的事例时有发生，但严重污染者较少，酿成内照射急性放射病者更少。

据报道1955—1977年世界范围内曾发生过16起重大的内污染事故，23人受到内污染照射，其中15人为职业工作者，8人为误服放射性药物患者，有两人死亡。这些事故涉及的放射性核素有：^{238}Pu，^{239}Pu，^{226}Ra，^{210}Po，^{241}Am，^{235}U，^{198}Au，^{35}S，^{32}P和^{137}Cs 10种。以后又报道了^{3}H和^{170}Tm引起的内照射损伤的病例。这些病例的污染途径有吸入、伤口、口服、静脉注入和经皮肤吸收。以下仅举两例详细说明，并把8例典型内照射急性放射病的病情简介于表8-4。

例1，女性患者，73岁。当给她静脉注射放射性胶体(radiocolloid)^{198}Au作肝扫描时，本应注入7.4MBq活度的制剂，但误注入7.4GBq，造成重大事故。经全身扫描证实，放射性胶体^{198}Au被机体网状内皮系统及骨髓摄取，上腹部显示出清晰的肝、脾外形。内照射剂量估算结果为：肝、脾各73Gy，肝脾附近的肠为6Gy，红骨髓为4.4Gy。

事故后患者无明显的初期反应，于第1周末，患者粒细胞绝对值降至5×10^{8}/L以下，以淋巴细胞绝对值下降最快。事故后第3周血小板降至最低值，尽管输血小板浓缩液，也仅升到8×10^{9}/L。虽经间断地注射雄激素刺激骨髓功能，并应用皮质类固醇降低毛细血管脆性，延长血小板寿命，但病人仍然出现持续明显的血小板减少症，出血性淤斑、间断性血尿和结膜下出血。事故后第68天，病人散步时突然头晕摔倒，以后剧烈头痛、感觉迟钝，不断加剧，意识未能恢复，次日死亡。尸检发现硬脑膜下腔和蜘蛛膜下腔出血。从该例急性内照射放射病可以看出，病程分期不明显，极期迁延，骨髓受到选择性损伤，造血功能严重障碍。

例2，两名成年男性自杀者，分别口服^{137}Cs 148MBq和^{226}Ra 75.1MBq，都发生内照急性放射病。^{137}Cs损伤使原有的多发性神经炎症状加重，肝肿大，白细胞减少。^{226}Ra损伤者突出表现为造血功能障碍和骨组织的病变，发生白细胞减少(leukopenia)、贫血、骨组织破坏，虽经洗胃、催吐和利尿及给予促排剂、输血等对症治疗，但效果不显著，最后死于再生障碍性贫血，放射性骨炎和骨肉瘤。

表 8-4　8 例病人的内照射急性放射病简介

（放射毒理学，朱寿彭等，2004）

患者情况	污染核素	污染途径	摄入量/MBq	内剂量估算/Gy	病情摘要
男 25 岁	^{134}Cs＋ ^{137}Cs	吸入	185＋37	2 d　0.2 44 d　1.3 365 d　20	无明显初期反应 3 d，肝肿大，鼻炎，白细胞减少 2.2×10^9/L，淋巴细胞 0.8×10^9/L，诊断轻度急性放射病，对症治疗，较为慢性
男 25 岁	^{137}Cs	伤口 ＋吸入	18 500		10 d 后外周血白细胞减少(1.5×10^9/L)血小板降低(7×10^9/L)伴有出血症候群；9 月后肝功异常，黄疸；植物神经功能紊乱，诊断为中度急性放射病对症治疗，转为慢性
男 31 岁	^{137}Cs	口服	148	2.4	3 d 后不适无力，14 d 脱发，心前区痛，半年后外周血白细胞减少，并伴多发性神经炎，诊断经度急性放射病，对症治疗，转为慢性
男 23 岁	^{226}Ra	口服	75	胃 0.55 小肠 0.5 大肠 8.1～16.4 骨髓 30	3 d 入院，恶心呕吐，腹泻，头痛，头晕，白细胞增多，淋巴细胞减少；7 d 后血小板降至 1.0×10^{11}/L；9 个月后血小板降为 7.0 ×10^{10}/L；1 年后白细胞降至2.0×10^9/L，诊断为中度急性放射病，对症治疗，促排，转为慢性骨髓增生低下，骨炎，骨肉症，事故后 4.8 年死亡
男 26 岁	^{170}Tm	吸入	18.5		第 1 天头痛，食物丧失；3 d 恶心，上呼吸道炎症有脓性血分泌物；13 d 肝痛，肝功异常；44 d 肝大，黄疸，诊断为中度急性放射性病，对症治疗，转为慢性
男 37 岁	^3H	吸入	351 500	12	事故后 2 d 衰弱，食欲减退；24 d 口腔粘膜，胸，腹，前臂有出血疹 26 d 出现极期症状，骨髓再生障碍，诊断为重度急性放射病，转为慢性
女 73 岁	^{198}Au	静注	7 400	肝、脾各 73 骨 髓　4. 4 肠 6	无明显初期反应，事故后者 5 d 白细胞 0.5×10^9/L，淋巴细胞绝对值降低；3 周时血小板减少，有出血症候群。诊断重度放射病，事故后 68 d 死于脑膜下腔出血
女 6 岁	^{137}Cs	食入 和经 皮肤 吸收		全身 4～6	2 d 左手掌，左足趾红斑；6 d 白细胞，血小板降低，舌溃疡，严重的口腔串珠菌，伴鼻出血，呕吐和便血；9 d 发烧 38 ℃，36 d 体温 39 ℃。诊断内外照射极重度放射病。促排，抗感染，注射 GM-CSF；事故后 29 d 死亡

二、主要靶器官损伤

（一）骨髓损伤

放射性核素引起骨髓损伤的严重程度和特点与它的辐射特征和分布密切相关。亲骨性核素损伤的早期，骨髓充血，出现灶性出血和浆细胞浸润，分叶粒细胞减少，以中幼粒细胞、晚幼粒细胞和杆状核细胞为主，部分造血细胞坏死，出现核浓缩与核溶解。以后，由于造血功能受抑制及部分细胞坏死，骨髓内有形成分进行性减少，脂肪组织增多。再严重时，发展为再生障碍性贫血(aplastic anemia)和骨髓衰竭(bonc marrow failure)，这与造血干细胞增殖分化受到严重抑制或破坏有关。非亲骨性核素如放射性碘，铯和铷等对骨髓亦有破坏作用，不过比亲骨性核素作用小。骨髓损伤的同时，外周血亦出现相应的变化。

（二）骨骼损伤

初期骨质更新过程增强，出现含大量破骨细胞的成骨组织，骨髓腔内小静脉及毛细血管扩张。继而成骨组织减少，成骨细胞和破骨细胞几乎消失，骨髓及成骨组织被黏液样组织代替，小血管高度扩张，并有出血。后期，可出现骨质疏松，病理性骨折，特别是管状骨多见。骨折愈合缓慢。

（三）肺损伤

难溶性放射性气溶胶，可滞留于肺泡壁上和肺淋巴结内。累积剂量达 10 Gy 以上时能引起放射性肺炎(radiation pneumonitis)、肺水肿；晚期出现肺纤维化(pulmonary fibrosis)。严重者可因呼吸功能不全，循环衰竭或窒息而死亡。由肺泡内转移到气管支气管淋巴结的核素，可引起淋巴结炎，淋巴结纤维化和萎缩。

（四）胃肠道损伤

急性损伤常出现胃肠功能紊乱、溃疡性胃炎、放射性肠炎及溃疡、便血和黏液、里急后重等。严重时出现水电解质平衡紊乱和菌血症。有人称这些变化为胃肠道损伤症候群。

（五）肾脏损伤

摄入可溶性铀的靶器官为肾脏。铀引起肾脏的主要病变是肾小管上皮细胞变性，坏死和脱落。剂量大时可引起肾小球坏死，动物死于急性肾功能衰竭。一般早期间质水肿，晚期肾曲管上皮萎缩，间质纤维增生。上述变化通常由皮质向髓质扩展，最终引起肾硬化。

（六）肝脏损伤

亲网状内皮系统分布的放射性核素(如 Th 等)可引起肝损伤，其特点是灶性营养不良和坏死。一般先出现肝索解离，肝细胞退行性变，空泡形成和内皮细胞肿胀；随后发展为脂肪变性和急性坏死；晚期出现间质纤维增生和肝硬化。放射自显影证明，上述病变处的吞噬细胞内有活性胶体颗粒，形成的辐射灶为径迹聚集的“星”状体。

（七）甲状腺和其他内分泌腺损伤

放射性碘核素损伤甲状腺，在组织学上可见到滤泡上皮细胞空泡形成，细胞肿胀和胞核崩解，继而出现滤泡上皮不规则生长，间质纤维增生，滤泡内胶质减少，甲状腺体萎缩。甲状腺功能表现为吸碘率降低，^{131}I 在甲状腺内的有效半减期缩短。

放射碘损伤甲状腺的同时，可波及到甲状旁腺，使之肿大。亲骨性核素的慢性损伤，可因磷、钙代谢异常伴有甲状旁腺肿大。

放射性核素内照射时，也可因出现垂体一甲状腺系统的功能障碍，导致其他内分泌腺的变化，垂体可出现萎缩及营养不良性改变，腺体结构不规则，嗜酸性细胞增多等。

三、物质代谢异常

内照射损伤，可导致机体的物质代谢异常。实验研究表明，^{32}P 和^{90}Sr 能迅速抑制骨髓和淋巴细胞的氧化磷酸化过程，细胞的 ATP 生物合成被抑制。

在内照射作用下，核酸与核蛋白分解代谢增强。

内照射损伤可使糖代谢发生障碍。在早期由于组织蛋白质大量分解，提供了大量的生糖氨基酸，此时肝脏仍保持合成糖原的作用，故出现肝糖原增高和高血糖症。随着病程发展，肝脏合成糖原的功能被破坏，糖原合成减少，糖分解和氧化过程发生障碍。

内照射损伤亦可使脂肪代谢失常，导致血液内酮体含量增高，严重时可引起碱储减少和酸中毒，出现酮血症和酮尿症。

内照射损伤还可引起水、盐代谢障碍。水代谢的变化，表现为先尿量增多，后尿量减少。由于毛细血管通透性增强，部分白蛋白渗透至组织间，引起水肿。无机盐的变化，主要是血中 Cl、K、Ca 和 Na 离子含量的变化及骨组织中 Ca 和 P 代谢失常。

四、免疫功能障碍

实验研究表明，内照射损伤时免疫反应具有时相性，抑制相与刺激相或正常相交替出现。但通常最多见的是淋巴细胞减少，免疫功能受抑制。免疫功能障碍是产生并发症、影响损伤转归和远期病变发展的一个重要因素。内照射损伤达高峰时，对内源性和外源性感染的易感性增高，动物往往死于合并感染。

五、致畸效应

放射性核素内照射致畸效应(teratogenesis)是妊娠母体摄入放射核素使胚胎受到内照射作用，干扰了胚胎的正常发育所致。由于胎儿的组织器官处于高度分化阶段，故其辐射敏感性较成人为高。

辐射致畸效应的表达，可因辐射作用于胚胎发育的不同阶段而异。在受精卵(配子)植入前或植入后最初阶段受到放射性核素的内照射作用，可使胚胎死亡或不能植入。在器官形成期受照射，则可能使主要器官发育异常，易发生畸形。胎儿期受照射，易发生出生后生长发育障碍和畸形，严重者可使儿童随机性效应发生的概率增高。

人在妊娠后遭受镭内污染，子宫内的胚胎受镭的作用，胎儿出现脑小畸形，并伴有智力发育障碍。^{239}Pu 宫内照射对子代造血功能损伤的程度与相似方式的 $^{60}Co\gamma$ 射线连续照射的总剂量为 3.6 Gy 的效应相同。由此计算的相对生物效应(RBE 值)为 130～180。可见胎儿造血系统对高 LET 辐射的照射是非常敏感的。

第三节　内照射放射病的诊断与处理

一、人体内污染的判断依据

(一)接触史

1. 人员所接触的放射性核素种类及特性。

2. 人员从事放射性核素工作的工龄。

3. 人员的工作条件、工作性质和接触放射性核素数量，工作场所放射性气溶胶的浓度及粒度。

4. 工作场所表面放射性沾染情况，平时沾染检查登记资料以及个人防护情况。

5. 事故情况下则需了解发生事故的经过及有关事故现场的调查资料。

6. 战时需了解所在地点离核武器爆心投影点的距离，当时的气象条件及患者所处环境。在沾染区停留的时间，体表的放射性沾染情况，个人防护情况，是否饮用污染的水和食物等。

（二）病史

1. 既往健康状况。

2. 出现症状的时间。

3. 症状的特点。

（三）体格检查

应该指出，体内有关器官功能检查出现的改变，一般都是非特异性的。所以应在体内放射性核素污染量测定的基础上，进行综合判断。

针对内污染放射性核素在体内选择性蓄积的特点，以及由此而进行的器官功能检查，对疾病的早期诊断、医学处理和预后的判断，都是非常重要的。

1. 对铀接触者，应作肾脏和肝功能检查，如氨基酸氮和肌酐的比值、过氧化氢酶等指标。早期测定尿铀具有特异性诊断意义。

2. 对亲骨性核素^{90}Sr，^{226}Ra 和^{239}Pu 等的接触者，可做骨髓检查及 X 射线骨骼照片。

3. 对亲网状内皮系统性核素^{144}Ce，^{147}Pm 和^{232}Th 等的接触者，可作肝功能及血象检查。

（四）生物剂量估算

生物剂量测定的目的在于及时准确估算病人的内外受照剂量，以便采取及时正确的医学处理。评估给定吸收剂量电离辐射的生物效应对判定预后十分重要，吸收剂量的差别可以导致临床表现的明显差异，应当精确地估算身体受照部位的吸收剂量。物理剂量在战时和核事故时有时是难以做到的。临床表现和测定活跃增殖细胞体系对辐射反应的程度可以粗略估计吸收剂量，剂量估计的不准确主要来自个体之间的高度差异性及感染等其他因素。生物剂量测定是一项重要的剂量评估工具，可靠的生物剂量测定能证实职业辐射防护情况中的低剂量照射，建议采用生物剂量测定来支持医疗方案的确定。外周血淋巴细胞染色体畸变分析已广泛用于评定辐射剂量，即使局部照射，染色体的损伤也是估算吸收剂量的良好指标。与物理剂量联合应用，对估计局部受照很有用，也适用于事故受照时未带个人剂量仪的情况。

淋巴细胞受照后出现多种类型的染色体畸变，双着丝粒染色体是电离辐射的生物标志物。正常人淋巴细胞双着丝粒的发生率为千分之一，人 T 淋巴细胞半寿期较长，一小部分甚至可以存活数十年。照后双着丝粒的发生率可以稳定保持数周，局部急性照射后，受照的淋巴细胞迅速与未受照的血液混合，24 小时内达到平衡。在照射事故发生后尽快用肝素化的采血管收集 10～15 ml 外周血，分离淋巴细胞进行培养，制备中期染色体标本，镜下计数双着丝粒。随后按照建立的剂量-效应校准曲线，可以从受照个体的双着丝粒测定水平推算受照剂量（详见第六章）。

（五）临床检验项目

急性放射病人的临床检验项目列于表 8-5。

表 8-5　急性放射病人的临床检验项目

（放射毒理学，朱寿彭等，2004）

检验项目	洗消站	医疗队	医院	专科救治
鼻腔吸入污染物	+			
体外沾染	+	+	+	
尿、便标本检测体内污染		本底样本	24 小时取样	+
全血细胞/血小板计数		每天	每天，连续一周	每天，连续 1 周
淋巴细胞计数		每天	每天，连续三天	
人白细胞抗原(HLA)亚型		取样	淋巴细胞数降低前取样	淋巴细胞数降低前取样
巨细胞病毒			+	+
血红蛋白凝集素			+	+
人多核细胞病毒抗体				+
人免疫病毒			+	+
疱疹病毒				+
淋巴细胞细胞遗传学检查		取样并后送	淋巴细胞数降低前取样	

二、内照射放射病的诊断标准

内照射放射病(internal radiation disease)是指人员在过量摄入放射性核素后，使人体某些器官或组织发生病变所致的全身性疾病。下述为中华人民共和国国家标准(GB 8284—87)中规定的内照射放射病的诊断标准(diagnostic criteria)。

1. 经物理、化学等手段证实，有过量放射性核素进入人体，致使受照情况符合下述条件之一：

(1)一次或短时间(数日)内进入体内的放射性核素，使全身在比较短的时间(几个月)内，均匀或比较均匀地受到照射，使其待积有效剂量当量可能大于 1.0 Sv，并有个人剂量档案和健康档案。

(2)在相当长的时间内，放射性核素连续多次进入体内，或者较长有效半减期的放射性核素一次或多次进入体内，致使放射性核素摄入量超过相应的年摄入量限值几十倍以上。

2. 内照射放射病的临床表现，或以全身性表现为主，与外照射急性放射病相似，可有不典型的初期反应、造血障碍和神经衰弱症候群；或以该放射性核素靶器官的损害为主，并往往伴有放射性核素初始进入体内途径的放射损伤(radiation injury)表现。

上述临床表现，可能发生在放射性核素进入体内的早期(几周内)和/或晚期(数月至数年)。靶器官的损害因放射性核素的种类而异：

(1)放射性碘引起的甲状腺功能低下，甲状腺结节(thyroid nodules)形成和甲状腺癌(thyroid cancer)等。

(2)镭、钚等亲骨性放射性核素引起的骨质疏松、病理性骨折和骨肉瘤等。

(3)稀土族元素和以胶体形式进入体内的放射性核素引起的网状内皮系统的损害和肝癌发生。

三、内照射放射病的医学处理原则

（一）医学处理原则

1. 抢救阶段处理原则（principles of management）以抢救生命为首要原则，优先及时处理和撤退外伤人员、常规医学应急以及控制现场入口。随后为受影响的人员提供呼吸防护措施，以及尽量减少放射性物质的扩散。根据对受照人员大致剂量和心理状况的快速评价，迅速对人员进行分类和处理。在这方面的紧急行动包括：个人去污、隐蔽、碘预防（如果有放射性碘污染的可能）和撤离。

2. 应及时进行个人剂量监测如生物样品血、尿、便测量，根据病人实际反应及时正确地进行初期医学处理。对超剂量受照人员，应送往专门的区域中心医院治疗。

3. 及时正确处理体表沾染、伤口沾染，更换衣物和淋洗，使放射性活度降至本底计数率的20％及以下，尽量避免放射性物质被吸收和扩散。

4. 鉴明放射性核素，根据身体情况有针对性有计划地进行放射性核素的阻吸收、加速排出和对症治疗等综合措施。

5. 心理学急救　心理学急救的需要是个挑战性的问题。在受照后几小时至几个星期里，应期待和提供这种心理学急救，心埋学急救最主要的要素是良好的医学护理和提供再鉴定。如果存在症状的话，应对大部分人发生症状的预期过程进行教育。

（二）随　访

1. 随访对象及目的

随访的对象限于一些内污染事故的受害人员。为了对从事内照射工作人员本人的健康负责，以及积累目前受照水平是否会引起放射性工作人员辐射危害的资料，必须进行医学观察。目前认为，辐射所致随机性效应发生的概率和确定性效应发生与否及其严重程度，都直接取决于辐射类型、受照剂量大小、受照方式和部位等因素。职业性照射所涉及的剂量范围，主要是年剂量当量限值水平的照射，即属小剂量或低水平照射范畴。因此，评价的重点应放在恶性疾病的发病率是否有增加，这需用辐射流行病学调查回答这些问题。鉴于辐射致癌效应的发生率低、潜伏期长以及影响因素复杂，所以必须做长期大群体的统计分析。为此，对职业性放射工作人员必须及时建立剂量和健康检查档案，为进行辐射流行病学长期调查累积资料。

2. 随访项目和频度

对内污染人员的随访观察项目和频度，应根据放射性核素在体内的蓄积和引起选择性损伤的特点加以考虑。例如，人员在一次或多次吸入钚后，体内（或肺内）滞留量达到1/10摄入量限值时，应每半年查一次血象，每年查一次肝功能和尿钚。如为不溶性的PuO_2，应每年作一次X射线胸片检查，如为可溶性钚[如$Pu(NO_3)_4$]，则酌情进行胸片检查。体检时，应详细记录人员的自觉症状等。

第四节　放射性核素内污染的医学处理

放射性核素内污染的医学处理，应包括各种急救和治疗措施。本章是针对放射性核素内污染危害的特点，重点阐述减少或阻止核素吸收与加速核素排除的医疗措施。

一、内污染处理原则与干预水平

(一)内污染的医学处理原则

放射性核素内污染能否造成机体的危害,主要取决于内污染量。内污染医学处理的目的是尽量减少放射性核素的内污染量,以防止或减轻对机体的内照射损伤,预防可能导致的远期效应。从辐射防护出发,对内污染量可能大于年摄入量限值的人员,应立即对摄入量作出估算,并进行相应的医学处理。

放射性核素内污染的过程,可概括为三个阶段:(1)在进入部位沉积或吸收,事故情况下肺和伤口是最易受污染的部位;(2)经血液或淋巴系统吸收或转移;(3)在器官和组织内滞留(详见第四章)。因此,医学处理要针对这些情况,抓住有利时机,采取适宜措施。放射性核素内污染的医学处理原则是:

1. 应将抢救病人生命放在首位

初期,任何严重的机体损伤(如外伤、烧伤和休克)往往比可能的内污染损伤更为重要,或者外照射损伤如骨折、出血较为严重,在急救和治疗上需优先考虑。对整个医学处理方案,要综合考虑,通盘安排,根据病情做必要的调整。选用的具体措施应权衡利弊。

2. 尽早地给予阻吸收和促排药物治疗

当放射性核素滞留于进入部位时,适时进行急救或阻止吸收措施可获良好的效果。抓住"快"和"早"的时机,可有效地减少吸收,甚至减少到对机体不足以为害的程度。

减少或阻止吸收与促排治疗,各有其独特的作用。但阻吸收对免除或减轻放射性核素对人体的危害具有更积极的意义。

3. 处理措施应有针对性

对内污染人员究竟采用何种措施,需依据放射性核素的类型、化合物的物理化学性质和进入途径等情况确定。

(二)医学干预水平

在内照射防护实践中,将内污染医学处理称为医学干预,并以利益代价分析为原则,提出有关的医学干预水平(medical intervention level)。国际组织对此出版过专门的手册,现摘要介绍如下。

1. 医学干预分类

体内污染的干预分为治疗性干预和预防性干预两类。在发生严重损伤时,对受伤者一定要给予治疗。在病人健康状态容许情况下,方能采取体表去污染和促排措施;在伴有严重照射后1～2 d内,细心地除去体表污染的大部分,促排措施是容许的。此类措施属治疗性干预。在大多数情况下,放射性核素内污染量较低,只需要考虑远期辐射危害,应用某种措施,可能引起暂时性不适,但可降低可能发生的随机性效应,它属于预防性医学干预。

2. 不同时期的干预水平

干预水平是指在应急照射情况下或持续照射情况下应采取医学处理的剂量水平,当达到这种水平时应采取特定的防护行动或补救行动。现将照后不同时期应进行的干预水平列于表8-6。

表 8-6 体内放射性核素污染后不同时期的干预水平

（放射毒理学，朱寿彭等，2004）

不同时期	干预水平
初期 （0～2 h）	可转移性核素：吸入 1～5ALI 应考虑治疗 >5ALI 必须予以治疗 >10ALI 必须治疗 锕系核素尤其 Pu 污染：>1ALI 尽可给予治疗
中期 （1～3 d）	残留量 >5ALI 继续治疗 除 I 核素外，其他核素污染尤其锕系核素要继续治疗
后期 （>3～5 d）	可转移性核素：污染量<10ALI 短期治疗为适宜 污染量>10ALI 必须继续治疗 锕系核素： 摄入量>5～10ALI 继续治疗 吸入难转移性核素：3～5 d 是洗肺治疗适宜时机 >100ALI 考虑洗肺疗法 <100ALI 不采取洗肺疗法

注：1. 食入核素时的干预水平同吸入时，对大肠下段因照射量大要尽快排除；2. 放射性碘污染时，估计甲状腺剂量大于 100 mGy，应予以预防性干预；3. 吸入气溶胶中有相当大量可能移动核素，应静点络合剂；4. 伤口污染可按上述干预，对难转移性核素可行外科切除。

二、减少放射性核素的吸收

（一）阻止胃肠道内吸收

1. 非特异性措施：催吐、洗胃和缓泄等。

2. 特异性阻吸收措施

凡能阻止放射性核素由进入部位吸收入血的措施，均称为阻吸收（preventive absorption）措施。

（1）褐藻酸钠对 ^{90}Sr 的阻吸收

褐藻酸钠（sodium alginate）是从褐藻中提取的分子量较大的 L-古罗糖醛酸和 D-甘露糖醛酸聚合物的钠盐，无毒，在胃肠道内不被吸收。对 Sr、Ra 有特殊亲和力，褐藻酸钠的游离羧基能与胃肠道内的 ^{90}Sr 起络合反应，进而起到阻吸收的作用。一般口服 2% 褐藻酸钠糖水 500 ml，或制成含量为 3%～5% 的饼干和面包分次服用，每天服用 12～15 g，连续 7 d。预防给药的效果明显大于治疗给药。

（2）亚铁氰化物对 ^{137}Cs 的阻吸收

亚铁氰化物（ferrocyanide）的镍、铜 、铁、钴等金属盐，均能与放射性铯选择性地结合。它们与碱金属元素的结合能力依次为：Cs>Rb>K>Na>Li。在各种亚铁氰化物中，研究得最多的是三价铁盐，即普鲁士蓝（Prussian blue），主要是亚铁氰化铁（$Fe_4[Fe(CN)_6]_3 \cdot nH_2O$），可与 1 价阳离子起离子交换作用。其次为镍盐，即亚铁氰化镍。经口摄入的普鲁士蓝在肠道内吸附铯，阻止它自胃肠道的再吸收，从而增加了在粪便中的排除。普鲁士蓝在胃肠道基本上不吸收，毒性低。普鲁士蓝 3g/d 经典的用量能使 ^{137}Cs 的生物半减期减小 50%。对摄入量小于1 ALI者，通常不建议使用普鲁士蓝，而对摄入量大于1 ALI者，通常建议使用之。普鲁士蓝每次10 g口服，每天三次，连续6 d1个疗程。

(3)稳定性碘制剂对放射性碘的阻吸收

甲状腺对碘的滞留具有高度的亲和性，对碘的摄取又有饱和性。因此，预防或治疗性服用稳定性碘制剂(KI、NaI)，使甲状腺被稳定性碘饱和并封闭甲状腺，阻断放射性碘参与代谢环节，阻止甲状腺对放射性碘的摄取与滞留，使进入体内的放射性碘大部分以无机碘化物的形式经肾排除。临床实践证实，人服用100 mgKI，3 d内有98%的放射性碘被排除。KI用量再增大，其效果的提高并不明显，故建议KI用量以100 mg为宜。

此外，最近报道将组合剂(褐藻酸钠或其钙盐、普鲁士蓝、碘化钾)和Zn-DTPA同时混合在饲料中喂养实验动物，对Sr、Cs、I放射性核素的阻吸收比单独交替应用效果好，无不良的相互作用。

(二)阻止呼吸道内吸收

1. 阻止放射性核素在上呼吸道内的沉积

应用棉签擦拭鼻腔，剪鼻毛，鼻咽部喷血管收缩剂以及服祛痰剂等。

2. 洗肺疗法(lavage-lung treatment)

洗肺疗法是用洗液将滞留在肺内的难溶性放射核素(或其他有害物质)随同肺泡内容物一并洗出，以减少放射性核素在肺内滞留量的方法。

灌洗的最佳时间：掌握适宜的灌洗时间是取得满意疗效的关键。因为难溶性放射性核素进入肺泡内数小时，即大部分被肺内的巨噬细胞所吞噬，吸入后2d，几乎所有的放射性粒子都可被吞入到巨噬细胞内。所以洗肺的最佳时间，一般在吸入后的1～2 d。洗肺时间过早，可将放射性核素颗粒冲至肺底部，影响肺对放射性核素的早期清除和巨噬细胞的吞噬效果，故疗效不佳；而洗肺过迟可因巨噬细胞已转移至淋巴结内，使洗肺效果降低。尽管如此，迟至吸入后6个月时，洗肺仍有一定效果。

洗肺疗法的适应证：主要为严重的事故性吸入钚及超钚元素或其他难溶性放射性颗粒的内污染者。

洗肺疗法的副作用：多为一些轻微的一过性反应，如轻微机械损伤，小支气管和肺泡管水肿、细胞浸润和局限性渗出，数日即可恢复，严重的副作用少见，一般认为主要的潜在危险来源于麻醉。

(三)阻止皮肤和伤口吸收

皮肤污染放射性核素时，应尽早用肥皂水擦洗，或用大量温水冲洗。除污时应尽量避免污染面积扩大，严防皮肤擦伤，忌用促进放射性核素吸收的酸性制剂等。当去污效果不佳时，可针对放射性核素的性质，选用表面活性剂、络合剂如柠檬酸钠和DTPA等。

眼、鼻、口腔受到污染时，应尽快用大量生理盐水或普通洁净水进行冲洗。

伤口受到污染时，应根据伤情和部位采用适宜的去污措施。一般用生理盐反复冲洗。如果伤口污染重洗消效果差时，应尽早进行外科扩创术，扩创应彻底，避免损伤重要的神经和血管，以不影响功能为原则。

三、加速排除

体内放射性核素的加速排除(accelerating removal of radionuclide，简称促排)可最大限度地减少放射性核素在体内的滞留量和滞留时间，是防治放射性核素内照射损伤效应的根本措施。

(一)络合剂促排

络合剂(complexing agent)是可提供电子对的配位基有机化合物，能与无机化合物金属离子配位络合成稳定的水溶性环状复合物(complex compound)。若配位基中有两个或两个以上提供电子对的键合原子(常为 N,O,S)，而且在其间相隔 2 个或 3 个其他原子时，在结构上形成环状或螯环，故又称螯合物。被络合的金属离子不再显示其原有的化学性质。

用于促排体内金属放射性核素的络合剂多是有机化合物，因为它能与血液、组织内的多种放射性核素配位结合，形成溶解度大、解离度小、扩散能力强的络合物，易于经肾随尿排除，或经肝胆系统随粪排除。由于络合剂不能进入细胞，所以在体内污染后立即开始此疗法是最有效的。有显著促排效果的络合剂主要是氨基羧基型络合剂，其次有巯基型络合剂和羟基羧基型络合剂。

1. 氨基羧基型络合剂(amino-carboxyl complexing agent)

在此类络合剂中，目前应用较多的有乙烯二胺四乙酸钙钠盐(Ethylenediamine-tetraacetic acid,EDTA-$CaNa_2$)，又称依地酸钙；二乙烯三胺五乙酸钙钠盐(diethylenetriaminepentaacetic acid，DTPA-$CaNa_3$)，商品名为促排灵，其锌盐(DTPA-$ZnNa_3$)称新促排灵。双(二氨基乙基)醚四乙酸钙(BAETA-Ca)和国内研制成功的喹胺酸最具有代表性。它们的结构式如下：

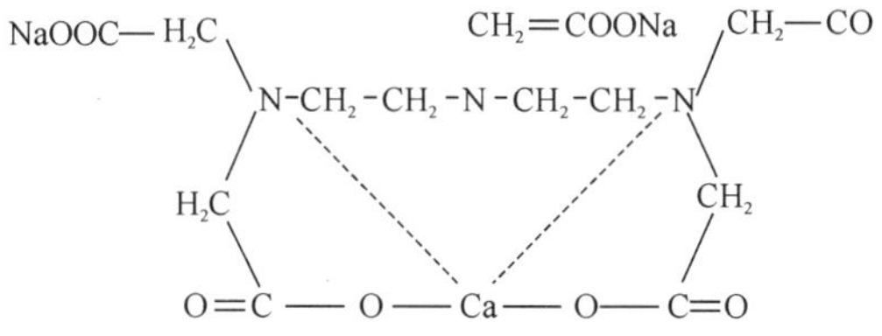

DTPA－$CaNa_2$

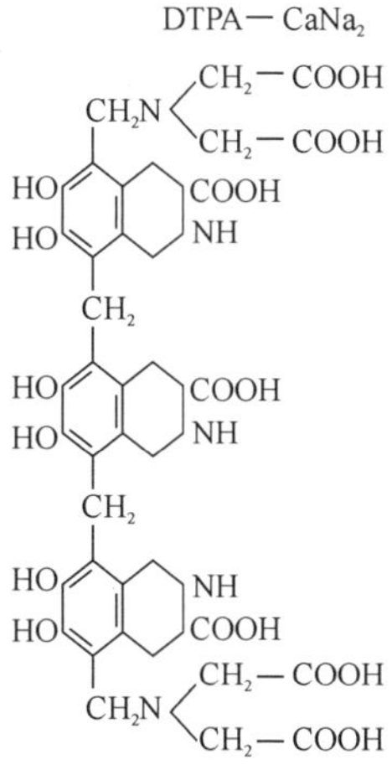

图 8-1　喹胺酸

(放射毒理学，朱寿彭等，2004)

氨羧型络合剂是应用最广泛的一类络合剂，其中促排灵用得最多，它对超铀核素(^{239}Pu，^{143}Am，^{242}Cm，^{252}Cf 等)和稀土族核素(^{90}Y，^{140}La，^{144}Ce，^{147}Pm 等)和 Th 有显著的促排效果；对^{60}Co，^{65}Zn，^{137}Cs，^{46}Sc 和铀等亦有一定疗效。临床促排结果证明，它以疗效好和促排核素种类多的优点，取代了依地酸钙。它不仅使体内放射性核素排出量高而且其毒副作用也比 EDTA 小。DTPA 和喹胺酸对人体内^{239}Pu 显著的促排效果。

用药时机和用药方法：通常建议摄入量大于 10ALI 者使用。一般应用时间越早效果越好，反之就越差。络合剂用量的原则是：在早期处理严重内污染时，用量应较大，并连续用药，其促排效果与用药量成正比，同时应注意防止发生毒副作用；晚期宜减少用药量，采用间隔用药或减量连续用药均可。临床一般应用 5％DTPA-$CaNa_3$ 20 ml，加 500 ml 15％葡萄糖盐水静点，隔日 1 次，10 天为 1 疗程，总量不超过 5g。口服用药吸收率较低，效果较差。应用 DTPA-$CaNa_3$气溶胶吸入具有用药量少、使用方便、肺内局部药物浓度高、药效时间长而副作用小，对吸入性放射性核素内污染的预防和治疗是首选的给药途径。

DTPA 的不足之处，是难于透过生物膜，因此对靶细胞内的放射性核素的促排难以奏效。英国研制的钚螯合剂 puchel 就是在 DTPA 上偶合了亲脂基团，即 DTPA 的亲脂性衍生物，其结构式如下（放射毒理学，朱寿彭等，2004）：

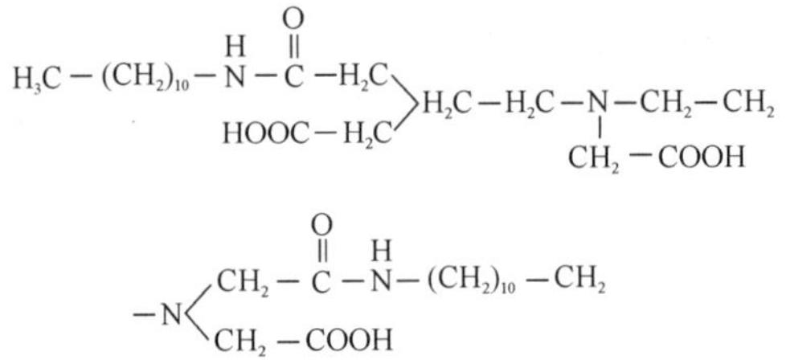

$$H_3C-(CH_2)_{10}-\overset{H}{N}-\overset{O}{\overset{\|}{C}}-H_2C\rangle H_2C-H_2C-\underset{CH_2-COOH}{\underset{|}{N}}-CH_2-CH_2 \quad (HOOC-H_2C)$$

$$-N\langle^{CH_2-\overset{O}{\overset{\|}{C}}-\overset{H}{N}-(CH_2)_{10}-CH_2}_{CH_2-COOH}$$

图 8-2　钚螯合剂

它的脂溶性高，可透过生物膜，以利于细胞内放射性核素的移出，其促排效果比 DTPA 高 10 倍左右，但是它对细胞的毒性作用有待解决。

毒副作用：氨羧络合剂进入人体后，在体液 pH 条件下，不但能络合放射性核素，而且也能与钙及机体必需的微量元素如 Zn、Mn、Co 等络合，因而引起血钙降低及某些微量元素缺失所致一些代谢环节障碍，进而引起一系列毒副作用，如毛囊炎、咽喉炎、口腔炎、扁桃体炎、阴囊炎等，严重者，伴有发热或尿蛋白和镜下血尿。多数学者主张，早期用药首选 DTPA 钙盐，在内污染后约 24 小时，再用其锌盐。DTPA-$ZnNa_3$ 的毒性只有钙盐的 1/10，被选为反复治疗药物。患有肝、肾和消化道疾病，儿童、妊娠和骨髓功能低下的内污染者禁用 DTPA-$CaNa_3$ 促排。

喹胺酸（又称螯核羧酚）是具有酚性羟基的多胺多羧络合剂，可阻碍易水解的放射性核素与水中羟基结合，抑制水解，从而增加了络合剂的稳定性。因此，喹胺酸对^{234}Th、^{239}Pu 和稀土族放射性核素均有显著的促排效果，对钍的促排效果优于 DTPA。此药毒副作用小，临床肌肉注射每天 0.5 g，连续 3 天，无不良反应。

2. 羟基羧基型络合剂（hydroxyl-carboxyl complexing agents）

此类络合剂有柠檬酸、乳酸、酒石酸等。它们是机体内正常的代谢产物，是体液中存在的自然络合剂。对^{239}Pu、^{90}Sr 和^{238}U 具有较好的促排作用，但作用时间短，不易维持有效血浓度。临床口服 5％柠檬酸钠 10 ml，每日 3 次，或 2.5％溶液 20 ml 静注，每周 3 次，2 周 1 个疗程。此类络合剂对稀土族放射性核素无明显的促排效果。

3. 巯基型络合剂(mercapto-complexing agents)

含巯基(-SH)的络合剂有:二巯基丙醇(british antilewi-sit,BAL,2,3-dimercaptopropanol),二巯基丙醇磺酸钠(unithiol),二巯基丁二酸钠(DMS-Na)。这类络合剂中的两上巯基能与^{210}Po络合,形成稳定的金属络合物,从而减少^{210}Po与体内蛋白质中巯基的结全,促使钋随尿、粪排出。二巯基丙醇磺酸钠的作用比二巯基丙醇好。这三种巯基型络合剂的结构和用法见表8-7。

表 8-7 巯基型络合剂的应用

(放射毒理学,朱寿彭等,2004)

络合剂	化学结构	应用方法	副作用及注意事项
二巯基丙醇 (BAL)	CH_2-OH | $CH-SH$ | CH_2-SH	10%针剂,im,2 mg·kg^{-1}头2天3~4次/d,以后1次/d,持续5~7 d一疗程	毒性较大,有头痛、恶心、心动过速等反应,应注意肝肾功能
二巯基丙醇磺酸钠 (unithiol)	CH_2-SO_3Na | $CH-SH$ | CH_2-SH	5%溶液,im浓iv 2mg·kg^{-1},第1天4次,第2天3次,以后2次/d	毒性较小,偶有灼热感、恶心、心动过速反应
二巯基丁二酸钠 (DMS-Na)	COONa | $CH-SH$ | $CH-SH$ | COONa	5%溶液,im或iv,用量同上,持续3~5 d	毒性较小,有头痛、乏力反应。溶液不稳定,临用时配制

4. 氨烷基次膦酸型络合剂(amino-alkyl phosphinic acid complexing agents)

这是一类聚氨的膦酸衍生物,可用作促排的新型络合剂。它是将氨基羧基型络合剂中的羧基被次膦酸基(-HPOOH)取代而成。实验证明,它能和U,Pb,Be,稀土等金属离子络合成可溶性络合物,尤其对U的促排有特效,可作为U的特殊解毒剂。这类络合剂中效果最好的是乙二胺二异丙基次膦酸(ethylenediamine diisopylphosphinic acid, EDDIP)和二乙三胺五甲基次膦酸(Diethylene triamine pentamethylphosphinic acid, DTPP)的钙钠盐,另有双(二胺基乙基)硫四甲基次膦酸(BASTP)和双(二胺基乙基)醚甲基次膦酸(BAETP),共四种。

5. 酰胺型络合剂(acylamine complexing agents)

这类络合剂中具有较强络合作用的药物是去铁敏(又称去铁草酰胺,desferrioxamine DFOA),是由放线菌株中分离出来的铁胺组的多肽物质,临床上用于治疗急性铁中毒。对^{59}Fe促排有效,对^{239}Pu也有促排作用,效果不及DTPA,但二者伍用时,对减少骨钚的滞留量有明显的协同作用。

(二)影响代谢疗法

1. 脱钙疗法

脱钙疗法(decalcification therapy)是采用促进骨质分解代谢的药物、激素或控制膳食等,使已沉积在骨骼无机质部分的放射性核素如^{90}Sr、^{226}Ra和^{140}Ba等向血液转移,从而达到加速其排除的目的。临床上主要应用甲状旁腺素、甲状腺素和低钙饮食。甲状旁腺素能使骨质溶解，血肿 Ca^{2+} 浓度升高，并使肾小管对磷酸根的重吸收减少或分泌增加导致低血磷；甲状腺素使基础代谢增强的同时，使骨钙释放，随之使骨 ^{90}Sr，^{226}Ra 等释放至血液中，达到促排目的；低钙饮食使血钙浓度降低，促使骨钙释放，将 ^{90}Sr，^{226}Ra 等移出。

2. 致酸剂促排

致酸剂(acidfier)系指氯化铵而言。它是一种强酸弱碱盐，进入体内后被分解，铵离子被肝合成尿素，氯离子使体内碱储备降低，导致体液及尿液酸化，甚至引起代谢性酸中毒。这种状况，可使骨质分解代谢增强，有利于锶、镭等由骨中释出，进而随尿排除。

3. 稀释和置换

服用相应于放射性核素的大量稳定性核素可以达到同位素稀释的目的，例如大量摄取水将增加氚的排泄。置换疗法是稀释疗法的一种特殊的形式，它是在吸收部位不同原子序数的非放射性同位素成功地与放射性核素进行竞争。服用钙来增加放射性锶自尿的排泄是置换剂的一个例子。

近年来国内外将上述药物组装成药箱，以备事故时应急处理之用，概括列于表 8-8。

表 8-8　放射性核素内污染的医学处理

(放射毒理学，朱寿彭等，2004)

放射性核素	阻吸收和促排措施
Pu，超 Pu 核素	DTPA 盐雾化吸入 40 mg；10%溶液 iv 5 ml，q・d；或先用
稀土族核素	DTPA 钙盐，后用锌盐；或唑胺酸 0.5 g，im，3～5 d O. P. 3～5 g 褐藻酸钠糖水，t. i. d，3～5 d
^{90}Sr	O. P. NH_4Cl 6～9 g/d，连续 5 d 为一疗程
^{137}Cs	O. P. 普鲁士蓝 1 g，t. i. d. 连续 10 d 为一疗程
^{131}I	O. P. KI 50～100 mg/d，必要时连续用药 7～10 d
^{210}Po	2%二巯基丁二酸钠 5 ml，im. b. i. d. 4～7 d
^{3}H	大量饮水，O. P. 双氢克尿噻 25 mg，b. i. d
混合裂变产物	DTPA 钙盐雾化吸入或 i. m. 或 iv O. P. 0.2%褐藻酸钠糖水 500 ml，q・d O. P. KI 50～100 mg/d；O. P. 普鲁士蓝 1 g. t. i. d

参考文献

1 ICRP Report No. 65. Menagement of Person Accidentally Contaminated with Radionuclides, Washington, 1980

2 Mays CW, et al. Health Physics, 1986,50(4): 530-540

3 ICRP,ICRP 第 28 号出版物,对应急和事故受照工作人员处理原则和一般性程序. 刘增鼎,白光译. 北京:原子能出版社,1982

4 李章. 国外医学放射医学分册,1979,1:15-19

5 Bhattacharyya MH,et al. Radiation Protection Dosimetry,1992,41(1):69 72

6 罗梅初,等. 中华放射医学与防护杂志,2000,20(1):11-13

7 ICRP,ICRP 第 96 号出版物,在放射攻击事件中人员辐射照射的防护. 潘自强等译. 北京:原子能出版社,2005

第九章　辐射随机性效应

辐射照射后所有的生物健康效应通常是由于身体的组织和器官内细胞受到损伤而引起的，在细胞组分不同类型的辐射损伤中，最重要的是 DNA 损伤，DNA 对细胞各种功能具有遗传学控制的作用。细胞系统能修复辐射引起的大多数 DNA 损伤。而未修复的或错误修复的损伤可以杀死细胞，阻止细胞增殖，或者形成能存活但在遗传学上经修饰而突变的细胞。体细胞基因突变可能导致细胞恶性转化，使细胞不受正常调节机制的调控而异常增殖，出现辐射致癌效应。生殖细胞突变，则可能使后代发生遗传性疾病，即遗传效应。癌症和遗传疾病被认为是由辐射照射后存活下来的单个突变细胞发展而来的，这些效应称为随机性效应。通常要对人数众多的受照和未受照人群进行流行病学研究，来说明是否有与辐射关联的超额随机性效应。国际放射防护委员会(ICRP)已将这些流行病学研究用于估计辐射致癌危险。但是由于辐射诱发的遗传效应危险很低，流行病学研究还不能提供直接信息。所以将动物实验，尤其是小鼠的实验结果用于判断遗传效应的危险。

第一节　辐射致癌效应

电离辐射已被公认是一种致癌因素，辐射致癌效应是人和动物受辐照后远期效应(late effect)最严重的后果。

一、放射性核素诱发癌症的特点

1. 辐射致癌效应的证据

辐射诱发的癌症与自然发生的癌症之间很难区分，只能根据在较大群体所进行的辐射流行病学调查发现的高于自然发生率的超额统计值来估算。辐射致癌效应已被人群的辐射流行病学调查、大量动物实验研究和体外诱发细胞恶性转化研究所证实。

目前已有的人群调查资料为：从事^{226}Ra 发光涂科作业工人及接受^{226}Ra 治疗病人发生的骨骼恶性肿瘤；早年接受钍造影剂检查后病人发生的各种肿瘤；接受^{224}Ra 治疗强直性脊椎炎及关节炎病人发生的骨肉瘤；铀矿工吸入氡及其子体发生的肺癌，居室氡所致的肺癌；原爆幸存者的白血病；受氢弹爆炸释放的裂片碘内污染的马绍尔群岛的居民，受切尔诺贝利核电站事故释放物照射的周围居民，经 X 射线治疗强直性脊椎炎的患者，经 X 射线治疗头癣(一种癣菌病)的儿童以及临床治疗用^{131}I 后发生甲状腺癌的病人等。

动物实验研究证实，放射性核素对各种实验动物都有明显的致癌作用，许多器官和组织都可诱发癌瘤。例如，钚和超钚核素释放的 α 粒子主要是诱发骨肉瘤、肺癌、肝癌等；碴土族核素释放的 β 粒子可诱发骨肉瘤、白血病、垂体肿瘤等；稀土族核素可引起骨、肝、肾、胃肠和内分腺的癌瘤；^{137}Cs，^{95}Nb，^{106}Ru 可使多种器官组织发生肿瘤和白血病；放射性碘核素(^{131}I，^{132}I，^{125}I)可引起甲状腺癌；^{222}Rn 及其子体能诱发肺癌等。

2. 辐射致癌的部位和类型

肿瘤发生的部位与放射性核素的滞留部位具有相符性，即肿癌易发部位多是核素主要的滞留部位。骨骼和肺是一些核素的重要滞留部位，也是诱发肿癌的常见部位。实验研究可见，放射性核素内照射诱发肿瘤与化学致瘤相比具有多发性和广谱性，即同一机体内可有几个器官或组织同时发生同类型或不同类型的肿瘤，个别实验动物可同时发生4～6种肿瘤。辐射流行病学调查进一步证实，氡及其子体所致剂量高的叶支气管和段支气管基底细胞处，正是矿工肺癌的多发部位。病理研究表明，放射性核素内照射诱发的肿瘤，多是上皮组织的各种癌、间叶组织的肉瘤和造血组织的白血病(leukemia)。

3. 辐射致癌的潜伏期

辐射诱发肿瘤，都要经过从受到照射至发生肿癌的潜伏期(latency)，其长短受许多因素影响，例如辐射剂量、肿瘤类型、动物种属、性别、受照年龄和组织器官等。一般认为白血病的潜伏期平均约为8年，而实体瘤(如乳腺癌及肺癌)潜伏期要比此值长2～3倍，约相当于动物寿命的1/3时间。成年诱发肿瘤的潜伏期平均约25年左右。但也有短潜伏期的，如急性粒细胞性白血病以及由镭引起的骨肉瘤仅约2年，其他癌5～10年。

4. 辐射致癌的危险估计

目前获得的低剂量辐射诱发人体癌症的危险估计，均是由较高剂量和剂量率照射的资料外推而来，此值的大小与所采用的剂量-效应预测模型有关。目前多采用相乘模型，但其可靠程度仍有争议。此外这种危险估计主要针对致死性癌症的发生概率，而不同癌症的死亡率相差很大。如肺癌预期几乎100％死亡；甲状腺癌死亡率估计在2％～9％；而皮肤癌死亡率更低，仅约0.01％(基底细胞癌)～1％(鳞状细胞癌)。

5. 辐射致癌的机理

辐射致癌的机理比较复杂。一般认为，肿瘤的发生需经历始动(initiation)、促进(promotion)和发展(progression)等长期多阶段的过程，尤其是对于职业性长期小剂量低剂量率的受照射人员。始动为快速不可逆的过程，而促进是长时间发生作用并可逆转的过程。辐射兼有始动和促进的作用，是完全致癌因子。关于辐射致癌的机理，已形成以下的共识：体细胞突变学说(somatic cell mutation theory)，认为辐射引起细胞核DNA链(单链或双链)断裂或重组，形成新的具有异常序列或结构的DNA，使体细胞发生基因突变的染色体畸变，这些细胞遗传学方面的变化可最终导致细胞的恶性转化；许多证据表明，辐射诱发细胞内原癌基因激活，抑癌基因失活和参与细胞周期调节的重要基因(ras，prb，p53，p21，p16等)表达失衡，在辐射诱发细胞恶性转化中起重要作用。辐射诱发癌症发生的概率至少取决于最早产生的被修饰细胞克隆数，因为后者将影响单一克隆成活的概率。因此，恶性转化概率与辐射剂量有关，而严重程度则受癌症类型及部位的影响。此外，病毒激活(辐射直接激活内源性潜在的病毒诱发肿癌)、免疫功能低下和免疫监视失衡(辐射使免疫抑制失去监视作用，导致肿瘤发生)、内分泌失调等均可能在辐射诱发癌症中起一定作用。实际上任何癌症都是多种因素长期综合作用的结果。

二、影响辐射致癌效应的因素

影响内照射致癌效应的因素有：放射性核素的辐射类型、辐射能量、摄入的放射性活度、摄入途径和方式、分布与滞留的特点、吸收剂量和剂量率、动物种属、性别、年龄以及环境综合因素等，其中最重要的是受照射器官或组织对辐射的敏感性、吸收剂量和剂量率。

1. 辐射剂量的影响

在一定剂量范围内肿瘤的发生率随剂量增大而增加。如对780例发光涂料工人^{226}Ra内污染的辐射流行学调查结果表明，当骨骼平均吸收剂量达7.6 Gy时骨肉瘤发生率为2.3%；高于该剂量时则发生率相应增高，而低于该剂量的542例尚无一人发生恶性肿瘤；而当^{226}Ra的平均剂高达233 Gy时，反而比相对低剂量的骨肉瘤发生率低(表9-1)。由此可见，放射性核素内照射诱发的肿瘤似乎有个最适致癌剂量，还有个最低致癌剂量。其他一些调查资料或实验研究也有类似情况。这可能与大剂量造成对细胞的杀死效应，有更多的细胞死亡或失去分裂增殖功能有关，而低于致癌剂量时还不足以诱发肿瘤。

表9-1 ^{226}Ra内污染人员的骨平均剂量与骨肉瘤发生率的关系

(EvansRD, Health Phys, 1974)

骨平均剂量/Gy	观察例数	骨肉瘤数	发生率%
233	18	3	16.7±9.6
126	23	12	52.3±15.1
65.9	39	15	38.5±9.9
29.8	72	14	19.5±5.2
12.8	24	6	14.3±5.8
7.6	44	1	2.3±2.3
<7.6	542	0	0

2. 辐射剂量率的影响

在致癌剂量范围内，剂量率的变化对不同LET辐射致癌效应的影响不一。一般说来，低LET辐射内照射诱发肿瘤概率随剂量率降低而相应的减少，低至一定程度则不发生。例如，给RF小鼠一次注入^{90}Sr的放射性活度为9.25～18.5 kBq/g(体重)时，骨肉瘤发生率为24.4%；如将该活度的^{90}Sr在10 d内(每天1次)和100 d内(分10次)注入，则骨肉瘤发生率分别降低为18.3%和8.3%；再降低剂量率则不诱发骨肉瘤。剂量率不同，诱发的肿瘤类型也有差别，如^{90}Sr，^{45}Cr等核素以较高剂量率照射时多诱发骨肉瘤，低剂量率时则以发生白血病为主。高LEL的α粒子与上述不同，其致癌概率不随剂量率的降低而减少，这与α粒子所致损伤难以修复、剂量率降低对杀死效应减少而恶性转化的概率增多有关。如给大鼠腹腔注入放射性活度为233 Bq/g(体重)的^{239}Pu，剂量率为0.61 Gy/d，累积剂量212 Gy时，骨肉瘤发生率为23.8%，而分别注入148和70 Bq/g(体重)，剂量率分别为0.46 Gy/d和0.014 Gy/d，累积剂量分别为17.6 Gy和7.1 Gy时，骨肉瘤发生率均增加到30%。图9-1表明，低LET单次照射随机效应的RBE曲线为凹向上形，分次或低剂量率照射时斜率下降，近似直线。高LET与此相

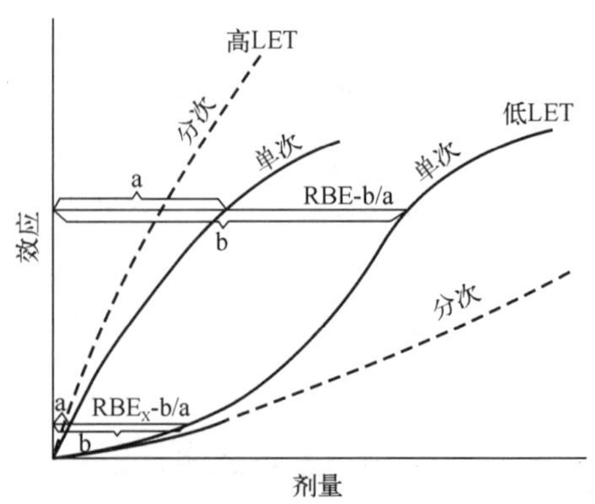

图9-1 低LET和高LET辐射剂量效应曲线和RBE
(源自ICRP-60出版物，1991)

反，单次照射时曲线为凹向下形，多次或低剂量率照射时的斜率有时可能反高于单次照射(逆向剂量率效应)。

3. 不同LET辐射的影响

不同LET辐射的致癌效应有明显差别。高LET辐射(如α粒子、中子)比低LET辐射(如γ、β射线)具有更高的致癌活性，单位剂量诱发癌瘤的概率较高。辐射流行病学调查表明，770名发光涂料工人因镭的内照射作用发生51例骨肉瘤和21例筛窦和鼻咽部鳞状上皮癌，局部剂量估计为5 Gy以上；昔日德国静脉注入 ^{224}Ra 制剂治疗骨结核和强直性脊椎炎患者900例，发生54例骨肉瘤。低LET辐射致人骨肿瘤的效应，按 ^{226}Ra 和 ^{90}Sr 相对毒性间接推算，β粒子内照射致癌效应比α粒子低得多。实验表明，大鼠摄入最适和最低致骨肉瘤剂量的β辐射源如 ^{90}Sr 和 ^{144}Ce 后，发生骨肉瘤的危险概率分别为 $25\times10^{-4}Gy^{-1}$ 和 $2\sim3\times10^{-4}\ Gy^{-1}$；而在摄入α辐射源(^{239}Pu， ^{241}Am， ^{237}Np， ^{252}Cf)后，大约为 $650\times10^{-4}\ Gy^{-1}$，α辐射源的致骨肉瘤效应是β辐射源的26倍(650/26)和216～325倍(650/3～650/2)。它们之间这样大差别，除LET不同外，还与上述一些α辐射源在骨内主要分布于骨表面，靶细胞即骨表面细胞受照射剂量大，而 ^{90}Sr 和 ^{144}Ce 在骨内相对均匀性分布。因此，上述α辐射源的致癌效应则高于 ^{90}Sr 和 ^{144}Ce。

第二节　辐射危害的评估

一、评估的意义

从辐射防护的宗旨出发，我们不仅需要了解辐射致癌效应，还要预期辐射遗传效应的发生概率，以及这些效应的严重后果；为此提出辐射危害(detriment)概念。概括起来，辐射危害包括：全部致死性癌症的发生概率；致死性癌症的预期寿命损失；非致死性癌症的发生概率；全部后代严重遗传性疾病的发生概率与寿命损失。根据这些资料，估算单位辐射剂量造成的总集危害(aggregated detriment)，为辐射防护剂量限值的确定和组织器官的权重因子提供生物学依据。辐射危害评价的对象，是全人群尤其是长期受低剂量/率照射的职业工作人群所发生的致癌效应和遗传效应。

二、评估的指标

大量实验研究和辐射流行病学调查资料证实，辐射致癌是人类受低剂量照射引起的唯一得到确认的致命性健康危害，是确定人类辐射防护限值的重要指标，因此辐射致癌效应评价也就成为辐射危害评估的核心内容。

在评价辐射致癌效应时引用了危险(risk)这一概念。危险与危害不同。危险是指特定个人接受特定剂量照射所诱发的特定效应的概率。危害是考虑效应发生的概率，也考虑其严重程度；危害的健康影响包括随机性效应和确定性效应。目前认为，对辐射(包括内外照射)的危险进行定量应把它与人类遇到的其他危险置于同一尺度上进行比较，因此把单位照射剂量诱发的危险称为概率系数或危险系数(risk coefficient)。

为了评价人群的辐射致癌概率的水平，经常使用绝对危险(absolute risk AR)和相对危险(relative risk, RR)两个指标。AR是一定剂量照射引起某种癌症的超额发生率，亦即癌症概率的增加额，由受照射和未受照射人群发生率之差，或观察数(observed cases)与预期数(expected cases)之差(O－E＝K)得出，故又称超额绝对危险(excess absolute risk EAR)。相对危险(RR)是受照射和未受照射人群癌症发生率(或死亡率)之比或观察数与预期数之比(O/E＝RR)。单位剂量照射引起的相对危险增加额(RR－1)又称为超额相对危险(excess relative risk ERR)。

辐射致癌评价的任务是根据EAR或ERR计算单位剂量照射诱发效应的概率即危险系数。EAR系数为单位剂量增加的例数，用10^{-6}人·年$^{-1}$·Sv^{-1}或(10^{6}人·年·Sv)$^{-1}$，即每百万人每年每Sv(或Gy)增加例数表示；ERR系数为单位剂量增加的%(Sv^{-1}，或Gy^{-1})。它们是辐射致癌评价与预测的重要参数。EAR系数还可用终生增加例数表示。在实际中如何选用EAR和ERR，主要取决于使用的目的。RR和ERR是相对值，便于揭示和评价辐射致癌的因果关系。假若因果关系已经被确认，为确定辐射防护方案则宜使用EAR，以便给出不同剂量照射后癌症增加的绝对值。

三、评估的内容

现代毒理学中一个重要的分支是管理毒理学(regulatory toxicology)，它以流行病学调查和实验毒理学的研究成果为基础，对环境和职业性有害因素造成人群危害进行定量估计，结合生产与经济的可行性及其他社会因素综合考虑，为制订预防措施、卫生防护标准和管理决策提供依据。管理毒理学的重要内容是危险评价(图9-2)。

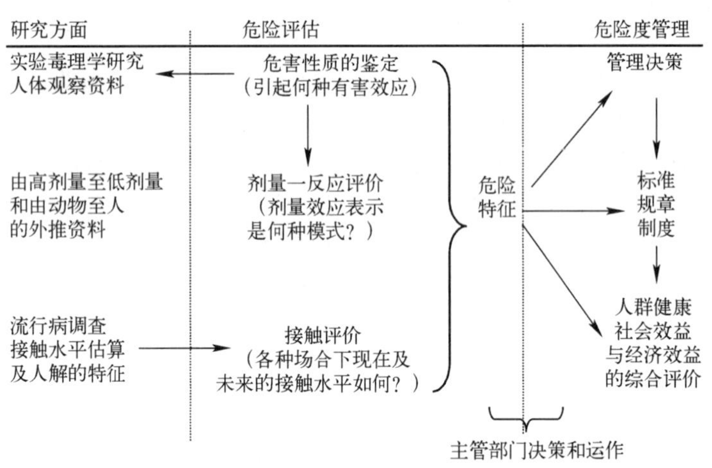

图9-2 危险评价的内容和危险度管理示意图

(放射毒理学，朱寿彭等，2004)

1. 危险的定性评价，它主要是危险鉴定(haggard identification)。评审已有的毒理学研究和流行病学调查资料，研究对人群造成危害的种类和性质，电离辐射的致癌效应。

2. 危险的定量评价，它包括(1) 剂量效应评价：要求说明不同剂量水平时损伤效应的发生率，尽可能优先选用人群流行病学调研资料。要注意各种剂量效应模型、时间响应模型和有关的参数值。(2) 接触水平评价：了解人群接触有害因素的情况，如接触水平、接触范围、接触时的客观条件以及可能遭受危害人群的数量等。在辐射接触水平的评价中，采用有效剂量、当量剂量和集体当量剂量等指标，表示个人和群体的接触水平。

3. 危险系数的确定，这是危险评价的最后一环。它主要根据上述评价资料，同时考虑到各种确定因素的影响。

第三节　辐射致癌效应的模型

在辐射防护实践中，为了限制随机性效应的发生率，对既往事件所发生的危险予以科学的评价，或对现在和未来可能发生的危险做出科学的预测，人们就得将剂量效应和时间响应进行数学模式化，予以定量描述。为此，就提出各种数学模型。

一、剂量效应模型（dose-effect model）

剂量效应模型是描述效应对剂量依赖关系的数学模式。当前人们普遍关注的是慢性职业性照射即小剂量、低剂量率长期照射可能产生的危险。由于迄今为止有关的人类资料较少，只能利用大、中剂量外照射群体的结果进行外推。这种外推结果能否符合实际则主要取决于所选用的剂量效应模型。

（一）剂量效应模型的特征

1. 线性模型（linear model）　此模型是假设超额癌症概率正比于靶器官或组织所吸收的剂量，即辐射致癌的概率随辐射剂量增加呈直线增加。它表示效应是剂量的线性函数，是一种最简单的剂量效应模型，其图形如图9-3曲线a所示，拟合的数学函数方程式为

$$E = a + bD \tag{9.1}$$

式中，E为效应，a，b为常数，D为吸收剂量。

高LET辐射、低剂量率辐照可出现此种模型。低LET照射诱发甲状腺癌和女性乳腺癌的概率符合此线性模型。ICRP所制订的剂值限值，是以线性无阈模型为基础的。

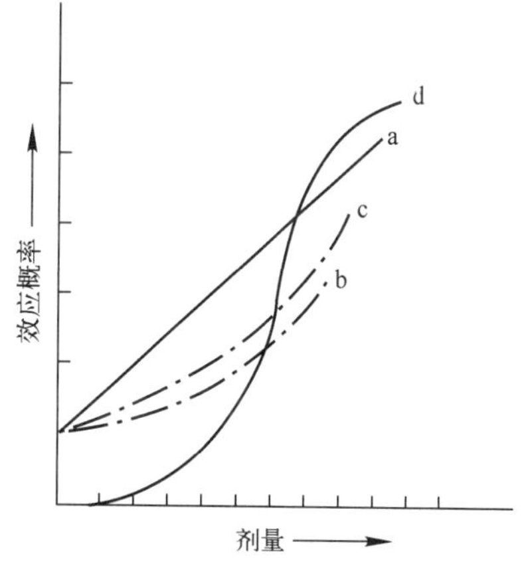

图9-3　剂量效应模型曲线
（放射毒理学，朱寿彭等，2004）
a—线性模型；b—平方模型；
c—线性平方模型；d—s曲线模型

2. 平方模型（quadratic model）　此模型表示辐射致癌概率与靶器官（组织）受照剂量的成正比。其图形如图9-3曲线b所示。拟合的数学函数方程式为

$$E = aD^2 \tag{9.2}$$

高LET辐射，高剂量率照射时出现此种模型。但一般认为用它预测低剂量及低剂量率照射诱发癌症的概率要比其他模型偏低，用于实验研究和流行病学调查资料的分析不甚适宜。

3. 线性平方模型（linear-quadratic model）　此模型较上述复杂，低剂量时线性项为主，高剂量时以平方项为主。其图形如图9-3曲线c所示。拟合的数学函数方程式为

$$E = aD + bD^2 \tag{9.3}$$

在低LET、低剂量率照射所诱发的癌症概率符合此模型。它可用来描述低LET引起的除甲状腺癌和乳腺癌之外的其他各种癌症的剂量效应关系。

4. S曲线形模型（S curve model）　此模型常在低LET辐射高剂量率照射时出现。图形

如图 9-3 曲线 d 所示。拟合的数学函数方程式为

$$E=[aD+bD^2]e^{-KD} \tag{9.4}$$

式中,E 为效应,辐射诱发的癌症概率,a,b 为常数;D 为吸收剂量 e^{-KD} 相当于高剂量时被杀死细胞所致下降部分。它表明,低剂量时 aD 项起主要作用;高剂量时 bD^2 项起主要作用,曲线转陡上升;剂量再高时,由于细胞死亡或失去分裂增殖功能,效应反而降低,此时指数项 e^{-KD} 起主导作用。

由上述看出,辐射致癌的复杂性和多样性。目前学术界最关注且有争议的是低剂量致癌效应曲线的走向。ICRP 充分注意到在低剂量范围可能高估了致癌的危害性,但从偏安全考虑,至今仍采用线性无阈模型作为制定辐射防护标准的依据。然而,低剂量辐照的刺激作用(hormesis,又称兴奋效应)对这种线性无阈的观念提出了质疑。因为刺激效应的剂量效应模型,是以剂量的负值直线项和平方项之和表示,即 $E=-aD+bD^2$,显示低剂量照射时,癌症概率比预期值低。有些学者认为某一范围的低剂量照射能激活某些防御机能,抑制照射后诱发的恶性转化细胞的发育成长,使之不能发展为癌症。有人以此来解释高本底地区居民长期受低剂量/率照射,其肿瘤发生率反而低于对照人群的现象。

(二) 剂量效应模型对辐射危险系数的影响

剂量效应模型对危险概率估计值有重大影响。因为从高、中剂量照射的结果外推低剂量照射的危险概率时,所采用的剂量效应模型不同,其估计值相差甚大。例如,BEIR Ⅲ(1980)报导,低 LET 辐射照射 0.1 Gy 后随访 30 年,用不同的剂量效应模型和预测模型估算终生癌症危险概率的结果表明,可相差 18 倍之多(表 9-2)。

表 9-2 不同剂量效应模型和预测模型对低 LET 辐射一次 0.1 Gy 照射所致全部癌症超额死亡率估计值(例数/10^{-6} 人 · Gy)

(放射毒理学,朱寿彭等 2004)

剂量效应模型	AB		RR		RR/AR
	超额例数	超额死亡率	超额例数	超额死亡率	
线性型	1 671	1.02	5014	3.06	3.00
线性平方型	766	0.47	2 255	1.38	2.94
平方型	95	0.06	276	0.17	2.91

注:癌症自然死亡率为 163 800×10^{-6} 终生。

不同品质辐射所致不同部位癌症的剂量效应模型是不同的,低 LET 辐射所致甲状腺癌和女性乳腺癌应用线性模型,而对其他癌症(含白血病)则使用线性平方模型,高 LET 辐射所致肺癌、骨癌近似线性模型。

二、时间响应模型

为了把有限时间内观察到的结果,向更长时间如终生延伸,以便估计可能出现的危险,即预测观察期外的危险,了解照射后癌症发生的时间性特征,需要建立辐射致癌的时间响应模型(time-response model)。

（一）时间响应模型的概念和内容

在放射性核素内照射情况下，辐射剂量是在摄入后长时期内分散授予人体的，这将进一步推迟损伤效应的表达期。时间响应模型，就是描述接受照射后至出现癌瘤的时间间隔（即潜伏期）和其概率的分布，并对观察截止后继续发生的危险进行预测，故又称为癌症危险的预测模型。它所涉及的主要内容有：癌症潜伏期；癌症表达时间，即持续有限的时间还是持续终生；效应的高峰期；发癌年龄；超额危险的时间分布，及与不同年龄对照人群癌瘤发生率的关系等。只有了解这些因素所制约的时相性规律，才能进行辐射致癌的时间外推和预测。

时间响应关系，是近代毒理学中非常关注的又一分支，即时间毒理学（chrono-toxicology）研究的重要内容。只有综合考虑时间响应关系和剂量效应关系及时间剂量关系，才能正确估计接受一定剂量照射经不同时间后可能出现的总危险。

（二）时间响应模型及其对辐射危险系数的影响

辐射致癌效应时间外推的目的是力图通过适当的危险预测模型（risk projection model），应用在有限时间内没有观察到生命终点的随访结果对今后和终生可能发生的危险进行预测。因为辐射致癌的潜伏期和癌症表达的持续时间，可因癌症类别而异。白血病和骨癌的潜伏期较短，一般为 2～4 年，效应持续时间也较短，大约在 10 年后即发生率降低，30 年后基本降到正常范围，因此如观察时间超过 30 年就无需通过模型对未来危险进行预测。而实体癌与此不同，潜伏期长，癌症表达时间可延续终生，出现的时间与一般人群中出现这种癌症的时间大体一致。为此，BEIRⅢ（1980）提出与绝对危险（AR）和相对危险（RR）相对应的两种终生预测模型，后来称为相加（additive）和相乘（multiplicative）预测模型。

应用相加模型预测时，假定经过最短潜伏期，在其后癌症表达期间内癌症增加的例数即超额数（excess，即观察数—预期数）保持恒定，不随年龄和随访时间及基线值（本底值）而变化。该人群发生的全部癌症的相加预值等于根据 EAR（超额绝对危险）系数得到的增加值与基线值之和。如果采用相乘模型预测，观察值/预期值是恒定的，预期值等于 RR 系数与其基线值的乘积，癌症发生数随年龄而增加，其幅度与正常人群中该种癌症随年龄而变化的幅度成正比。

假若对某人群中某种癌症随访观察 30 年，根据观察结果建立的两种预测模型所给出的癌症超额数相近似，但在时间分布上则有所不同。如果利用建立的模型对超过 30 年后继续发生的癌症例数进行预测则将有不同，但终生预测值两者相近。

国际放射防护委员会（ICRP）和联合国原子辐射效应科学委员会（UNSCEAR）在已往的出版物或报告中，对辐射致癌的终生危险采用相加模型预测值。美国 BEIRⅢ（1980）报告中则两者兼用，并认为相乘模型更能反映癌症发生的规律。1988 年 UNSCEAR 报告和 1999 年 BEIR Ⅵ报告则主要用相乘模型。因为它更能反映多数癌症发生的时相特征。美国国立卫生研究院（NIH）1984 年建立的辐射致癌病因概率（PC）表，对白血病和骨癌之外的其他癌一律采用相乘预测模型。目前认为相乘预测模型最符合流行病学的观察结果。1959 年 ICRP-26 出版物采用相加模型，为比较起见，将 1991 年 ICRP-60 出版物给出的两种模型估算结果的差别示例于图 9-4。

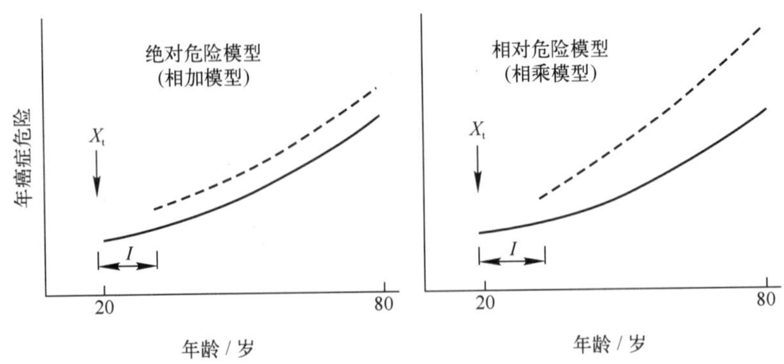

图 9-4 两种模型估算的癌症发生率随年龄的变化曲线

(放射毒理学,朱寿彭等,2004)

X_t 表示照射时刻,I 表示潜伏期,……受照群体总危险,—— 基线癌症危险

第四节 辐射致癌的危险系数

一、危险系数的估计

UNSCEAR1988 年报告的致癌终生危险估计,应用了线性剂量效应模型、相加和相乘两种预测模型、年龄别危险系数和年龄平均危险系数预测值以及按预测值算出的寿命损失,如表 9-3 所示。可以看出,不同人群和性别的差异较小,相加和相乘预测模型的差异为 1∶1.2～2.8。在使用年龄别危险系数时,由于低年龄受照射者随时间延长 ERR 降低,故相乘模型预测值被高估。另一方面 AR 值随年龄增加而增加而升高,相加模型预测值被低估。使用年龄平均危险系数时出现相反效果。UNSCEAR1988 年报告还利用各器官癌症的危险系数计算出其各自的终生危险系数(表 9-4)。但应当指出,这些危险系数值都是低 LET 辐射高剂量率急性照射 1 Gy 时获得的,其中存在最重要的不确定因素是剂量和剂量率效应有效因子(dose and dose rate effectiveness factor DDREF), ICPP 建议该系数为 2,即低剂量低剂量率照射时危险系数是上述值 1/2。关于高 LET 放射性核素内照射对人的致癌危险系数估计值列于表 9-5。

表 9-3 低 LET 辐射高剂量率照射器官吸收剂量 1Gy 时 1 000 名日本人的癌症终生危险预测值

(据 UNSCEAR,1988,表 59)

人群	预测模型	致死性癌症增加例数		寿命损失/a	
		年龄特异危险系数	年龄平均危险系数	年龄特异危险系数	年龄平均危险系数
全人口	相加	40	50	950	1 200
	相乘	110	70	1 400	950
工作人群	相加	60	48	1 330	880
(25～26 岁)	相乘	70	80	820	970
成人	相加	—	46*	—	840
(>25 岁)	相乘	—	56	—	620

* 相加模型:男 43,女 49;相乘模型:男 50,女 60。

表 9-4　低 LET 辐射高剂量率照射 1 Gy 1 000人的各器官癌症终生超额死亡率值

(年龄平均危险系数)

(据 UNSCEAR,1988,表 69)

癌　症	相乘预测模型	相加预测模型
白血病	9.7	9.3
全部实体癌	61.0	36.0
膀胱癌	3.9	2.3
乳腺癌	6.0	4.3
结肠癌	7.9	2.9
肺癌	15.1	5.9
多发性骨髓癌	2.2	0.9
卵巢癌	3.1	2.6
食道癌	3.4	1.6
胃癌	12.6	6.5
其他	11.4	10.3
合计	70.7	45.3

* 计算合计值只限于女性时,乳腺癌和卵巢取其 1/2 值。

表 9-5　放射性核素内照射对人致癌的危险估计值(例数/10^4人·Gy)

(据 McClellan et al. , 1986)

组织或器官	辐射类型	危险度估计值*	范围*	文　献
气管支气管	α慢性,Rn 及其子体	1 200	400～3 000	BEIRⅢ(1980)
肺	γn 急性,核爆炸	70	30～110	BEIRⅢ(1980)
	β慢性,裂变产物	50		Cudahy(1982)
	α慢性,$^{239}PuO_2$	1 500		Cudahy(1982)
骨	α慢性,^{226}Ra 体积型	27	6～53	BEIRⅢ(1980)
	α慢性,^{224}Ra 表面型	200	40～200	BEIRⅢ(1980)
	β慢性,^{90}Sr 体积型		2～20	McClellan et al(1983)
肝	α慢性,^{232}Th	300	220～320	BEIRⅢ(1980)
	β慢性,^{144}Ce	30		Mogen burg et al. ,(1984)
甲状腺	β慢性,^{131}I	30	20～40	NCRP(1984)
	裂变产物,γ、β		20～125	

* 下画线数值是由犬的资料外推而来,未画线值为人的资料。

依据日本原爆幸存者和大量辐射剂量效应的资料,ICRP 提出了用来计算累计危害的受照人群随机性效应标称概率系数(nominal probability coefficient)的建议值,见表 9-6。

表 9-6　随机性效应标称概率系数

(ICRP-60,1990)

受照射人群	危害/$10^{-2}Sv^{-1}$			
	致死癌症	非致死癌症	严重遗传效应	集总危害
成年工作者	4.0	0.8	0.8	5.6
整个人群	5.0	1.0	1.3	7.3

随着辐射生物效应研究资料的累积和认识的加深,ICRP2005 年在日内瓦会议上调整降低了 1990 年建议书提出的随机性效应标称概率系数,癌症危害对成年人和整个人群分别为 4.6×10^{-2} 和 5.9×10^{-2},遗传效应危害对成年人和整个人群分别为 0.1×10^{-2} 和 0.2×10^{-2}。集总危害对成年人和整个人群分别为 4.7×10^{-2} 和 6.1×10^{-2}。遗传效应危害的减少是总危害减少的主要原因。

二、年龄和性别对辐射致癌危险系数的影响

1. 年龄的影响

大量调查资料证实,不同年龄的人群其辐射致癌危险系数有明显的差别,总的趋势是危险系数随年龄的增大而减小(白血病例外)。年轻者较年老者危险系数为大,如 25 岁的妇女比 55 岁者危险系数约高 2 倍(表 9-7)。日本原爆幸存者的资料表明,受照时年龄对癌症的发生率也存在明显的依赖关系。受照年龄不仅影响危险系数的高低,也影响癌症表达期内超额例数的分布。

表 9-7　不同年龄的人群每年受照 0.1 Gy 持续 10 年致死性癌症的危险系数

(据 Sinclair WK,中华放射医学与防护杂志,1987)

	终生发生率/‰						
	年龄	白血病	肺癌	乳腺癌	甲状腺癌	全部癌症	危险系数/(10^{-2}/Sv)
男性	25	1.72	6.15	……	0.32	19.0	2.0
	35	1.88	4.30	……	0.22	12.0	1.2
	45	2.00	3.13	……	0.14	9.2	0.9
	55	1.83	2.18	……	0.08	7.5	0.8
女性	25	1.07	4.80	8.14	0.57	29.3	2.9
	35	1.24	4.19	3.32	0.44	17.0	1.7
	45	1.46	3.73	0.81	0.31	11.9	1.2
	55	1.45	2.92	0.35	0.20	9.9	1.0

2. 性别的影响

性别也是影响辐射致癌危险系数的一个因素。有些器官或组织的癌症发生率,明显地随性别而变化。例如,乳腺癌的增加仅发生于女性。辐射致肺癌的概率男性显著地高于女性,这也不排除男女吸烟程度有差别的因素。美国的调查资料表明,甲状腺受照剂量在 0.06～

15 Gy范围内,每万人中发生甲状腺癌的例数,女性明显高于男性(表 9-8)。

表 9-8 辐射诱发甲状腺癌的年超额危险系数(YER)和终生超额危险系数(LER)[例 · 10^{-6} Gy^{-1}](引自 ICRP-40,1985)

危险系数(10^{-4} Gy^{-1})	辐射源	受照年龄>18		受照年龄≤18		合计
		男	女	男	女	
每年	γ及X射线,^{132}I,^{133}I	0.48	1.68	1.68	3.36	—
	^{135}I,^{131}I,^{125}I	0.28	0.56	0.56	1.12	—
终生	γ及X射线,^{132}I,^{133}I	8.22	20.40	14.50	31.50	74.62
	^{135}I,^{131}I,^{125}I	2.74	6.80	4.83	10.50	24.87

三、辐射致癌的病因概率法

1. 概念与意义

病因概率(probability of causation,*PC*)是指先前受到一定剂量照射后诱发的某种癌症归因于照射的概率,利用 *PC* 的方法可对癌症的辐射病因进行定量判断。

辐射诱发的癌症与一般人群发生的同种癌症的临床表现和病理学特征相同,无特异性,因此难以用一般医学检查手段予以判别。为解决辐射致癌病因的判断与赔偿裁决,美国科学家提出病因概率分析方法。1985 年 NIH 编制了放射流行病学表(简称 *PC* 表),提供计算 *PC* 的方法和所用参数。目前美国、英国和加拿大等国已利用 *PC* 作为仲裁辐射致癌赔偿的依据。在我国也利用此方法判断职业性放射性肿瘤(GBZ 97)。

2. *PC* 计算方法及所用参数

根据 Bayes 统计学原理,已发生事件的某原因 X 的后验概率 P 等于引起该事件原因 X 的先验概率 Px 与导致该事件的所有先验概率总和之比。如 Py 是 Px 之外的引起该事件的全部其他原因的先验概率,则后验概率 P 为:

$$P = Px/(Px + Py) \tag{9.5}$$

这说明我们可以利用从流行病学研究所得到的危险系数即先验概率,计算先前受一定剂量照射发生特定癌症的后验概率,即病因概率(*PC*)。为便于计算,通常用相对危险超额值 R 求得 *PC*,即

$$PC = R/(1 + R) \tag{9.6}$$

相对危险超额值 R 由几个独立的量即 F,T,K 来计算,即

$$R = F \cdot T \cdot K \tag{9.7}$$

$F=F(D)$:为照射因子,是吸收剂量 D 的函数。甲状腺癌和乳腺癌符合线性剂量效应模型,故 $F=D$,白血病符合线性平方模型,$F=D+D^2/116$。D 取靶器官的平均值,单位为 cGy。计算慢性照射的 *PC* 时,应给出受照射期间历年的年平均吸收剂量。对氡子体 F 用 WLM 表示,给出历年累积 WLM 值。氡子体兼有 γ 射线照射,可按 6 cGy=1 WLM,把照射剂量转换成 WLM,与氡子体累积 WLM 相加。

$T=Y(y)$:为潜伏期校正系数,是受照射 y 年后被诊断的可能性。对实体癌,当受照射后 0~4 年诊断时 $T=0$;5~9 年时 T 依次为 0.074,0.025 9,0.500,0.741 和 0.962;10 年以上时

$T=1.0$。对白血病 T 还与受照射时年龄 $A1$ 有关，$T(A1,y)$ 可以 NIH 编制的辐射流行病表（PC 表）查得。

$K=K(A1,S)$：是性别 S 受照射时年龄 $A1$ 情况下发生癌症的相对危险超额系数。当 $F=1,T=1$ 时 $K=R$。白血病和骨肉瘤的 K 值还与癌症被诊断年龄 $A2$ 有关。$K(A1,A2,S)$ 可从公式 $K=E/I$ 算出。从 PC 表可以查得 $E=E(A1,S)$，即性别 S 在年龄 $A1$ 受 $F=1$ 的照射时的癌症增加概率；$I=I(A2,S)$ 是性别 S 在被诊断时年龄 $A2$ 该癌症的基线发生率。氡子体诱发肺癌的 K 值取恒定值 0.015 WLM^{-1}。

接受多次照射，例如两次照射剂量为 $D1$ 和 $D2$，则合计两次的相对危险超额值，即 $R(D1,D2)=R(D1)+R(D2)$

3. *PC* 计算举例

例 1：男性，26～40 岁期间从事铀矿井下作业 15 年，累积 73 WLM，井下 γ 外照射年吸收剂量 1.2 cGy，60 岁时诊断肺癌。求来自井下职业照射的病因概率。

经查表求得：

$F=73+(1.2\times15)/6=76$ （6 cGy＝1 WLM）

$T=T(20)=1.0$ （诊断距离照射终止的时间＞10 年）

$K=0.015\ WLM^{-1}$

$R=F\times T\times K=76\times1\times0.015=1.14$

$PC=R/(1+R)=1.14/(1+1.14)=0.53=53.3\%$

举例 2：男性 25 岁时受到 25 cGyγ 射线照射，33 岁时即 8 年后诊断为甲状腺癌，求 PC。

经查表求得：

$F=(D)=F(25)=25$（线性剂量效应模型）

$T(Y)=T(8)=0.741$

$K(A1,S)=K(25,M)=0.070\ 718$

$R=F\times T\times K=25\times0.741\times0.070\ 718=1.31$

$PC=R/(1+R)=L31/(1+1.31)=0.567=56.7\%$

4. *PC* 的病因判断界限 确定 PC 判断界限，应考虑科学技术和社会经济等多方面因素。科学技术方面包括辐射诱发癌症的危险系数，剂量效应与时间响应模型以及群体间和个体间易感性差异等。社会因素方面主要是公众对辐射危害的认识程度和接受能力，社会经济发展的程度和赔偿能力等。

根据我国《放射肿瘤判断标准及处理原则》（GB16386—1996）（2002 年改为 GBZ97—2002，标准名改为“放射性肿瘤诊断标准”，基本内容不变。2005 年对 GBZ 97—2002 作了修改，标准名改为“放射性肿瘤病因判断标准”，扩大了可计算 PC 的癌症种类，改进了病因概率取值的规则，引入了计算机方法，告知了工伤认定和工伤保险的有关法规）规定，上述两例 PC 计算均超过 50%，故认为两例的癌症均与先前的受照射有关。一般来说，$PC<10\%$，认为癌症由先前照射诱发的可能性很小，辐射不大可能是癌症的病因；PC 为 10%～50%时，则认为癌症可能与既往照射有关；$PC>50\%$时，可诊断为放射性肿瘤，即先前所受照射很可能是该癌瘤的病因。

应当指出，病因概率法用于辐射致癌的判断和赔偿仲裁的依据，有一定的科学性、客观性和合理性，便于解决一些实际问题。但是它还有些不确定性，特别是用于处理职业性照射和内照射赔偿时还有不少待研究解决的问题。

第五节　人类辐射致癌的流行病学研究

关于电离辐射对人类所引起的健康危害，目前主要有六项研究。而其他关于大规模工作人员受到低水平辐射以及环境氡对人类影响的研究仍在进行。对工作人员和环境中人群研究的目的在于确定从已有的较高辐射水平条件下的资料外推至低水平条件下时所获得的数据是否与有关研究结果一致。辐射危害定量计算的研究是建立在以下六项研究基础之上：镭受照人群研究，原爆幸存者研究，核事故受照人群研究，矿井下氡及其子体对矿工的影响，经 X 射线治疗强直性脊椎炎的患者以及经 X 射线治疗头癣(一种癣菌病)的儿童的研究。

一、镭受照人群研究

1. 镭-226/228(^{226,228}Ra)的辐射效应

镭发现于 20 世纪上叶。受照人员包括经镭治疗的病人、化学家和描绘工。最高水平的镭照射发生在美国的表盘描绘工当中，这些工人总共摄入了活度为 0.4～40 MBq 的镭。对这些人员进行了 60 余年的随访研究，目的在于确定镭的滞留量及其长期负荷对人类健康的影响。

Martland(1931)和 Aub 及其助手(1952)首次完成了关于镭致骨肉瘤的研究，他们发现了 30 例骨肉瘤病例。此外，Evans 和其助手(1969)于马塞诸塞州技术学院对1 064名相关人员的研究中发现了 496 例病例。Rowland 等人(1978)从1 474名女性表盘描绘工中发现了 61 例病例(Woodard 1980)。因此，^{226,228}Ra 摄入后唯一明确的远期效应是骨肉瘤。目前还没有研究表明，在大剂量摄入镭的情况下，白血病发病率出现有统计学意义的增加。这说明骨髓中白血病靶细胞不在镭 α 粒子射程(70 μm)之内。

镭摄入后随钙一起分布在无机骨表面，长半衰期的^{226}Ra(1 600 a)最终分布于全身无机骨。辐射诱发骨肉瘤的靶细胞位于距骨表面大约 10μm 的骨内膜表面。未分布在骨表面的镭所释放的 α 粒子对靶细胞的作用随受照时间的延长而逐渐减小。

1978 年 Rowland 等人提出的估算骨肉瘤年危险的方程(包括自然条件下的危险)，分为以镭摄入量或以^{226,228}Ra 剂量进行估算两种形式。

以单位摄入量估算危险的方程如下

$$I = [0.7 \times 10^{-5} + (7 \times 10^{-8})D^2]\exp[-(1.1 \times 10^{-3})D] \tag{9.8}$$

其中，I 为每人年发生骨肉瘤的危险，D 为机体总的^{226}Ra 摄入量(μCi,)与 2.5 倍的^{228}Ra 摄入量(μCi)之和。

以单位吸收剂量估算危险的方程如下

$$I = [10^{-5} + (9.8 \times 10^{-6})D^2]\exp(-1.5 \times 10^{-2}D) \tag{9.9}$$

其中，I 为每人年发生骨肉瘤的危险，D 为全身骨骼^{226}Ra 的平均吸收剂量(Gy)与 1.5 倍的^{228}Ra平均吸收剂量(Gy)之和。

1980 年 Raabe 等人提出了关于人类、狗及鼠的镭致骨肉瘤模型，同时也提出镭致骨肉瘤发生存在一个实际阈值剂量或剂量率，若镭剂量过低，则人在最长寿命年限内骨肉瘤将表现不出来。骨骼阈值剂量率为每天 0.04 Gy 或阈值剂量为 0.8 Gy。射线致骨肿瘤存在阈值，这个概念的提出对考虑环境照射对健康的影响具有重要意义。

2. 镭-224(^{224}Ra)的辐射效应

在欧洲,^{224}Ra曾被用来治疗结核病及强直性脊椎炎将近40余年,于20世纪50年代禁止用于儿童的治疗。由于^{224}Ra能减轻强直性脊椎炎患者的疼痛,故仍在成人中使用。^{224}Ra半衰期只有3.62天,当^{224}Ra刚沉积在骨表面时其能量已基本完全释放。

Spiess和Mays(1970)以及Mays(1988)对899例接受过^{224}Ra治疗的德国病人的健康状况进行了研究。这些病人骨累积平均剂量是30 Gy(0.06至57.5 Gy),相应的注射间期为1至45个月。共有60名病人最终发生骨肉瘤(Gossner 1999),其中46例被用作组织学类型的研究。对这组人群进一步的研究表明,男性或女性乳癌、甲状腺癌以及肝癌发病率有统计学意义的提高(Nekolla 1999)。此外,Wick和其同事对1 432名接受了^{224}Ra治疗强直性脊椎炎的患者进行了研究,这批患者骨平均吸收剂量为0.65 Gy。其中4名患者发生骨肉瘤,一名属于对照组。

Spiess和Mays(1973)发现若一周内分别给予1、10或50次分次注射,则随注射间期的延长,^{224}Ra致骨肉瘤的效应会随之增加。他们提出了一个关于估算随注射间期延长癌症危险提高的经验公式

$$I = \{0.003 + 0.014[1 - \exp(0.09m)]\}D \qquad (9.10)$$

其中,I为骨肉瘤累积发生率,m为注射间期(d),D为骨平均吸收剂量(Gy)

Chemelevsky和助手(1986)在分析了Spiess的数据的基础上提出了^{224}Ra致骨肉瘤总的累积危险公式

$$R = (0.008\,5D + 0.017D^2)\exp(-0.025D) \qquad (9.11)$$

其中,R为骨肉瘤累积危险,D为骨平均吸收剂量(Gy)

按上述两个公式可预测出在第二组脊椎炎病人中将有5.7和5.8例发生骨肉瘤,但实际观察到2例。Chemelevsky和助手(1986)同时指出,Spiess的研究结果不支持^{224}Ra致癌效应存在线性关系即骨肉瘤发生率与剂量成正比。例如,从公式(9.11)可以得出当骨平均吸收剂量为10 Gy时,骨肉瘤发生的危险为0.02 Gy^{-1},而当剂量为1 Gy时,骨肉瘤发生的危险为0.01 Gy^{-1}。同样,在青少年和成人两组人群间骨肉瘤发生率并无差异,也没有发现白血病发病率的提高。

二、原爆幸存者的研究

1945年8月6日,美军在日本广岛投下了一枚^{235}U弹,三天后又在长崎投下一枚^{239}Pu弹。在这两座城市距爆心投影点地面距离1 km范围内总计有64 000人死亡。其他位于空爆投影点地面距离1至2 km范围内的人员受到总计几个Gy的照射。随后对原爆幸存者的健康状况进行了随访研究。1950年原爆伤亡委员会(Atomic Bomb Casualty Commission, ABCC)和日本放射线影响研究所(RERF)开始了一项关于原爆幸存者预期死亡率的研究,其中一项称为生存期研究(LSS),包括92 228名距原爆中心10 km内的人员以及26 850名爆炸时不在这两座城市中的人员。

有关健康效应的研究迄今未包括广岛、长崎两地落下灰的剂量研究。长崎滞留在落下灰地区超过1小时的人员,其接受的γ射线吸收剂量为0.12至0.24 Gy。而在广岛的人员吸收剂量为0.006至0.02 Gy。估算40余年间由于摄入^{137}Cs累积所造成的内照射剂量约为0.000 1 Gy(Harley1987;RERF1987)。

RERF技术报告5-88(RERF1988)报道了关于死亡率以及剂量估算的完整资料，并被Pierce和Preston(1993)更新，收录在UNSCEAR(2000)的报告中。UNSCEAR(2000)报道了在1990年间随访的DS86亚群的预测终生癌症发生率，具体数据如表9-9所示。

LSS研究迄今未发现胆囊、骨、胰腺、子宫或前列腺这些器官癌症发病率或恶性淋巴瘤发生率有统计学意义的提高。

吸烟是评估肺癌发生率的一个最重要的因素。Shimizu和其助手(1988)的研究结果表明，辐射与吸烟协同作用比这两种因素单独作用诱发肺癌的可能性更大。

如果采用一个预测模型，就有可能建立终生癌症发生的危险。RERF习惯采用相乘模型。在对原爆幸存者癌症致死率的研究以及其他几个研究中(强直性脊椎炎患者及铀矿工相关研究)发现癌症预测的相乘模型并不完全合适，但危险系数却随照后时间的延长而下降。在大多数情况下这同时说明癌症的绝对危险也随时间延长而下降。这个还不是很确定的生物模型提示了受损干细胞死亡和修复的数目。随时间延长终生癌症危险可能会增加，但考虑到现有人群的年龄因素，实际值不会比表9-9的值高出许多。

表9-9 应用DS86剂量估算原爆炸幸存者癌症观数和预期数以及1 Sv照后终生癌症发生率

癌症类型	发生病例数	预计病例数	平均剂量(Sv)	1 Sv照后终生癌症发生率(%)	
				男性	女性
食管癌	84	77.4	0.23	0.04	0.02
胃癌	1 307	1 222	0.23	0.17	0.17
结肠癌	223	193.7	0.23	0.13	0.19
肝癌	284	254.5	0.24	0.23	0.41
肺癌	456	364.7	0.25	0.23	0.07
乳腺癌	295	200	0.27	0.0	0.52
甲状腺癌	132	94.3	0.26	0.07	0.04
膀胱癌	115	98.1	0.23	0.03	0.13
其他的实体癌				0.26	0.15
实体癌				0.16	1.70
非白血性白血病	141	67.4	0.25	0.05	0.05
总计				1.21	1.75

三、头癣放疗引起的危害

1905—1960年间利用X射线的脱毛作用来治疗儿童头癣非常普遍。50多年间世界上大约有20万名儿童可能受到照射(Albert等1986)。

Alert 和 Omran(1968)报道了 1940—1959 年间在纽约儿童医院皮肤病与癌症科接受 X 射线照射治疗头癣的2 200名儿童的情况。关于这组儿童的后续报道每隔一定时间就有所发表(Shore 等 1976,1984,1990)。此后,用 X 射线治疗头癣的11 000名以色列儿童的随访研究也随后进行(Ron 和 Modan1984;Ron 等 1991)。

纽约和以色列相关研究中儿童的平均年龄为 7 至 8 岁。纽约大学(NYU)研究中用于剂量重建的头体模,是由一个覆盖有组织等效物的 7 岁儿童的头骨构成的(Schulz 和 Albert,1963;Harley 等 1976,1983)。经当时常用的 Adamson - Kienbock 五野头皮治疗后,头颈部器官的吸收剂量见表 9-10 和图 9-5。

表 9-10 应用小孩头部模型测量的头部和颈部器官平均剂量

器官	照射距离 25 cm 测量的平均剂量(rad)
头皮	220～540
大脑	140
眼睛	16
内耳	71
颅骨骨髓	385
脑垂体	49
腮腺	39
甲状腺	6
皮肤(眼睑)	16
皮肤(鼻子)	11
皮肤(中颈)	9

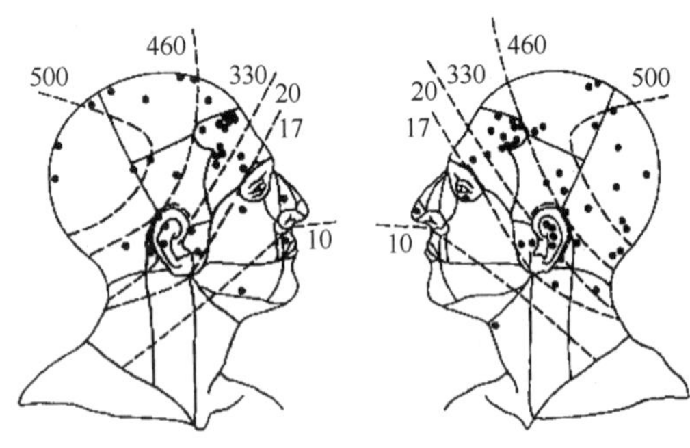

图 9-5 Adamson-Kienbock 五野治疗头癣的 X-射线剂量(rad)和基底细胞损伤区域

NYU 预计所研究的儿童中有 1.4 例甲状腺癌发生,而实际有 2 例发生。以色列所研究的儿童中预计有 10.7 例甲状腺癌发生,而实际有 43 例发生。NYU 预计有 41 名儿童发生基底细胞癌,其中有 24 名发生皮肤损伤,而实际有 83 例发生基底细胞癌。皮肤完整性是影响皮肤癌发生的一个重要因素(Shore 等 1984,1990)。所研究人群 25%是黑人,而皮肤癌只在白种人中发生。这一点以及头发覆盖处的头皮剂量反而比头颈处皮肤低的事实(Harley 等 1983)都表明紫外线的辐射增强作用在皮肤癌的发生中具有重要作用。

以色列的研究中估算发生甲状腺癌的剂量为 0.09 Gy,而 NYU 的研究中相应的估算剂量为 0.06 Gy。癌症危险预测模型被用于估算白种人经 X 射线脱毛治疗后面部皮肤及头发覆盖处头皮基底细胞癌(BBC)终生危险。所用的模型是一个假定受照人群 BBC 发生率不随时间变化的累积危险曲线(Harley 等 1983)。BBC 危险预测模型结果如表 9-11 所示。

表 9-11 X-射线治疗头癣模型头皮基底细胞癌和甲状腺癌的终生危险预测

	总体发生率(Gy^{-1})	致死率(Gy^{-1})
皮肤癌(NYU 研究)		
BBC (面部皮肤)	0.32	
BBC(毛发覆盖的头皮)	0.01	
甲状腺癌(以色列研究)		
男性	0.01	0.001
女性	0.04	0.004

除皮肤癌外其他肿瘤尽管发生例数超过

基线癌症发生数，但发生的数目太少。由于受照对象是儿童并且属于部分照射，所以这些相关的研究就显得十分重要。同样，有关癌症的时间响应模型也十分重要。由于剂量是在较短时间内给出的(NYU 研究中为数分钟，以色列为 5 天)，故这些终生癌症发生的时间响应模型将会揭示有关致癌的一些潜在机理。

皮肤癌及甲状腺肿瘤并非致命癌症。据 NCRP(1985)报道，只有大约 10%的甲状腺癌是致命的。据估计皮肤癌的致死率为 1%(NCRP，1990)。治疗头癣过程中所受照射引起的甲状腺癌，由 NCRP 所导出的总的终生危险度(18 岁以下人员每 Gy X 射线或 γ 射线外照射，男性为 0.003；女性为0.001 4)约为 Ron 和 Modan 所报道的(1984，1991)低大约 10%。

NCRP(1985)同样提出了人种和性别对甲状腺癌发生的影响。犹太籍欧洲人和北美白人其甲状腺癌自然发生率是其他种族的 3 至 4 倍。在 NYU 和以色列的研究中同样都发现女性更易发生甲状腺癌和腺瘤。

四、^{131}I 诱发的甲状腺癌

1. 切尔诺贝利核电站事故

IAEA(1992)和 UNSCEAR(2000)的有关出版物详细报道了 1986 年 4 月 26 日切尔诺贝利核电站事故。当时所释放出的一些对健康有影响的比较重要的核素有^{131}I，^{137}Cs 和^{90}Sr，它们的活度分别为1 800 PBq，85 PBq，10 PBq(UNSCEAR2000)。

这次事件在数天或数周内引起 30 名核电站工人和消防员死亡，其中 28 例由于辐射引起。1986 年间，22 万核电站周围的居住人员被疏散。1986 年之后，25 万来自前苏联三个加盟国家白俄罗斯、俄罗斯联邦和乌克兰广大被污染地区的人员被重新安置。同时，在当时北半球所有国家均可以测到有裂变核素的沉积。此外，1986 年和 1987 年大约 24 万名所谓的“清除工”被动员去参加核电站及周边 30 km 范围内的抗灾工作，抗灾工作一直持续到 1990 年。在此期间总计大约有 60 万人参加了清除工作。

切尔诺贝利事故早期造成照射的核素主要是^{131}I 和一些短寿命的放射性核素，随后则是通过^{134}Cs，^{137}Cs 污染的食物及其外照射所造成的。据 UNSCEAR(1988)估计，在白俄罗斯、俄罗斯联邦和乌克兰以外的欧洲大部分国家中 1 岁儿童甲状腺平均吸收剂量为25 mGy。然而剂量分布有很大不同。例如在波兰，整个国家的甲状腺平均吸收剂量据估算为8 mGy，而特殊地区为 0.2 至 64 mGy，5% 儿童个人剂量估算为 200 mGy。据 UNSCEAR(1988)估算，事故后第一年大部分欧洲国家的有效剂量不超过1 mSv，终生累积有效剂量大约为2～5 mSv。

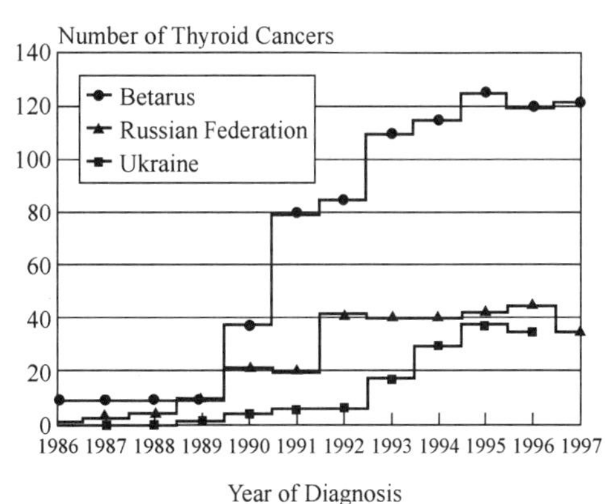

图 9-6 切尔诺贝利事故发生后白俄罗斯、俄罗斯联邦和乌克兰 14 岁以下儿童甲状腺癌发生数

(来自 UNSCEAR，2000)

苏联三个加盟国家中事故发生时年龄低于 17 岁的儿童迄今大约已有1 600人确诊为甲状腺癌，出现有统计学意义的增加。甲状腺癌预期发生数只占观察者中的一小部分。这次事故中除甲状腺癌外未见其他实体瘤。事故时年龄在 14 岁以下的儿童随后每年甲状腺癌发生数如图 9-6

所示。核事故情况下对健康造成危害的主要是^{131}I,这一点已得到确认。许多国家在此类事故发生时,都发放稳定性的碘化合物(KI),阻止甲状腺对放射性碘的吸收。如果当时及时采取上述措施,可能就不会有过多的肿瘤病例发生。

2. 核武器试验

^{131}I对人类照射的另一个来源是核武器试验。1954 年美国在太平洋进行了一次热核武器试验,使马绍尔群岛上 243 个居民受到了来自放射性核素碘(^{131}I,^{132}I,^{133}I,^{134}I和^{135}I)、碲及γ射线的大剂量混合照射(Conard1984)。甲状腺平均吸收剂量据估算儿童为 3 至52 Gy,成人为 1.6 至12 Gy。此后为期 32 年的随访研究中发现 130 名女性中有 7 人发展成甲状腺癌,113 名男性中有 2 人发展成甲状腺癌。

^{131}I在核武器试验或核事故情况下主要经摄入途经进入体内。碘可以沉积在可食用植物表面经口摄入,也可通过牧草→奶牛→牛奶→甲状腺的途径被迅速摄取。大部分相关数据的分析是以转移系数为基础的,主要的转移系数有 P_{24}(单位面积沉积量所对应的机体摄入量),P_{45}(单位摄入量所造成的有效剂量),$P_{25}=P_{24}\times P_{45}$(单位面积沉积量所造成的有效剂量)。UNSCEAR(1993)所报道的^{131}I的转移系数分别为:$P_{24}=0.07$ Bq/Bq·m^2,$P_{45}=61$ nSv/Bq,$P_{25}=P_{24}\times P_{45}=4.22$ nSv/Bq·m^2。

3. ^{131}I的医学应用

在医学上,^{131}I主要有三种用途。较大剂量 4 GBq 以上的^{131}I用于治疗甲状腺癌,中等量约 0.4 GBq 用于治疗甲亢,较小剂量约 4 MBq 用于诊断目的(UNSCEAR1993)。

有关γ外照射和^{131}I内照射之间的关系受到人们的关注。据 NCRP(NCRP1985)估算,人类分别受到^{131}I内照射和γ外照射时,其效应比为 0.1 至 1.0。Shore(1992)在最新的一篇综述中提到,单纯接受^{131}I内照射,最终出现 8.3 例超额癌症数,而基于危险估算的外照射出现 37 例病例。这二者效应比值为 0.22。^{131}I在甲状腺内衰变时不断对该器官产生照射以及^{131}I在甲状腺内分布不均匀可能是产生效应比不同的因素(Sinclair 等 1956)。

五、强直性脊椎炎

1935 至 1954 年间,英国和北爱尔兰大约有11 776名男性和2 335名女性强直性脊椎炎病人,在放射治疗中心接受过 1 或 2 次的 X 射线治疗 X 射线照射,其中大约一半人员再次接受了 X 射线治疗或钍治疗。Court Brown 和 Doll(1957)首先报道这些病人易患白血病。此后的报道不仅提出白血病的时间响应模型,而且也提出了实体瘤的时间响应模型(Court Brown 和 Doll 1959,1969;Smith 和 Doll 1978,1982;Smith 1984;Darbey 等 1985,1987;Weiss 等 1994)。

上述研究已证实了白血病超额发生,同时也发现了相应的实体瘤病例。这些病人的实体瘤超额危险随照后时间延长而减小,峰值出现在照后 5 至 20 年。表 9-12 显示的是强直性脊椎炎患者三个部位(造血系统、肺及食管)相应的癌症超额数及估算的终生癌症危险。为计算终生癌症危险,所选择的人员均是只接受过一次 X 射线治疗的患者。这是假定不考虑接受第二次治疗后 18 个月内的患者其所受到的损害。

与原爆幸存者相比,X 射线治疗的患者白血病危险相对要低。这表明受到高剂量照射时,机体造血细胞几乎无存活,同时,骨骼中的红髓只受到部分照射也是可能的原因之一。脊椎、肋骨和骨盆中受照的红髓不会超过全身受照时的 50%。除肿瘤外其他原因引起的死亡数比预计高 30%。

表 9-12 接受单次 X-射线治疗6 158名强直性脊柱炎患者的超额癌症数

(源自联合国原子辐射效应科学委员会,2000)

部位	观察数	预期数	剂量/Gy	终生危险度/Gy^{-1}
非白血性白血病	53	17	4.8	0.001 1
肺	563	469	2.5	0.002 7
食管	74	38	5.6	0.000 7

六、氡致肺癌的流行病学研究

受氡照射的矿工有发生肺癌的可能,这一点已被确认并且获得了相应的危险估算数据,然而,人们的兴趣在于能否将矿井条件下的危险估算应用于环境中的氡。居室内的氡已肯定会对居民有致癌危险。问题在于矿工是在相对较短时间内受到较高水平的氡照射,而环境中考虑的是终生受到较低水平的氡照射。

1. 铀矿工肺癌危险的估算

目前已有 11 个较大规模的受到较高水平氡及其子体照射的铀矿工的随访研究,并且氡致肺癌超额发生已被确认(NCRP1984;NAS1988;NIH1994;NAS1998)。实际起到致癌作用的是氡的短寿命 α 子体^{218}Po 和^{214}Po。氡的衰变子体都是固态核素,并随呼吸按粒子扩散规律沉积在支气管。由于支气管上皮厚度只有 40 μm,α 粒子大部分能量都可以转移到上皮,这些受照细胞可能发生恶变。

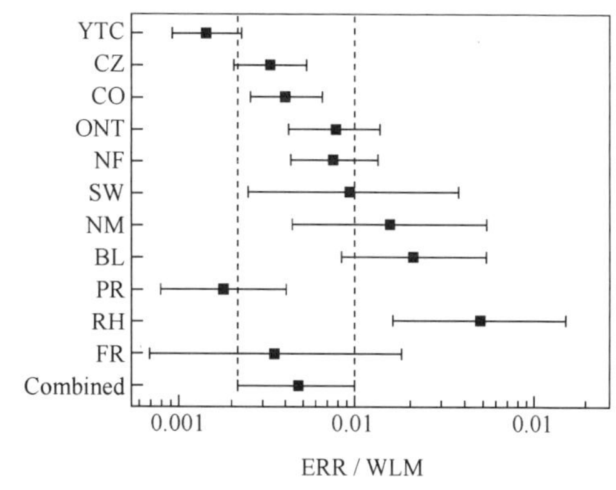

图 9-7 每工作水平月肺癌的超额相对危险(ERR)

澳大利亚、加拿大、捷克斯洛伐克、法国、瑞典和美国的 11 项大型随访研究表明,矿工受到氡照射后肺癌危险度大约为(1～3)×10^{-4} 人·WLM^{-1}。他们认为氡所致的肺癌危险与正常基线危险有一定比例关系,即氡所致的终生肺癌超额危险不同于吸烟者及不吸烟者的危险。图 9-8 所示为 NIH(1994)出版的关于上述 11 项随访研究中相关人员肺癌超额危险的资料。由图可见,在相同照射水平条件下,不同国家所得到的肺癌危险在一定范围内波动,但上下不超过十倍。不同国家在估算总的受照剂量时存在误差,这可能导致不同结果的发生。捷克矿井下除含有氡外,还存在砷,砷对肺癌超额发生也有一定贡献。据报道 19 世纪末 20 世纪初的德国萨克森地区的矿工中肺癌危险大约为 50%,这也是迄今所观察到的肺癌危险的最大值(Muller,1989)。一般认为这些矿工接受了活度大约为 0.1 MBq / m^3 的氡照射。美国也报道过几处居室内的氡浓度也达到了上述高水平,这一点值得关注。如图 9-7 所示:安大略湖地区矿工受到的照射水平最低,平均受到 29 WLM 的氡照射,所致的肺癌超额危险大约为 1%。

国家癌症研究所(National Cancer Institute, NCI)对上述 11 项研究进行了综合分析(NIH,1994),NAS 又于 1998 进行了更新,这是迄今关于接受高水平^{222}Rn 照射的矿工最全面的流行病学资料。室内研究所得的资料不足以估算氡致肺癌危险。因为在生活环境中，氡照射属于低剂量率照射，并且大多数肺癌是由吸烟引起的。矿井下氡平均浓度可达到几千 Bq·m^{-3}，而室内环境中氡浓度一般为100 Bq·m^{-3}。环境照射为终生照射，而职业照射时间相对较短，但矿工累积受到的剂量却远远大于环境条件下的照射。

科罗拉多州铀矿工受到不同水平氡照射后，肺癌相对危险度如图 9-8 所示。11 项研究在氡水平低于 400 WLM 条件下的相对危险度如图 9-9 所示。

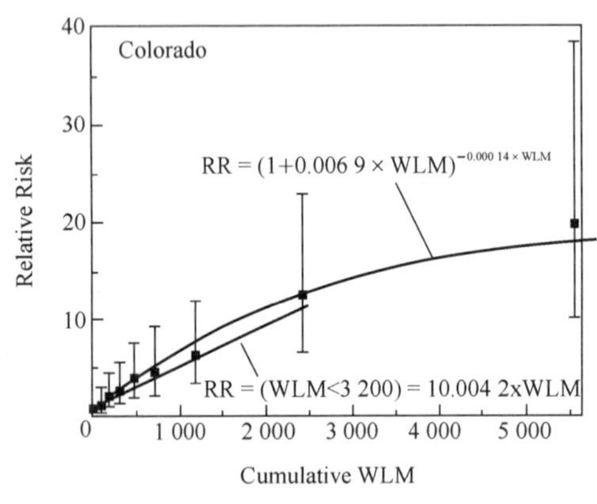

图 9-8　科罗拉多州铀矿工肺癌的超额相对危险度

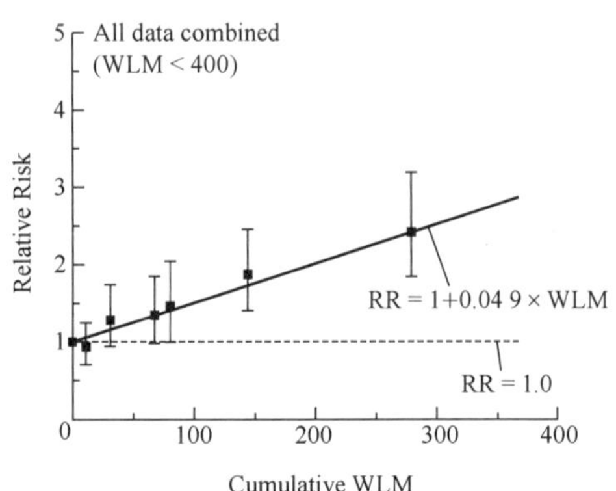

图 9-9　肺癌相对危险(RR)与氡子体累计暴露量(WLM)呈线性超额相对危险模型

11 项研究样本例数总计为60 570人，其中2 620人死于肺癌，危险度为 1.2×10^{-6} 人·年。如图 9-8 所示肺癌相对危险度与氡子体暴露量(WLM)呈线性关系。但达最高暴露量时，相对危险度有明显的下降。这一现象被称为“相反剂量率效应”。

11 项研究中有 6 项获得了吸烟效应的数据。在分析过程中发现，第一次受照时相对危险度(ERR/WLM)与年龄无关。除非危险度符合介于相加和相乘之间的一种关系，否则不能得到一个很好的关于吸烟和^{222}Rn 协同效应的模型。

2. 氡致肺部(支气管)剂量

当氡衰变成子体核素时，大约 8%～15% ^{218}Po 未结合态氡子体沉积在上部支气管。矿井下未结合态氡子体由于不断与气溶胶碰撞结合，最终游离原子很少(4%～5%)。其余大多为结合态氡子体，平均直径大约为100 nm，这些结合态氡子体只有一小部分沉积在上部气道。氡气体本身造成的 α 照射与子体相比微不足道，因为子体主要沉积在气道表面。上部气道是肺癌易发部位，这一点在氡照射的矿工及吸烟者身上情况一样。因此我们必须计算上部气道的氡子体剂量，而不是肺部或气体交换部。尽管肺部剂量也不能忽略，但其大约只占气道剂量的 15%(Saccomanno 等 1995)。已有人计算了氡子体的吸收剂量(NCRP1984；ICRP1987；Harley，1987，1989；Harley 等 1996；NRC1991)。因为不同作者假定的空气及生物学参数不同，不同模型之间可能存在差异。其中最重要的变量有气溶胶粒径、设定的呼吸频率及相应的靶细胞。颗粒直径越小在支气管上皮的沉积效率越高。相反，易吸湿性的粒子在支气管潮湿环境中易于吸水而体积变大，这些粒子的沉积将减少。矿井中的气溶胶直径比环境中的要大一些(矿井为 200～600nm；环境中为 100nm)(George 等 1975)。图 9-10 所示为与上述三个变

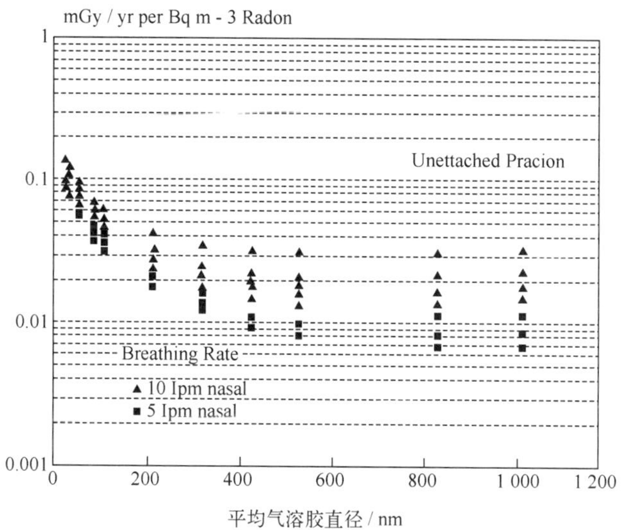

图 9-10 氡子体的支气管剂量与吸入气溶胶直径、呼吸频率(breathing rate)及未结合态份额(unattached radon)的关系(Ruzer et al.,1995)

量相关的单位 WLM 的吸收剂量。

吸收剂量与氡子体致肺癌密切相关。图 9-10 所示颗粒直径大小是决定肺癌危险的重要因素。假定普通环境中气溶胶粒径为100 nm,矿井下为 200～600 nm,图 9-10 也可表示环境条件下的情况。实际室内条件下(气溶胶平均直径为 80～300 nm),氡致肺癌潜能在 2 倍范围内变化。公众持续照射容许有效剂量限值为1 mSv/a(NCRP1993)。这一限值相当于活度为 10 Bq · m^{-3}的氡或大多数已进行测量的国家室内氡水平。

3. 环境氡致肺癌的危险预测

目前,在矿工流行病学调查所获得的危险预测资料之上,建立了几种估算室内氡子体致肺癌危险的模型,这些模型的主要内容简介如下:

(1)美国国家辐射防护和测量委员会(NCRP)

1984 年 NCRP 基于对矿工相关的研究之上,制定了一个环境肺癌终生危险预测模型。这个修正过的绝对危险模型降低了肺癌危险,相应照射的半衰期为 20 年。受照人员 40 岁后才被考虑相应肺癌危险,此年龄段也是一般情况下肺癌好发阶段。目前还没有研究表明,在较高氡水平下较年轻的矿工会出现有意义的恶性转化。此模型第一次考虑了照射后时间的影响,时间间隔越长,氡子体所致肺癌危险越小。

(2)美国国家科学委员会(NAS)

NAS 于 1988 年报道了一个肺癌预测模型(BEIR Ⅳ),此模型基于对 5 组亚群原始数据的分析之上。相关数据表明,受照后 5 至 15 年最易发生肺癌。15 年之后,肺癌危险度只有照后 5 至 15 年危险的 1/2,并保持终生。同样,发现 40 岁之前未出现有意义的肺癌危险增加。NAS 模型对年龄也进行了修正,65 岁时的危险度只有 55 至 64 岁的 40%。BEIR Ⅳ委员会采用了一个相对危险模型,但仍认为肺癌危险与照后时间有关,这是第一个修正的相对危险模型。这意味着由于吸烟者和不吸烟者基线肺癌发生率不同,其受氡子体照射后肺癌危险也不尽相同。尽管关于矿工的流行病学调查结果并不完全支持相乘模型,NAS 仍然选择了相对危险模型，其结果支持肺癌危险随时间逐渐减小的事实。

BEIR Ⅵ(NAS1998)扩展了于1988年所建立的BEIR Ⅳ模型，这个扩展模型研究了11个亚群，将在美国吸烟者相应的危险增加为15 400或21 800人/年，同时修正了不吸烟者的模型。BEIR Ⅵ根据选取的模型，认为吸烟者最佳年危险为11 000人/年；不吸烟者为2 100或2 900人/年。该扩展模型最初由NIH所建立，并由NAS所更新。

(3)国际放射防护委员会(ICRP)

ICRP 1987年建立了两个危险预测模型，即相对危险模型和绝对危险模型。由于随时间变化受氡照射后相应的危险会逐渐降低，所以以上两个模型都不很完善。随后Kunz和Sevc(1988)对捷克铀矿工的随访调查结果显示，在受照后35年肺癌超额危险实际上可能会降为0。如果NAS模型中包括此项因子，需要减去大约2倍相应数值。不同模型相应的肺癌危险如表9-13所示。1993年，ICRP简单采用了一个值为3×10^{-4}/WLM的终生肺癌致死系数。

表9-13 通过各种剂量暴露模型预测持续终生暴露于4 pCi/L氡子体(在室内环境下150 Bq/m³或0.58 WLM/每年)条件下的肺癌发生率(源自美国国家科学院，1999)

模型	终生危险度(%)	模型类型	注释
NCRP(1984)	0.50	修正绝对危险两个参数模型	暴露过程中危险度随时间减小
ICRP(1987)	0.90	持续相对危险	
ICRP(1987)	0.62	持续相对危险	
ICRP(1993)	0.56	每WLM单值危险	采取每WLM暴露终生危险
BEIR Ⅳ(NRC1988)	1.1	修正相对危险	暴露过程中危险度随时间和非常高的暴露量减小
NIH(1994)	1.8	三倍函数、年龄和暴露率三个参数模型	
BEIR Ⅳ(NRC1998)	2.0	三倍函数、年龄和暴露率三个参数模型	暴露过程中危险度随时间和非常高的暴露量减小
八个受试模型研究(Lubinand and Boice, 1997)	0.7	观察死亡率	对八个受试模型研究所得数据进行直线回归

注：家庭中暴露水平约为148 Bq/m³(4 pCi/L或0.56 WLM)。

(4) NIH对11项矿工亚群的综合分析

NIH根据11项人群有关资料的综合分析，建立了终生危险预测模型(NIH1994)。NIH的模型与NAS(1988)模型类似，同样考虑时间因素及对年龄进行修正。NIH在研究危险随时间危险减低过程中，进行了3阶段观察取代上述2步观察。此外，还引入了新的参数：一个模型考虑提高照射率时，危险相应降低；另一个模型中考虑减少受照时间时，危险相应降低。NIH没有报道单位剂量照射所致的室内终生肺癌危险。考虑照射持续时间这个参数时，BEIR Ⅳ和NIH模型相应的相对肺癌危险度为0.9(相应氡子体活度为4 pCi/L或1 WLM/a)。NIH估计受到氡照射的美国人中将有15 000死于肺癌：其中10 000人为吸烟者，5 000人不吸烟。

3. 环境流行病学研究

（1）环境中氡照射的效应

现已公布的至少 24 项研究成果，试图阐明环境中氡照射的效应。Borak（1988）和 Johnson（1989，1992），Neuberger 和 Samet 及助手（1991）对相应资料进行了总结。美国的一项研究由新泽西卫生局（NJDOH）于 1989 年完成（Schoenberg 和 Klotz1989；Schoenberg 等 1990）。这是一项病例对照研究，对象均为女性，其中 433 名肺癌患者为病例组，402 名对照，被常年监测室内氡水平，这些人员至少在同一地点居住了 10 年。此项研究对于氡暴露测量十分有用。研究结果呈弱阳性，提示氡照射与肺癌发生之间有某种联系，但即使氡水平达到 80 Bq/m^3，也未发现肺癌发生有统计学意义的增高。另外一项针对密苏里州 538 名不吸烟女性的研究（1 183名对照）同样未发现肺癌发生有统计学意义的增高，这些女性受到平均水平为70 Bq/m^3 的氡照射（Alavanja 等 1994）。瑞典曾在全国范围内对 109 个城市的室内^{222}Rn 水平进行了调查，这也是迄今最大规模的相关的病例对照研究。此项研究对象为 1980 年 1 月至 1984 年 12 月 31 日居住在上述 109 个城市者，年龄在 35 至 74 岁之间，并从 1947 年 1 月起就居住在瑞典的居民。早先测量表明 56 个城市的^{222}Rn 水平有所增加。在上述高氡水平地区进行的大规模研究，以期估算相关人员 34 年间受到的照射，主要目的是减小肺癌危险估算的不确定性，试图确定室内氡照射相关的肺癌危险是否明确增加。现有的室内研究结果，包括相应的测量草案，都进行了修正（Neuberger1992，1994；Samet1989；Samet 等 1989，1991；Lubin 等 1990）。

Pershagen 和助手（1994）进行的一项病例对照研究中包括1 380名女性和1 467名男性，其中于 1980 至 1984 年间有 586 名女性和 774 名男性分别诊断为肺癌。

曾有人在冬季对 8 992 间住宅内的氡水平连续测量了 3 个月，氡浓度几何和算术均值分别为 1.6 和2.9 $pCi \cdot L^{-1}$（60 和106 $Bq \cdot m^{-3}$）①。个体累积暴露量的估算为自 1947 年起个体氡照射浓度的积分。数据以相对危险度表示，所处环境氡暴露水平低于50 $Bq \cdot m^{-3}$的非吸烟者标准化 RR 为 1.0。同时，由吸烟引起的肺癌超额也显而易见。吸烟者中日吸烟量少于 10 支及大于 10 支其 RR 分别为 6.2（Ci：4.2 至 9.2）和 12.6（Ci：8.7 至 18.4），这些吸烟者所处环境氡水平远远小于50 $Bq \cdot m^{-3}$。

唯一有统计意义的肺癌超额危险只发生在经时间权重的氡水平大于400 $Bq \cdot m^{-3}$日吸烟低于 10 支的人员中发现，其 RR 为 25.1（Ci：7.7 至 82.4）。与所受氡照射低于50 $Bq \cdot m^{-3}$的非吸烟者相比，日吸烟超过 10 支的吸烟者其 RR 为 32.5（Ci：10.3 至 23.7）。尽管这一结果表面看起来比日吸烟低于 10 支的吸烟者的 RR 高，但二者没有统计学差异。若只考虑氡对吸烟者的影响，氡水平低于50 $Bq \cdot m^{-3}$时与氡水平大于400 $Bq \cdot m^{-3}$时相比，日吸烟低于 10 支的吸烟者其氡致肺癌 RR 为 3.7（Ci：1.1 至 11.7）；日吸烟超过 10 支的吸烟者其氡致肺癌 RR 为 2.5（Ci：0.8 至 7.9）（Pershagen 等 1994）。由于可信区间包括 1.0，故无法确定氡致肺癌增加有统计意义，尽管点估计值 RR＝2.5 表明危险度至少有所增加。

以上分析相关的人群为混合人群（Pershagen 等 1994），未给出性别与肺癌发生关系的详细资料。但初步的报道（Pershagen 等 1994）显示在相同氡照射水平条件下，女性肺癌发生率实际上可能比男性要低。Pershagen 和助手在研究中按不同组织学类型考虑相应的肺癌危险

---

① 1 Ci＝3.7×10^{10} Bq。

度是否增加。在氡水平高于400 Bq·m^{-3}的亚群中，只发现小细胞肺癌和腺癌的危险度有所增加。

由于吸烟所致的肺癌所造成的高"基线死亡率"，就很难精确和准确地制定一个^{222}Rn所致肺癌的室内模型。

已出版的24项室内研究报告中，13项属于生态学研究，另外11项属于病例对照研究（Neuberger1989）。生态学研究主要依赖于测定一个可能的致病因子。通常所得数据并未考虑所有相关变量，故结论并不可靠。生态学研究是流行病学研究中最没有说服力的一种。除非找到一个确切的氡致肺癌的生物学标志物，否则环境流行病学的结论不足以估算肺癌危险度。与吸烟所致的肺癌致死率相比，环境中氡的影响微乎其微。

（2）环境流行病学荟萃分析

为了确定居室内氡致肺癌是否明确，Lubin和Boice(1997)在综合以往研究资料基础上，对8个病例对照研究进行了荟萃(Meta)分析。荟萃分析是把以往出版的研究资料整合起来进行分析，但并未得到分次研究的原始数据，结果如图9-11所示。结果显示，无一项研究发现与氡有统计意义的相关，但作者声称随氡暴露量增加，RR总趋势却有统计意义，氡暴露水平为150 Bq·m^{-3}时，估算的RR为1.14(95% Ci：1.0至1.3)。

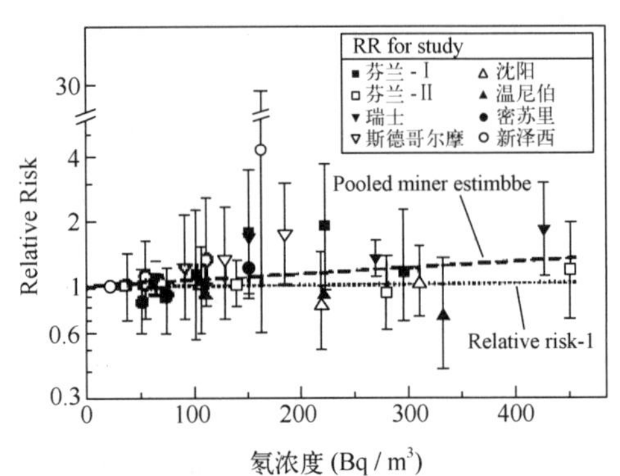

图 9-11 八个地区氡致肺癌病例对照研究的荟萃分析(From Harley et al.，1993)

（3）室内氡效应研究

在氡效应研究中已形成下述4个概念。

① 矿井流行病学调查显示，短时间接受氡及其子体照射，肺癌超额会明确发生。

② 氡对支气管组织的作用，取决于氡子体粒径大小，粒径越小，单位水平相应的吸收剂量越高。使用明火、电动车同样在室内条件下，单位水平相应的吸收剂量较高。

③ 单位氡暴露水平条件下，吸烟者比不吸烟者肺癌危险度高。吸烟者相对危险度大约是不吸烟者的三倍，但与年龄相关的肺癌致死率不吸烟者约为吸烟者的1/10。因此吸烟者终生肺癌危险比不吸烟者高3倍。

④ 全球范围内，城市地区氡水平基本较低，不用建材的居民所受氡照射水平较低。

有关矿工的研究资料表明，短时间接受较高水平氡照射，肺癌危险肯定增加。相对而言，室内条件下终生肺癌致死率却未出现统计意义的增加(除瑞典一项大规模研究发现吸烟者相应肺癌致死率有统计意义的增加)。氡致肺癌仍存在，但由于其他致癌因素，诸如吸烟、都市化等的干扰，无法进一步对氡致肺癌效应作出结论。

七、辐射致癌总结

五项人类辐射致癌流行病学研究的详细数据资料如前所述，数据总结在表9-14中。如表所示，白血病、肺癌和女性乳癌发生比较重要。镭照射条件下可发生骨肉瘤，但发生率与^{224,226}Ra照射量无线性关系，这是由于存在明显的阈值。在不考虑辐射类型及照射条件(局部或全身)的情况下，不同研究中相应器官癌症危险大体上一致。

表 9-14 五个主要的流行病学研究发现每 Gy 射线辐射后的终生癌症死亡率(括号中是每希沃特 α 射线危险度,Wr=20)* (From Toxicology 2002 by Curtis D. Klaassen)

研究	全身	非白血性白血病	肺	女性乳腺	骨	甲状腺	皮肤
原子弹爆炸	0.05	0.005	0.008 5	0.002	0.000 5	0.000 8	0.000 2
全身 γ 射线							
铀矿工人			(0.04)				
支气管上皮 α 射线			0.002 0				
强直性脊椎炎		0.001 1	0.000 8	0.001 5			
脊髓 X 射线			0.002 8				
头癣,头部 X 射线						0.001 04	0.003 03
镭摄入,骨①					0.004		
α 射线(^{226}Ra)					(0.000 2)		
镭摄入,骨②					0.02		
γ 射线(^{224}Ra)					(0.001 0)		

① 终生危险度是以平均骨骼剂量 10 Gy 来计算的,例如,假定受照射持续 50 年,剂量为 Eq(20),则危险度是非线性的,在 100 Gy 时危险度大约为 0.01 Gy^{-1}。

② 终生危险度是以平均骨骼剂量为 10 Gy 用方程 22 计算出来的。危险度是非线性的,对于骨骼剂量为 1 Gy 时危险度约为 0.01 Gy^{-1}。

③ 皮肤癌的死亡率约为 1%,见正文。

④ 甲状腺癌的死亡率约为 10%。

第六节 辐射遗传效应

在生殖细胞内与遗传有密切关系的重要物质是染色体和基因。基因是在染色体上呈线性排列的储有遗传信息的遗传单位。辐射遗传效应(hereditary or genetic effects)是受照射者生殖细胞遗传物质的损害导致受照者后裔发生的遗传性异常,它是表现于受照者后代的随机性效应。遗传效应在后代可表现为:性别比例改变、流产或难产、畸胎、死胎或婴幼儿死亡率增加,以及某些特殊性遗传性疾病增加等。辐射致遗传物质的损伤按其性质可分为基因突变和染色体畸变,二者均可使后代发生畸形、遗传性疾病或使后代死亡。

一、基因突变

基因突变(genic mutation)是 DNA 碱基顺序中基因位点的改变,如基因脱失、增加或移位,从而使其携带的遗传信息发生改变,经过错误的转录和翻译,形成异常,造成遗传缺陷。故又称为点突变(point mutation)。各种因素引起的基因突变,都有可能改变遗传特性。基因突变分为单基因和多基因突变,单基因突变可分为显性和隐性两种。能在第一代表现的是显性,它只要有一个突变基因就可表现出效应;而隐性突变要有一对突变基因才能表现出效应,也就是说当某一个体从双亲都接受到相同的突变基因才能表现出效应。在人类中这种机会很少,可能通过几代人才能出现效应，但它常常增加群体的遗传负担。近十余年来，放射性核素的微观分布定位研究的进展，发现某些放射性核素如^{14}C和^{3}H可嵌入到遗传物质中，通过转换突变而引起基因突变。

当哺乳动物生殖细胞发生突变后，往往不能与异性生殖细胞结合，即失去成为合子的能力，不能使卵受精，或使受精卵在着床前死亡，或使着床后的受精卵不能成活而导致胚胎早期死亡。例如，小鼠连续饮用110 Bq/ml的 HTO，性腺剂量率为3～4 mGy·d^{-1}，累积剂量约0.3 Gy时，可检出其胚胎生存率显著降低，即显性致死突变(dominant lethal mutation)率明显增高。国内对氚致小鼠遗传效应进行了较系统的研究，氚致雄性生殖细胞的累积剂量为0.07～0.7 Gy(20 d)，精细胞显性致死突变和植入丢失的增加与剂量有依赖关系；在照射剂量为0.5 Gy时，初级精母细胞比精原细胞和精细胞对氚更敏感。氚对卵母细胞、精母细胞、精原细胞的显性致死突变的增高效应和初级卵母细胞、精原细胞的活存率的降低都比$^{60}Co\gamma$射线的作用强几倍。又如给雄性小鼠注入^{32}P 1.85～18.5 kBq·kg^{-1}后也观察到仔鼠的显性致突变明显增加。给雄性小鼠静脉注入^{147}Pm 0.37～185 kBq·g^{-1}50 d内观察到精子畸形率随剂量增加，同时可见显性致死突变和骨骼畸形率增加。将0.05～1.0 μg浓缩铀注入小鼠睾丸内1～60 d后可见到精子畸形率增高并发生显性致死突变。

二、生殖细胞染色体畸变

生殖细胞染色体是遗传信息的主要载体，它的畸变在遗传与变异中起着重要作用。

射线对生殖细胞的作用取决于生殖细胞发育的阶段，雄性细胞受到辐射损伤主要是在精原细胞，雌性细胞主要是处于休止期的卵母细胞。生殖细胞受到照射后产生的遗传效应随所观察的遗传学终点而有所不同，根据美国 BEIR Ⅴ(1990)的分类，可将遗传学终点分为八类：(1) 显性致死突变；(2) 隐性致死突变；(3) 显性可见突变；(4) 隐性可见突变；(5) 先天畸形；(6) 非整倍体；(7) 相互易位；(8) 可遗传易位。

生殖细胞染色体对电离辐射有高度的敏感性。放射性核素所致遗传危害研究中，观察到睾丸精原细胞染色体的损伤效应是一项很有意义的指标。实验研究表明，正常大鼠睾丸生殖细胞染色体畸变数平均每个细胞为0.012；给大鼠注射^{239}Pu(柠檬酸盐)22 Bq·g^{-1}后则上升为0.017，注入量增至74 Bq·g^{-1}后就增加到0.027。值得注意的是，内照射诱发的生殖细胞染色畸变，可在体内保持相当长的时间。近年的研究认为，最有遗传意义的是染色体稳定性畸变，它主要表现为初级精母细胞染色体相互易位(chromosomal translocation)(简称易位)。这种易位是以链状多价体和环状多价体的形式出现。例如，NIH 纯系品种雄性小鼠摄入小剂量氚水10 d后累剂量达0.05～0.47 Gy时，诱发初级精母细胞的易位频率与剂量相关，易位类型以链状四价体为主，常染色体二价体及性染色体分离率较高(表9-15)。给雄性小鼠氚化葡萄糖3.3 MBq·g^{-1}，吸收剂量约1 Gy时，可在减数分裂后细胞中诱发显性致死和初级精母细胞染色体相互易位，其规律和氚水近似。小鼠腹腔注入$^{239}Pu(NO_3)$ 428 kBq～1.85 MBq·g^{-1}，吸收剂量为0.06～0.47 Gy时，也诱发显性致死突变和易位。给雄性小鼠静脉注入柠檬酸钚379 kBq·kg^{-1}，然后与雌性小鼠交配，分别在精原干细胞的剂量为0.54～1.07、0.70～1.41、1.42～2.85和1.55～3.09 Gy时，引起的染色体易位发生率依次为0.20%，0.23%，0.39%和0.56%，发生率随累积剂量而增加，估计每Gy的诱发率在1.45～2.91×10^{-3}之间。

表 9-15　小白鼠摄入氚水 10 天后诱发的初级精母细胞染色体畸变(%,$\bar{\chi}$±SE)

(放射毒理学,朱寿彭等 2004)

10天累积剂量/Gy	易位类型				单价体	断片	二价体分离	X/Y分离	易位
	CⅢ	CⅣ	CⅥ	RⅣ					
0		0.1				0.1	0.2	0.9	0.1±0.1
0.05		1.1			0.3	0.4	2.6	2.6	1.1±0.33
0.10		1.3					0.4	0.6	1.3±0.36
0.16	0.1	1.8			0.3	0.2	2.5	2.4	1.9±0.43
0.47	0.2	2.0	0.1	0.4	0.2	0.4	2.2	2.3	2.7±0.51

国内较系统地研究不同辐射类型的^{235}U,^{147}Pm 和^{134}Cs 致生殖细胞染色体畸变率等表明,α 辐射的^{235}U 致突变率显著地高于 β 辐射的^{147}Pm,而后者又较显著地高于 γ 辐射的^{134}Cs(表 9-16)。

表 9-16　BALB/C 小鼠在核素内照射 30 d 时诱发的生殖细胞不同类型突变发生率(%・cGy^{-1})(放射毒理学,朱寿彭等 2004)

核素	辐射类型	染色体畸变率		精子畸形率	精子 DNA 链断裂率
		精原细胞	初级精母细胞		
^{235}U	α	3.2	3.1	55.1	65
^{147}Pm	β	0.41	0.57	5.7	31
^{134}Cs	γ	0.11	0.14	1.97	—

给妊娠雌性大鼠注入^{90}Sr 14.8 kBq・g^{-1}后,其子代的骨肉瘤高于对照组。在动物交配前 5d 给雌性大鼠腹腔注入^{239}Pu 185 kBq・g^{-1},注入后 300 d 所生子代中,肿瘤发生率显著增高,而对照组动物子代未出现恶性肿瘤(骨肉瘤,肝癌)。给雄性大鼠注射同样放射性活度的^{239}Pu,交配后所生子代也发生了肿瘤,但发生率较低。

有关放射性核素诱发人体遗传效应的资料很少。目前只发现接受^{224}Ra 治疗的 92 名男性及 34 名女性的后裔中,出现 2 名缺指畸形,但例数太少,无统计学意义。

三、辐射遗传危险系数

迄今为止,虽然在人的辐射流行病调查中,尚未发现有统计学意义的遗传效应,但在实验研究中却已观察到辐射能诱发遗传效应,因此不能排除辐射对人类有产生遗传危害的危险。目前主要是根据实验动物(主要是小鼠)的辐射遗传效应研究结果来估计人的遗传效应。

在哺乳动物辐射遗传学研究中积累的大量资料,充分说明电离辐射能引起遗传危害。一般认为,从机制来看辐射遗传效应在动物和人类之间并无本质差别。辐射所致遗传效应发生率取决于辐射引起的染色体和 DNA 结构的变化。一些影响辐射遗传效应的因素及其作用方式和影响程度,在人类和实验动物之间也颇为近似。所以在缺乏人类资料的情况下,用动物实验观察的数据估计人类可能发生的辐射遗传效应是可行的。在估算基线发生率(自然发生率)时,采用人群调查的结果,辐射诱发率则主要依据动物实验数据。辐射遗传危险的估算方法采用直接法(以单位剂量的预期发生率计算)及间接法。直接法亦称为绝对危险度估计法,它是依据在小鼠身上诱发的显性突变(影响骨骼发育和白内障)外推到人,对第一代显性遗传危害进行估计。UNSCEAR1986 年根据直接法估算,男性精原细胞受到每 0.01 Gy 的小剂量低 LET 辐射照射,在每百万活产儿中发生显性突变的可能为 10～20 例;女性卵母细胞受同样条件照射后每百万活产儿中发生显性遗传病的可能为 0～9 例。间接法是以特定基因的自发突变率与诱变突变率之间存在的比例关系为前提,计算使自然突变发生率增加一倍所需要的剂量,故又称倍加剂量法(doubling dose)。它常以小鼠的特定位点突变、显性可见突变和相互易位等清晰的遗传终点为依据。UNSCEAR 和 BIER 报告根据大量动物实验结果给出的小剂量和/或低剂量率低 LET 辐射的倍加剂量为 1 Sv,用此估算的辐射遗传概率系数为全体人群小剂量和/或低剂量率低 LET 辐射照射后全部后代遗传性疾病的增加为 10^{-2} Sv^{-1},对寿命损失计权后为 1.33×10^{-2} Sv^{-1}。

UNSCEAR1988 年报告中给出的遗传病危险系数估算值列于表 9-17。考虑到先天异常(畸形等疾病)和含高血压在内的多因子疾病与遗传有多大程度的关系尚存在不确定性,故表中未给出辐射所引起的附加值。

由表 9-17 看出,在百万育龄男女性腺接受 1 Sv 照射,其危险系数为12 000/10^6(1.2%);全人群危险系数为 0.5% (0.4×1.2%);头两代的危险系数为 0.3%(3 100/10^6),全人群为 0.1%(0.4×0.3%)。

表 9-17 按倍加剂量法估算每代 1Sv 低剂量率、低 LET 辐射照射后对百万活产儿遗传疾病的危险度估计(放射毒理学,朱寿彭等 2004)

疾病分类	目前的发生数	每代受照 1 Sv 的危险度		
		F_1	F_2	平衡
常染色体显性病和 X 性连锁疾病	10 000	1 500	1 300	10 000
常染色本隐性疾病	2 500	5	5	1 500
染色体结构异常疾病	400	240	96	400
染色体数目异常疾病	3 400	极	少	
先天畸形	60 000	未估算		
多因子疾病	600 000			
合计	676 300	1 700	1 400	12 000

ICRP-60(1990)建议书提出的辐射遗传危险系数,主要是参考 UNSCEAR-1988 表 7-15 的基础上提出的。它出于防护目的需要把多因素病估计在内,以便得到整个遗传性病的危险(表 9-18)。

表 9-18 ICRP-60(1990)提出的低剂量/率照射诱发严重遗传效应的危险系数(10^{-2} Sv^{-1}性腺剂量)

时间期限	疾病种类	生育人群	全体人群	职业人群
全部后代	单基因及染色体病	1.2	0.5	0.3
	多因素病	1.2	0.5	0.3
	合　计	2.4	1.0	0.6
最初两代	单基因及染色体病	0.3	0.1	0.07
	多因素病 *	0.23	0.09	0.06
	合　计	0.53	0.19	0.13

注：* 多因素病包括先天畸形和 25 种成人常见疾病

参考文献

1 从慧玲主编. 实用辐射安全手册. 北京:原子能出版社,2006

2 ICRP. ICRP96 号出版物. 在放射攻击事件中人员辐射照射的防护(潘自强等译). 北京:原子能出版社,2005

3 吴德昌主编. 放射医学. 北京:军事医学科学出版社,2001

4 毛秉智,陈家佩主编. 急性放射病基础与临床. 北京:军事医学科学出版社,2002

5 Curtis D Klaassen. Toxicology. Sixth Edition. 北京:人民卫生出版社,2002

6 UNSCEAR1993. 电离辐射源与效应. 北京:原子能出版社,1996

7 ICRP. ICRP1990 年建议书(李德平译). 北京:原子能出版社,1993

8 孙世荃. 人类辐射危害评价. 北京:原子能出版社,1996

9 叶常青. 辐射防护. 1991,11(6):416-425

10 Curtis D. Klaassen. Toxicology. 北京:人民卫生出版社,2002

第十章　电离辐射在临床医学中的应用

电离辐射在临床医学中的应用主要在放射诊断学、核医学和放射治疗三个方面，下面分别进行简述。

第一节　放射诊断

一、X射线成像

X射线(以下简称X线)是一种电磁波，其波长范围为0.000 6～50 nm。X线之所以能使人体在荧屏或胶片上形成影像，主要是基于它的如下特性：

1. 穿透性：X线具有很强的穿透力，能穿透一般可见光不能穿透的多种不同密度的物质，在穿透过程中受到一定程度的吸收即衰减。

2. 荧光效应：X线能激发荧光物质，如硫化锌镉及钨酸钙等，使荧屏产生肉眼可见的荧光。

3. 摄影效应：X线能使胶片上的溴化银感光，产生潜影。经显、定影处理后，感光的溴化银中的银离子被还原成金属银，沉淀于胶片胶膜内，形成黑色微粒。未感光的溴化银，在定影及冲洗过程中被从胶片上清除，而显出胶片片基的透明色。沉淀于胶片上的金属银微粒的多少，决定了胶片的黑白度。

因此，当X线穿透人体组织结构，经过一定衰减后到达胶片或荧屏，经处理即可形成影像。但是，欲获得人体具有黑白对比、层次差异的有价值的X线影像，还必须具备被穿透的人体组织存在密度和厚度的差异。

人体组织结构依各种组织单位体积内各元素总和的大小，可分为高密度、中等密度和低密度。属于高密度的有骨组织和钙化灶；属于中等密度的有软骨、肌肉、实质器官、神经、结缔组织及体液等；属于低密度的有脂肪组织及体内气体等。当强度均匀的X线穿透厚度相同但密度不同的组织结构时，经衰减后剩余下来的X线量有差异，在胶片或荧屏上显示有黑白(明暗)对比、层次差异的影像。

人体多种组织结构和器官形态、厚薄不一，厚与薄的部分可移行亦可界限分明，厚的部分，X线衰减大，到达胶片或荧屏的X线量就少，薄的部分则相反，故可显示黑白对比、明暗差别及黑白分界情况。

人体多种组织结构具有较明显的密度和厚度的差异，显像对比理想、显示清楚。但有些组织，只依靠它们自身的密度和厚度差异不能被显示，此时，可人为地将高于或低于该组织结构的物质引入到器官或其周围间隙，使之产生对比，而得到清晰显示。X线成像常用技术方法有透视、摄影、造影等方法。

透视即将检查部位置于X线管与荧光屏之间，利用X线穿透性和荧光作用，在荧光屏上直接观察人体结构。透视下可以观察器官结构的形态，也可观察其动态变化，如心脏、大血管搏动、膈肌运动和胃肠道蠕动等。透视时检查部位可在某一位置进行观察，同时，通过转动人体行多轴位观察，可获得所观察结构的立体形象。

摄影方法如下。

普通摄片：简称平片。利用X线的穿透性和对胶片的感光作用，通过投照，使受检部位在胶片上显影。

断层摄片：通过特殊装置和操作获得某一选定层面上组织结构的影像，而选定层面外的组织结构呈显模糊影。

高千伏摄片：系采用 120 kV 以上的电压进行摄片，因其穿透力强，对密度差别较大的组织，其对比度更突出，常用于胸部检查。

软组织摄片：采用 40 kV 以下电压进行低能量X线透射摄影，对软组织显示较佳。

摄影图像特点是：(1) 空间分辨率：摄影影像对比度、清晰度较好，空间分辨率高，可显示细微结构。(2) 影像解剖形态：摄像影像为受检部位在某一方位某一瞬间的X线影像，为取得立体影像，需进行互相垂直的两个方位摄影。但对器官动态功能观察效果则不及透视。(3) 影像解剖图像的放大与失真：摄影影像大小受X线焦点、受检部位和胶片三者间的几何学关系影响，若焦点固定不动，摄影影像的大小与焦片距和焦物距的关系是：放大影像的大小＝焦片距离/焦物距离×实物大小。但影像放大倍数越大，图像清晰度就越差，图像失真度越大。(4) 解剖图像的重叠：摄影影像为受检部位的前后或左右组织结构的重叠影像。

如将一种造影剂引入所检查器官内或其周围，改变它与周围正常组织器官的密度差别，从而达到显影的目的，这种方法即为造影检查。

按造影剂引入人体内的途径分为以下两种：(1) 直接引入法：将造影剂通过人体自然孔道、瘘管或经体表穿刺等途径引入体内，而达到造影的目的。例如胃肠道造影、术后T形管胆道造影及血管造影等。(2) 生理排泄法：造影剂经口服、静脉注入或滴入后，使它在人体内选择性经过某一器官的生理性排泄作用，而暂时经过其通道内，使该器官得以显影。例如静脉尿路造影、静脉胆系造影等。

其图像特点为：(1) 组织结构间高对比度：有些人体器官与其周围组织器官的密度差别不大，通过造影剂的引入可改变它们之间的密度差别，从而产生明显的对比，以观察这些器官的正常或异常表现。(2) 影像连续性：借助造影剂在人体自然孔道或管腔内的行进，可以对该系统组织结构进行全面观察。例如口服消化道钡剂造影。(3) 脏器的形态和功能：造影检查可以观察该器官的形态结构，同时又可观察其动态功能。

二、计算机体层成像(CT)

CT 成像是计算机与X线技术结合的产物。它利用X线束对人体层面进行扫描，取得信息，经计算机处理而获得重建图像，其密度分辨力明显高于X线图像。

CT 采用的能量是X线，X线穿透人体后的衰减遵循指数衰减规律：

$$I = I_0 e^{-\mu d} \tag{10.1}$$

式中 I 为经物体衰减后的X线强度；I_0 为穿透物体前的X线强度；d 为物体厚度；μ 为物体的线性衰减系数或吸收系数，它与X线剂量、物体原子序数、电子密度有关。人体组织间X线吸收系数的差异是CT成像的基础。

当X线束对人体某一定厚度的层面进行扫描，由探测器接收透过该层面的X线，转变为可见光后，由光电转换为电信号，再经模/数转换器转为数字，输入计算机处理。计算机将所检层面分成若干个体积相同的长方体，即体数（voxel），根据上述公式通过数学方法求得每个体数的X线吸收系数。将其排列成矩阵，然后再通过数/模转换将矩阵中的每个数字转为灰度不等的小方块，即象素（pixel），最后将这些小方块按原数字矩阵排列，即构成了CT图像。

1. CT检查方法

（1）平扫

不用造影剂增强或造影的普通扫描。

（2）增强扫描

引入造影剂增强组织的对比度再行扫描的方法。

2. 图像特点

（1）层面成像

CT是用X线束来对人体层面进行扫描，取得的信息经计算机处理而获得该部位的断面图像。

（2）密度分辨率高

CT利用其探测器分辨X线量的高敏感性，对组织密度具有较高的分辨率，约为常规X线检查的10～30倍。

CT图像不仅以不同灰阶度显示其密度的高低，还可用组织对X线的吸收系数说明其密度高低的程度。在实际工作中将吸收系数换算成CT值，用CT值说明密度，当同一扫描层面内含有2种以上不同密度横向走行而又互相重叠的组织结构时，则所得的CT值不能如实反映其中任何一种组织结构的CT值，这种现象即为部分容积效应或称部分容积现象。

三、数字减影血管造影

数字减影血管造影（DSA）是继计算机体层摄影（CT）之后出现的一项新技术，是计算机与常规X线血管造影相结合的产物。

DSA是利用高性能的影像增强器（ⅡTV），将透过人体后已衰减的非造影图像的X线信号增强，再利用高分辨率的摄像管对ⅡTV上的图像行序列扫描。扫描本身把整个图像按一定的矩阵分成许多小方块，即象素，所获得的各种不同的信息，输入电子计算机，先作规则而系统的放大，经模/数转换成不同的数值，储存起来。再将造影图像按上述处理，然后把造影图像的数字信息与非造影图像的数字信息相减，得到不同数值的差值信号。最后经数/模转换为各种不同灰阶等级，在阴极射线管上构成图像。由此，骨骼和软组织的影像被消除，仅留下含有造影剂的血管影像。

数字减影血管造影的方法有时间减影、能量减影、混合减影及数字体层摄影减影等。目前常用的是时间减影法（temporal subtraction method），是经导管向血管内快速注入有机碘水造影剂。在造影剂达到靶血管之前，血管内造影剂浓度处于高峰和造影剂被廓清这段时间内，使检查部位连续成像。在这系列图像中，取一帧血管内不含造影剂的图像和含造影剂最多的图像，用这同一部位的两帧图像的矩阵，经计算机行数字减影处理，使两个数字矩阵中代表骨骼及软组织的数字被抵消，而代表血管的数字不被抵消。这样，这个经计算机减影处理的数字矩阵经计算机减影处理的数字矩阵经数字/模拟转换为图像，则消去骨骼和软组织影像，只有血管影像，达到减影目的。

根据造影剂注入血管的不同分为以下两种方法。(1) 静脉法:经导管或针刺,向静脉内注入造影剂,行数字减影血管造影。(2) 动脉法:将导管插入动脉,注入肝素行抗凝处理后,经导管注入造影剂,或直接穿刺动脉注入造影剂,行数字减影血管造影。

第二节 核医学

核医学是一门利用开放性放射性核素诊断和治疗疾病的学科。诊断方法按放射性核素是否引入受检者体内分为两类。凡不引入体内者称体外检查法或体外核医学,而将放射性核素引入体内者则称为体内检查法或体内核医学,根据最后是否成像又分为显像和非显像两种。利用放射性核素实现脏器和病变显像的方法称放射性核素显像,这种显像有别于单纯形态结构的显像,是一种独特的功能显像,为核医学的重要特征之一。

一、核医学的诊疗原理和特点

1. 体内检查法的诊断原理和特点

放射性核素或其标记物与一般天然元素或其化合物一样,在被引入人体之后,根据其化学及生物学特性有其一定的生物学行为:或是被某一脏器的某种细胞摄取和聚集、或是经由某一脏器的某种细胞清除和排出、或是参与某一代谢过程、或是简单的在某一生物区间通过和积存等。由于它们发射能穿透组织的射线,用放射性探测器可以很容易地在体表定量探测到它们的所在和强度,从而把上述种种过程定位定量地用显像方式或非显像方式显示出来。经过大量实验,用统计学方法求出正常规律、正常值、变异范围和某些疾病的异常特点,便可根据这些规律和特点对某些疾病进行诊断,对某些脏器的功能状态,甚至代谢状态,作出判断。因此,核医学体内检查法实为一种脏器功能和代谢检查法,与以显示形态结构为主的其他医学影像有很大的不同,彼此有很好的互补性。

2. 体外诊断法的诊断原理

体外检查方法主要是体外放射配体结合分析,是一种利用放射性标记的配体为示踪剂,以竞争结合反应为基础,在试管内完成的微量生物活性物质检测技术。最有代表性且应用最广泛的是放射免疫分析。它的原理是:利用定量放射性标记的被测物和血液、尿液或其他体液内的被测物共同与有限的定量被测物抗体竞争结合,用放射性探测器测得标记被测物被结合的量,根据结合量与被测物量的反比函数关系曲线,可计算出样品内被测物的量。本法有很高的灵敏度和特异性,已广泛用于临床诊断和医学研究。这一基本原理近年来已被应用于建立许多非放射性配体结合分析法,如酶标法等,发展迅速。

3. 放射性核素治疗原理

放射性核素治疗属于内照射治疗,其治疗原理是通过高度选择性聚集在病变部位的放射性核素或其标记物所发射出的射程很短的 β 粒子或 α 粒子,对病变进行集中照射,在局部产生足够的电离辐射剂量,达到抑制或破坏病变组织的目的,而邻近的正常组织和全身辐射吸收剂量很低。放射性核素治疗的疾病不多,但疗效较好,有方法简便、副反应小等优点,有较高的实用价值。

二、核医学的必备物质条件

核医学的必备条件是放射性药物、放射性试剂、核医学仪器和工作场所。

1. 放射性药物

凡需引入体内的放射性核素和放射性标记物称作放射性药物，须符合药用要求，即安全、有效、性能稳定。按不同用途分为诊断用放射性药物和治疗用放射性药物两种。

（1）诊断用放射性药物

诊断用放射性药物用于显像者，称显像剂，用于非显像检查的称示踪剂。这一类药物种类繁多，除各自应具有特殊的化学性质、纯度、生物学行为并符合无菌、无热源、化学毒性小等安全要求外，其发射的射线种类、能量和半衰期还必须适当。

核射线中只有γ光子适用于体内检查法，因其穿透力较强，引入体内后能在体表探测到；同时它在体内的电离密度较低，引起的电离辐射损伤较小。对于最常用的γ相机来说，γ光子的能量以100～300 keV为宜。能量太低，组织吸收过多，影响体表测量；能量太高，在放射性探测器中的电离密度太低，影响测量效率。γ光子的物理半衰期（$T_{1/2}$）以能满足检查所需的时间为度，一般以10小时左右为宜。超短$T_{1/2}$的放射性核素不便应用，只能用于少数瞬间即可完成的检查，$T_{1/2}$太长使受检者接受不必要的辐射剂量，废物和污染也较难处理，故应尽量不用。1964年$^{99}Tc^{m}$问世，由于它是纯γ光子发射体，能量为141 keV，$T_{1/2}$为6.02 h，且能标记多种化合物，几乎可用于所有脏器显像，因此成为目前最理想和最常用的放射性核素。

（2）治疗用放射性药物

利用放射性药物治疗疾病主要依赖于其发射的射线在病变组织中产生的电离辐射生物学效应。以半衰期较长的β粒子为宜。β粒子在组织中的电离密度大，在局部组织中所产生的生物学效应一般比相同物理当量的X线和γ光子大得多；同时由于它在组织内具有一定的射程，能保证有一定的作用范围，而对稍远的正常组织不造成明显损伤。^{32}P和^{131}I是多年来最常用于治疗的放射性核素。α粒子和能量太弱的β粒子的有效照射范围太小，同时难以控制α粒子可能造成的局部过度损伤，故一般不宜采用。

2. 放射性试剂

放射性试剂指不需引入人体的放射性核素和放射性标记物。为便于测量和防护，以发射能量较低的γ光子为宜，$T_{1/2}$较长，便于一次购货供较长时间使用。目前最常用的是^{125}I，其γ光子的能量为35.5 keV，$T_{1/2}$为60.2 d。

3. 核医学仪器

核医学诊疗工作中需用的各种放射性探测仪器，称为核医学仪器。为了不同的目的，需用各种不同类型的核医学仪器，但其基本部件大多是γ闪烁探测器，由它对体内和样品中的放射性进行探测，形成脉冲信号，输送给电子测量装置和/或计算机进行计数和运算处理，最后作出符合需要的显示。

（1）γ照相机

γ照相机是核医学科最基本和很重要的显像仪器。由直径300～600mm的γ闪烁探测器、探测器支架、计算机操纵运算台和显示器等部件组成。体内放射性由γ闪烁探测器探测到，形成定位脉冲信号由计算机采集和处理，最后以不同的灰度或颜色和不同的方式显示出脏器和病变的影像。若附有特殊装置可以进行全身显像。

（2）单光子发射计算机断层照相机（SPECT）

有多种类型，最常用的是旋转型γ照相机，由γ闪烁探测器围绕躯体作180度或360度自动旋转，对体内的γ光子进行多角度的探测，众多的信息由计算机采集。利用特殊软件和快速阵列处理机重建成各种断层影像。当探测器不旋转时，该机也可作一般γ照相机用，也可进行全身显像，因此是一机三能，是性能最为全面的核医学显像仪器。

（3）正电子发射计算机断层照相机（PET）

PET是专为探测体内正电子发射体湮没辐射而同时产生的方向相反的两个γ光子而设计的显像仪器。数十个直至上百个小γ闪烁探测器环行排列，在躯体四周同时进行探测，其他部件基本同SPECT。PET是进行肿瘤、心、脑代谢显像不可缺少的设备，但因价格昂贵，正电子发射体及其标记物价格也高，故较难在临床广泛应用。

（4）扫描机

扫描机是旧式的核医学显像仪器，由γ闪烁探测器、探测器移动架、电子线路和打印装置或其他装置组成。γ闪烁探测器在体表作逐行等速移动，探测体内各点的放射性，由电子线路采集并输送到打印装置作同步逐点显示，最后形成脏器的影像，称扫描图。扫描图由于信息量少，质量远不如γ照相机所获得的影像。扫描成像很慢，不能进行变化很快的动态显像。故用扫描机进行放射性核素显像难以显示功能显像的特点，价值有限，已被γ照相机取代。

（5）非显像核医学仪器

常用的有甲状腺功能测定仪、肾图仪、γ心功能仪和局部脑血流测定仪。皆由一个或多个γ闪烁探测器、探测器支架、电子测量装置、计算机、记录显示装置组成。用探测器对准甲状腺、两侧肾脏、左、右心室和脑各部分探测它们的放射性，由电子测量装置或计算机采集，最后以计数率或时间—放射性曲线的方式显示，给出功能参数。

（6）样品测量仪器

常用的是井型γ计数器和液体闪烁计数器，由γ闪烁探测器/液体闪烁探测器、电子线路、计算机、样品传送装置和计数打印装置等部件组成，手动或自动逐个探测每个样品中的放射性，定量记录和打印显示计数和各种运算结果。

（7）活度计

将盛有放射性药物或试剂的小瓶或注射器直接放入活度计，可直接准确读出贝克（Bq）或居里（Ci）数。活度计是核医学工作中最基本的量器，关系到诊疗用药量的准确性，是国家规定在核医学科唯一进行强行监测的核医学仪器。

（8）防护用沾染监测仪和剂量仪

沾染监测仪用于探测皮肤、衣物和环境有无放射性污染。剂量仪用于测量工作场所的照射量和个人的吸收剂量。

三、放射性核素显像和非显像检查法

1. 放射性核素显像的基本原理

放射性核素显像是一种以脏器内、外或脏器内各组织之间或脏器与病变之间的放射性浓度差别为基础的脏器、组织和病变显像方法。其基本条件是：① 具有能够选择性聚集在特定脏器、组织和病变的放射性核素或放射性标记物，使该脏器、组织或病变与邻近组织之间的放射性浓度差达到一定程度；② 利用核医学显像装置探测到这种放射性浓度差，根据需要以一定的方式将它们显示成像，即是脏器、组织或病变的影像。

2. 显像剂选择性聚集的机理

用于脏器、组织或病变显像的放射性核素和放射性标记物称为显像剂，它们能够选择性聚集在特定脏器、组织或病变中的机理主要有以下几种。

(1) 细胞选择性摄取

① 特殊需要物质　有些物质是某些细胞完成某种功能所特需的，因而能被选择性地摄取。例如放射性碘和放射性碘标记的胆固醇与天然碘和胆固醇一样，作为合成甲状腺激素和肾上腺皮质激素的必要的特殊原料，可以分别被甲状腺上皮细胞和肾上腺皮质细胞选择性摄取而使甲状腺和肾上腺皮质显影。

② 特殊价态物质　一些细胞可以选择性摄取特殊价态物质。例如心肌细胞可以摄取与钾离子类似的正一价物质，如铊(Tl^{+})和放射性锝标记的异睛类化合物的正一价部分等而使心肌显影。

③ 代谢产物和异物　特定脏器的特定细胞具有选择性摄取代谢产物和异物的功能，以完成把它们从血液中清除出去的任务。例如放射性碘标记的邻碘马尿酸类似代谢产物马尿酸，由肾小管上皮细胞摄取和分泌，再随尿液排出，因而可以使肾脏和尿路显影。

(2) 特异性结合

放射性标记的受体配体只与该受体结合，放射性标记的抗体只与相应的抗原结合，从而可使受体和含有特殊抗原的组织显影，这种影像具有高度的特异性。例如放射性碘标记的间位碘代苄胍能与肾上腺素能受体结合，因而可以使富含肾上腺素能受体的嗜铬细胞瘤及其转移灶等显影，有高度的特异性。后者称为放射免疫显像(RⅡ)。由于肿瘤组织常含有特异抗原，因此这种显像是特异性诊断肿瘤的理想方法。放射性标记的白细胞和纤维蛋白原亦因能分别特异性地聚集在炎症病灶和血栓部位而使它们显影。

(3) 化学吸附作用

骨骼的基本结构——羟基磷灰石晶体具有高度吸附放射性锝标记的膦酸化合物的功能，故可使全身骨骼清晰显影，骨外钙化灶和沉积羟基磷灰石的急性心肌梗塞灶等亦可显影。

(4) 微血管栓塞

静脉注射大于毛细血管直径(大于 7 μm)的放射性颗粒，当它们随血流灌注到肺微血管床时将暂时栓塞在那里而使肺显影。

(5) 通道、灌注和生物区间分布

将适当的显像剂引入某一通道或当显像剂通过某一通道时，可以使这些通道显影。例如静脉注射可以通过肺微血管并且不被肺泡上皮细胞吸收的任何放射性核素或放射性标记物，它们将依序通过腔静脉、右心房、右心室、肺血床、左心房、左心室、升主动脉、主动脉弓而达到降主动脉，可使这些血管的管腔和心脏房、室腔陆续显影，称为放射性核素心血管造影。显像剂随血流从二级动脉向相应脏器的动脉灌注影像。如果静脉注入的显像剂能够存留在血循环中，则可获大血管、心房、心室和各脏器的血池影像，并且使一些含血量明显增高的病变和出血部位得以显示。

四、显像的方式和种类

显像按采集和影像显示方式的不同分为以下几类。

1. 静态显像与动态显像

当显像剂在脏器内或病变初的浓度处于稳定状态时进行显像称为静态显像。这种显像允许采集足够的放射性计数用以成像，故所得影像清晰而可靠，多用作观察脏器和病变的位置、形态、大小和放射性分布。根据脏器整体和局部放射性的高低可对脏器的整体功能和局部功能作出判断，并可发现脏器有无病损存在。根据一定的生理数学模型，从各个局部的放射性浓度还可计算出一些定量参数，如局部脑血流量、局部葡萄糖代谢率等。局部参数值的大小用不同的灰度或颜色成像，即为参数影像或称功能影像，是定量研究脏器局部功能和局部代谢的极好方法。

显像剂随血流流经和灌注脏器、或被脏器不断摄取和排泄、或在脏器内反复充盈和射出等过程，造成脏器内的放射性在数量上或在位置上随时间而变化。用放射性显像装置以一定的速度（如每秒 1 桢）连续采集该脏器的多桢影像，把它们系列化或以电影方式显示，便成为能够反映上述各种变化过程的动态影像。利用计算机“感兴趣区”技术可以提取每桢影像中同一个感兴趣区域内的放射性数据，生成时间—放射性曲线，进而计算出动态过程的各种定量参数，赋予各种量级的参数以不同的灰阶或颜色，乃构成参数影像。这种参数影像不仅可以观察脏器每个微小局部的功能变化和差别，并且避免了多桢分析和现场电影显示的麻烦，集动态变化于一桢影像上，一目了然，易于判断。

动态影像与静态影像联合进行，称为多相显像。如静脉注射骨骼显像剂后先进行动态显像获得局部骨骼动脉灌注和血池影像，延迟三小时再进行显像得到反映骨盐代谢的静态显像，称为骨骼三相显像。

2. 局部显像与全身显像

局部显像指只显示身体某一部位或某一脏器的影像，最为常用。

全身显像指利用 γ 照相机的放射性探测器沿体表作匀速移动，从头至足依序采集全身各部位的放射性，将它们显示为全身影像。常用于全身骨骼显像、全身骨髓显像、探寻肿瘤或炎症灶，有重要的临床价值。

3. 平面显像与断层显像

（1）平面显像　将放射性显像装置的放射性探测器置于体表的一定位置采集某脏器的放射性影像，称为平面显像，所得影像称平面影像。平面影像实由放射性探测器投射方向上脏器各处放射性从前到后叠加所构成，叠加的结果可能掩盖脏器内局部的放射性分布异常，因此对较小的，尤其是较深在的病变不易发现。常以多体位显像来克服这种不足，即分别从受检者的前方、后方、侧方或斜方显像，达到充分暴露脏器内放射性分布异常的目的。以上各种显像分别称为前位、后位、侧位、斜位显像。

（2）断层显像　用特殊的放射性显像装置可以像 X 线 CT 一样，在体表连续或间断采集多体位平面影像数据，再由计算机重建成为各种断层影像，如横断层、冠状断层和矢状断层影像。断层影像在一定程度上避免了放射性的重叠，能比较正确的显示脏器内放射性分布的真实情况，有助于发现深在结构的放射性分布轻微异常，检出较小的病变，并可进行较为精确的定量分析，是研究脏器局部血流量和代谢率必不可少的方法。

4. 阳性显像和阴性显像

（1）阳性显像　又称热区显像，指在静态影像上主要以放射性比正常增高为异常的显像，如脑（病灶）显像、心肌梗塞灶显像、骨骼显像等。这种显像较易于发现异常病灶。

（2）阴性显像 又称冷区显像，指在静态影像上主要以放射性比正常减低为异常的显像，临床上的常规显像如心肌灌注显像、肝显像、肾显像等。

5. 二维显示和三维显示

以上各种显像最后多以二维（平面）显像。也可由计算机软件将连续或间断采集多体位平面影像以旋转的动态方式或静态方式进行立体（三维）显示。后者影像逼真，对病变定位有利，但其空间分辨是否优于二维尚无定论，故目前多采用二维显示。

五、放射性核素显像的特点

放射性核素显像有以下几个显著特点。

1. 放射性核素显像是以脏器、组织和病变内、外放射性差别和脏器内局部放射性差别为基础的显像方法，而脏器、组织和病变内放射性的高低直接取决于显像剂的聚集量，聚集量的多少又与血流量、细胞功能、细胞数量、代谢率和排泄引流等因素有关；因此，放射性影像不仅显示脏器和病变的位置、形态、大小等解剖结构，更重要的是同时提供有关脏器、组织和病变的血流、功能、代谢和引流等方面的信息。众所周知，血流、功能和代谢异常，常是疾病的早期变化，出现在形态结构发生改变之前，因此放射性核素显像有助于疾病的早期诊断，并广泛应用于脏器代谢和功能状态的研究。

2. 放射性核素显像具有多种动态显像方式，使脏器、组织和病变的血流和功能等情况得以动态而定量的显示，给出很多功能参数，与静态显像配合常能提供疾病更为早期的表现。

3. 放射性核素显像多因脏器、组织或病变特异性聚集在某一显像剂而显影，因此影像常具有较高的特异性，可显示诸如受体、肿瘤、炎症、异位、组织等的影像，而这些组织单靠形态学检查常常是难以确定，甚至是根本不可能显示。

因此，放射性核素显像可以概括为一种有较高特异性的功能性显像，除显示形态结构外，它主要提供有关脏器、组织和病变的功能甚至是分子水平的代谢和化学信息。与以显示形态结构为主的 X 线 CT、MRI 和超声检查相比较，这一特点十分突出，也十分重要，是本法的优点。但本法受引入放射性活度的限制，成像的信息量不是很充分，使影像的清晰度较差，影响对细微结构的精确显示，在这方面不及 X 线 CT，MRI 和超声检查。因此，根据临床需要，适当联合应用功能性显像和形态学显像将可获得最为全面而必要的信息，以对疾病作出既早期又全面的诊断和定位，有助于进行及时而准确的治疗。

本法基本上皆为静脉注射显像剂，属无创性检查。显像剂化学量多为几个毫克，过敏和其他毒副反应极少见。受检者的辐射吸收剂量低于 X 线检查，因此是一种很安全的检查，符合生理要求，特别适用随诊。

六、非显像检查法

非显像检查法有两种，一种是利用较为简便的放射性探测器在体表探测和记录放射性核素或放射性标记物在脏器和组织中被摄取、聚集和排出的情况，以时间-放射性曲线等形式显示，由于探测器是在体表根据脏器和组织的正常解剖位置定位，这种定位与受检者脏器和组织的实际位置不一定吻合，有时差异很大。定位的不准确性，影响测量结果的可靠性，是非显像检查法的重要缺点，因此在有条件进行显像的单位，非显像检查法已很少运用。但由于它价廉、方便，作为初筛检查也有一定临床价值，可作为显像方法的一种补充。

另一种是在给患者注入放射性特异性抗体后，用手握式放射性探测器在手术野直接探测肿瘤和淋巴引流区的放射性计数，判定肿瘤浸润范围和有无淋巴结转移，对决定手术切除范围有重要的指导意义。

第三节　肿瘤放射治疗

一、肿瘤放射治疗概述

放射治疗学研究的对象分为良性疾患和恶性肿瘤两大方面。由于对良性疾患的放疗在学术界持有不同的看法，一度在放射治疗中退居次要地位，而将放射治疗的重点放在了恶性肿瘤的治疗上。因之，放射治疗学改称为肿瘤放射治疗学或肿瘤放射学(Radiation Oncology)。肿瘤放射学与肿瘤外科学、肿瘤内科学一起成为肿瘤治疗的主要支柱。近年来，学术界对放疗在良性病治疗中的地位再度受到重视。

肿瘤放射治疗学是建立在放射物理学、临床放射生物学、临床肿瘤学和放疗技术学基础上的学科。作为一名肿瘤放射治疗医师除应具备必需的普通医学基础知识(如生理、解剖、病理、药理等)和一般的临床医学知识(如内科、外科、妇科等)外，还必须具备上述四个方面的基本知识，并以此来指导临床实践。

我国的放射治疗始于20世纪30年代，始建于1931年的上海镭锭医院(现上海复旦大学附属肿瘤医院)和1932年北京协和医院(拥有200 mg镭针以及200 kV，120 kV X线治疗机各一台)，开展了我国最早的放射治疗，苏州大学附属第一医院前身博习医院也在1934年开始进行X线治疗、1948年开展了用镭管腔内和镭针组织间插入的近距离放疗。在20世纪50年代后期，我国引进了第一台高能射线装置——^{60}Co远距离外照射治疗机，1968年引进了第一台电子感应加速器，1975年引进第一台直线加速器，最近几年更得到了空前的发展，开展了包括三维立体定向放射治疗(γ刀、X刀、适形放疗、调强适形放疗)在内的各种放疗新技术，肿瘤放射物理、放射生物的研究也取了丰硕的成果。近几年来，增设放射治疗的医院在各省市、地级和县级市、甚至乡镇医院也越来越多，购置的设备也越来越先进。

恶性肿瘤是一种多发病、常见病，严重威胁着人们的生命健康。在手术、放疗和化学药物治疗三种主要治疗手段中，放射治疗因其适应证宽、疗效较好而有着不可置疑的重要地位。据国内各大肿瘤防治中心统计，经诊治的肿瘤病人约有65%～75%需用放疗。

有的恶性肿瘤可单独经放疗治愈，某些则可用手术或(和)化疗＋放射综合治疗治愈，对一些晚期肿瘤可以用放疗取得较满意的姑息疗效。当前，对于恶性肿瘤的治疗，倾向于多种方法的综合治疗。但据目前的情况，以放疗为主的治疗结果，在各种疗法中还是比较满意的。特别是20世纪60年代初使用了^{60}Co，加速器等高能射线后，放疗疗效提高了一倍。1999年世界卫生组织(WHO)确认1992年Tubiana的报道：恶性肿瘤约45%可以治愈，其中22%为手术治愈，放疗18%，化疗和其他疗法约5%。

二、肿瘤放射治疗的目的和适应证

1. 根治性放疗

根治性放疗是以放射治疗为主要治疗手段达到治愈肿瘤的目的。但在放疗过程中，若有病情变化(如出现血行转移)、治疗反应过重或与预计的放射敏感性不符时，可改为综合治疗或姑息治疗方案。

根治性放射治疗主要用于皮肤癌、鼻咽癌、声门癌、较早期的食管癌和非小细胞肺癌、霍奇金病、子宫颈癌和某些脑肿瘤等。正因为是根治性放疗，在计划的设计和治疗的实施时更应精益求精，以达到最大限度地杀灭肿瘤，又保证生存质量的良好。

2. 姑息性放疗

姑息性放疗分高度姑息和低度姑息两种。前者是为延长生命，经治疗后可能带瘤存活多年甚至正常工作。后者主要是为了减轻痛苦，往往达不到延长生命的目的，用于消除或缓解压迫症状（如上腔静脉压迫症、脊髓压迫等）、缓解梗阻（如食管癌）、出血（如宫颈癌出血）、骨转移疼痛以及脑转移的定位症状等。

3. 综合治疗

综合治疗必须有计划地进行，对能用放射或手术/化疗单独根治的，则不应勉强综合治疗，因有时反可导致疗效降低或发生不应发生的并发症，对综合治疗最佳方案目前还正在不断探索和总结之中。

（1）与手术的综合治疗

a. 术前放疗

术前放疗可以提高切除率、降低远处转移率和降低局部复发率，并可提高生存率。大量的临床和实验研究证明：① 术前放疗使肿瘤缩小，形成假性包膜使手术易于进行，从而提高切除率，肿瘤缩小也使怒张的静脉压力减小，术中出血减少。但若放疗后间隔时间过长，可造成放射区内纤维化，粘连加重而致手术困难，剂量过大也可使创口愈合时间延迟甚至难以愈合。因此需掌握放疗与手术的间隔时间，一般以 2～4 周为宜。辐射剂量以根治量的 2/3 左右（约 40～50 Gy/4～5 周）为好；② 在放疗过程中，有时出现其他部位的转移，这可能是在诊断前早已存在的隐匿性转移病灶继续增大的缘故；③ 对于较小面积的低剂量放射，大量实验和临床资料证明不会引起免疫功能的明显下降；④ 术前放疗可使肿瘤细胞的活力降低，瘤细胞活力降低可使手术过程中的局部种植率降低，并降低了因手术操作挤压引起的血行播散率，术前照射也可杀灭大部分亚临床病灶。术前放疗常用于食管癌、中晚期的头颈部肿瘤、子宫体癌、直肠癌和局部晚期的乳癌等。

b. 术后放疗

从放射生物学角度来说，肿瘤切除后，局部疤痕形成，血运不佳，放射敏感性变差，原则上不主张用术后放疗。但若有明显的残留肿瘤或手术可能不彻底者，又具有一定放射敏感性的则可考虑行术后放疗，但应在术后尽早进行，最好不要超过 2～4 周。术后及早放疗，一是赶在术区纤维疤痕形成之前，二是为了避免因残留细胞再增殖而发生肉眼可见的肿瘤复发，术后照射对残留的亚临床病灶效果远比临床可检出的复发肿瘤为佳。有些情况下，要求放疗与手术的间隔时间比较严格：如肾母细胞瘤术后不要超过 10 天放疗，最好在 48 小时内；一些良性病如疤痕疙瘩要求手术后拆线当天起放疗。

术后放疗适用于脑瘤、肺癌、胸腺癌、软组织肉瘤、直肠癌和肾癌等。而对于乳腺癌、睾丸精原细胞瘤等的术后照射范围是引流淋巴区而非手术区，从概念上讲不能算是真正的术后放疗，但疗效却是十分肯定的。

c. 术中放疗

在手术过程中一次性大剂量照射，受照靶区有相对高的放射生物效应而又可对正常组织的损伤减低到最小限度。但本方法要求有一定的设备条件(机器输出剂量率高)。关于照射剂量,通常一次照射剂量为15～20 Gy,对敏感性差者,可在照射20 Gy后缩野加10 Gy。开展了三维立体定向放射治疗后,术中放疗的地位有所下降。

(2) 与药物的综合治疗

a. 化疗药物

与化疗药物的配合主要有两方面:① 增强局部作用,即动脉插管介入化疗加区域性放疗,如用于头颈部肿瘤、肺癌和消化道肿瘤等;② 全身化疗和放疗,可在放疗前、放疗中、放疗后或交替进行,用于恶性淋巴瘤、头颈部肿瘤、肺癌等。抗癌药物一方面与放疗起协同抗瘤作用,另一方面某些药物有放射增敏作用。

放疗前化疗的目的是缩小肿瘤、提高放射敏感性,也可消除潜在的远处转移灶。放疗前的化疗一般仅给1～3个周期。放、化疗联合应用需注意毒性反应,除了全身反应外,特别要尽量避免使用对放射靶区内器官毒性较强的化疗药物,如易发生心脏毒性的阿霉素,易造成肺纤维化的博莱霉素、环磷酰胺等。

b. 放射增敏剂

像用乏氧细胞增敏剂、期相特异性细胞毒药物(杀伤对放疗不敏感的细胞群)等。

c. 生物反应调节剂

其作用有3点:① 增强抗肿瘤作用;② 提高肿瘤细胞的分化程度,向低恶性或良性转化;③ 提高机体的免疫功能和对放化疗副作用的耐受能力。主要药物有重组细胞因子的白细胞介素、干扰素、肿瘤坏死因子(TNF)等;过继转移的免疫细胞如淋巴因子活化杀伤细胞(LAK细胞)、肿瘤浸润淋巴细胞(TIL)和γ干扰素活化的单核细胞等以及单克隆抗体与导向药物、肿瘤分子疫苗等。

d. 中医中药

与中医中药配合治疗现正方兴未艾,但仍在探索之中。其主要研究方向为:① 增强放射敏感性;② 减轻放疗反应;③ 与放射的协同抗肿瘤作用。

(3) 与加温治疗(热疗)配合

高温(≥43 ℃)可杀伤肿瘤细胞,对放射较不敏感的S期细胞对加温最为敏感,高温也能杀伤对放射抗拒的乏氧细胞,故可与放疗协同治癌,用加温与放疗的综合治疗可使肿瘤完全缓解率增加1倍左右,并可使放疗剂量减少。加温的主要作用机制是抑制瘤细胞的DNA和RNA的合成,降低瘤细胞放射亚致死损伤及潜在致死损伤的修复能力。因肿瘤内的血流量仅为周围正常组织的2%～22%而不易散热,故加温时,瘤体内的温度可高于周围组织5～9.5 ℃,不致造成正常组织的过热损伤。

4. 急诊放射治疗

在肿瘤病人的病程中,有时出现的一些急性情况必须立即予以处理,在某些情况下放射治疗是最有效的方法之一。用放射治疗来紧急处理临床问题的方法称急诊放射治疗。此时,不能按常规预约登记、择期照射,而应即时予以治疗。

(1) 出血

因肿瘤坏死引起的出血,常不能用药物或压迫法有效地止血,只有在肿瘤退缩后才能自然止血。例如宫颈癌、肺癌、头颈部癌(如扁桃体癌的大出血),在暂时性压迫止血的同时,用外照射或近距离照射大剂量数次后即能止血。

(2) 上腔静脉压迫征

肺癌或纵隔淋巴瘤等引起的上腔静脉压迫征，病人就诊时面颈肿胀，颈静脉、胸壁皮下静脉怒张、呼吸困难。对肺癌，可首先给予高剂量冲击放疗 3～4 次，每次肿瘤量 DT 4 Gy，临床表现可明显改善，以后改为常规分割剂量，总量达 50～60 Gy，症状缓解率达 97%，5 年生存率与无上腔静脉压迫征的肺癌相仿。纵隔淋巴瘤纵隔放疗后的显效时间更快，症状缓解后，甚至可改为根治性放疗方案。

(3) 肺不张

因肺癌而致的大范围肺不张，用急诊放疗也可使呼吸困难明显改善，随后按常规照射方法进行放疗，肺不张的复张率高达 87.5%。

(4) 颅内或椎管内高压

因原发性或转移性肿瘤所致的颅内高压或脊髓压迫症，有时放疗可立即显效。特别是对放疗敏感的白血病、淋巴瘤或朗罕组织细胞增多症及良性血管瘤，小剂量照射即可见效。但应注意两点：① 当有截瘫发生时，应在 2 周内予以照射，因截瘫时间过长，恢复较为困难；② 当有颅内或椎管内高压时，因放疗初期可引起一时性的脑和脊髓的充血水肿，加重颅内及椎管内高压，严重者可使轻瘫即刻成为全瘫或脑疝形成甚至死亡，故最好先行手术去骨瓣减压，或放疗初期先用小剂量照射，同时并用皮质激素或脱水剂。

(5) 止痛

因肿瘤直接侵犯或骨转移性癌引起的剧烈疼痛，用大分割照射数次即可使疼痛缓解，缓解率高达 80%以上。

(6) 解除肿块压迫或梗阻

如食管癌引起吞咽困难、髓外浆细胞瘤引起的咽喉部阻塞、淋巴瘤或白血病浸润性肿块造成的脏器压迫等均可用放疗缓解。

(7) 肾移植排斥反应

宿主对移植肾的排斥反应，当用免疫抑制剂或大剂量皮质激素无效时，立即用局部照射移植肾的方法可使排斥现象迅即逆转，其作用机制是放射杀灭了浸润到移植肾内的致敏淋巴细胞。方法为隔天一次，每次照射的最大参考剂量 DT 为 1.50 Gy，共 3～4 次。现也有报道适用于心脏移植。

放射治疗的绝对禁忌证很少，即使经选择的极晚期病人仍适于行低度姑息治疗(如止痛)。但严重恶液质的濒死病人、伴高热或肿瘤所在脏器有穿孔或合并大量胸水或腹水者是放射治疗的绝对禁忌证。其相对禁忌证有：① 放射不敏感性肿瘤，如骨肉瘤、某些软组织肉瘤及胃肠道癌等；② 放射中等敏感肿瘤，如肺癌、头颈部癌、宫颈癌等已有远处转移者；③ 放射中等敏感的肿瘤经足量放射后，有局部复发者；④ 大面积照射可能严重影响脏器功能者，如肺癌伴肺功能不全时；⑤ 有其他疾病不能立即放疗者，如伴急性炎症或严重心肺功能或肝肾功能不全时；⑥ 血象过低者，需待恢复后再行放疗。

三、肿瘤放射治疗的基本原则

评价肿瘤治疗的效果一是看治愈情况，二是看治疗后的生存质量。肿瘤放射治疗也应依据这个要求，努力达到既治愈肿瘤又不发生因放疗引起的严重并发症，具体地说，肿瘤放射治疗应遵循以下四个基本原则。

1. 照射范围应包括肿瘤

根治性放疗的照射范围应包括原发肿瘤和邻近的潜在扩展区以及淋巴引流区；姑息性放疗若以缓解症状为目的者只需针对引起症状的部位；术前放疗范围可较小，术后放疗需包括瘤床和可能侵犯的部位或加照淋巴引流区。但若照射野遗漏肿瘤，则治疗可能失败，如 5 cm 直径的肿块，若有 1 mm^3 在照射野外，就约有 1.5×10^5 个瘤细胞存活，这可以造成治疗失败。应引起重视的是局部未控还可使远处转移率增加。

2. 要达到基本消灭肿瘤的目的

理论上认为，放疗不可能做到杀灭每一个肿瘤细胞，总有一部分细胞存活，但若这一小部分的存活瘤细胞可被机体的防御能力消灭，则可认为肿瘤已被消灭(治愈)。另外，要说明的是，肿瘤的临床消退与否并不是治愈的先决条件，在很多情况下是不平行的，因为肿瘤的消退情况，不仅仅在于放射杀灭的细胞数，而且还与肿瘤增殖动力学、肿瘤结构、细胞死亡形式及死亡细胞的清除率有关，有的肿瘤在放疗结束后数月才消退，有的即使完全治愈也永不消退(如软骨肉瘤)。

3. 保护邻近正常组织和器官

在照射区或靶区内的正常组织和器官，在疗程中也接受了较多剂量的照射，有一些可接受的近期或远期放疗反应是难免的。但对某些重要的组织或器官(如脑脊髓、肾等)，则应避免发生严重的不可逆损伤。因此，我们必须熟悉每一种组织及器官的放射耐受量，特别是对晚反应正常组织，更要重视每次分割剂量及照射总剂量不能太大。

4. 保护全身情况及精神状态良好

病人在恶性肿瘤造成的机体损害情况下，加上放射线对全身及局部器官、组织的反应和损伤，以及对肿瘤及放射线双重恐惧的精神压力，可使病人精神面貌和全身情况迅速恶化，致使治疗不能继续进行，放射所致免疫功能的下降也可使肿瘤进展。因此，在治疗过程中要加强支持疗法，多做病人的启发引导工作，保证精神状态和体质情况的良好。

四、提高肿瘤放射敏感性的措施

为实现肿瘤放射治疗的四大基本原则，就要设法提高肿瘤的放射敏感性并尽可能减少正常组织的辐射剂量以保护正常组织。有不少措施可提高肿瘤放射敏感性，从临床放射生物学角度出发，主要有四个方面。

1. 放射源的选择

选择一个理想的放射源，主要要达到既能杀灭肿瘤，又有保护正常组织的剂量空间分布，并能杀灭对放射抗拒的乏氧细胞和非增殖期(G_0期)细胞。

2. 利用时间-剂量-分割关系

正常组织耐受量和肿瘤致死量之比称为“治疗比”(TR)，但这治疗比一般较小，为了提高疗效，可以用时间-剂量-分割关系来扩大治疗比。正常组织的修复能力比肿瘤组织快而完整。因此，在两次照射的间隙正常组织能有较好的修复，在下一次照射之前基本恢复到正常状态；但肿瘤组织的恢复就极差。如此，在分次照射的过程中，两种组织的放射效应就逐渐地出现差别(正常组织耐受量增加，肿瘤致死量变化不大)，从而使肿瘤受到最大限度的破坏，又使正常组织得以很好的修复。具体可从以下几个方面进行综合考虑：

(1) 选择适宜的剂量

若照射量太小(总剂量或分次剂量),则不足以杀灭肿瘤,量太大则又损伤正常组织。在制订放疗计划时,按排剂量的放射生物学依据主要有以下几点。

① 肿瘤大小、组织的来源和组织学分化程度:不同大小肿瘤的含氧量不同,肿瘤越大则对放射越不敏感,所需的剂量也应越大。放射敏感性与组织的来源和组织学分化程度亦相关,即放射敏感性与分化程度成反比,与分裂成正比。

② 大块肿瘤周围的卫星小病灶或亚临床病灶血供良好,放射敏感性高,用较低剂量就可杀灭肿瘤细胞,因此可采用不断缩小照射野的技术,即外围剂量可比中心剂量低。

③ 肿瘤控制和正常组织并发症的剂量-效应曲线均有一个陡峭的斜坡,陡峭的斜坡后又有一个较为平坦的"坪区",呈S状曲线(图10-1),在出现陡坡前,增加很小剂量,肿瘤局部控制的可能性就可由25%升高到75%,但一旦进入坪区,则要增加很大剂量才能使局控率从80%增高到90%,但这要冒正常组织严重损伤的风险,因正常组织也同样有这种S形的剂量曲线,不过其出现陡坡及坪区的剂量阈值较肿瘤组织稍高而已。因此,不能单从其物理含义来考虑剂量问题而应从临床生物学角度来衡量生物意义。临床上,在疗程中间若肿瘤消退不显著时,不能轻易放弃治疗,突破一个剂量点时,可能肿瘤即出现明显效应,而另一方面,一旦用到相当大的剂量,已缩小的肿瘤不再继续缩小时可能已达到"坪区"(当然,还要考虑死亡细胞的清除率因素),此时禁用无限增加剂量来提高局控率。如霍奇金病,30 Gy 后即达曲线坪区,继续照射对局控率并无多大益处。

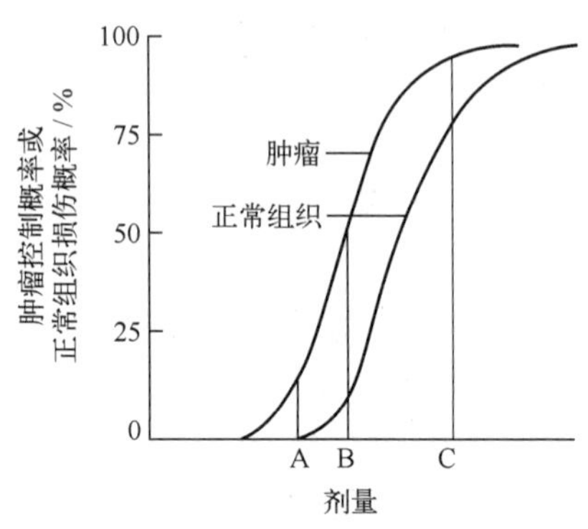

图 10-1 肿瘤控制和并发症发生率剂量曲线图

(Principles and Practice of Radiation Oncology, Fourth Edition by C Perez L Brady E. Halperin and R. Schmidt-Ullrich P120, 2004)

(2) 适宜的疗程时间

临床上应注意以下几点。

① 不要在放疗疗程中随意停顿间歇,其理由为:a. 与放射效应有关的主要因素为总剂量、分割次数和总疗程时间,在总剂量不变的情况下,增加分割次数和(或)延长总疗程时间将降低放射生物效应;b. 在肿瘤控制-剂量效应关系的S形曲线上,一旦在达到陡坡前的剂量点上暂停治疗将直接影响疗效;c. 在疗程开始后的第2~3周后,肿瘤可发生再增殖,3~5周内可发生加速再增殖,此时更不宜中断疗程。若由于各种原因中断过疗程或延长疗程的,原则上应根据缺失天数每天补偿0.5~1.0 Gy。甚至有人基于加速再增殖的原理,认为即使未延长疗程,也应在治疗开始约4周后,每天再额外增加0.5 Gy左右的剂量,以消除加速再增殖的影响。用分段照射的方法(全疗程中休息一段时间),虽然可减轻急性反应,但从放射生物学的观点来看是不合理的。

② 用对穿平行的双侧野或多野照射时,应尽量采取双野或多野同天照射(剂量平均分配),用隔天轮照一野的方法将使肿瘤与外周组织的生物效应不一致,使外周正常组织的损伤加重,特别当有重要组织(如脊髓)时更应注意。如肿瘤较大并偏向一侧时,用隔天轮照的方法还可使肿瘤各点的生物当量剂量不均匀性太大。

③ 在临床上要重视不同组织的不同生物学特性。

(3) 采用分割照射法

将肿瘤致死量用各种方法分成若干次照射称分割照射。分割照射的目的主要是利用Withers(1987年)提出的著名的"4R"理论,即Repair(修复),Repopulation(再增殖),Reoxygenation(再氧合)和Redistribution(再分布)。

① 保护正常组织的非致死性损伤(亚致死性损伤、潜在致死性损伤等)的修复能力。正常组织分早反应组织(如小肠、上皮、黏膜、骨髓、精原细胞等)和晚反应组织(如脊髓、肺、肾、骨、肝、脉管组织等)两种。早反应组织在放疗过程中存活干细胞的再增殖能力强,非致死损伤的修复可以较少考虑,在常规每次分割剂量下不致发生损伤,大多数肿瘤组织的放射效应类似早反应组织,每次剂量过低或疗程延长均对杀灭肿瘤细胞不利。而晚反应组织在常规分割照射时无明显再增殖,细胞损伤的修复几乎是它惟一的保护效应,在放疗过程中一定要注意保护晚反应正常组织,一般每次剂量不得超过2 Gy。早反应和晚反应正常组织的放射效应(E)常以剂量(D)的线性二次方程公式($E=\alpha D+\beta D^2$)来表示。

② 保护正常组织的再增殖能力。细胞的再增殖能力对早反应正常组织是重要的,一般情况下用每周5次,周剂量10 Gy的分割方法,早反应组织的反应程度是可以接受的。早反应组织的再增殖在常规放疗后几天内就再始,最多2~3周。但在分割照射时,也应注意到肿瘤组织的再增殖现象。有时在常规分割方案时,仍可见到肿瘤的继续增大,提示克隆源性细胞的倍增时间≤2.5天。肿瘤细胞的再增殖一般在疗程开始后2~3周后,加速再增殖在4周左右。晚反应正常组织无明显的再增殖,对放射损伤的保护反应不是依靠细胞的再增殖作用。

③ 增加乏氧肿瘤细胞再氧合的机会。分次照射使肿瘤逐渐缩小,让出空间恢复血运,使对低LET射线抗拒的乏氧细胞变得接近血管,同时失去无限增殖能力的瘤细胞耗氧量降低,出现肿瘤细胞的再氧合,恢复敏感性。缩短总疗程时间不利于再氧合,且在再氧合过程中同时有肿瘤细胞的修复和增殖过程,使乏氧细胞比例再度增加。

④ 增加肿瘤细胞再分布的机会。分次放射杀灭肿瘤细胞增殖周期中的敏感期相细胞,加快不敏感期相细胞转入敏感期相,并使放射敏感性差的G_0期细胞进入增殖周期,达到细胞群的再分布,产生自我增敏效应,或可同步化于对某种化疗药物或加温治疗有利的期相,以期最大限度地杀灭肿瘤细胞。再分布可影响早反应组织的放射敏感性,但对晚反应正常组织,则分割照射几乎没有细胞周期的再分布,不存在再分布的自我增敏效应,因此,在分割照射中晚反应组织比早反应组织和肿瘤组织受到更多的保护。

在保证总剂量的情况下,应注意每次剂量的大小和间隔时间,权衡得失,既要最大限度地杀灭肿瘤细胞,又要保证正常组织能最大限度地得到增殖和修复。有以下主要几种分割方法。

a. 常规分割(CF):由Coutard在1934年确立此方法。每天照射一次,每次DT:1.8~2.0 Gy,每周照射5次。在此情况下,一般认为正常组织的非致死损伤,在24小时内可得到修复。但在不同年龄、不同病理类型和分化程度、不同大小和不同倍增时间的肿瘤都用同一种方法,显然是不合理的。

b. 超分割(HF):不改变总疗程时间,每天照射≥2次,每次量较常规分割量小,但每天剂量较常规分割量大,这样,总剂量得到提高。其目的是更好保护正常组织特别是晚反应组织,并增加肿瘤组织再氧合和再分布的机会。常用方法为每天2次,每次1.2 Gy。本方法适用增殖较慢、临床上认为放射难治愈的肿瘤。

c. 加速分割(AF):不改变原计划的总剂量,每天照射≥2 次(间隔 6 小时以上),每次量同常规分割剂量。适用于细胞增殖快的肿瘤。缺点是靶区内正常组织急性反应较重。最好能预先测定个体肿瘤的倍增时间,用 Tpot(潜在倍增时间)衡量,一般以 Tpot 5 天为参考点,<5 天者可用 AF。

d. 快速超分割(AHF):为减轻急性反应,临床上有时采用折中的快速超分割的方法,如用超分割方法,但每周照射 5 天以上,或用快速分割方法,但上午照射大野,下午照射局部小野,或用 1.4～1.6 Gy/次,2 次/天,总量同 CF 法,以抑制加速再增殖,提高肿瘤的控制率。

(4) 使肿瘤细胞再分布

细胞分裂的不同阶段,对放射线的敏感性不同。放射敏感性与细胞周期的关系极为复杂,受特定的损伤标准为基础(按细胞死亡或细胞分裂延迟为标准),也因细胞类型及细胞所处的期相和辐射剂量而不同。但一般来说按细胞死亡为标准,则放疗最敏感的是增殖周期中的 M 期,G_1后期,不敏感的是 S 期。而按分裂延迟为标准,则 G_2期为最敏感,非增殖期细胞(G_0)最不敏感。细胞再分布(同步化)的目标是将肿瘤细胞处理后使其全处于放射敏感的期相,虽然实际上很难做到这一点,但以下方法可使各阶段细胞尽可能靠近。

① 分割放射

分次照射使敏感的 M 期等期相细胞杀灭,其他各期细胞向前进程的速度减慢(分裂延迟),其中以 G_2减慢速度最为显著(G_2期的阻滞和积累),各期相细胞相对接近,有可能使较多的细胞同时进入敏感期。同时因增殖周期内的细胞数减少,使细胞增殖出现正反馈现象,即增殖加快、生长比例增大(G_0期参与增殖,G_0期细胞减少)和丢失减少,也使有相对多的细胞处于敏感期。

② 药物增敏

用期相特异性细胞毒药物可杀灭某些对放射相对不敏感的细胞或抑制受放射损伤的 DNA 修复以提高放射敏感性。如羟基脲(Hu)能杀伤对放射较不敏感的 S 期细胞,同步化于对放射较为敏感 G_1的后期(用 Hu 后 4 小时 DNA 损伤达高峰,此时放疗最为合适),阿糖胞苷有类似作用。长春新碱(VCR)可使细胞同步化于 M 期。一些嘧啶同类药的放射增敏剂可抑制受放射损伤的 DNA 修复,故用此类药物(Bud-R,5-Fu 等)时应在放射后使用。

③ 加热治疗

加热能杀灭 S 期细胞,作用与羟基脲相似,实验证明,加热能使 S 期细胞的放射敏感性提高 3 倍。同时加热能杀灭乏氧细胞并降低肿瘤细胞对放射的亚致死损伤修复能力。一般肿瘤内温度达 43 ℃左右时疗效较好。因有热耐受现象存在,不宜每天连续加热,而应采用每周 1～2次的加热方法,一般以先放射、后加热的疗效较好,两者间隔时间以 4～6 小时为宜。因加热与放射有协同治疗作用,放射量可相应降低。

(5) 利用氧效应

在用常规射线(低 LET 射线)时,氧增强比(OER)约为 2.5～3.0,即要杀灭乏氧细胞,所用的放射量相当于同类富氧细胞的 2.5～3.0 倍。在实际工作中,不可能用 2.5～3.0 倍的剂量进行治疗,只有设法减少肿瘤组织中的乏氧细胞才能达到消除肿瘤目的。为此,进行了不少这方面的研究,主要有下面几种。

① 采用高 LET 射线

快中子、负 π 介子、重离子等在沿次级粒子径迹上能量沉积高,统称为高 LET 射线。其优点之一是 OER 小，如 6～30 MeV 快中子的 OER 为 1.2～1.6，比低 LET 射线的 2.5～3.0 明显为小。

② 采用分割照射方法

分割照射分批杀灭肿瘤细胞，并让出一段时间清除死亡细胞，使肿瘤缩小，改善乏氧环境。

③ 氧气吸入

前人曾用纯氧或与 CO_2 混合气体吸入或放疗配合高压氧舱治疗。目前临床探讨较多的是用 CON 方案，即 Carbogen（5％CO_2＋95％O_2，简称 CB）和烟酰胺（NAM）联合应用。鉴于肿瘤乏氧有急、慢之分，其中慢性乏氧系肿瘤内氧弥散障碍或不足所致，急性乏氧由于肿瘤血管变窄或阻塞致血液断流引起。CB 能提高血液氧合以对付慢性乏氧，NAM 能扩张肿瘤内短暂阻塞的血管而克服急性乏氧。

④ 乏氧细胞增敏剂

一些亲电子化合物如 Miso 类药物（甲硝哒唑，Ro-07-0852）的性质和氧一样，能增加自由基的产生，但因其神经毒性太大，临床应用有困难。近年来，开发了新一代的放射增敏剂，如 etanidazole、nimorazole 和甘氨双唑钠（CMNa）等，未发现明显的副反应，而能提高某些肿瘤的放疗疗效。另外如氨甲喋呤（MTX）、甲基苄肼等药物也对乏氧细胞有效。

⑤ 生物还原性制剂

目前研究较多的是 SR4233，其作用机理是在乏氧时，它被细胞色素 P450 还原酶还原成 SR4233 的基团，该基团在某些特定酶的作用下与瘤细胞中的氢离子结合，导致细胞 DNA 单链或双链断裂。在有氧时，SR4233 基团被氧化成 SR4233，而不引起 DNA 链断裂，故 SR4233 能选择性地杀灭肿瘤内的乏氧细胞。

⑥ 其他方法

包括使用氧携带剂、钙离子通道阻滞剂、加热治疗、纠正贫血等方法。

五、临床因素与肿瘤放射敏感性的关系

1. 肿瘤种类

(1)病理类型

不同的肿瘤，其放射敏感性有很大差异，在常规分割照射时，达到肿瘤细胞 95％以上杀灭（肿瘤局部治愈）所需的剂量各不相同。

在临床角度上，肿瘤的放射敏感性应依照肿瘤及其所在部位正常组织对放射的相对效应，即治疗比（TR）来衡量，TR≥1 的肿瘤，放疗有可能治愈，TR＜1，则即使达到肿瘤消退，正常组织也要受到不可接受的损伤。例如，恶性淋巴瘤（霍奇金病、非霍奇金病）的肿瘤致死剂量为 40～50 Gy，但生长在不同部位，我们可认定它有不同的放射敏感性：在颈部为高度敏感（颈部组织耐受量 60～70 Gy）、腹腔内为中度敏感（小肠耐受量 45 Gy 左右），而在肾门区则为低度敏感（全肾照射耐受量 25 Gy/3～4 周）。因此，对肿瘤放射敏感性的限定以临床标准划分更为合理。

① 高度敏感：肿瘤消灭，正常组织损伤很轻。若以结缔组织为邻近正常组织，则恶性淋巴瘤、白血病、精原细胞瘤、肾母细胞瘤、神经母细胞瘤等属此类。肿瘤致死量约 20～35 Gy。

② 中度敏感：肿瘤消灭，正常组织损伤较重，但可恢复或不严重影响功能，如鳞状上皮癌（约 50～70 Gy）。

③ 低度敏感：对放射无明显效应的，如骨肉瘤、某些软组织肉瘤、大多数神经系肿瘤等。

(2)病理分级(分化程度)

通常认为细胞对辐射的敏感性，与细胞的繁殖力及分化程度有关，细胞越年轻、活力越大、分化越低(病理分级高)的细胞敏感性越高；越年老、成熟、分化越高(病理分级低)的细胞敏感性越低。但这也不是绝对的，如淋巴细胞、卵细胞不分裂，也不是未分化，但对放射敏感(因其cAMP含量低，放射敏感性高)。从细胞的分裂期相来讲，正在分裂的细胞比静止的细胞敏感性高，因分化差的细胞其增殖周期短，生长比率高，有丝分裂相多，故敏感性就高。所以有些分类为不敏感的，但分化极差者仍有较高敏感性，如未分化腺癌、骨肉瘤中的尤文氏瘤等。

(3)间质情况

对于同一病理类型、同一分级的肿瘤，还要看其的间质情况。如同为乳腺髓样癌，间质内含血管多的要比含纤维多的放射敏感性高。

2. 病期的早晚及肿瘤大小

(1) 早期病变的瘤体一般较小，瘤体越小，含乏氧细胞越少，对放射的敏感性也就越高。对肉眼不能见的亚临床病灶，用50 Gy的剂量可达到接近100%的控制率。

(2) 肿瘤小时，使用的照射野小，正常组织容易修复原来的肿瘤区。

(3) 早期病变对全身的影响较小，体质状况较好，血管状态和修复机能良好。

(4) 早期病变的转移机会较小。

3. 以往治疗情况

手术、放疗可使瘤床纤维化，乏氧细胞增多，在此基础上的复发性肿瘤放射敏感性差。

4. 全身及局部情况

患者的健康状况与放射敏感性有密切关系，晚期肿瘤引起的严重恶液质或并发严重慢性疾病如肝炎、糖尿病、结核等，均可使病人的机体代谢出现紊乱，并造成严重的贫血，使肿瘤的放射敏感性下降。局部炎性水肿和疤痕基础上发生的癌肿敏感性差。但甲亢病人、怀孕妇女因代谢快，可使放射敏感性增高。

5. 瘤床情况

瘤床血运好的部位，肿瘤敏感性高，反之，如瘤床为脂肪组织者则敏感性差。另外，瘤床为修复能力差的组织(如肺癌、上颌窦癌)疗效也差，长度较大的食管癌可以说没有瘤床，血运和修复能力均差，故疗效极差。

6. 肿瘤外观形态

肿瘤放射敏感性从高到低，按其形态依次为菜花外生型、结节外生型、溃疡型、浸润型和龟裂型，这也与瘤床的供血供氧有关。

六、临床常用外照射治疗设备

在临床放射治疗中，照射方式有多种，可分为：

1. 体外照射

用各种放射源在体外进行照射，最为常用。又可分为近距离治疗和远距离治疗两种方式。近距离治疗表面剂量高，对深部组织损伤小，适用于表浅肿瘤。远距离治疗剂量分布均匀，深度量高，适用于深部肿瘤。根据射线质的不同又可划分为：

(1)千伏级X线治疗

有接触治疗(30～60 kV),浅层治疗(60～140 kV),中层治疗(140～180 kV),深层治疗(180～400 kV)。

(2)超高压治疗(兆伏射线)

包括医用直线加速器产生的高能 X 线、高能电子束及远距离放射性核素:^{60}Co(1.25 MeV),^{137}Cs(0.66 MeV)。

(3)高 LET 射线治疗

有快中子、质子、负 π 介子、重离子治疗等。

2. 体腔内照射

体腔内照射也属于近距离放疗,与体外照射的区别是,将体腔管或放射源置于体腔内进行照射。也可将放射性核素(^{32}P,^{198}Au 等)注入胸、腹腔内进行照射。

3. 组织间照射

将含有放射源的管道或针插入肿瘤组织内照射,现多用后装治疗机进行治疗,也属于近距离放疗的一种。

4. 内照射

口服或静脉注射放射性核素进行治疗(属核医学范畴)。

尽管有多种放射治疗方式,但临床使用最多的是远距离体外照射,下面对外照射治疗设备作一简要介绍。

(一)千伏级 X 线治疗机

千伏级 X 线治疗机是最古老的外照射治疗机,可用于表浅肿瘤和皮肤病的治疗,在高能射线治疗机问世前,也用于较深肿瘤的治疗。但由于其能量较低,又属低 LET 射线,对乏氧细胞及非增殖期细胞(G_0 期)不敏感,故疗效差、对皮肤、骨骼的损伤大。现使用单位极少。

(二)钴-60 治疗机

人工放射性核素的问世,使放射治疗进入了高能射线时代。钴-60(^{60}Co)外照射治疗机的投入使用,使肿瘤放疗的 5 年生存率提高了一倍。由于^{60}Co 治疗机价格便宜,维修方便,现仍在国内外很多医院广泛使用,根据我国的国情,^{60}Co 治疗机在很长时间内仍将是肿瘤放疗的主要工具。因^{60}Co 射线的能量基本上满足了深部肿瘤的治疗需要,与千伏级 X 线比较,具备了高能射线的优点。

放射性钴源是用天然钴金属$^{59}_{27}$Co 放入原子反应堆中,受中子轰击而产生的人工放射性核素。$^{60}_{27}$Co 不稳定,在衰变过程中放出电子(β 射线)、γ 射线,最后变成稳定的元素镍($^{60}_{28}$Ni)。β 射线能被钴源外壳吸收,故可将^{60}Co 源看成为单纯的 γ 射线源,它的两种 γ 射线能量比较接近,分别为 1.17 MeV 和 1.33 MeV,平均能量为 1.25 MeV,可认为是单能射线,有利于组织内剂量分布的计算和正常组织的保护,其深度量相当于峰值 3～4 MV 的高能 X 线(因是连续 X 线)。^{60}Co 的半衰期为 5.26 a,平均每月衰变约 1%,呈指数衰减,与千伏级的深部 X 线比较。^{60}Co有以下优点。

① 穿透力强,百分深度量高,布野方便

^{60}Co 的剂量率一般较高,若采用更大的源皮距,深度量可更大。此外,^{60}Coγ 射线可看作为单能射线,比千伏级 X 线混有不同能量的连续 X 线及特征 X 线有极大的优越性。

② 保护皮肤

由于达到电子平衡的“建成效应”关系，$^{60}Co\gamma$ 射线的最高剂量点在皮下 0.4～0.6 cm 处，表面剂量相对较低，约为最高剂量点的 33%。而千伏 X 线的最高剂量点则在皮肤表面。因此 $^{60}Co\gamma$ 射线能保护皮肤。

③ 骨和软组织吸收相似

布野和计算吸收剂量时可不考虑各种组织吸收性能的差异，主要由于在射线与组织的相互作用时，$^{60}Co\gamma$ 射线的能量决定了其几乎全是康普顿吸收，与吸收组织的原子序数无关或关系很小。而千伏 X 线的能量传递则含相当比例的光电吸收，光电效应时，原子截面与吸收物质的原子序数的 4 次方成正比，治疗时骨吸收量明显大于软组织。

④ 旁向散射小

$^{60}Co\gamma$ 射线的次级射线主要向前散射，射线几何线束以外的旁向散射比千伏 X 线小得多，旁向剂量下降快，因此射野边缘清晰，照射野内剂量分布均匀，体内正常组织放射容积量小而使全身反应减轻。

⑤ 等剂量曲线较为平坦

由于 $^{60}Co\gamma$ 射线旁向散射小，照射野内剂量相对较均匀，使靶区内的等剂量曲线较 X 线为平坦，这对放射设野明显有利，可用较小的照射野使肿瘤包含在等剂量区内，而用千伏 X 线则需用较大的射野才可使肿瘤边缘也包括在内，势必增加邻近正常组织的受量。

其缺点为：

① 几何半影大

因钴源不是点源，具一定的体积，从整块源上每一点发出的射线不会全部重叠在一起，中央重叠区的剂量较高，不重叠区越远离中心，剂量越低，形成所谓的几何半影。这在治疗上十分不利，需注意所设计的照射野边缘区有一定距离的低剂量区，照射野外一部分正常组织实际上也被部分半影区的剂量照射。而 X 线是阴极电子打在阳极极小的靶（焦点）上发生的，故其几何半影极小，可忽略不计。

② 剂量曲线不能调节，出射量高

$^{60}Co\gamma$ 射线的能量恒定，不管肿瘤在何深度，用一个野照射时，肿瘤前后组织均受到较高剂量。而千伏 X 线则在其能量范围内，可随意调节电压，改变深度剂量。

③ 半衰期短

^{60}Co 是放射性核素，在衰变过程中放出电子（β 射线）、γ 射线，最后变成稳定的元素镍（$^{60}_{28}Ni$）在此过程中，其强度越来越小，最后不得不更换钴源，而换源很是麻烦。

④ 相对生物效应（RBE）较低

低 LET 射线的能量越高，RBE 就越低，$^{60}Co\gamma$ 射线的 RBE 比千伏级 X 线约低 10%～20%。

⑤ 防护要求高

在钴源关闭位时仍有一定的漏出量。不像 X 机或直线加速器，在关机后机房内就不存在射线。

⑥ 属低 LET 射线

此点与千伏 X 线相同，对肿瘤乏氧细胞和非增殖期细胞的杀伤作用不大。

钴治疗机主要由密封放射源、源容器（源抽屉和防护机头）、遮线器（在关闭位时可阻挡射线）、具有能定向的限光系统（准直器）、计时器、电子控制系统组成（图 10-2）。

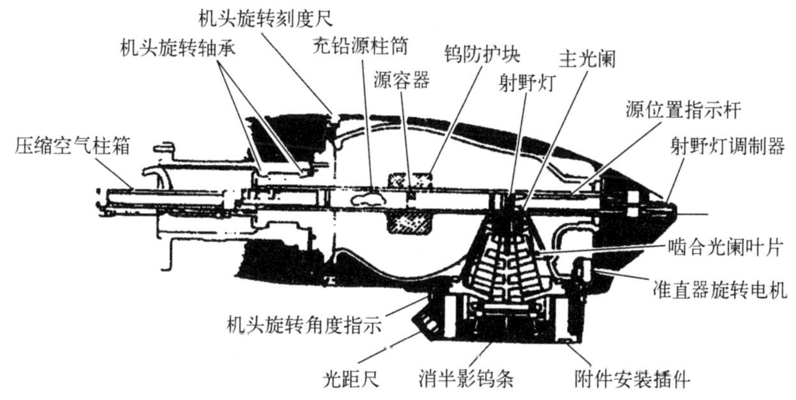

图 10-2 Theratron 1000 型^{60}钴治疗机结构图

（王瑞芝主编，放射治疗技术学，人民卫生出版社出版，2002）

根据国际放射防护委员会(ICRP)推荐，其防护要求是：

① 钴源在闭合位时，距源 1 m 处，各方向的机头平均漏出量应小于 $2\times2.58\times10^{-7}$C/(kg·h)（2mR/h）。个别点允许达到 $10\times2.58\times10^{-7}$C/(kg·h)。要达到此要求，对千居里级钴治疗机，需要有 10^6 的衰减系数或近 20 个半价层(HVL)，一般用铅，也可用钨或铀的合金，铅的 HVL 为 1.27 cm，则 20 个 HVL 需用铅厚度为：1.27 cm×20＝25.4 cm。

② 钴源在开放位时，限光筒的厚度应使漏射量不超过有用射线的 5%。按这要求，限光筒或遮线挡块厚度应达 4.5 HVL，用铅则为：1.27 cm×4.5＝5.7 cm(一般制成 6 cm 厚)。

（三）医用加速器

前面介绍的^{60}Co 治疗机虽然开创了高能射线时代，使肿瘤治疗效果得到了大幅度提高，但也有其固有缺点，如半影区大、剂量曲线不能调节、深度量仍不够理想等，千伏级 X 线虽然能量较低，但也有深度量可以调节的优点。用医用加速器进行治疗就将两者的优点结合起来（深度量高和可调节）。

在肿瘤治疗中，使用得最多的是电子直线加速器，其结构如图 10-3。以下是电子直线加速器产生的高能 X 线和电子束的主要特点。

① 高能 X 线

在“钴治疗机”节中提到^{60}Coγ 射线与千伏级 X 线比较的优点，直线加速器产生的高能 X 线均具备，且由于射线能量更高，其优越性比^{60}Coγ 射线更为突出。

a. 根据肿瘤深度，在不同机型的直线加速器上可调节出 4 MV，6 MV，8 MV，10 MV，15 MV，18 MV 甚至更高档次的高能 X 线。若从一个照射野入射，可得到更高的深度剂量。如用^{60}Co 治疗时，若 SSD（源皮距）＝100 cm，射野面积 10 cm×10 cm，深度 10 cm 处的百分深度量为 58.1%，而同样条件下，用 8 MV X 线，深度量为 71.0%，且随照射面积变化，深度量变化亦较^{60}Co 为小，更适合于小照射野照射。

b. 建成效应区更大，10 MV X 线最高剂量点在皮下 2.5 cm 处，皮肤及皮下组织反应轻。

c. 焦点极小，约 3 mm 以内，较^{60}Co 明显为小，几乎不存在几何半影，且随着能量的提高，其旁向散射更少，等剂量曲线更为平坦，故高能 X 线的照射野内剂量均匀性较^{60}Coγ 射线明显为好。

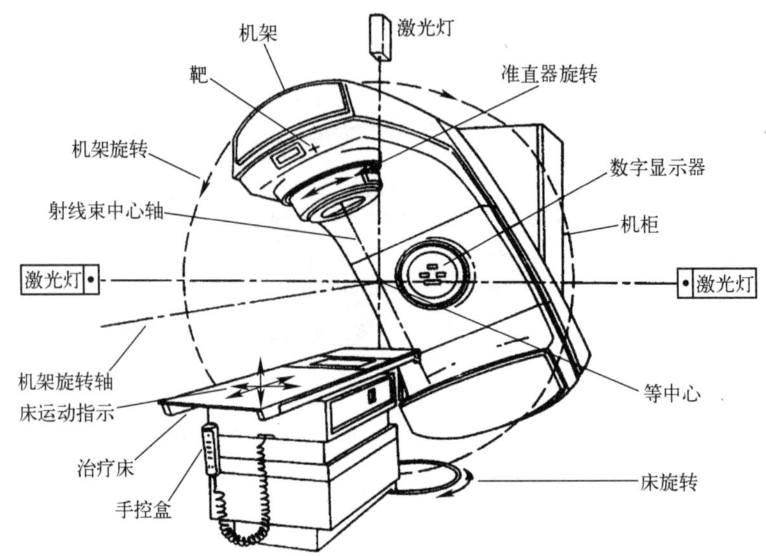

图 10-3　医用电子直线加速器机械示意图

（王瑞芝主编，放射治疗技术学，人民卫生出版社出版，P12，2002）

d. 输出量（剂量率）高，每分钟可达 2～5 Gy，可缩短照射时间。

e. 照射面积大，使原本需用 2 个照射野相接照射的，可改用一个照射野照射，避免了计算和摆位的误差。剂量率高，照射面积大，在远距离照射时，更适宜于大面积不规则照射野和全身放疗的工作开展。

但在上述高能 X 线优点的基础上，也有一些不利因素存在，如其深度量虽高，但其剂量衰减缓慢，出射量也高，需注意肿瘤后正常组织的超剂量照射；由于空腔效应，使气腔界面上肿瘤表面剂量更低，如鼻咽癌用两侧野对穿照射时，对偏侧性的较小肿瘤，由于来自对侧射野的高能射线通过鼻咽气腔后的建成区很大，将使肿瘤处于低剂量区内，应予引起重视；它也属低 LET 射线，对乏氧细胞和 G_0 期细胞同样不能有效杀灭。

② 高能电子束

其主要特点是：

a. 电子束有一定的射程，与能量成正比。从表面到一定深度，剂量分布均匀，随能量增加，此深度也不断增加。电子束的建成区很狭窄，很快达到最高剂量点（图 10-4）。但应注意电子束能量越高，皮肤剂量也越高。

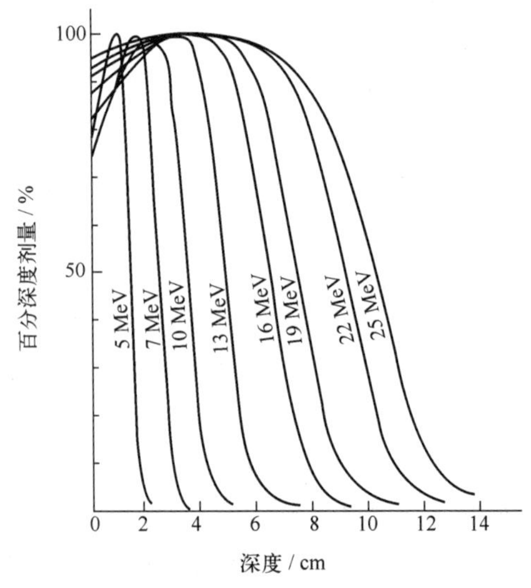

图 10-4　不同能量电子束剂量曲线

（Principles and Practice of Radiation Oncology, Fourth Edition by C Perez L Brady E. Halperin and R. Schmidt-Ullrich P253，2004）

b. 电子束到达一定深度（可调节能量改变深度）后，剂量骤然下降，可保护肿瘤后的正常组织，肿瘤和肿瘤前正常组织均处于高而均匀的剂量区内。但电子束能量过高时，由于其射程末的光子辐射污染（散射线、次级射线），可使这优点消失，例如当能量达 45 MeV 时，预定深度后剂量骤然下降的特点几乎完全丧失。故不宜选用能量过高的电子束治疗。

c. 入射面处的等剂量曲线集中，随能量增加、深度增加而等剂量曲线逐渐展开，旁向散射也较大（图 10-5）。但等剂量曲线的曲率也随深度、射野面积和电子能量而变化，且变化范围较大。不管体表面是平的还是曲面的，等剂量曲线的中心部分一般始终和体表入射面平行，在用大野照射时更是如此。这对不规则体表照射时的剂量分布极为有利。

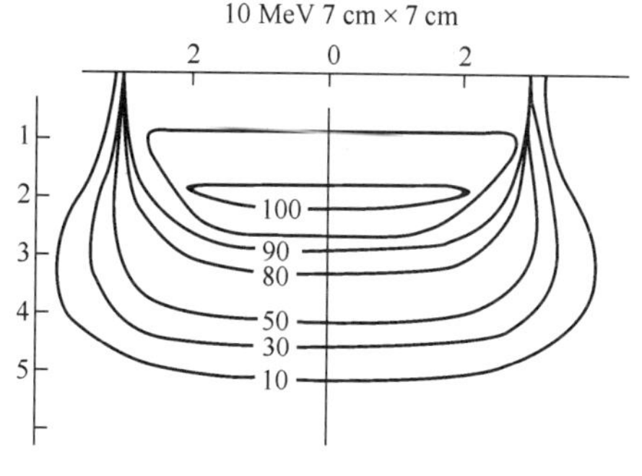

图 10-5　电子束随深度增加而等剂量曲线逐渐展开

(Principles and Practice of Radiation Oncology, Fourth Edition by C Perez L Brady E. Halperin and R. Schmidt-Ullrich P253, 2004)

③ 高 LET 射线

高 LET 射线的物理和生物学特性

高 LET 射线除快中子不带电外，都为带电粒子。带电粒子在组织中具有一定射程，当粒子束射入组织时，在表面能量损失较慢，随着深度增加，粒子运动速度逐渐减慢，粒子能量损失率增加，接近射程最后一段距离时，粒子能量很小而运动速度很慢，能量损失率突然增加，形成电离吸收峰，即布拉格（Bragg）峰（图 10-6）。Bragg 峰区一般较窄，如质子，其峰区半宽度约为射程的 1/10，可采取一些措施加宽峰区范围，保证肿瘤在峰区内，从而达到保护肿瘤前和肿瘤后正常组织。

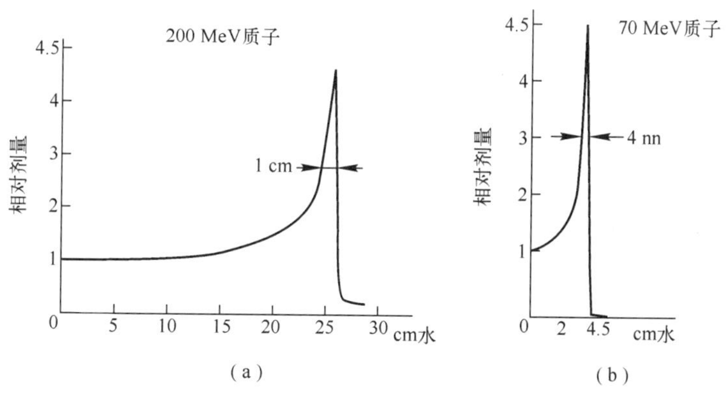

图 10-6　不同能量质子的 Bragg 峰

（肿瘤放射治疗学第二版，主编许昌韶，苏州大学出版社，P124，2005）

质子、负 π 介子、重离子进入组织后，达到 Bragg 峰之前的剂量较低，且处于较为平坦的剂量分布，称为坪区，坪区剂量与峰区剂量之比称为“坪峰比”。负 π 介子的坪峰比较为理想，190 MeV的负 π 介子坪峰比为 1∶3，其坪区部分相当于 0.4 keV/μm 的低 LET 成分，而峰区约 12%属 50 keV/μm 以上的高 LET 成分，因此若通过调节，形成较宽的峰区时，远位部位的高 LET 成分比近位部分多，会造成肿瘤区的生物学效应不均匀。从峰区后剂量值骤降来看，则质子和重离子较为理想。

快中子的优点主要是生物学上的，其深度量曲线无 Bragg 峰形成，14MeV 快中子的深度量曲线和^{60}Coγ 射线相似，中子在组织中有沉积作用，这是与组织中氢原子核相互作用的结果，组织含氢量以脂肪为较多，故脂肪组织吸收快中子最多，而骨组织吸收的快中子能量比肌肉组织还少。

生物学方面则具有以下特性

a. 氧增强比(OER)低

由于高 LET 射线的电离密度高。使 OER 比低 LET 射线明显为低，即高 LET 射线放射敏感性对细胞中含氧状态的依赖性较小。低 LET 射线中的光子，OER 为 2.5～3.0，不同能量的快中子有不同的 OER 值，临床使用的快中子 OER 值为 1.5～1.7，负 π 介子为 1.6 或更低。

b. 相对生物效应(RBE)高

RBE 为描写不同性质射线，对同一种细胞作用产生相同的生物效应所需的剂量比值，即：RBE＝产生某种生物效应所需标准射线剂量/产生同样生物效应的使用射线剂量。

低 LET 射线，RBE 值低(≤1.0)，高 LET 射线，RBE 值高(≥2.0)。高 LET 射线的 RBE 大，在细胞存活曲线上体现 D_0 值(平均致死量)低，且其 RBE 值随分割照射时的分次剂量大小而改变，即每次剂量越小，RBE 值越大。

c. 放射敏感性随细胞周期的变化小

放射敏感性随细胞分裂周期而变化，特别是非增殖期细胞(Go 期)更对放射不敏感，高 LET 射线受细胞周期的影响比低 LET 射线为小。若根据细胞增殖的期相，分成敏感细胞和抗拒细胞，则同样用使敏感细胞存活 30%所需的剂量(D_{30})，在 X 线(低 LET 射线)照射时，只能杀灭抗拒细胞的 40%，而用快中子(高 LET 射线)照射时，可杀灭抗拒细胞的 60%。

d. 细胞亚致死损伤的修复能力降低

在 LET 达 60 keV/μm 以上时，不存在潜在致死损伤(PLD)修复，也几乎没有亚致死损伤(SLD)修复。如用快中子照射时，一次打击即杀灭大部分细胞，细胞存活曲线几乎呈指数下降。

e. 治疗增益因子(TGF)大

肿瘤组织和正常组织的相对生物效应(RBE)之比称为 TGF，即 TGF＝肿瘤组织的 RBE/正常组织的 RBE。

如在负 π 介子治疗时，在它的深度量曲线中，坪区属低 LET，此区内的细胞(正常组织)修复能力强，特别在分割放疗时更强，而在峰区则属高 LET，瘤组织所受的损伤修复能力差，因之，其 TGF 较大，负 π 介子的 TGF 为 1.5 左右。

(四) X 线模拟定位机

是当前最常用的定位机，是放射治疗中心必不可少的一种专用设备。它将 X 射线诊断部件和具有外照射治疗机相关运动功能的机械部件组合在一起(图 10-7)。其作用归纳起来有以下方面。

1. 肿瘤和敏感器官的定位 结合其他影像学方面的资料，临床医生利用模拟机首先完成的是对患者肿瘤的定位，以及了解肿瘤周围邻近的正常组织特别是敏感器官与肿瘤组织几何位置的关系。

2. 治疗模拟 一旦确定了治疗八体积的形状和位置，以及相应正常组织与之的几何关系，可利用模拟机选择照射技术，确定照射野的数目，入射角度和方向，以及照射野的大小，可以使用模拟机透视和照射功能，模拟照射野并给出皮肤（或体位固定器）标记。

3. 治疗计划验证 利用治疗计划系统设计的治疗计划，在实施以前必须对其予以验证，以确认所设计的计划可使照射野能很好地包罗整个靶体积，并很好地保护正常组织。用模拟机验证治疗计划，既包括影像方面的，同时还包括一些物理参数的验证，如治疗深度、角度、等中心位置等。

4. 治疗计划的修改 放射治疗是一个复杂而又较长的治疗过程，患者要经过多次治疗，这一过程需要模拟机对修改的计划重验证，如治疗重复性的验证；患者经过一段治疗，由于体重减轻或肿瘤缩小引起解剖位置的改变，以及补量或修改照射野等。

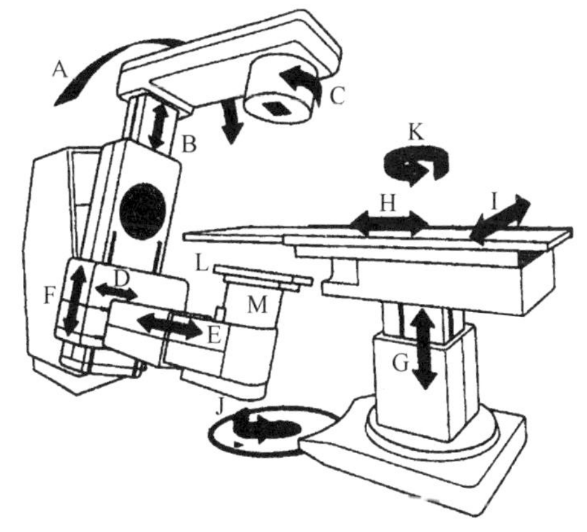

图 10-7 给出模拟机的主要机械部件和运动方向示意图

A—机架旋转；B—源到等中心距离；C—准直器旋转；D—影像增强器横向运动；E—影像增强器纵向运动；F—影像增强器径向运动；G—治疗床垂直运动；H—治疗床纵向运动；I—治疗床横向运动；J—治疗床沿等中心旋转；K—治疗床沿机座旋转；L—胶片盒；M—影像增强器

（王瑞芝主编，放射治疗技术学，人民卫生出版社出版，P25，2002）

（五）CT/MRI 模拟机

CT/MRI 模拟机是专为放射治疗设计的专用 CT/MRI 机，它包括 CT/MRI 机、专用模拟软件和定位系统。其特点是扫描孔径（FOV）必须很大，允许不同体位的患者能作 CT/MRI 扫描；床面必须与治疗机的床面一样，附有安装治疗体位固定器的辅助装置；带有射野模拟的三维激光模拟系统。CT/MRI 模拟机还必须实现与治疗计划系统的数字化通信。专用模拟软件既可以独立成系统，也可以成为三维治疗计划系统的一部分。

CT/MRI 模拟是代替常规 X 模拟的一项新技术，它将模拟过程与利用 CT/MRI 图像的计划设计相结合，以数字影像重建（DRRs）代替了常规 X 模拟影像，通过不同的图像处理技术和不同的滤波器，能够生成常规 X 线技术无法获得的图像，用 CT 扫描的软组织数据并生成的 DRR 影像比常规 X 线图像能更精确地判别肿瘤的范围。因此，CT/MRI 模拟能加快工作流程、提高工作效率，且能制作更为精确的治疗计划。

（六）体位固定装置

立体定向固定技术是开展 X(γ)线立体定向治疗的首要条件，是精确治疗的基本特征，也是开展适形放疗首要条件之一。一般说来，对于头部单次照射（即 X 刀），精度要求达到 ±1 mm。而对于头部或体部分次照射，重复精度要求达到±3 mm。这样高的精确度，必须使用先进可靠的体位固定装置，以保证从定位到摆位的整个治疗过程中病人的坐标系不变。

常用的体位固定装置包括：① 用于头部的单次有创或分次无创的头环定位系统及摆位框架；② 热塑成型面模和体模；③ 立体定位体架，其上带有三维坐标刻度并与真空成型垫配合使用；④ 其他的尚有在病人相对运动较少部位（如背部）的皮下植入 3～4 枚金粒来建立体内坐标体系的方法。

（七）三维治疗计划系统（3D-TPS）

实际上是一套具有完整配置、功能丰富、适合放疗临床使用要求的计算机软、硬件系统。三维的含义主要是强调立体的概念，即三维计算、三维显示。其基本功能和临床特点是：1. 图像处理功能；2. 剂量计算功能；3. 治疗计划评估功能。

（八）剂量保证系统

剂量保证是决定治疗计划能否精确执行的关键之一。除了建立定期物理测量的制度外，还需配备剂量仪、三维水箱、固体水、等效补偿物等与剂量保证有关的设备。

现代加速器大多配置电动多叶准直器（MLC）来取代挡铅的使用，在三维适形放射治疗过程中，MLC 显示了明显的优势，大大提高了治疗摆位的效率。由于机械结构的优良性能以及由微机自动化控制的精确性和灵活性，MLC 还被应用于动态或静态调强治疗、动态楔形板以及旋转治疗时的动态适形等。

（九）其他

如多叶准直器、模块制作配套、网络管理、放射防护监测等设备。

七、放射治疗计划的设计和实施

治疗计划设计步骤

一个完整的治疗计划贯穿了放射治疗的整个过程，它包括体模及影像采集、计划的设计、计划的确认和计划的执行与验证等四个主要步骤。

(1) 体模及影像采集阶段

患者决定接受放射治疗以后，便可以初步根据肿瘤的部位和患者的一般全身情况等来确定患者的治疗体位，用热塑膜或真空垫等固定体位，患者采取治疗体位在常规模拟机或 CT 模拟机定位。三维适形放射治疗肿瘤定位主要使用 CT 模拟机，让患者处于治疗体位（通常使用体位固定装置）进行 CT 扫描，采集肿瘤以及正常组织的影像资料并通过网络传输至治疗计划系统（TPS）为治疗计划设计作好准备。

(2) 计划的设计

当 CT 扫描的影像数据传输至计划系统后，由放射肿瘤医师和放射物理师勾画出患者身体外轮廓、靶区（治疗目标所在，包括肿瘤本身及邻近潜在的受侵犯组织以及可能扩散的范围，靶区还应包括因解剖部位及内脏运动的临床不确定性而需要考虑照射的边缘区域）、危及器官或者某些感兴趣区域。计划设计者根据一些物理因素，如：靶区位置、性质、大小、形状以及与周围正常组织的毗邻关系来合理地选择射线的种类和能量、选择照射技术以及对于射野的安排，还有生物因素如靶剂量以及给予方式的选择使得靶区和正常组织受到符合要求的剂量照射。

在用 TPS 评价一个治疗计划是否符合临床剂量学原则时，可以使用剂量分布的三维显示以及剂量体积直方图（DVH），观察靶区剂量的均匀性、靶剂量与靶体积的关系以及靶剂量与正常组织受量的关系。根据科室机器的实际情况，选择一个相对理想的可执行性较好的计划用于治疗。

(3) 计划的确认

治疗计划由放射肿瘤医师认可后，打印并输出计划文件，在常规模拟机或模拟机 CT 进行计划的核对。患者以治疗体位睡于定位床上，按照治疗计划调节好升床、机架准直器转角等机械参数，观察机架转角过程中是否会与体位固定装置发生碰撞；若设计后斜野照射时射线是否穿过床板或床边金属杆或者是固定装置。评估计划的可执行性，若计划不可执行，应修改计划直至被证实可以执行。

(4) 计划的执行与验证

计划确认以后，由医师填写治疗单(放疗处方)，其内容包括详细地描写患者的治疗体位和体表参考点的位置，说明固定装置的名称、头枕型号甚至是膀胱的充盈状态等，首天治疗应在医师的观察下进行。计划的执行由技术员来进行，要求技术员不仅要掌握正确的治疗理论和熟练的操作技术，还应具有高度的工作责任感，以保证治疗计划的安全、准确地执行。

治疗计划的验证可分为几何摆位验证以及等剂量分布验证两大方面。

① 几何摆位的验证：在摆位过程中会存在一些误差(系统误差和随机误差)，甚至是严重的错误，因此位置的验证非常有必要。

② 剂量验证：确认患者所接受的剂量是否等于计划所给予的剂量，最直接的方法是使用热释光(TLD)和半导体剂量计进行体外剂量测量，但只能测量数量有限的几个点的剂量且测量时间较长。

八、放射治疗的质量保证和质量控制

1. 质量保证和质量控制的意义

放射治疗的 QA 是指经周密计划并采取一系列必要的措施，保证放射治疗整个过程的各个环节，按国际统一的标准，安全准确地执行。这个标准应不因地区、部门间的设备条件的差别而有变化，并能按统一的标准度量和评价整个治疗过程中的服务质量和治疗效果(包括生存质量)。放射治疗的 QC 则是采取各种必要的措施以保证 QA 的执行，并不断修改治疗过程各个环节的 QA，以达到新的 QA 级水平。显然，QA 和 QC 能保证肿瘤病人成功地接受放射治疗，而这将有赖于参与放射治疗整个过程工作的放疗医生、放射物理人员和放疗技术员的共同努力和通力合作。

随着肿瘤放射治疗事业的发展，放射治疗的质量保证(QA)和质量控制(QC)的问题日益受到肿瘤学术界的重视，并为此多次召开了国际会议进行讨论，有关国家和地区组织了 QA 工作网，出版了相应的文件，力图使各部门的肿瘤放疗水平达到地区、国家或国际性水平。

2. 部门 QA 的主要内容

在放射治疗的全过程中，放疗医师、物理人员和放疗技术员的工作既有分工、又要密切配合，共同组成一个执行 QA 的组织。放射治疗医师负责治疗方针的制订、治疗计划的评定、记录和监督执行，在 QA 组织中起主导作用。物理人员的主要任务是对放射治疗和辅助设备特性的确定和定期检查、射线剂量的定期校对，并参与治疗计划的制订，保证工作人员和病人的放射安全防护等。放疗技术员是放疗计划的具体执行者。QA 组织的中心任务是在部门负责人领导下，协调 QA 组织内成员间的职责分工，及时发现和纠正 QA 执行过程中的失误和差错，随时总结经验，提高本部门的 QA 工作水平。

3. 国家 QA 的主要内容

国家的 QA 应得到国家的确认，或相应的组织支持。主要内容有：① 建立全国性的 QA 工作网；② 确定 QA 工作水平；③ 建立和批准各种与 QA 有关的标准，如具体的肿瘤治疗方案、统一病历记录、统一临床剂量标准，有关放疗设备的规定和放射源的管理等；④ 人员培训计划；⑤ 与国际上相应组织的协调联系。

4. 临床 QA 的主要内容

（1）治疗方针的确定

每个肿瘤病人经确诊后，必须作全面的检查，才能根据肿瘤的部位、病理类型、分化程度、临床分期和各种肿瘤的生物学行为来选择最佳治疗方案。肿瘤的分类、分期均有一个统一的标准，不论单纯放疗或综合治疗，在一个医院、一个地区乃至全国，均期望能有统一的治疗方案作主导方案，并有统一的疗效评定标准，在实践中逐渐修订和完善。

（2）治疗计划的制定

放疗医师根据已确定的治疗方针，按具体情况决定正确的技术，如放疗总剂量、总疗程时间和分割方式的安排，靶区大小的确定以及照射野的计划和实施等。

（3）放疗计划的执行

在治疗时保证病人体位一致、重复性。疗程中定期检查病人，观察肿瘤和正常组织对放射的反应性，随时修正计划或作相应的处理。经常核对治疗计划的执行情况，发现差错及时纠正。

（4）疗效评价及随访

疗效评价包括肿瘤局部控制率、生存率和生存质量，都应有统一的评判标准。随访制度是 QA 的重要组成部分，在随访中可以总结经验，及时改进 QA 的要求，使 QA 达到一个新的水平。

5. 物理技术方面的质量保证

物理技术方面的质量保证主要包括治疗机和模拟机机械参数的检查、照射野特性的检查、剂量测量系统的校正等几个部分，定期详细的检查是整个治疗方案得以安全精确治疗的保证。

（1）机器参数检查包括治疗机（加速器或^{60}Co）模拟机的检查

其中对于模拟机的要求与治疗机相同，表 10-1 列出了检查项目及其允许的标准，某一项参数如果超出允许的范围，应与维修工程师一起作调整。

表 10-1　检查项目及其允许的精度

检查项目	允许精度	检查频度	备　注
机架（等中心形）	±0.5°	每年	检查水平、垂直四个位
治疗机头（^{60}Co 机）	±0.2°	每月	机头零度时
	±0.5°	每年	机头零度时
机架等中心	±2 mm	每年	机头零度时
源距离指示	±2 mm	每周	对不同源皮距检查
束流中心轴	±2 mm	每月	十字线符合性
灯光野指示	±2 mm	每周	标准治疗距离处

续表

检查项目	允许精度	检查频度	备　注
准直器旋转	±0.5°	每年	
治疗床			
横向、纵向运动标尺	±2 mm	每年	
旋转中心	2 mm	每年	和机械等中心
垂直标尺	2 mm	每月	相对等中心高度
垂直下垂(患者坐上时)	5 mm	每年	
激光定位等(两侧及天花板)	±2 mm	每周	

(2) 射野特性的检查:见表 10-2。

表 10-2　射野特性的检查

检查项目		允许精度	检查频度
灯光野射野一致性		<±2 mm	每周一次
平坦度和对称性		<±3%	^{60}Co 每月一次,加速器每月两次
射线质	加速器 X 线(J20/J10)	<±2%	每月或修理后
	电子束(R90 变化量)	<±2 mm	每月或修理后

(3) 剂量测量系统的检查

测量系统包括现场剂量仪的刻度和加速器剂量仪的刻度。放射治疗科应拥有两台剂量仪:现场剂量仪和参考剂量仪。现场剂量仪用于剂量的日常检测,应至少每月一次检查其稳定性且至少每年或修理后与参考剂量仪进行比对;参考剂量仪应至少每三年与次级标准比对一次,或当稳定性变化大于±2%时送国家标准或次级标准实验室进行比对。加速器剂量仪的性能检查是利用现场剂量仪在标准水模体中通过吸收剂量的测量实现的。根据国家规定,对于 X 线和电子线,加速器剂量仪经过比对后应使在标准源皮距或源轴距、10 cm×10 cm 射野条件下,标准水模体内射野中心轴上参考剂量点(最大剂量深度)处的读数为 1 MU=1 cGy。

参 考 文 献

1　胡逸民主编. 肿瘤放射物理学. 北京:原子能出版社,1999

2　殷蔚伯,谷铣之主编. 肿瘤放射治疗学,第三版. 北京:中国协和医科大学出版社,2002

3　许昌韶主编. 高等教育教材:肿瘤放射治疗学(第 2 版). 苏州:苏州大学出版社,2005

4　沈瑜,糜福顺主编. 肿瘤放射生物学. 北京:中国医药科技出版社出版,2002

5　王瑞芝主编. 放射治疗技术学. 北京:人民卫生出版社出版,2002

6　Tubiana M. The role of local treatment in the cure of cancer. Eur J Cancer,1992,28A:2061-2069

7　International Commission on Radiation Units and Measurements. Prescribing Recording and Reporting Photons Beam Therapy. ICRU Report No. 50,1992

8　Wambersie A, Landberg T. ICRU report draft prescribing, recording external beam radiation therapy. IC-

RU News 2,1996,16-18

9 Perez C A & Brady L W. Principles and Practice of Radiation Oncology. 3rd Ed. 1997, Philadephia

10 Hall EJ. Radiobiology for the Radiologist. 2000,Philadelphia

11 Ling C C, Humn J, Larson S, et al. Towards multidimension radiotherapy (MD-CRT):biological imaging and biological conformality. Int J Radiat Biol Phys,2002,47(3):551～560

第十一章 放射防护

电离辐射为人类带来了巨大的利益，人类发展的进程由此得到了加速。然而，如果使用不当或者使用过度，它也会给人类健康和生存环境造成影响，甚至是危害。为此如何合理有效地发挥电离辐射的作用，使人们从中获得更多的好处，同时尽量避免和减轻电离辐射的危害，成了人们关注的焦点。放射防护（radiation protection）研究的重心就是针对这一问题，它是电离辐射应用的保护伞，它的研究成果直接服务于电离辐射应用。

第一节 放射防护目的与标准

1895 年伦琴发现 X 射线不到半年，一位工程师在《德国医学周刊》上最早报道 X 射线诱发放射性皮炎的辐射危害。辐射应用的早期，人们没有意识到需要放射防护，到 20 世纪 20 年代至少有 336 名死者归因于辐射照射，其中，251 人死于皮肤癌，56 人死于贫血或白血病。人们自从认识到放射防护的重要性以后，这类职业辐射的危害事件明显降低。

一、放射防护的目的

放射防护的目的是避免发生有害的确定性效应，并将随机性效应的发生概率限制到可以接受的水平。

不能将辐射诱发的确定性效应和随机性效应相提并论。确定性效应有阈剂量。人体器官和组织受到的辐射照射的剂量达到相应的阈剂量时，必然出现确定性效应；超过阈剂量照射时确定性效应的严重程度也必然随着受照剂量的增加而加重。所以人们只要把受照剂量保持在器官或组织相应阈剂量以下，就完全可以避免有害的确定性效应发生，把确定性效应的发生概率降低到零。

与确定性效应不同，随机性效应不能完全被避免。因为在小剂量和低剂量率照射条件下，随机性效应和剂量之间呈线性关系，没有阈剂量。只能在放射防护方面采取有效的措施或方法把随机性效应的发生概率（以 10^{-2} Sv^{-1} 为单位）限制到可以接受的水平。这个水平大约相当于职业人员的正常死亡率，即在 10^{-5}～10^{-4} 概率范围内。

二、放射防护应遵守的三项基本原则

为了实现放射防护目的，应当严格遵守放射防护的三项基本原则，它们是一个完整的放射防护体系。这三项基本原则是相互关联的，任何一项在实践中都不可以偏废。在进行与辐射防护有关的设计、监督与管理时，必须遵守以下基本原则：即实践的正当性、辐射防护的最优化、个人剂量的限值。

1. 实践的正当性（justification of a practice）

任何引入新的照射源或照射途径、或扩大受照人员范围、或改变现有辐射源的照射途径网络，从而使人员受照射或可能受到照射或受照射人数增加的人类活动，称为实践（practice）。

由实践获得的净利益远远超过付出的代价(包括对健康损害的代价)时,称为实践正当化;在施行伴有辐射照射的任何实践前,都必须经过正当性判断,确认这种实践具有正当的理由,获得的利益大于代价(包括健康损害和非健康损害的代价)。也就是说,进行任何一项有辐射的工作都应具有正当的理由,即通过代价—利益分析,在全面考虑经济和社会因素,以及与作为代替的其他方案相比较的基础上,只有当进行该项工作后产生的总危险与总利益相比是微不足道的,才可以认为此项工作是具有正当理由的,合乎实践的正当性原则。这里所说的利益包括对于全社会的一切利益(当前利益和长远利益),而不仅仅是某些集团或个人所得的利益。因此,判断是否具有正当性,必须由被授权的部门作出。

2. 辐射防护的最优化(optimization of radiation protection)

在考虑了社会和经济因素的前提下,一切辐射照射都应当保持在可合理达到的尽可能低的水平。也称为ALARA(as low as reasonably achievable principle)原则。利益—代价分析是为达到放射防护最优化使用的最有效方法。

应避免一切不必要的照射,在考虑到经济结合社会因素的条件下,所有辐射照射都应保持在可合理达到的尽量低的水平。这是辐射防护的重要原则,即对符合正当性原则的辐射工作,仍然需要进行辐射防护;并贯穿于选址、设计、运行和退役的全过程。也就是说,在防护设计中,对各项防护方案通过代价—利益分析,选择出一个最优的方案;这个方案考虑了现实经济和社会因素,使照射合理达到尽可能低的水平,给出最优纯利益。

什么是合理达到?即如果在进一步改善防护条件所增加的防护代价,会使总的利益减少;反之,如果降低一些防护要求,则增加了危害的代价,同样是使总的利益减少。根据最优化原则,既不能降低对辐射防护的要求,也不能一味追求尽可能低的辐射水平,而脱离现实情况在防护上花太多的钱,这都是不合理的。正确执行这一原则,既可最大限度地降低各类人员的辐射危害,又可避免资源浪费,合理使用资金。因此,各单位都应制订辐射防护最优化纲要,各级领导和所有辐射工作人员都应有所了解,在工作中加以贯彻和体现,并定期评审,承担各自的责任。

3. 个人剂量限值(personal dose limit)

对在受控源实践中个人受到的有效剂量或当量剂量规定的不得超过的数值,称为个人剂量限值。用剂量限值对个人所受到的照射加以限制,该限值是不允许接受的剂量范围的下限,而不是允许接受的剂量范围的上限,是最优化过程的约束条件,不能直接作为设计和工作安排的目的。也就是说,剂量限值不是安全与不安全的界限,而是一种限制,不但不能超过,而且应合理地达到尽可能低的水平。

三、人工照射类型

1. 职业照射(occupational exposure)

除了国家有关法规、标准所排除的照射以及按规定予以豁免的实践或源产生的照射以外,工作人员在其工作过程中所受到的所有照射。

2. 医疗照射(medical exposure)

受检者与患者接受包含有电离辐射的医学检查或治疗而受到的照射。此外还包括知情而自愿扶持帮助受检者与患者所受到的照射,以及生物医学研究中志愿者所受的照射。

3. 公众照射(public exposure)

除职业性放射工作人员以外的其他社会成员所受的电离辐射照射,包括经批准的源和实践产生的照射和在干预情况下受到的照射,但不包括职业照射、医疗照射和当地正常的天然本底辐射的照射。

四、放射防护标准

标准是对重复性事物和概念所作的统一规定,它以科学、技术和实践经验的综合成果为基础,经有关方面协商一致,由主管机构批准,以特殊的形式发布,作为共同遵守的准则和依据。按发布机构的主管范围和标准发生作用的有效范围标准可以分为四级:即国家标准或国家职业卫生标准(代号 GB 或 GBZ)、行业标准(核工业行业—EJ、环境保护行业—HJ、卫生行业—WS)、地方标准和企业标准。对于同一项标准,在较高级的标准公布后,较低级的标准即行废止。企业标准可以和其他标准并行,但必须严于其他标准。另外,国家标准、行业标准和地方标准都可分为强制性标准和推荐性标准。凡是涉及人体的健康和人身、财产安全的标准,以及由法律、行政法规规定的有效范围内强制执行的标准,都是强制性标准,必须执行。其余标准是推荐性标准,鼓励执行。

我国辐射防护的基础标准——《电离辐射防护与辐射源安全基本标准》GB18871—2002(Basic standards for protection against ionizing radiation and for the safety of radiation sources),是我国放射防护领域现行放射防护的国家级标准,是制定其他放射防护标准的基础和依据。它总结了我国 50 年来执行辐射防护的实践经验,并在技术内容上等效采用了由 6 个国际组织批准并联合发布的《国电离辐射防护与辐射源安全基本安全标准》(国际原子能机构安全丛书 115 号,1996)。如同 ICRP 第 60 号出版物所建议的那样,辐射防护基础标准的宗旨是:保障辐射工作人员和广大公众及其后代的安全与健康,保护环境,促进核科学技术、核能和其他辐射应用事业的发展,提高辐射防护措施的效益。

辐射防护基础标准大体包括两个部分:行为准则和剂量限值。行为准则包括在辐射源开发、应用实践活动中人们应当负的责任和应当遵守的规则及要求;剂量限值是在实践中对职业照射人员个人和公众成员个人规定的不能超过的受照剂量的数值。为此,必须对电离辐射源及核设施的使用给予必要的控制,从而防止发生对健康有害的确定性效应,并将随机性效应的发生率降低到被认为可以接受的水平。

1. 行为准则

拟进行某项电离辐射源开发和应用实践的法人(符合国家法律规定的、对其按国家有关标准的要求所采取的任何行动承担义务和享有权利的任何企业单位、机关事业单位或社会团体),应当向审管部门提交通知书,说明其目的和计划;对含有放射性物质的消费品,只要求其说明有关产品制造、装配、进口和销售等方面的计划。通知书中应说明:实践引起的正常照射不大可能超过现行防护标准中有关限值的某一很小份额;伴随潜在照射的可能性与大小可以忽略;伴随任何可能的危害后果也可以忽略。满足这些条件并经过审管部门认可以后,才能履行相应的批准程序。获得批准的方式有两种:注册方式和许可证方式。

获批准的注册者或者许可证持有者,应当对其所制定的与实践有关的各项必要的防护技术和组织措施负责,以确保其获准实践或源的防护与安全。如果拟对已获准实践或源进行修改,这种修改可能对防护与安全产生重要影响时,事先应将修改计划通知审管部门;未获审管部门批准之前，不得擅自进行修改。

注册者或许可证持有者应承担的一般责任是：确立符合现行防护标准要求的防护与安全目标，制定并实施成文的为实现这个目标的防护与安全大纲。大纲应与其负责的实践和干预（intervention：任何旨在减小或避免不属于受控实践的或因事故而失控的源所致的照射或照射可能性的行动）的危险性质和程度相适应。大纲内容包括：确定实现防护与安全目标所需要的措施和资源；要保证有效地实施这些措施和提供所需资源；要保证对这些措施和资源经常性的审查，定期核查防护与安全目标是否得以实现；鉴别防护与安全措施及资源的任何失效或者缺陷，及时采取措施加以纠正，要防止这些现象重现；根据防护与安全需要，做出与有关方面的咨询和合作的安排；保存履行责任的记录。

注册者或许可证持有者应接受审管部门正式授权人员对其获准实践的防护与安全的监督，包括对防护与安全记录的检查。发生违反现行防护规定的事件以后，如果注册者或许可证持有者没能在规定时间内采取纠正或改进行动，审管部门将修改、中止或者撤销已颁发的注册证或许可证，以及已批准的文件。

职业照射人员、放射防护人员、合格专家和注册者或许可证持有者委以特定责任的其他方，都应当对现行防护标准的实施承担各自应负的相应责任。

注册者、许可证持有者和用人单位应当公开向职业照射人员提供以下信息：

(1) 受职业照射（包括正常辐射和潜在辐射）可能对健康产生的影响；

(2) 应接受适当的防护与安全知识培训指导，树立深思、探究和虚心好学的学风；

(3) 他们的行动对防护与安全的意义，树立防护与安全第一的意识；

(4) 向可能受应急计划影响的职业照射人员提供相应的信息和培训指导；

(5) 妇女怀孕后应尽快通知注册者、许可证持有者和用人单位；

(6) 孕妇受到照射对胚胎和胎儿可能产生的影响；

(7) 婴儿经乳汁食入放射性物质的危险等。

用人单位（employer）是指根据相互同意的关系，对受聘用的工作人员在其受聘期间负责所确定的责任、承诺和义务的法人。自聘人员被认为他既是法人又是工作人员。

注册者、许可证持有者和用人单位不得以特殊补偿、缩短工作时间或者以休息、退休、特种保险等方式对职业照射人员这样的安排代替符合现行放射防护标准所必须采取的防护与安全措施；不得因职业照射人员中的女性怀孕作为拒绝女性职业照射人员继续工作的理由；有责任改善孕妇人员的工作条件；为保护胚胎和胎儿应向孕妇提供与公众成员相同的防护水平。不得安排年龄小于 16 周岁的人员接受职业照射；年龄小于 18 周岁的人员，除非由于职业培训需要接触辐射源并应得到适当的防护监督，否则不得在控制区工作。对于经过审管部门或健康监护机构确认的，因健康原因不能继续适于职业照射工作的人员，应当为其调换合适的工作岗位。

应当对职业照射人员个人受到的正常照射加以限制，并应符合最优化原则的要求。职业人员在设施或源正常运行条件下可能会在受控的、小的事件中受到的或预计会受到的照射，称为正常照射。来自各项获准实践活动中致职业照射人员个人受到的年总有效剂量和器官或组织年当量剂量都不能超过现行防护标准中规定的相应的年剂量限值。

对职业照射人员个人受到的潜在照射危险应加以限制。有一定的把握预期不会受到的、但有可能由于源的事故或者某种偶然事件（如设备故障或操作错误）及事件序列引起的照射，称为潜在照射。应当在放射防护与安全方面努力做到使得获准实践或源的潜在照射所致危险与正常照射相比时,照射剂量应尽量处于同一个数量级的水平。

对特殊情况下的照射剂量应当加以控制。某项实践虽然是正当化实践,是根据良好的工程设计而实施的,防护也是按最优化原则进行的,可是职业照射人员受到的照射剂量仍然超过正常照射的剂量限值,这种情况称为特殊情况照射。当然,预计经过合理的努力可以使得受照剂量处于正常照射剂量限值以下。在这种情况下,审管部门可以按照现行放射防护标准中特殊情况照射的剂量规定,对个人受照剂量限值做出某种临时的改变。这种改变仅限于特定工作场所。作出这种改变需要由注册者或许可证持有者向审管部门提出正式申请,经过审管部门认可以后才可以改变,否则不得擅自进行这种改变。申请临时改变剂量限值的要求时,必须做出说明并提供证明:(1) 证明为减少剂量业已尽了一切努力,已按照防护要求尽力做了最优化;(2) 证明已经由用人单位与职业照射人员就临时改变剂量限制要求的需求和条件业已达成了共识;证明已经和正在尽一切努力以改善工作条件,向着要求达到的剂量限值以下的目标努力;证明对职业照射人员个人的剂量测量和记录足以证明遵守了现行放射防护规定的要求,并为受照记录在有关用人单位之间的转交提供了方便。

注册者、许可证持有者和用人单位应当按照有关法规的规定,安排职业照射人员相应的健康监护;健康监护应以医学的一般原则为基础,对职业照射人员的健康状况作出医学评价;对职业照射人员未来持续工作的适应程度做出评价。

注册者、许可证持有者和用人单位必须保存每位职业照射人员受照射剂量的记录,包括:职业照射的一般资料,以及剂量评价所依据的其他相关的数据资料。对于调换过工作单位的职业照射人员,应调入其在相关单位工作的时间、接受剂量和摄入量的记录资料的复制件。对于因应急干预或因事故接受的照射剂量及摄入量的记录资料,应当附有相关的调查报告,与正常照射期间接受的剂量和摄入量资料区分保存。应按国家审管部门的规定,准许职业照射人员和健康监护主管人员查阅照射剂量记录及相关资料。职业照射人员调换工作单位时,应当向新的用人单位提供他的受照剂量和摄入量记录的复制件。职业照射人员终止辐射实践活动时,需要按审管部门或审管部门指定机构的要求,对其在职业照射期间接受的剂量和摄入量记录的保存作出合理的安排。如果注册者或许可证持有者负责的获准实践终止活动时,须按审管部门的规定应为保存职业照射人员接受的剂量和摄入量记录做好妥善安排。职业照射人员年满 75 岁以前,应妥善为他们保存好职业照射剂量和摄入量记录。职业照射人员终止辐射实践活动以后,其曾在职业照射中接受的剂量和摄入量记录至少要保存 30 年。

来自获准实践或源以及干预对公众成员产生的照射,称为公众照射。这种照射不包括职业照射、医疗照射和当地天然本底的辐射照射。

除了由已被豁免的实践或源以及未被豁免的天然源和低于审管部门规定的氡持续照射水平对公众产生的照射以外,注册者或许可证持有者应当对其负责的实践或源在正常运行中对公众成员产生的照射加以控制。成立相应的组织机构,制定并实施控制公众照射的目标、原则和程序,坚持最优化防护措施。做到向环境释放的任何放射性物质历年的积累效应对任何关键人群组及其后代在任何一年产生的有效剂量,都不能超过现行防护标准中对公众成员个人规定的年剂量限值。

2. 剂量限值

(1) 对职业照射人员个人规定的剂量限值

① 成年人：

a. 连续 5 年间的年平均有效剂量 20 mSv,不可作任何追溯性年平均；

b. 连续 5 年中的任何一个单一年份的年有效剂量 50 mSv,但连续 5 年的年平均有效剂量不得超过 20 mSv；

c. 眼晶体的年当量剂量,150 mSv；

d. 四肢(手、足)或皮肤的年当量剂量,500 mSv。

② 16 岁到 18 岁徒工和学生：

年龄在 16 岁到 18 岁接受职业照射就业培训的徒工,和年龄 16 岁到 18 岁在学习过程需要使用放射源的学生,他们的受照剂量应当遵守下述年剂量限值：

a. 年有效剂量,6 mSv；

b. 眼晶体的年当量剂量,50 mSv；

c. 四肢(手、足)或皮肤的年当量剂量,150 mSv。

③ 怀孕期：

确认怀孕后,接受与公众成员相同的防护水平。

④ 特殊情况：

在特殊情况下,可以对个人年剂量限值作下述临时改变：

a. 按审管部门规定,连续 5 年的平均期可以破例延长到 10 个连续年;10 年内任何一位职业照射人员个人的年平均有效剂量不得超过 20 mSv;在 10 个连续年期间的任何一个单一年份受到的年有效剂量不得超过 50 mSv;在 10 个连续年期间,自延长期以来任何一位职业照射人员受到的有效剂量累计达到 100 mSv 时,应对这种情况进行审查。

b. 对个人剂量限值的临时变更应遵守审管部门规定,任何一年内不得超过 50 mSv;临时的改变期限不得超过 5 年。

(2) 对公众个人规定的剂量限值

广义的公众是除了职业照射人员和医疗照射人员以外的社会成员。而这里的公众则是专指关键人群组。来自某给定辐射源和给定照射途径,受照剂量相当均匀,能代表因该给定辐射源和该给定照射途径所受的有效剂量或当量剂量最高的个人的一组公众成员,称为关键人群组。

获准的实践或源致公众中的关键人群组成员个人受到的年平均剂量的估计值不应当超过下述剂量限值：

a. 年有效剂量,1 mSv；

b. 特殊情况下,若连续 5 年的年平均有效剂量不超过 1 mSv,其中的某一单一年份的有效剂量可以提高到 5 mSv；

c. 眼晶体的年当量剂量,15 mSv；

d. 皮肤的年当量剂量,50 mSv。

(3) 对医疗照射中慰问者或探视者受照剂量约束

虽然剂量限值不适于医疗照射,可是对接受医疗照射的患者其慰问者或探视者的受照剂量却应当加以约束,即剂量约束(does constraint),使他们在扶持或探视患者接受诊断或治疗过程所受的照射剂量不得超过 5 m Sv；给以核药物诊断或治疗的患者，对其探视的儿童的受照剂量应限制在 1 m Sv 以下。

3. 辐射实践的豁免

豁免(exemption)，即免除之意。经过国家审管部门(regulatory authority)确认：如果某项实践是正当化实践，能满足豁免准则的要求，并能满足审管部门根据豁免准则规定的豁免水平的要求时，则该实践和实践中的源可以被免除审管部门对其实施的管理控制，不作为辐射实践对待。

下列各种实践中的源经过审管部门认可以后，可以被豁免：

(1) 符合下列条件并具有审管部门认可型式的辐射发生器和符合下列条件的电子管件(如显像用阴极射线管)：

a. 正常运行操作条件下，在距设备的任何可达表面 0.1m 处引起的周围剂量当量率或定向剂量当量率不超过 1 $\mu Sv \cdot h^{-1}$；

b. 产生辐射的最大能量不大于 5 keV。

(2) 符合以下要求的放射性物质，即任何时间段内在进行实践的场所存在的给定核素的总活度或在实践中使用的给定的活度浓度不应超过附表 11.1 中给出的，或审管部门规定的豁免水平。附表 11.1 中给出的放射性核素的豁免活度浓度和豁免活度，是根据某些可能不足以可无限制使用的照射情景、模式和参数推导得出的，只能作为申报豁免的基础。在考虑豁免时，审管部门会根据实际的情况逐例审查，在某些情况下也可能会采取更严格的豁免水平。在应用附表 11.1 中给出的豁免水平时，必须注意以下几点。

a. 这些豁免水平原则上只适用于组织良好和人员有素的工作场所，即只适于以小量放射性物质和源的工业应用、实验室应用或医学应用。例如，利用小的密封点状源刻度探测器，将小量非密封放射性物质溶液装入容器内，或作为工业示踪剂，或作为低活度气体核素的医学应用等；

b. 对于未被排除的天然放射性核素豁免的应用，只限于引入到消费品中的天然放射性核素，或者是将它们(如^{226}Ra，^{210}Po)作为一种放射源使用，或者是利用它们(如钍、铀)的元素特性等情况；

c. 对于一种以上的放射性核素，仅当各种放射性核素的活度或活度浓度与其相应的豁免活度或豁免活度浓度值之比值的和小于 1 时，才可能考虑给予豁免；

d. 除非有关的照射已经被排除，否则对较大批量放射性物质的豁免，即使其活度浓度低于附表 11.1 中给出的豁免水平，也需要由审管部门作更进一步的考虑；

e. 严格禁止为了申报豁免而采用人工稀释等方法降低放射性活度浓度。

第二节　外照射防护基本措施

通过发射辐射或释放放射性物质引起辐射照射的一切物质或实体，称为电离辐射源，简称为源。体外辐射源对人体的照射，称为外照射(external exposure)。辐射源可以分为密封源和非密封源及辐照装置。密封在包壳里或紧密覆盖层里的源，称为密封源(sealed source)。密封源包壳或覆盖层具有足够强度，使源在使用条件下和在受磨损条件下，以及在预期事件条件下，都能保持密封性能，不会有放射性物质泄漏出来。不能满足密封源定义中所述条件的辐射源，称为开放源或非密封源(unsealed source)。

一、工作场所区域划分

对于一个已经经过正当化判断的实践中的源，在考虑了经济和社会因素的前提下，个人有效剂量的大小、受照的工作人员数目和可能发生但并未实际接受的照射都应当保持在可以合理做到的尽量低的程度。为此，在安全管理方面应当按 GB18871 中规定，将工作场所区划为控制区和监督区。

1. 控制区(controlled area)

为了下述目的把要求或可能要求采取专门防护措施或作出安全规定的区域指定为控制区：

(1) 在正常工作条件下，为控制正常照射或防止污染扩散；

(2) 为防止潜在照射或限制其程度。

在确定任何一个控制区的边界时，必须考虑预期的正常照射的大小和潜在照射的可能性及其大小，以及所需防护与安全程序的性质和范围。应当采用实体手段划定控制区边界；当实在难以做到之时，应采用某些其他适宜的手段。

当某项源投入使用，或仅仅间歇性运行，或从一处移到另一处时，可以采取适当的方法划定相应的控制区并规定照射时间。

在控制区进出口处和控制区内相应位置设立醒目的标准辐射危险警示标志。制定在控制区的职业防护与安全操作规则和程序。进入控制区工作应当持有许可证而且入口处的门有安全联锁，以限制受照人员数；限制程度应当与预期照射的大小和可能性相适应。控制区内应当设置实体屏蔽。

定期审查控制区的工作条件，以确定是否有必要修订防护措施或安全规定，或是否需要更改控制区边界。

2. 监督区(supervised area)

可以将下述区域指定为监督区，即未被指定控制区的区域。但是，监督区内虽然不需要采取专门的防护措施和作出安全规定，可是该区域的职业照射条件却需要处于经常监督下。在考虑到监督区辐射危害的性质和范围之后，必须

(1) 采用适当方法划定监督区边界；

(2) 在监督区出入口处适当位置设立辐射危害警示标志；

(3) 定期审查该区域的工作条件，以确定是否需要采取防护措施和作出安全规定，或更改监督区边界。

二、减少外照射剂量的三项措施

减少人体外照射剂量的技术措施包括：时间防护、距离防护和屏蔽防护。这三项技术措施通常被称为：外照射防护原则。

1. 时间防护

缩短操作时间以减少外照射剂量的防护措施，称为时间防护。因为，在一个相对恒定的辐射场内，外照射剂量率($\dot{D}$)也相对稳定，人员在该辐射场内受到外照射累积剂量(D)与操作时间(t)成正比，即

$$D = \dot{D}t \qquad (11.1)$$

操作时间长，累积受照剂量就多。通过“冷试验”方法对某种操作动作或操作过程进行预试验可以熟练操作技术，节省操作时间，减少外照射剂量。所谓“冷试验”，即用非放射性物质替代放射性源进行的预试验。

2. 距离防护

人员受到的外照射剂量与其离开放射源的距离的平方成反比；依据这种规律减少外照射剂量率的防护措施，称为距离防护。设 $\dot{D}_1$ 和 $\dot{D}_2$ 分别是人员离开源的距离为 r_1(m)和 r_2(m)处的外照射剂量率(μSv・h^{-1})，则

$$\dot{D}_1/\dot{D}_2 = r_2^2/r_1^2，或\ \dot{D}_{1r_1^2} = \dot{D}_{2r_2^2} \tag{11.2}$$

式(7.2)称为“平方反比定律”。例如，离开源 1 m 处的剂量率为 400 μSv・h^{-1}时，在 2 m 处的剂量率则为 100 μSv・h^{-1}；在 10 m 处为 4 μSv・h^{-1}；在 20 m 处为 1 μSv・h^{-1}。由此可见，增大人体与源之间的距离对减少外照射剂量率非常明显。所以，常用灵活可靠的长柄夹具操作点状 γ 源，或用遥控技术操作外照射源。

3. 屏蔽防护

在人体与外照射源之间设置的能减弱剂量率的实体屏障，称为屏蔽体(shield)。利用屏蔽体减少人员受外照射剂量的防护措施，称为屏蔽防护。

时间防护、距离防护和屏蔽防护都可以减少人员受外照射的剂量。然而，屏蔽防护从设计和实体上为职业人员和公众提供了安全的工作条件和生活环境。应当根据具体情况综合应用这三项外照射防护技术。

屏蔽材料的选用因辐射类型、辐射能量和源的活度不同而异。对于 γ 光子和 X 射线常用原子序数高的材料作屏蔽体。例如，用贫化铀、铅、铸铁、混凝土或砖，以及用含合适铅当量的复合材料作屏蔽体；在某些情况下还用无离子水作为 γ 辐射源的屏蔽体。贫化铀(depleted uranium)是指同位素^{235}U 的丰度小于其天然丰度(0.714%)的铀。对于中子，常用含硼的聚乙烯板或石蜡层或水等原子序数低的材料作屏蔽体。对于高能 β 粒子采用铝或有机玻璃板等低原子序数的材料作屏蔽体，可以减少轫致辐射的产额。

屏蔽类型包括：整体屏蔽、分离屏蔽、阴影屏蔽和局部屏蔽。整体屏蔽就是完全包围辐射源的屏蔽；分离屏蔽是一次屏蔽包围最强的辐射源(如反应堆活性区的一次屏蔽)，而在一次屏蔽与二次屏蔽之间也有辐射源(如反应堆载热剂系统)；阴影屏蔽建立在辐射源与被防护区域之间，它的大小限于屏蔽“所投向”的“阴影”，在质量和外廓受限制的情况下，这种屏蔽常被利用；局部屏蔽是为限制工作人员进入的区域所采用的减弱屏蔽。屏蔽体的样式可分为可移动屏蔽体和不可移动屏蔽体。可移动屏蔽体包括：贮源容器、手套箱、企口铅砖，和合适铅当量的橡胶围裙、橡胶手套、橡胶背心、橡胶围颈、橡胶三角裤，以及合适铅当量的玻璃屏风和玻璃眼镜等。固定屏蔽体包括：屏蔽墙、屏蔽地板、屏蔽天棚、屏蔽门和屏蔽玻璃观察窗等。

屏蔽防护的原理：能量在 20 keV～10 MeV 的光子通过屏蔽体时产生的光电效应、康普顿效应和电子对效应是其与物质相互作用的基本过程。产生光电效应时，入射 γ 光子全部被屏蔽体吸收。产生电子对效应时，入射光子的全部能量转化为正负电子对的能量。产生康普顿效应时，光子没被全部吸收，其中一部分光子与屏蔽体相互作用中发生一次或多次的散射，其能量和方向都发生了改变；另一部分入射 γ 光子没有与屏蔽体发生相互作用而是通过了屏蔽体，其能量和方向没有发生改变。从总体上看，产生康普顿效应时入射 γ 光子通过屏蔽体后剂量率的减弱，是个指数减弱过程。

第三节　内照射防护基本措施

非密封源又称开放源，其特点是极易于扩散。因而，可能会污染工作场所表面，或污染环境介质。由于这些原因，非密封源可能导致内照射危险。内照射防护包括对非密封源的包容，对工作场所表面去污染、对工作场所通风换气，和对职业人员体内、外放射性物质污染的防护等。

一、操作非密封源的辐射危险

操作非密封源场所存在β粒子、γ光子外照射，和由放射性污染物形成的表面污染及空气污染，并直接或间接地引起内照射。医疗照射中用的非密封源污染多为β、γ辐射体污染。

1. 非密封源外照射

就核医学诊断或治疗而言，职业人员受到的外照射来自三种情况：在给患者用药前的药物准备、制配过程会受到β粒子和γ光子外照射；在给患者使用核药物过程会受到β和γ射线外照射；患者服用核药物后其本身就是外照射源。例如接触装有活度为3.7 MBq的$^{99}Tc^{m}$、$^{113}In^{m}$、^{131}I和^{198}Au的注射器表面时，手指皮肤受到的外照射剂量，见表11-1。

表11-1　接触装有核素的注射器表面的手指受照剂量

核素	受照剂量率/mGy・min^{-1}
$^{99}Tc^{m}$	0.01～0.05
$^{113}In^{m}$	0.15
^{131}I	0.14～0.70
^{198}Au	0.08～0.20

注：引自姜德智《放射卫生学》。

在核医学诊断或治疗中，医务人员无论是其手指还是全身受到的外照射剂量，都没有超过国家现行放射防护标准中对职业人员个人规定的年当量剂量限值和年有效剂量限值。受照剂量的上限大约相当于天然本底辐射水平的2倍。所以人们不能谈核色变。但是，也不能粗心大意。当工作量增加或使用的核药物活度增大时，应当采取必要的外照射防护措施。

2. 表面放射性物质污染

由于非密封源易于扩散，操作过程的蒸发、挥发、溢出或洒落，以及密封源泄漏等，都可以使工作场所的地面、墙面、设备、工作服、手套和人体皮肤等表面受到程度不同、面积不等的放射性物质污染，称为表面放射性物质污染。表面污染物在表面上的存在有两种状态：非固定性污染状态和固定性污染状态。非固定性污染状态是一种松散的物理附着状态；固定性污染状态是渗入或离子交换的结果。随着表面污染时间的延长，非固定性污染物中有一部分会转化为固定性污染物。

形成表面放射性物质污染的另一些原因包括工作人员把污染区使用的设备或物品拿到清洁区使用；或工作人员在污染区工作后进入清洁区之前，没有在卫生通过间更换个人防护衣具，也没能在卫生通过间进行必要的污染洗消程序，而是径直进入清洁区。由于这些原因，常常造成交叉污染，使清洁区办公桌、椅子或电话及公用钥匙等受到不同程度的放射性物质污染。

3. 工作场所受污染的空气

工作场所空气受污染是由非密封源核衰变时反冲核作用导致的自然扩散或挥发、蒸发扩散，以及液体搅动扩散和压力液体雾化扩散等原因造成的。此外，非固定性表面污染物在气流扰动和在机械震动等外力作用下，飞扬成为气载污染物。气载污染物与空气中固有的凝聚核相结合后体积变大，因重力作用又回降到物体表面，污染表面。于是，形成表面松散污染物与空气污染物之间的动态效应。

值得重视的另一个原因是，如果对放射性气体废物、液体放射性废物、松散的固体放射性废物、受污染的医疗器械和器皿、含放射性核素的患者的粪便，和服用核药物患者呼出的气体等在管理上不严格，也会成为工作场所空气污染源。甚至会影响环境质量，影响公众成员的辐射安全。

二、放射性核素进入人体内的途径

对职业照射人员而言，放射性核素进入人体的途径是呼吸道、消化道和完整的皮肤及伤口。其中，经由呼吸道进入人体是主要途径。

三、操作非密封源时的综合防护措施

1. 放射性核素毒性分组

为了判定非密封源工作场所级别，便于对工作场所提出防护要求和确定防护下限，需要熟识常用核素的放射毒性大小。从放射防护角度出发，按照非密封源对工作场所可能导致的空气污染程度不同，依据核素的导出空气浓度将放射性核素划分为四组：极毒组核素、高毒组核素、中毒组核素和低毒组核素（见附表 11.2）。

2. 工作场所分级

操作非密封源的活度不同，对工作场所和对环境的污染程度也不同，操作活度越大，污染程度就越明显。根据非密封源的日等效最大操作活度不同将工作场所分为甲、乙、丙三级，见表 11-2。

表 11-2　非密封源工作场所的分级(引自 GB18871—2002)

工作场所级别	日等效最大操作活度/Bq
甲级	$>4\times10^9$
乙级	$2\times10^7\sim4\times10^9$
丙级	豁免活度值以上$\approx2\times10^7$

非密封源的日等效最大操作活度(Bq)在数值上等于实际计划的各核素日最大操作活度与该核素的毒性组别修正因子的乘积之和除以与操作方式相关的修正因子所得的商，即，日等效最大操作活度＝日最大操作活度×核素毒性组别修正因子/操作方式修正因子。

放射性核素的毒性组别修正因子以及与操作方式有关的修正因子，分别见表 11-3 和表 11-4。

表 11-3　放射性核素毒性组别修正因子(引自 GB18871—2002)

核素毒性组别	毒性组别修正因子
极毒	10
高毒	1
中毒	0.1
低毒	0.01

表 11-4　操作方式与放射源状态修正因子(引自 GB18871—2002)

操作方式	放射源状态			
	表面污染水平低的固体	液体溶液，悬浮液	表面有污染的固体	气体，蒸汽，粉末，压力高的液体，固体
源的贮存	1 000	100	10	1
很简单的操作	100	10	1	0.1
简单操作	10	1	0.1	0.01
特别危险的操作	1	0.1	0.01	0.001

四、开放源操作的个人防护

无论是从技术方面考虑还是从经济方面考虑，在操作非密封源过程中期望完全彻底地包容放射源是不实际的。因此，还需要采取辅助性防护措施加以补充，这就是拟订安全操作规则和穿戴个人防护衣具包容工作人员。

1. 个人安全操作的卫生要求

(1) 进行开放型放射工作时，应穿好工作服和工作鞋，佩戴口罩和手套。必要时应戴塑料套袖和围裙。在强活度下工作，应佩戴个人剂量计，进行个人剂量监测。个人防护用品要保持清洁和完整。被放射性污染的防护用具，不得带人放射性工作场所；不能继续使用的个人防护用具，应集中妥善处理。

(2) 严禁在放射工作场所进食、饮水、吸烟和存放食物。

(3) 避免使用容易导致皮肤破损的容器和玻璃器具。手若有小伤，要清洗干净，妥善包扎，戴上乳胶手套才能进行水平较低的放射性操作，如伤口较大或患有严重伤风感冒，需停止工作。不准用有机溶剂(乙醚、氯仿、乙酸乙醋、甲苯等)洗手和涂抹皮肤，否则会增加皮肤对放射性物质的通透性。如果皮肤被污染，切忌用有机溶剂洗涤。

(4) 在甲级放射工作场所或粉尘操作完毕后，必须严格执行卫生通过制度。工作完毕，要更衣、洗手、淋浴、进行污染检查，合格后才能离开。

2. 安全操作

(1) 工作人员在操作放射性物质前，应作充分准备，拟定出周密的工作计划和步骤，检查仪器是否正常，通风是否良好，个人防护用品是否齐全以及万一发生事故时的应急方案。凡采用新技术、新方法时，在正式操作前必须熟悉操作的内容及放射性物质的性质(电离辐射种类、能量、物理化学状态等)。

(2) 对于难度较大的操作，要预先用非放射性物质作空白实验(也叫冷实验)，经反复练习成熟后，再开始工作。必要时还需有关负责人审批。对于危险性操作，必须有两人以上在场，不得一个人单独操作。

(3) 凡开瓶、分装及煮沸、蒸发等产生放射性气体、气溶胶的操作及粉尘操作，必须在通风橱或操作箱内进行。应采取预防污染的措施，如操作放射性液体时，须在铺有吸水纸的瓷盘内进行，并根据射线的性质和辐射强度，使用相应的防护屏和远距离操作器械。操作 4×10^{7} Bq 以上的 β,γ 核素，应佩戴防护眼镜。

(4) 凡装有放射性核素的容器，均应贴上明显标志的标签，注明放射性核素的名称、活度等信息，以免与其他非放射性试剂混淆。

(5) 放射性工作场所要保持清洁。清扫时，要避免灰尘飞扬，应用吸尘器吸去灰尘或用湿拖把。场所内的设备和操作工具，使用后应进行清洗，不得随意携带出去。

(6) 经常检查人体和工作环境的污染情况，发现超限值水平的污染，应及时妥善处理。

(7) 严格管理制度，防止放射性溶液泼洒、弄错或丢失。

3. 穿戴个人防护衣具

个人防护用具分为两类:基本的个人防护衣具和附加的个人防护衣具。可以根据实际需要，合理组合使用这两类个人防护衣具。

(1) 基本个人防护衣具

基本个人防护衣具是通常情况下穿戴的工作帽、防护口罩、工作服、工作鞋和防护手套等。

① 工作帽　常以棉织品或纸质薄膜制作。留长发的工作人员应当把头发全部罩在工作帽内。

② 防护口罩　常用的是纱布或纸质口罩，或超细纤维滤膜口罩。这些口罩对放射性气体核素没有过滤效果，仅对放射性气溶胶粒子有过滤效果。对气溶胶粒子的过滤效率比较好的口罩是超细纤维滤膜口罩，过滤效率达 99%以上。

③ 工作手套　常用的是乳胶手套。戴手套之前应当仔细检查手套质量，漏气或破损的手套不能使用。戴脱手套的概念正好与外科医生戴脱手套的概念相反，即手套表面是受污染面，手套内表面是清洁面，不能使手套的内面受污染。切勿戴着受污染的手套到清洁区打电话，或取拿、传递开门钥匙。

④ 工作服　常以白色棉织品或以特定染色的棉织品制作。丙级工作场所的工作服以白色为常见。甲、乙级工作场所的工作服则以上、下身分离的工作服为常见。切勿穿着受污染的工作服和工作鞋进入清洁区办事。

(2) 附加个人防护衣具

附加个人防护衣具是在某些特殊情况下需要补充采用的某些个人防护衣具。例如，气衣、个人呼吸器、塑料套袖、塑料围裙、橡胶铅围裙、橡胶手套、纸质鞋套和防护眼镜等。

五、对放射性实验室内设备的要求

针对开放型放射性操作容易引起表面污染、容易产生内照射危害的特点，对放射性实验室设备提出了一些特殊要求。

1. 地板　地板应光滑、无缝隙、无破损。所用材料能耐酸碱，易去除放射性污染。木材及水泥地面不宜单独使用，应覆盖一层聚氯乙烯板或硬橡胶板。板与板的接缝应衔接平整。在地板与墙连接处，塑料板应上翻到离地面 20 厘米以上。地面应有一定坡度，在最低处尽可能设置地漏。

2. 墙面 乙级实验室的地面与墙面或墙面与天花板交接处应做成圆角，以利去污。丙级实验室中离地面 1.5～2 米以下的墙壁，应刷上浅色油漆。甲级和乙级实验室的墙壁和天花板应全部刷漆。

3. 工作台面 所有工作台面均应铺上耐酸碱而又光滑的材料，如钢化玻璃台面或上釉陶瓷砖等。在瓷砖的交接处用环氧树脂、水玻璃等抹缝。有的可用不锈钢台面。

4. 门窗家具 为便于去污和防止表面聚积放射性物质，实验室的所有门窗及各种家具都应刷漆。

5. 供水与排水 甲级和乙级实验室要有冷水、热水供给设备。水龙头最好采用长臂或脚踏开关。应采用上釉陶瓷水池。放射性下水池应有明显的标志，以便和非放射性水池分开。甲、乙级实验室放射性下水道和非放射性下水道应分开。丙级实验室的高毒性放射性废水必须经处理后才能直接排放。乙级以上实验室的放射性废水，只能通入废水储存池，以便集中进行去污处理。

6. 污物桶 室内应设置放射性污物桶和非放射性污物桶。放射性污物桶应有明显标志。桶内衬塑料膜口袋，当装满废物时，便于把整个塑料袋一起拿出，直接集中处理。

7. 照明 室内灯光要足够明亮，甲、乙级实验室的日光灯和电线最好安装在天花板内，成封闭式照明。通风橱应从外面提供照明或采用封闭式照明，照明灯的功率要大于一般照明用的功率。

8. 通风与通风橱 整个实验室要有良好的通风，气流方向只能从清洁区到污染区，从低放射性区到高放射性区。规模较大的放射性单位，应根据操作性质和特点，合理安排通风系统，严防污染气体倒流。室内换气次数：甲级：每小时 6～10 次；乙级：每小时 4～6 次；丙级：每小时 3～4 次。根据工作性质，室内应配备必要的工作箱和通风橱等设备。通风橱操作口的截面风速必须保证不小于 1 米/秒，结构上要注意减少气流死角。密闭箱内应保持 10～20 mmHg(1 mmHg＝133.322 4 Pa)的负压。

9. 手套箱和操作器具 当操作的放射性活度达到乙级实验室水平时，应配备相应的 α、β 和 γ 手套箱，以及用以增加操作距离的各种镊子、钳子和其他器械。安装在手套箱上的操作器械，必须有高度的可靠性、易去污，能操作各种形状和大小的物体。β 和 γ 手套箱必须具备足够的屏蔽。

六、非密封源易发事故及防护对策

操作非密封源时如果不经心就易于导致物料外溢、喷溅或洒落。发生这类事故时要沉着冷静不要惊慌，可以按下述程序认真处理：

1. 少许液体或固体粉末洒落的处理方法

如果是放射性物质的溶液溢出、喷溅或洒落，则先用吸水纸把它吸干净；如果是固体粉末放射性物质洒落，则用湿润的棉球或湿抹布把它沾干净。在以上基础上再用适当的去污剂去污。去污时采用与外科皮肤消毒时相反的顺序概念，即从没受污染部位开始并逐渐向污染轻的部位靠近，最后对受污染较重的部位去污，切勿扩大污染范围。用过的吸水纸、湿棉球和湿抹布等都要放到搪瓷托盘内，最后集中到污物桶内，作为放射性废物待集中贮存。

2. 污染面积较大时的应急处理方法

（1）立即告知在场的其他人员撤离工作场所，报告单位负责人和放射防护人员；

（2）标划出受污染的部位和范围；

（3）如果皮肤、伤口或眼睛受污染，立即以流动的清洁水冲洗后再进行相应的医学处理；

（4）测量出污染表面的面积，如果人员的个人防护衣具受污染应当在现场脱掉，放在塑料袋内，待洗消去污染；

（5）针对污染物的理化特性，受污染表面性质和污染程度，采用合适的去污染方法去污染；

（6）去污染以后，经过污染检测符合防护要求时，可以恢复工作；

（7）分析事故原因，总结教训，提出改进措施，并以书面形式向当地审管部门告知。

七、去除表面放射性污染物

操作放射性物质的过程中，特别是开放型操作，往往不可避免地会使建筑物、设备、工具，以致人体表面沾染上放射性物质。这个现象统称为表面的放射性污染。这些污染常常是工作场所放射性气溶胶浓度和外照射剂量升高的重要原因之一。特别是工具、防护用品和环境的污染，如果不及时加以控制和清除，就会蔓延扩大，有的后果可能很严重。

在大多数情况下，工具或设备的污染是不会太严重的。经过仔细去污，使其污染水平降至控制水平以下的，就能继续使用。但是，在少数情况下，污染严重，无法清洗到控制水平以下，或者说从经济上考虑还不如更换一个新的更合算和方便，这时污染的物件只能当作废物处理。

污染在表面上的放射性物质，一般分为固定性的和非固定性的二类。凡是当两个表面接触时，能从一个表面转移到另一个表面上的污染，称为非固定性的污染（又称松散的污染）；而不能从一个表面转移到另一个表面上的污染，称为固定性的污染。但是，这两者又是相对的，因为可转移的程度往往与污染核素的特性、污染时间的长短，两个接触的表面的性质，接触的方式，以及媒介物质的化学性质和物理性质等许多因素有关。

为了便于除去污染，对材料表面的要求是光滑、无孔和化学交换能力小，不仅能耐酸、耐碱及有机溶液，而且能够耐热，因为在加热时去污效果普遍较高。但对材料磨光是不必要的，因为经过一次去污后能完全破坏了它的光洁度。

采用适当的方法从表面上消除放射性污染物，称为去除表面放射性污染物，简称表面去污染。表面可能是设备、构件、墙壁和地表等表面，也可以是个人防护衣具或人体皮肤。污染物可能是松散的放射性固体，也可能是含放射性物质的液体、蒸汽或挥发物。

1. 去污的一般原则

去污工作必须做得恰当，否则会扩大污染。去污时，应遵守下述一般原则：

（1）要尽早去污。因为污染时间较短的放射性物质容易去除，单次去污效率较高，也可减少污染的扩大。

（2）要配制合适的去污试剂。不同种的试剂，其去污作用也不同，应选择去污效果高、费用低、操作安全的去污试剂。

（3）要合理选择去污方法。一般的去污方法有浸泡、冲刷、淋洗和擦拭等，它们均可在常温下进行。其具体方法，一般应根据污染物件的特点、污染元素和表面介质的性质、去污设施和废物(包括废液)处理的条件等因素选择。将超声波发生器放在去污液中,用超声波去除零件上放射性物质的方法,近几年已得到广泛应用。

(4) 在去污过程中要防止交叉和扩大污染。去污程序一般应由污染较弱处开始,逐渐向污染较强处伸展。有时为了降低外照射或减少污染的扩散,首先应对污染最强处做一次粗略的去污。在大多数情况下,去污剂和擦拭材料均不能反复使用,擦拭物的每个擦拭面也不能在不同地点来回擦,否则容易将去污剂或擦拭物上的放射性物质扩散出去。

(5) 要认真处理去污过程中产生的废物和废液。去除放射性物质污染的过程,实质上是把放射性物质转移到去污剂中或擦拭物上的过程。这些去污剂或擦拭物,极个别情况下还可以进行处理,例如回收其中有用的放射性物质。但在一般情况下,只能作为放射性废物或废水处理。这时特别要注意的是,防止因废物处理不当而扩大污染。

(6) 去污时要做好安全防护。去除大面积污染时,应划出"禁区",严禁任何人随意出入。去污人员首先应注意外照射防护,有时需要采用简单的工具和设备;要注意配备必要的个人防护用品,以防止形成内污染,减少内外照射总剂量。

2. 体表去污

对体表去污首先要脱掉污染的衣服,这样可大大降低表面放射性污染。被污染的皮肤和头发,可用肥皂、温水和浴巾有效地去除。一般可用软毛刷涮洗,操作要轻柔,防止损伤皮肤。可选择合适的洗涤剂,不能采用有机溶剂(乙醚、氯仿和三氯乙烯等)和能够促进皮肤吸收放射性物质的酸碱溶液、角质溶解剂及热水等。常用的皮肤去污剂有:

(1) EDTA 溶液。取 10 g EDTA—Na_4(乙二胺四乙酸四钠盐,络合物),溶于 100 ml 蒸馏水中。

(2) 高锰酸钾溶液。取 6.5 g $KMnO_4$溶于 100 ml 蒸馏水中。

(3) 亚硫氢酸钠溶液。取 4.5 g 亚硫氢酸钠溶于 100 ml 蒸馏水中。

(4) 复合络合剂。5 g EDTA—Na_4、5 g 十二烷基磺酸钠、35 g 无水碳酸钠、5 g 淀粉和 1 000 ml蒸馏水混合。

(5) DTPA 溶液。取 7.5 g DTPA(二乙撑三胺五乙酸,络合物)溶于100 ml蒸馏水中,pH=3。

(6) 5%次氯酸钠溶液。

亦可采用 EDTA 肥皂去污。将此肥皂涂在污染处,稍洒点水,让其很好的起泡沫后,再用柔软的刷子涮洗(对指甲缝、皮肤皱折处尤要仔细涮洗),然后用大量清水(温水更好)冲洗。这样反复 2~3 次,每次 2~3 min。最后用干净毛巾擦干或自然晾干,用仪器检查去净与否。

如用上述方法不能去净时,可先试用 EDTA—Na_4溶液(10%),用软毛刷或棉签蘸 EDTA 溶液涮洗污染处 2~3 min,然后用清水冲洗。也可以将高锰酸钾粉沫倒在用水浸湿过的污染皮肤上,或将手直接浸泡在高锰酸钾溶液中,用软毛刷涮洗 2 min,然后用清水冲洗,擦干后再用 4.5%亚硫氢酸钠脱去皮肤表面颜色,最后用肥皂和水重新洗涮。这种去污方法,最多只能重复 2~3 次,否则会损伤皮肤。

被碘-131 或碘-125 污染时,先用 5%硫代硫酸钠或 5%亚硫酸钠洗涤,再以 10%碘化钾或碘化钠作为载体帮助去污;被磷-32 污染时,先用 5%~10%磷酸氢钠(Na_2HPO_4)溶液洗涤,再以 5%柠檬酸洗涤,效果很好。

去污完后,应在涮洗过的皮肤上涂以羊毛脂或其他类似油脂,以保护皮肤,预防龟裂。

头发污染时，可用洗发香波，或3%柠檬酸水溶液，或EDTA溶液洗头。必要时剃去头发。眼睛污染时，可用洗涤水冲洗。伤口污染有时也会发生，这时应根据情况用橡皮管或绷带像普通急救一样先予以止血，再用生理盐水或3%双氧水(H_2O_2)冲洗伤口。

去除皮肤上的放射性物质时，不仅方法要正确，而且也要及时，在一般方法无效时就应马上请医生指导，特别是所受的污染很强时，要做外科切除手术。这须由有经验的防护人员与医生共同研究确定。

3. 设备表面去污

设备表面污染的去除工作，在操作上虽不需像对待体表去污那样轻柔，去污剂的选择也少些禁忌。但是设备表面的性质（如材料种类、形状大小、光洁程度、可否拆卸、放置状况和设备的经济价值等）极为复杂，因此对它去污时选用的试剂和方法也是多种多样的。

设备表面的去污方法，实质上就是二类：一类是化学去污染，用能够溶解或吸附放射性物质的化学试剂（药品）去污；另一类是机械去污法，用擦、涮、切、刨和削等手段去污。一个去污过程中，往往是二者被同时交叉使用。

污染在表面上的放射性物质，多数不以离子形式存在，所以在设备表面去污中用离子交换或络合的原理来去污，其效果是较低的。

表11-5给出了对不同表面的几种常用的去污试剂及其方法。

表11-5 常用的去污试剂和操作方法

表面种类	去污试剂	操作方法	备　注
衣服类	肥皂或洗衣粉水	对中等污染程度的，可用洗衣机洗涤，低水平污染可用一般方法洗涤	
	3%的柠檬酸或3%的草酸溶液	对污染程度较严重的，可用洗衣机洗涤	绢、尼龙用柠檬酸，粘胶等用草酸
	剪去修补	剪去污染部位作废物处理，再修补上	适用于局部性的严重污染
金属类	肥皂水或洗涤剂	一般的浸泡、擦拭洗涤方法	效果不明显，适用于低水平污染
	9%～18%的盐酸或3%～6%的硫酸溶液	保持表面潮湿，涮洗，最后用水冲净	
	柠檬酸和稀硝酸	对不锈钢，先置于10%的柠檬酸溶液中浸泡1小时，再用水冲洗，然后再在稀硝酸中浸2小时，再用水洗净	大部分金属不能浸泡
	加热法	在加热的10%硝酸溶液中作用约15 min然后再用10%的热的草酸溶液、或10%的苛性钠溶液或0.5%硅氟化氢氨(NH_4SiF_6)溶液涮洗	适用于不锈钢，对表面有明显的损伤

续表

表面种类	去污试剂	操作方法	备注
油漆类（包括漆布）	水、温水、蒸汽洗涤剂	对污染部位进行冲洗	蒸汽效果较好，可达50%～90%
	3%的柠檬酸钠或草酸溶液	洗涮	
	1%磷酸钠水溶液	洗涮	不能用于铝上的油漆
	有机溶剂或氢氧化钠或氢氧化钾浓溶液	把油漆逐渐溶解后除去	不能用于漆布
	10%稀盐酸	洗涮	
	刮(剪)去	用工具刮(剪)去被污染表面做废物处理，然后修补上	适用于局部污染
瓷砖	3%柠檬酸铵溶液	涮洗、清水冲净	效果较好
	10%稀盐酸	涮洗、清水冲净	表面受损伤
	10%磷酸钠水溶液	涮洗、清水冲净	
塑料	柠檬酸铵	用煤油等有机溶剂冲淡柠檬酸铵溶液	
	酸类或四氯化碳	清洗	
橡胶制品	肥皂	一般清洗	
	稀硝酸	洗涮，冲洗	不适用于碳-14和碘-131污染
玻璃器皿和瓷制品	肥皂、洗涤剂	拌水洗涮，冲洗	
	铬酸，混合剂盐酸、柠檬酸	将器皿放到盛有3%的盐酸和10%的柠檬酸溶液中浸1 h，然后取出放到盛有水的容器中洗涤，再放在浸液（即重铬酸钾在浓硫酸中的饱和溶液）中片刻，最后取出来用水冲洗	浓盐酸不适用于碳-14，碘-131等
木器		用刨子把表面刨去几个毫米	一般去污仍不符合要求时用此方法

注：引自伊远淑主编《放射性同位素与射线装置安全和防护条例》与《监测技术及放射性事故案例选评手册》。

木质或水泥地上的放射性物质污染，在经一般擦拭以后仍不能除去者就很难再去污了，因为这些材料的结构很稀疏，用酸只能促使污染向深处渗透。这样，只能更新或是覆盖。木制家具之类的污染可以局部削刨或更新。铅、普通钢和铁等金属很易吸收大量的放射性物质，污染后随即用一般去污剂擦拭效果较好，其后的去污用机械方法较好。铝、铜或黄铜表面被污染时，用普通去污粉擦洗也有相当好的效果。

在应用放射性核素的实验室，常用普通洗衣粉及清水交替洗涤玻璃器皿的方法去污。经验表明，这个方法对曾注射过汞—203—新醇、碘-131和金-198注射器的去污，去污效率可在90%左右，但对针头效果不好，只在7%左右。

利用超声波清洗器能提高去污效果，它能把油脂和放射性物质都清洗干净。功率高的去污效果好些。其方法是在2 000毫升清水中加入100克合成洗衣粉作为清洗剂，将使用过的放射性核素注射器、针头、移液管和量筒等放在清洗罐内，超声波冲洗约30分钟，去污效果大部分在90%以上。采用超声波清洗器是以机械化代替过去的手工操作，非但去污效果好，而且还可以大大降低工作人员所受的辐射。

4. 工作服表面污染的去污方法

目前多趋向于将受污染的工作服分为两类：第一类是低于表面污染控制水平的工作服；第二类是高于表面污染控制水平的工作服。两类工作服分别在不同的洗衣机内洗涤。

表11-6中给出了不同的去污剂对不同核素污染的棉织品工作服的去污系数。工作服的洗涤去污分下述几个阶段。例如，采用0.3%液体肥皂对^{89}Sr去污时，第一次洗涤后的去污率为83%，第二次和第三次洗涤去污后，^{89}Sr的去污率分别为2.4%和0.9%。同样的去污剂对^{32}P去污时，第一、第二、第三次洗涤去污率分别为95%，0.8%，0.1%。每次洗涤后必须用清水漂洗1～2次，以除去二次污染的放射性物质。如果采用氧化还原剂作去污剂，洗涤次数和洗涤持续的时间可以明显缩短。去污率的大小取决于污染程度、去污溶液的成分、去污溶液的温度、工作服的质料和洗涤持续时间等。

表11-6 不同去污剂对不同核素污染棉织品的去污系数

去污剂成分	^{89}Sr	^{91}Y	^{141}Ce	^{59}Fe	^{32}P	^{131}I
水	3.3	1.8	3.3	3.0	5.6	20
柠檬酸钠盐	330	—	67	20	6.7	100
柠檬酸	50	2.6	18	14	2.0	20
柠檬酸铵盐	—	5.6	170	40	4.0	25
N,N-二羟基乙胺基乙酸	—	170	110.0	29	25	20
高效洗衣粉	100	250	200	67	6.7	67

注：引自姜德智《放射卫生学》。

5. 评价去污染效果的指标

(1) 剩余污染率α

设$A_{原始}$为表面去污染前表面上的污染活度；$A_{最终}$为表面去污染后表面上剩余的污染活度；剩余污染率$\alpha_{去污}$为

$$\alpha_{去污} = A_{最终} / A_{原始} \times 100\% \tag{11.3}$$

(2) 去污率$\beta_{去污}$

$$\beta_{去污} = A_{原始} - A_{最终} / A_{原始} \times 100\% \tag{11.4}$$

(3) 去污系数$K_{去污}$

$$K_{去污} = A_{原始} / A_{最终} \tag{11.5}$$

由式(11.5)可以看出，去污系数$K_{去污}$在数值上等于去污以后原始污染活度所减少的倍数。有时对大数值的去污系数用对数值$D_{去污}$表示，称为去污指数，即：

$$\begin{aligned} D_{去污} &= \log(A_{原始} / A_{最终}) \\ &= \log K_{去污} \end{aligned} \tag{11.6}$$

上述评价去污染效果的指标之间存在如下关系：

$$\alpha_{去污} = 100\% - \beta_{去污}$$
$$K_{去污} = 100\% / \alpha_{去污}$$
$$D_{去污} = \log K_{去污}$$

GB18871—2002中规定的表面放射性物质污染的控制水平，见表11-7。

表11-7　工作场所表面污染控制水平，$Bq \cdot cm^{-2}$（引自GB18871—2002）

表面类型		α放射性物质		β放射性物质
		极毒核素	其他核素	
工作台面、设备、墙壁、地面	控制区*	4	4×10	4×10
	监督区	4×10^{-1}	4	4
工作服、手套、工作鞋	控制区	4×10^{-1}	4×10^{-1}	4
手、皮肤、内衣、工作袜	监督区	4×10^{-2}	4×10^{-2}	4×10^{-1}

* 该区内的高污染子区除外。

第四节　医用电离辐射防护

医用电离辐射是世界上最大的一类人工辐射，应用范围最广，涉及人员最多，患者与受检者的局部受照剂量从mGy级直至Gy级；医用电离辐射既包含针对患者与受检者的医疗照射，又包含针对从业医务人员的职业照射，还包含公众照射，当然，其中受照剂量最大的是医疗照射。

一、医院的防护职责

医用电离辐射许可证持有者——医院应对保证受检者与患者的防护与安全负责。有关执业医师与医技人员、辐射防护负责人、合格专家、医疗照射设备供方等也应对保证受检者与患者的防护与安全分别承担相应的责任。

从保护患者与受检者的健康计，医院与从业医务人员必须做到：

1. 只有具有相应资格的执业医师才能开具医疗照射的检查申请单或治疗处方；

2. 只能按照医疗照射的检查申请单或治疗处方对受检者与患者实施诊断性或治疗性医疗照射；

3. 在开具医疗照射检查单或治疗处方时，以及在实施医疗照射期间，执业医师对保证受检者与患者的防护与安全承担主要职责与义务；

4. 所配备的医技人员满足需要，并接受过相应的培训，在实施医疗照射检查单或治疗处方所规定的诊断或治疗程序的过程中能够承担指定的任务；

5. 制定并实施经审管部门认可的培训准则；

6. 将电离辐射应用于治疗或诊断时，应注意听取放射治疗物理、核医学物理或放射诊断物理等方面合格专家的意见，并应实施相应的质量保证要求；

7. 执业医师(medical practitioner)和有关医技人员应将受检者与患者的防护与安全方面所存在的问题和需求及时向许可证持有者报告，并尽可能采取相应的措施，以确保受检者与患者的防护与安全。

二、医疗照射的正当性判断

在考虑了可供采用的不涉及医疗照射的替代方法的利益和危险之后，仅当通过权衡利弊，证明医疗照射给受照个人或社会所带来的利益大于可能引起的辐射危害时，该医疗照射才是正当的。对于复杂的诊断与治疗，应注意逐例进行正当性判断。还应注意根据医疗技术与水平的发展，对过去认为是正当的医疗照射重新进行正当性判断。

1. 诊断检查的正当性判断

在判断放射学或核医学检查的正当性时，应掌握好适应证，正确合理地使用诊断性医疗照射，并应注意避免不必要的重复检查；对妇女儿童施行放射学或核医学检查的正当性更应慎重进行判断。

涉及医疗照射的群体检查的正当性判断，应考虑通过普查可能查出的疾病、对被查出的疾病进行有效治疗的可能性和由于某种疾病得到控制而使公众所获得的利益，只有这些受益足以补偿在经济和社会方面所付出的代价(包括辐射危害)时这种检查才是正当的。X射线诊断的筛选性普查还应避免使用透视方法。

判断因职业、法律需要或健康保险目的而进行放射学检查是否正当，应考虑能否获得有关受检者健康状况的有用信息及获得这些信息的必要性，并应与有关专业机构进行磋商。

2. 关于医学研究中志愿者的照射

对医学研究中志愿者的照射应按照国家有关规定仔细进行审查(包括涉及人体生物医学研究的伦理审查等)；应将接受此类照射的可能危险控制在可以接受的水平并告知志愿受照者；只能由具有相应资格又训练有素的人员施行这种照射。

三、医疗照射的防护最优化

医疗照射的防护最优化除了应符合对防护最优化所规定的有关要求外，还应满足下列要求。

1. 设备要求

医疗照射所使用的辐射源应符合国家对辐射源的安全所规定的有关要求；尤其应将医疗照射所使用的系统设计成可及时发现系统内单个部件的故障，以使对患者的任何非计划医疗照射减至最小，并有利于尽可能避免或减少人为失误。

为此，在设备供方的合作下，医院应保证：

(1) 所使用的设备不论是进口的还是国产的，均符合国家有关标准及规定；

(2) 备有设备性能规格和操作及维修说明书，特别应备有防护与安全说明书；

(3) 现实可行时，将操作术语(或其缩写)和操作值显示于操作盘上；

(4) 设置辐射束控制装置，这类装置应包括能清晰地并以某种故障安全方式指示辐射束是处于“开”或“关”状态的部件；

(5) 设备带有射束对中准直装置，以便于将照射尽可能限制于被检查或治疗的部位；

(6) 在没有任何辐射束调整装置的情况下，使诊治部位的辐射场尽可能均匀，并由设备供方说明其不均匀性；

(7) 使辐射泄漏或散射在非诊治部位所产生的照射量率保持在可合理达到的尽量低水平。

对于放射诊断设备，医院在设备供方的合作下应保证：

(1) 辐射发生器及其附属部件的设计和制造便于将医疗照射保持在能获得足够诊断信息的可合理达到的尽量低水平；

(2) 对于辐射发生器，能清晰、准确地指示各种操作参数，如管电压、过滤特性、焦点位置、源与像接收器的距离、照射野的大小，以及管电流与时间或二者的乘积等；

(3) 射线摄影设备配备照射停止装置，在达到预置的时间、管电流与时间的乘积或剂量后该装置能自动使照射停止；

(4) 荧光透视设备配备某种X射线管工作控制开关，只有将此开关持续按下时才能使X射线管工作，并配备有曝光时间指示器和(或)入射体表剂量监测器。

对于放射治疗设备，许可证持有者在设备供方的合作下应保证：

(1) 辐射发生器和照射装置配备有用于可靠地选择、指示和(必要并可行时)证实诸如辐射类型、能量指标、射束调整因子、治疗距离、照射野大小、射束方向、治疗时间或预置剂量等运行参数的装置；

(2) 使用放射源的辐照装置是故障安全的，即一旦电源中断放射源将自动被屏蔽，并一直保持到由控制台重新启动射束控制机构时为止；

(3) 对于高能放射治疗设备，至少具有两个独立的用于终止照射的故障安全保护系统，并配备安全联锁装置或其他手段，用以防止在工作条件不同于控制台上所选定的情况下将设备用于临床；

(4) 执行维修程序时，如果联锁被旁路，安全联锁装置的设计能确保只有在维修人员使用适当的器件、编码或钥匙进行直接控制的条件下照射装置才能运行；

(5) 不论是远距离治疗用的放射源或是近距离治疗用的放射源均符合国家对密封源的要求；

(6) 必要时，安装或提供能对放射治疗设备使用过程中出现的异常情况给出报警信号的监测设备。

2. 操作要求

在设备充分到位且符合国家有关防护规定后，要确保患者与受检者的防护最优化，要做的工作就是正确合理地操作医用电离辐射设备，为此，医院必须做到：

(1) 在分析供方所提供资料的基础上，辨明各种可能引起非计划医疗照射的设备故障和人为失误；

(2) 采取一切合理措施防止故障和失误，包括选择合格人员、制定适当的质量保证与操作程序，并就程序的执行和防护与安全问题对有关人员进行充分的培训与定期再培训；

(3) 采取一切合理措施，将可能出现的故障和失误的后果减至最小；

(4) 制定应付各种可能事件的应急计划或程序，必要时进行应急训练。

对于放射诊断操作，医院应当保证：

(1) 开具或实施放射诊断申请单的执业医师和有关医技人员所使用的设备是合适的，在考虑了相应专业机构所制定的可接受图像质量标准和有关医疗照射指导水平后，确保患者所受到的照射是达到预期诊断目标所需的最小照射，并注意查阅以往的检查资料以避免不必要的额外检查；

(2) 执业医师和有关医技人员应认真选择并综合使用下列各种参数，以使受检者所受到的照射是与可接受的图像质量和临床检查目的相一致的最低照射，对于儿童受检者和施行介入放射学更应特别重视对下列参数的选择处理。

① 检查部位，每次检查的摄片次数（或断层扫描切片数）和范围或每次透视的时间；

② 图像接收器的类型；

③ 防散射滤线栅的使用；

④ 初级 X 射线束的严格准直；

⑤ 管电压，管电流与时间或它们的乘积；

⑥ 图像存贮方法；

⑦ 适当的图像处理因素等。

(3) 只有在把受检者转移到固定放射学检查设备是不现实的或医学上不可接受的情况下，并采取了严格的辐射防护措施后，才可使用可携式、移动式放射学检查设备；

(4) 除临床上有充分理由证明需要进行的检查外，避免对怀孕或可能怀孕的妇女施行会引起其腹部或骨盆受到照射的放射学检查；

(5) 周密安排对有生育能力的妇女的腹部或骨盆的任何诊断检查，以使可能存在的胚胎或胎儿所受到的剂量最小；

(6) 尽可能对辐射敏感器官（例如性腺、眼晶体、乳腺和甲状腺）提供恰当的屏蔽。

对于核医学诊断和治疗，医院应当保证：

(1) 开具或实施放射性核素显像检查申请单的执业医师和有关医技人员使受检者所受到的照射，是在考虑了有关医疗照射指导水平后为达到预期诊断目的所需要的最低照射，并注意查阅以往的检查资料以避免不必要的额外检查；

(2) 执业医师和有关医技人员针对不同受检者的特点，恰当地选用可供利用的适当的放射性药物及其用量，使用阻断非检查器官吸收的方法（必要时实施促排），并注意采用适当的图像获取和处理技术，以使受检者受到的照射是为获得合乎要求的图像质量所需要的最低照射；

(3) 除有明显临床指征外，避免因进行诊断或治疗让怀孕或可能怀孕的妇女服用放射性核素；

(4) 哺乳妇女服用了放射性药物后，建议其酌情停止喂乳，直到其体内放射性药物的分泌量不再给婴儿带来不可接受的剂量为止；

(5) 仅当有明显的临床指征时才可以对儿童施行放射性核素显像，并应根据受检儿童的体重、身体表面积或其他适用的准则减少放射性药物服用量，还应尽可能避免使用长半衰期的放射性核素。

对于放射治疗，医院应当保证：

(1) 在对计划照射的靶体积施以所需要的剂量的同时使正常组织在放射治疗期间所受到的照射控制在可合理达到的尽量低水平，并在可行和适当时采用器官屏蔽措施；

(2) 除有明显临床指征外，避免对怀孕或可能怀孕的妇女施行腹部或骨盆受照射的放射治疗；

(3) 周密计划对孕妇施行的放射治疗，以使胚胎或胎儿所受到的照射剂量减至最小；

(4) 将放射治疗可能产生的危险通知患者。

3. 医疗照射的质量保证

再好的设备，要充分发挥其优良的性能，再严格的操作，要具体落实到位，这些是减少患者与受检者受照剂量的前提条件，医疗照射的质量保证(quality assurance)则是实现这一目标的有效手段。它要求医院应根据相关的医疗照射质量保证的标准制定一个全面的有放射物理、放射药物学等有关领域的合格专家参加共同制定的医疗照射质量保证大纲。

医疗照射质量保证大纲包括：

(1) 对辐射发生器、显像设备和辐照装置等的物理参数的测量(包括调试时的测量和调试后的定期测量)；

(2) 对患者诊断和治疗中所使用的有关物理及临床因素的验证；

(3) 有关程序和结果的书面记录；

(4) 剂量测定和监测仪器的校准及工作条件的验证；

(5) 放射治疗质量保证大纲的定期和独立的质量审核与评审。

医院应重视对照射剂量和放射性药物活度测定的校准，保证：

(1) 对医疗照射用辐射源的校准可追溯到剂量标准实验室；

(2) 按辐射的线质或能量，以及规定条件下预定距离处的吸收剂量或吸收剂量率，对放射治疗设备进行校准；

(3) 按某一特定参考日期的活度、参考空气比释动能率或在规定介质中规定距离处的吸收剂量率，对近距离治疗用密封源进行校准；

(4) 按应服用的放射性药物的活度以及服药时所测定和记录的活度对核医学中使用的非密封源进行校准；

(5) 在设备调试时，在进行了可能影响剂量测定的任何维修之后，以及在审管部门认可的时间间隔结束时，均进行有关校准。

为避免今后可能出现的不必要的麻烦，医院应当详细记录每位患者与受检者尤其是放射治疗患者的每一项电离辐射操作，保证进行下列临床剂量测定并形成文件：

(1) 在放射学检查中，典型身材成年受检者的入射体表剂量、剂量与面积之积、剂量率及照射时间或器官剂量等的代表值；

(2) 对于利用外照射束放射治疗设备进行治疗的患者，计划靶体积的最大与最小吸收剂量，以及有关部位(例如靶体积中心或开具处方的执业医师选定的其他部位)的吸收剂量；

(3) 在使用密封源的近距离治疗中，每位患者的选定部位处的吸收剂量；

(4) 在使用非密封源的诊断或治疗中，受检者或患者的典型吸收剂量；

(5) 在各种放射治疗中，有关器官的吸收剂量。

四、医疗照射的指导水平(guidance level for medical exposure)与剂量约束(does constraint)

在辐射防护三原则中，最后一项是个人剂量限值。对于职业照射和公众照射，国家标准《电离辐射防护与辐射源安全基本标准(GB18871—2002)》给予了具体的基本剂量限值数值。对于接受医疗照射的受检者和患者，不规定剂量限值，但给出了医疗照射的相应操作的剂量指导水平。

对于常用的诊断性医疗照射，已通过广泛的质量调查数据推导，由相应的专业机构与审管部门制定了医疗照射的指导水平，并将根据技术的进步不断对其进行修订，供有关执业医师作为指南使用，以便：

(1) 当某种检查的剂量或活度超过相应指导水平时,采取行动改善优化程度,使在确保获得必需的诊断信息的同时尽量降低受检者的受照剂量;

(2) 当剂量或活度显著低于相应的指导水平而照射又不能提供有用的诊断信息和给患者带来预期的医疗利益时,按需要采取纠正行动。

不应将所建议的医疗照射指导水平视为在任何情况下都能保证达到最佳性能的指南;实践中应用这些指导水平时应注意具体条件,如医疗技术水平、受检者的身材和年龄等。

1. 放射诊断的医疗照射指导水平

对于典型成年受检者,各种常用的X射线摄影、X射线CT检查、乳腺X射线摄影和X射线透视的剂量或剂量率指导水平见表11-8、表11-9、表11-10和表11-11。

表11-8 典型成年受检者X射线摄影的剂量指导水平(引自GB18871—2002)

检查部位	投照方位[1]	每次摄影入射体表剂量[2]/mGy
腰椎	AP	10
	LAT	30
	LSJ	40
腹部,胆囊造影,静脉尿路造影	AP	10
骨盆	AP	10
髋关节	AP	10
胸	PA	0.4
	LAT	1.5
胸椎	AP	7
	LAT	20
牙齿	牙根尖周	7
头颅	AP	5
	PA	5
	LAT	3

注:1) AP:前后位投照,LAT:侧位投照,LSJ:腰骶关节投照,PA:后前位投照。

2) 入射受检者体表剂量系空气中吸收剂量(包括反散射)。这些值是对通常片屏组合情况(相对速度200),如对高速片屏组合(相对速度400～600),则表中数值应减少到1/2至1/3。

表11-9 典型成年受检者X射线CT检查的剂量指导水平(引自GB18871—2002)

检查部位	多层扫描平均剂量[1]/mGy
头	50
腰椎	35
腹部	25

注:1) 表列值是由水当量体模中旋转轴上的测量值推导的;体模长15 cm,直径16 cm(对头)和30 cm(对腰椎和腹部)。

表 11-10　典型成年受检者乳腺 X 射线摄影的剂量指导水平(引自 GB18871—2002)

防散射滤线栅的应用	每次头尾投照的腺平均剂量[1)]/mGy
无滤线栅	1
有滤线栅	3

注:1) 在一个 50%腺组织和 50%脂肪组织构成的 4.5 cm 压缩乳腺上,针对胶片增感屏装置及用钼靶和钼过滤片的乳腺 X 射线摄影设备确定的。

表 11-11　典型成年受检者 X 射线透视的剂量率指导水平(引自 GB18871—2002)

X 射线机类型	入射体表剂量率[1)]/(mGy/min)
普通医用诊断 X 射线机	50
有影像增强器的 X 射线机	25
有影像增强器并有自动亮度控制系统的 X 射线机(介入放射学中使用)	100

注:1) 表列值为空气中的吸收剂量率(包括反散射)。

2. 核医学诊断的医疗照射指导水平

对于典型成年受检者,各种常用的核医学诊断的活度指导水平见表 11-12。

表 11-12　典型成年受检者在各种核医学诊断中的活度指导水平(引自 GB18871—2002)

检　查　项　目	放射性核素	化　学　形　态	每次检查常用的最大活度/MBq
骨			
骨显像	$^{99}Tc^{m}$	MDP(亚甲基二膦酸盐)和磷酸盐化合物	600
骨断层显像	$^{99}Tc^{m}$	MDP 和磷酸盐化合物	800
骨髓显像	$^{99}Tc^{m}$	SC(标记的硫化胶体)	400
脑			
脑显像(静态的)	$^{99}Tc^{m}$	TcO_4^-	500
	$^{99}Tc^{m}$	DTPA(二乙三胺五乙酸),葡萄糖酸盐和葡庚糖酸盐	500
脑断层显像	$^{99}Tc^{m}$	ECD(双半胱氨酸乙脂)	800
	$^{99}Tc^{m}$	DTPA,葡萄糖酸盐和葡庚糖酸盐	800
	$^{99}Tc^{m}$	HM-PAO(六甲基丙二胺肟)	500
脑血流	$^{99}Tc^{m}$	HM-PAO,ECD	500
脑池造影	^{111}In	DTPA	40
泪腺　泪引流	$^{99}Tc^{m}$	TcO_4^-	4
甲状腺			
甲状腺显像	^{131}I	碘化钠	20
	$^{99}Tc^{m}$	TcO_4^-	200
甲状腺癌转移灶(癌切除后)	^{131}I	碘化钠	400
甲状旁腺显像	^{201}Tl	氯化亚铊	80
	$^{99}Tc^{m}$	MIBI(甲氧基异丁基异腈)	740

续表

检 查 项 目	放射性核素	化 学 形 态	每次检查常用的最大活度/MBq
肺			
肺通气显像	$^{99}Tc^{m}$	DTPA 气溶胶	80
肺灌注显像	$^{99}Tc^{m}$	HAM(人血清白蛋白)	100
	$^{99}Tc^{m}$	MAA(大颗粒聚集白蛋白)	185
肺断层显像	$^{99}Tc^{m}$	MAA	200
肝和脾			
肝和脾显像	$^{99}Tc^{m}$	SC	150
胆道系统功能显像	$^{99}Tc^{m}$	EHIDA(二乙基乙酰苯胺亚氨二醋酸)	185
脾显像	$^{99}Tc^{m}$	标记的变性红细胞	100
肝断层显像	$^{99}Tc^{m}$	SC	200
心血管			
首次通过血流检查	$^{99}Tc^{m}$	TcO_4^-	800
	$^{99}Tc^{m}$	DTPA	560
心和血管显像	$^{99}Tc^{m}$	HAM	800
心血池显像	$^{99}Tc^{m}$	标记的正常红细胞	800
心肌显像	$^{99}Tc^{m}$	PYP(焦磷酸盐)	600
心肌断层显像	$^{99}Tc^{m}$	MIBI	600
	^{201}Tl	氯化亚铊	100
	$^{99}Tc^{m}$	膦酸盐和磷酸盐化合物	800
胃,胃肠道			
胃/唾液腺显像	$^{99}Tc^{m}$	TcO_4^-	40
美克耳氏憩室显像	$^{99}Tc^{m}$	TcO_4^-	400
胃肠道出血	$^{99}Tc^{m}$	SC	400
	$^{99}Tc^{m}$	标记的正常红细胞	400
食管通过和胃-食管返流	$^{99}Tc^{m}$	SC	40
胃排空	$^{99}Tc^{m}$	SC	12
肾,泌尿系统			
肾皮质显像	$^{99}Tc^{m}$	DMSA(二巯基丁二酸)	160
	$^{99}Tc^{m}$	葡庚糖酸盐	200
肾血流、功能显像	$^{99}Tc^{m}$	DTPA	300
	$^{99}Tc^{m}$	MAG3(巯乙酰三甘肽)	300
	$^{99}Tc^{m}$	EC(双半胱氨酸)	300
其他			
肿瘤或脓肿显像	^{67}Ga	柠檬酸盐	300
	^{201}Tl	氯化物	100

续表

检查项目	放射性核素	化学形态	每次检查常用的最大活度/MBq
肿瘤显像	$^{99}Tc^{m}$	DMSA，MIBI	400
神经外胚层肿瘤显像	^{123}I	MIBG(间碘苄基胍)	400
	^{131}I	MIBG	40
淋巴结显像	$^{99}Tc^{m}$	标记的硫化锑胶体	370
脓肿显像	$^{99}Tc^{m}$	HM-PAO标记的白细胞	400
下肢深静脉显像	$^{99}Tc^{m}$	标记的正常红细胞	每侧185
	$^{99}Tc^{m}$	大分子右旋醣酐	每侧185

3. 电离辐射治疗的剂量控制

电离辐射治疗包括医用辐射装置的外照射治疗和放射性核素的内照射治疗。由于治疗过程中产生的剂量很高，不同程度不同部位的不同疾病所采用的辐射剂量各自相异，国家难以制定统一的剂量指导水平，在实际操作中，根据患者的实际情况，依据教科书及临床经验制定治疗计划，在治疗计划的制定过程中充分考虑所给予剂量的最恰当。

治疗计划要求肿瘤体积接受的辐射吸收剂量在处方剂量的±5%以内，同时使靶区周围正常组织或器官的受照剂量最小。表11-13和表11-14分别给出了在不同级别医疗保健水平国家，对不同位置肿瘤远距离治疗和近距离治疗的处方剂量。

表11-13 远距离放射治疗处方剂量，Gy(1991—1996)(引自UNSCEAR2000年报告)

国家	白血病	淋巴瘤	乳房肿瘤	肺胸部肿瘤	妇科肿瘤	头颈部肿瘤	脑肿瘤	皮肤癌	良性疾病
阿根廷[a]	14	36	60	66	50	70	65	75	15～75
加拿大[a]	25	40	50	40	45	60	50	35	6～20
爱尔兰[a]	30	30～60	45	40～50	40	60	40	35	—
新西兰[a]	15	40	50	50	45	60	50	40	8～15
阿联酋[a]	12	40	50	60	45	66	54	50	30～45
丹麦[a]	12	40	48	30～50	46	64	54	48	—
瑞典[a]	—	37	49	51	55	59	52	46	—
澳大利亚[a]	15	34	53	44	49	56	50	45	6～26
罗马尼亚[a]	10～40	6～45	—	2～74	18～70	2～87	16～60	—	—
科威特[a]	18	36	50	60	46	60	60	40	—
利比亚[b]	18	45	50	30	50	66	55	45	—
约旦[b]	20	35	50	30	44	60	50	50	10～40
秘鲁[b]	18	44	60	50	50	60	60	50	—
土耳其[b]	22	34	54	50	51	63	55	58	9～25

续表

国家	白血病	淋巴瘤	乳房肿瘤	肺胸部肿瘤	妇科肿瘤	头颈部肿瘤	脑肿瘤	皮肤癌	良性疾病
墨西哥[b]	24	40	50	55	80	75	65	65	24～32
马达加斯加[c]	24	40	45	45	45	45	45	50	—
摩洛哥[c]	24	36	50	30～70	46	70	60	70	—
苏丹[c]	30	50	45	45	55	55	—	55	20～30
坦桑尼亚[d]	30	30	50	30	64	60	45	60	6

a 为Ⅰ级保健国家；b 为Ⅱ级保健国家；c 为Ⅲ级保健国家；d 为Ⅳ级保健国家。

表 11-14　近距离放射治疗处方剂量，Gy(1991—1996)(引自 UNSCEAR2000 年报告)

国家	头颈部肿瘤	胸部肿瘤	妇科肿瘤	前列腺癌
阿根廷	75	—	60	70
加拿大	60	40	70	—
爱尔兰	30	30	15	—
新西兰	45	15	70	—
阿联酋	10	—	20	—
俄罗斯	30～50	20～40	20～40	—
捷克	65	12	60	60
澳大利亚	30	10	32	—
突尼斯	55～75	—	20～60	—
土耳其	21	20	24	—
墨西哥	30	15	30	—
马达加斯加				
摩洛哥	24	—	24	—
苏丹	—	—	35	—

4. 对其他人员的剂量约束

医学研究中志愿者所受的医疗照射不能给受照个人带来直接利益，审管部门或其授权的机构应对这类人员的防护最优化规定相应的剂量约束。

医院应对明知受照而自愿帮助护理、支持与慰问或探视正在接受医疗照射的患者的人员的受照剂量进行控制。这类人员个人所受到的剂量应限制在 5 mSv 之内。

接受放射性核素治疗的患者应在其体内的放射性物质的活度降至一定水平后才能出院，以控制其家庭与公众成员可能受到的照射。接受了^{131}I 治疗的患者，其体内的放射性活度降至低于 400 MBq 之前不得出院。必要时应向患者提供有关他与其他人员接触时的辐射防护措施的书面指导。

五、事故性医疗照射的预防和调查

医院应采取一切合理的措施，包括不断提高所有有关人员的安全文化素养，防止发生潜在的事故性医疗照射。对下列各种事件及时进行调查。

a）各种治疗事件，如弄错患者或其组织的、用错药物的、或剂量或分次剂量与处方数值严重不符，以及可能导致过度急性次级效应的治疗事件；

b）各种诊断性照射事件，如剂量明显大于预计值的诊断性照射，或剂量反复并显著超过所规定的相应指导水平的诊断性照射；

c）各种可能造成患者的受照剂量与所预计值显著不同的设备故障、事故或其他异常偶然事件。

对于每一项调查，许可证持有者均应：计算或估算受检者与患者所受到的剂量及其在体内的分布；提出防止此类事件再次发生需要采取的纠正措施；实施其责任范围内的所有纠正措施；按规定尽快向审管部门提交书面报告，说明事件的原因和采取纠正措施的情况；将事件及其调查与纠正情况通知受检者与患者及有关人员。

医院还应在审管部门规定的期限内保存并在必要时提供下列记录。

a）在放射诊断方面，进行追溯性剂量评价所必需的资料，包括特殊检查中荧光透视检查的照射次数和持续时间等；

b）在核医学方面，所服用的放射性药物的类型及活度；

c）在放射治疗方面，计划靶体积的说明、靶体积中心的剂量和靶体积所受的最大与最小剂量、其他有关器官的剂量、分次剂量和总治疗时间；

d）放射治疗所选定的有关物理与临床参数的校准和定期核对的结果；

e）在医学研究中志愿者所受照射的剂量。

附表 11-1　作为申报豁免基础的豁免水平:放射性核素的豁免活度浓度与豁免活度(四舍五入为整数)(引自 GB18871—2002)

核素	活度浓度/(Bq/g)	活度/Bq	核素	活度浓度/(Bq/g)	活度/Bq
H-3	1E+06	1E+09	Cr-51	1E+03	1E+07
Be-7	1E+03	1E+07	Mn-51	1E+01	1E+05
C-14	1E+04	1E+07	Mn-52	1E+01	1E+05
O-15	1E+02	1E+09	Mn-52m	1E+01	1E+05
F-18	1E+01	1E+06	Mn-53	1E+04	1E+09
Na-22	1E+01	1E+06	Mn-54	1E+01	1E+06
Na-24	1E+01	1E+05	Mn-56	1E+01	1E+05
Si-31	1E+03	1E+06	Fe-52	1E+01	1E+06
P-32	1E+03	1E+05	Fe-55	1E+04	1E+06
P-33	1E+05	1E+08	Fe-59	1E+01	1E+06
S-35	1E+05	1E+08	Co-55	1E+01	1E+06
Cl-36	1E+04	1E+06	Co-56	1E+01	1E+05
Cl-38	1E+01	1E+05	Co-57	1E+02	1E+06
Ar-37	1E+06	1E+08	Co-58	1E+01	1E+06
Ar-41	1E+02	1E+09	Co-58m	1E+04	1E+07
K-40	1E+02	1E+06	Co-60	1E+01	1E+05
K-42	1E+02	1E+06	Co-60m	1E+03	1E+06
K-43	1E+01	1E+06	Co-61	1E+02	1E+06
Ca-45	1E+04	1E+07	Co-62m	1E+01	1E+05
Ca-47	1E+01	1E+06	Ni-59	1E+04	1E+08
Sc-46	1E+01	1E+06	Ni-63	1E+05	1E+08
Sc-47	1E+02	1E+06	Ni-65	1E+01	1E+06
Sc-48	1E+01	1E+05	Cu-64	1E+02	1E+06
V-48	1E+01	1E+05	Zn-65	1E+01	1E+06
Zn-69	1E+04	1E+06	Zr-97 *	1E+01	1E+05
Zn-69m	1E+02	1E+06	Nb-93m	1E+04	1E+07
Ga-72	1E+01	1E+05	Nb-94	1E+01	1E+06
Ge-71	1E+04	1E+08	Nb-95	1E+01	1E+06
As-73	1E+03	1E+07	Nb-97	1E+01	1E+06
As-74	1E+01	1E+06	Nb-98	1E+01	1E+05
As-76	1E+02	1E+05	Mo-90	1E+01	1E+06

核素	活度浓度/(Bq/g)	活度/Bq	核素	活度浓度/(Bq/g)	活度/Bq
As-77	1E+03	1E+06	Mo-93	1E+03	1E+08
Se-75	1E+02	1E+06	Mo-99	1E+02	1E+06
Br-82	1E+01	1E+06	Mo-101	1E+01	1E+06
Kr-74	1E+02	1E+09	Tc-96	1E+01	1E+06
Kr-76	1E+02	1E+09	Tc-96m	1E+03	1E+07
Kr-77	1E+02	1E+09	Tc-97	1E+03	1E+08
Kr-79	1E+03	1E+05	Tc-97m	1E+03	1E+07
Kr-81	1E+04	1E+07	Tc-99	1E+04	1E+07
Kr-83m	1E+05	1E+12	Tc-99m	1E+02	1E+07
Kr-85	1E+05	1E+04	Ru-97	1E+02	1E+07
Kr-85m	1E+03	1E+10	Ru-103	1E+02	1E+06
Kr-87	1E+02	1E+09	Ru-105	1E+01	1E+06
Kr-88	1E+02	1E+09	Ru-106 *	1E+02	1E+05
Rb-86	1E+02	1E+05	Rh-103m	1E+04	1E+08
Sr-85	1E+02	1E+06	Rh-105	1E+02	1E+07
Sr-85m	1E+02	1E+07	Pd-103	1E+03	1E+08
Sr-87	1E+02	1E+06	Pd-109	1E+03	1E+06
Sr-89	1E+03	1E+06	Ag-105	1E+02	1E+06
Sr-90 *	1E+02	1E+04	Ag-110m	1E+01	1E+06
Sr-91	1E+01	1E+05	Ag-111	1E+03	1E+06
Sr-92	1E+01	1E+06	Cd-109	1E+04	1E+06
Y-90	1E+03	1E+05	Cd-115	1E+02	1E+06
Y-91	1E+03	1E+06	Cd-115m	1E+03	1E+06
Y-91m	1E+02	1E+06	In-111	1E+02	1E+06
Y-92	1E+02	1E+05	In-113m	1E+02	1E+06
Y-93	1E+02	1E+05	In-114m	1E+02	1E+06
Zr-93 *	1E+03	1E+07	In-115m	1E+02	1E+06
Zr-95	1E+01	1E+06	Sn-113	1E+03	1E+07
Sn-125	1E+02	1E+05	Cs-135	1E+04	1E+07
Sb-122	1E+02	1E+04	Cs-136	1E+01	1E+05
Sb-124	1E+01	1E+06	Cs-137 *	1E+01	1E+04

续表

核素	活度浓度/(Bq/g)	活度/Bq	核素	活度浓度/(Bq/g)	活度/Bq
Sb-125	1E+02	1E+06	Cs-138	1E+01	1E+04
Te-123m	1E+02	1E+07	Ba-131	1E+02	1E+06
Te-125m	1E+03	1E+07	Ba-140 *	1E+01	1E+05
Te-127	1E+03	1E+06	La-140	1E+01	1E+05
Te-127m	1E+03	1E+07	Ce-139	1E+02	1E+06
Te-129	1E+02	1E+06	Ce-141	1E+02	1E+07
Te-129m	1E+03	1E+06	Ce-143	1E+02	1E+06
Te-131	1E+02	1E+05	Ce-144 *	1E+02	1E+05
Te-131	1E+02	1E+05	Pr-142	1E+02	1E+05
Te-131m	1E+01	1E+06	Pr-143	1E+04	1E+06
Te-132	1E+02	1E+07	Nd-147	1E+02	1E+06
Te-133	1E+01	1E+05	Nd-149	1E+02	1E+06
Te-133m	1E+01	1E+05	Pm-147	1E+04	1E+07
Te-134	1E+01	1E+06	Pm-149	1E+03	1E+06
I-123	1E+02	1E+07	Sm-151	1E+04	1E+08
I-125	1E+03	1E+06	Sm-153	1E+02	1E+06
I-126	1E+02	1E+06	Eu-152	1E+01	1E+06
I-129	1E+02	1E+05	Eu-152m	1E+02	1E+06
I-130	1E+01	1E+06	Eu-154	1E+01	1E+06
I-131	1E+02	1E+06	Eu-155	1E+02	1E+07
I-132	1E+01	1E+05	Gd-153	1E+02	1E+07
I-133	1E+01	1E+06	Gd-159	1E+03	1E+06
I-134	1E+01	1E+05	Tb-160	1E+01	1E+06
I-135	1E+01	1E+06	Dy-165	1E+03	1E+06
Xe-131m	1E+04	1E+04	Dy-166	1E+03	1E+06
Xe-133	1E+03	1E+04	Ho-166	1E+03	1E+05
Xe-135	1E+03	1E+10	Er-169	1E+04	1E+07
Cs-129	1E+02	1E+05	Er-171	1E+02	1E+06
Cs-131	1E+03	1E+06	Tm-170	1E+03	1E+06
Cs-132	1E+01	1E+05	Tm-171	1E+04	1E+08
Cs-134m	1E+03	1E+05	Yb-175	1E+03	1E+07
Cs-134	1E+01	1E+04	Lu-177	1E+03	1E+07

续表

核素	活度浓度/(Bq/g)	活度/Bq	核素	活度浓度/(Bq/g)	活度/Bq
Hf-181	1E+01	1E+06	Po-205	1E+01	1E+06
Ta-182	1E+01	1E+04	Po-207	1E+01	1E+06
W-181	1E+03	1E+07	Po-210	1E+01	1E+04
W-185	1E+04	1E+07	At-211	1E+03	1E+07
W-187	1E+02	1E+06	Rn-220 *	1E+04	1E+07
Re-186	1E+03	1E+06	Rn-222 *	1E+01	1E+08
Re-188	1E+02	1E+05	Ra-223 *	1E+02	1E+05
Os-185	1E+01	1E+06	Ra-224 *	1E+01	1E+05
Os-191	1E+02	1E+07	Ra-225	1E+02	1E+05
Os-191m	1E+03	1E+07	Ra-226 *	1E+01	1E+04
Os-193	1E+02	1E+06	Ra-227	1E+02	1E+06
Ir-190	1E+01	1E+06	Ra-228 *	1E+01	1E+05
Ir-192	1E+01	1E+04	Ac-228	1E+01	1E+06
Ir-194	1E+02	1E+05	Th-226 *	1E+03	1E+07
Pt-191	1E+02	1E+06	Th-227	1E+01	1E+04
Pt-193m	1E+03	1E+07	Th-228 *	1E+00	1E+04
Pt-197	1E+03	1E+06	Th-229 *	1E+00	1E+03
Pt-197 m	1E+02	1E+06	Th-230	1E+00	1E+04
Au-198	1E+02	1E+06	Th-231	1E+03	1E+07
Au-199	1E+02	1E+06	Th-天然（包括Th-232）	1E+00	1E+03
Hg-197	1E+02	1E+07			
Hg-197m	1E+02	1E+06	Th-234 *	1E+03	1E+05
Hg-203	1E+02	1E+05	Pa-230	1E+01	1E+06
Tl-200	1E+01	1E+06	Pa-231	1E+00	1E+03
Tl-201	1E+02	1E+06	Pa-233	1E+02	1E+07
Tl-202	1E+02	1E+06	U-230 *	1E+01	1E+05
Tl-204	1E+04	1E+04	U-231	1E+02	1E+07
Pb-203	1E+02	1E+06	U-232 *	1E+00	1E+03
Pb-210 *	1E+01	1E+04	U-233	1E+01	1E+04
Pb-212 *	1E+01	1E+05	U-234	1E+01	1E+04
Bi-206	1E+01	1E+05	U-235 *	1E+01	1E+04

续表

核素	活度浓度/(Bq/g)	活度/Bq	核素	活度浓度/(Bq/g)	活度/Bq
Bi-207	1E+01	1E+06	U-236	1E+01	1E+04
Bi-210	1E+03	1E+06	U-237	1E+02	1E+06
Bi-212 *	1E+01	1E+05	U-238 *	1E+01	1E+04
Po-203	1E+01	1E+06	U-天然	1E+00	1E+03
U-239	1E+02	1E+06	Cm-242	1E+0.2	1E+05
U-240	1E+03	1E+07	Cm-243	1E+00	1E+04
U-240 *	1E+01	1E+06	Cm-244	1E+01	1E+04
Np-237 *	1E+00	1E+03	Cm-245	1E+00	1E+03
Np-239	1E+02	1E+07	Cm-246	1E+00	1E+03
Np-240	1E+01	1E+06	Cm-247	1E+00	1E+04
Pu-234	1E+02	1E+07	Cm-248	1E+00	1E+03
Pu-235	1E+02	1E+07	Bk-249	1E+03	1E+06
Pu-236	1E+01	1E+04	Cf-246	1E+03	1E+06
Pu-237	1E+03	1E+07	Cf-248	1E+01	1E+04
Pu-238	1E+00	1E+04	Cf-249	1E+00	1E+03
Pu-239	1E+00	1E+04	Cf-250	1E+01	1E+04
Pu-240	1E+00	1E+03	Cf-251	1E+00	1E+03
Pu-241	1E+02	1E+05	Cf-252	1E+01	1E+04
Pu-242	1E+00	1E+04	Cf-253	1E+02	1E+05
Pu-243	1E+03	1E+07	Cf-254	1E+00	1E+03
Pu-244	1E+00	1E+04	Es-253	1E+02	1E+05
Am-241	1E+00	1E+04	Es-254	1E+01	1E+04
Am-242	1E+03	1E+06	Es-254m	1E+02	1E+06
Am-242m *	1E+00	1E+04	Fm-254	1E+04	1E+07
Am-243 *	1E+00	1E+08	Fm-255	1E+03	1E+06

* 长期平衡中的母核及其子体如下所列：

Sr-90	Y-90
Zr-93	Nb-93m
Zr-97	Nb-97
Ru-106	Rh-106
Cs-137	Ba-137m
Ba-140	La-140
Ce-134	La-134
Ce-144	Pr-144
Pb-210	Bi-210，Po-210
Pb-212	Bi-212，Tl-208(0.36)，Po-212(0.64)
Bi-212	Tl-208(0.36)，Po-212(0.64)
Rn-220	Po-216
Rn-222	Po-218，Pb-214，Bi-214，Po-214
Ra-223	Rn-219，Po-215，Pb-211，Bi-211，Tl-207
Ra-224	Rn-220，Po-216，Pb-212，Bi-212，Tl-208(0.36)，Po-212(0.64)
Ra-226	Rn-222，Po-218，Pb-214，Bi-214，Po-214，Pb-210，Bi-210，Po-210
Ra-228	Ac-228
Th-226	Ra-222，Rn-218，Po-214
Th-228	Ra-224，Rn-220，Po-216，Pb-212，Bi-212，Tl-208(0.36)，Po-212(0.64)
Th-229	Ra-225，Ac-225，Fr-221，At-217，Bi-213，Po-213，Pb-209
天然 Th	Ra-228，Ac-228，Th-228，Ra-224，Rn-220，Po-216，Pb-212，Bi-212，Tl-208(0.36)，Po-212(0.64)
Th-234	Pa-234m
U-230	Th-226，Ra-222，Rn-218，Po-214
U-232	Th-228，Ra-224，Rn-220，Po-216，Pb-212，Bi-212，Tl-208(0.36)，Po-212(0.64)
U-235	Th-231
U-238	Th-234，Pa-234m
天然 U	Th-234，Pa-234m，U-234，Th-230，Ra-226，Rn-222，Po-218，Pb-214，Bi-214，Po-214，Pb-210，Bi-210，Po-210
U-240	Np-240m
Np-237	Pa-233
Am-242m	Am-242
Am-243	Np-239

附表 11-2

1. 极毒组核素

^{148}Gd，^{210}Po，^{223}Ra，^{224}Ra，^{225}Ra，^{226}Ra，^{225}Ac，^{227}Ac，^{227}Th，^{228}Th，^{229}Th，^{230}Th，^{231}Pa，^{230}U，^{232}U，^{233}U，^{234}U，^{236}NP（$T_{P1}=1.15\times10^{5}$ a），^{236}Pu，^{238}Pu，^{239}Pu，^{240}Pu，^{242}Pu，^{241}Am，^{242}Am，^{243}Am，^{240}Cm，^{242}Cm，^{243}Cm，^{244}Cm，^{245}Cm，^{246}Cm，^{248}Cm，^{250}Cm，^{247}BK，^{248}Cf，^{249}Cf，^{250}Cf，^{251}Cf，^{252}Cf，^{254}Cf，^{253}Es，^{254}Es，^{257}Fm，^{258}Md。

2. 高毒组核素

^{10}Be，^{32}Si，^{44}Ti，^{60}Fe，^{60}Co，^{90}Sr，^{94}Nb，^{106}Ru，^{108}Ag^{m}，^{113}Cd^{m}，^{126}Sn，^{144}Ce，^{146}Sm，^{150}Eu（$T_{p1}=$ 34.2 a），^{152}Eu，^{154}Eu，^{158}Tb，^{166}Ho^{m}，^{172}Hf，^{178}Hf^{m}，^{194}Os，^{192}Ir^{m}，^{210}Pb，^{210}Bi，^{210}Bi^{m}，^{212}Bi，^{213}Bi，^{211}At，^{224}Ac，^{226}Ac，^{228}Ac，^{226}Th，^{227}Pa，^{228}Pa，^{230}Pa，^{236}U，^{237}Np，^{241}Pu，^{244}Pu，^{241}Cm，^{247}Cm，^{249}BK，^{246}Cf，^{253}Cf，^{254}Es^{m}，^{252}Fm，^{253}Fm，^{254}Fm，^{255}Fm，^{257}Md。

属于这一毒性组的还有如下的气态或蒸汽放射性核素：

^{126}I，^{193}Hg^{m}，^{194}Hg。

3. 中毒组核素

^{22}Na，^{24}Na，^{28}Mg，^{26}Al，^{32}P，^{33}P，^{35}S（无机），^{36}Cl，^{45}Ca，^{47}Ca，^{44}Sc^{m}，^{46}Sc，^{47}Sc，^{48}Sc，^{48}V，^{52}Mn，^{54}Mn，^{52}Fe，^{55}Fe，^{59}Fe，^{55}Co，^{56}Co，^{57}Co，^{58}Co，^{56}Ni，^{57}Ni，^{63}Ni，^{66}Ni，^{67}Cu，^{62}Zn，^{65}Zn，^{69}Zn^{m}，^{72}Zn，^{66}Ga，^{67}Ga，^{72}Ga，^{68}Ge，^{69}Ge，^{77}Ge，^{71}As，^{72}As，^{73}As，^{74}As，^{76}As，^{77}As，^{75}Se，^{76}Br，^{82}Br，^{83}Rb，^{84}Rb，^{86}Rb，^{82}Sr，^{83}Sr，^{85}Sr，^{89}Sr，^{91}Sr，^{92}Sr，^{86}Y，^{87}Y，^{88}Y，^{90}Y，^{91}Y，^{93}Y，^{86}Zr，^{88}Zr，^{89}Zr，^{95}Zr，^{97}Zr，^{90}Nb，^{93}Nb^{m}，^{95}Nb，^{95}Nb^{m}，^{96}Nb，^{90}Mo，^{93}Mo，^{99}Mo，^{95}Tc^{m}，^{96}Tc，^{97}Tc^{m}，^{103}Ru，^{99}Rh，^{100}Rh，^{101}Rh，^{102}Rh，^{102}Rh^{m}，^{105}Rh，^{100}Pd，^{103}Pd，^{109}Pd，^{105}Ag，^{106}Ag^{m}，^{110}Ag^{m}，^{111}Ag，^{109}Cd，^{115}Cd，^{115}Cd^{m}，^{111}In，^{114}In^{m}，^{113}Sn，^{117}Sn^{m}，^{119}Sn^{m}，^{121}Sn^{m}，^{123}Sn，^{125}Sn，^{120}Sb（$T_{P1}=5.76$ d），^{122}Sb，^{124}Sb，^{125}Sb，^{126}Sb，^{127}Sb，^{128}Sb（$T_{P1}=9.01$ h），^{129}Sb，^{121}Te，^{121}Te^{m}，^{123}Te^{m}，^{125}Te^{m}，^{127}Te^{m}，^{129}Te^{m}，^{131}Te^{m}，^{132}Te，^{124}I，^{125}I，^{126}I，^{130}I，^{131}I，^{133}I，^{135}I，^{132}Cs，^{134}Cs，^{136}Cs，^{137}Cs，^{128}Ba，^{131}Ba，^{133}Ba，^{140}Ba，^{137}La，^{140}La，^{134}Ce，^{135}Ce，^{137}Ce^{m}，^{139}Ce，^{141}Ce，^{143}Ce·^{142}Pr，^{143}Pr，^{137}Nd，^{138}Nd，^{143}Pm，^{144}Pm，^{145}Pm，^{146}Pm，^{147}Pm，^{148}Pm，^{148}Pm^{m}，^{149}Pm，^{151}Pm，^{145}Sm，^{151}Sm，^{153}Sm，^{145}Eu，^{146}Eu，^{147}Eu，^{148}Eu，^{149}Eu，^{155}Eu，^{156}Eu，^{157}Eu，^{146}Gd，^{147}Gd，^{149}Gd，^{151}Gd，^{153}Gd，^{159}Gd，^{149}Tb，^{141}Tb，^{154}Tb，^{156}Tb，^{157}Tb，^{160}Tb，^{161}Tb，^{159}Dy，^{166}Dy，^{166}Ho，^{169}Er，^{172}Er，^{167}Tm，^{170}Tm，^{171}Tm，^{172}Tm，^{166}Yb，^{169}Yb，^{175}Yb，^{169}Lu，^{170}Lu，^{171}Lu，^{172}Lu，^{173}Lu，^{174}Lu，^{174}Lu^{m}，^{177}Lu，^{177}Lu^{m}，^{170}Hf，^{175}Hf，^{179}Hf^{m}，^{181}Hf，^{184}Hf，^{179}Ta，^{182}Ta，^{183}Ta，^{184}Ta，^{188}w，^{181}Re，^{182}Re（$T_{P1}=2.67$d），^{184}Re，^{184}Re^{m}，^{186}Re，^{188}Re，^{189}Re，^{182}Os，^{185}Os，^{191}Os，^{193}Os，^{186}Ir（$T_{P1}=15.8$ h），^{188}Ir，^{189}Ir，^{190}Ir，^{192}Ir，^{193}Ir^{m}，^{194}Ir，^{194}Ir^{m}，^{188}Pt，^{200}Pt，^{194}Au，^{195}Au，^{198}Au，^{198}Au^{m}，^{199}Au，^{200}Au^{m}，^{193}Hg^{m}（无机），^{194}Hg，^{195}Hg^{m}（无机），^{197}Hg（无机），^{197}Hg^{m}（无机），^{203}Hg，^{204}Tl，^{211}Pb，^{212}Pb，^{214}Pb，^{203}Bi，^{205}Bi，^{206}Bi，^{207}Bi，^{214}Bi，^{207}At，^{222}Fr，^{223}Fr，^{227}Ra，^{231}Th，^{234}Th，Th 天然，^{232}Pa，^{233}Pa，^{234}Pa，^{231}U，^{237}U，^{240}U，U 天然，^{234}Np，^{235}Np，^{236}Np（$T_{P1}=22.5$ h），^{238}Np，^{239}Np，^{234}Pu，^{237}Pu，^{245}Pu，^{246}Pu，^{240}Am，^{242}Am，^{244}Am，^{238}Cm，^{245}Bk，^{246}Bk，^{250}Bk，^{244}Cf，^{250}Es，^{251}Es。

属于这一毒素组的还有如下气态或蒸汽态放射性核素：

^{14}C，$^{35}S_2$，^{56}Ni（羰基），^{57}Ni（羰基），^{63}Ni（羰基），^{65}Ni（羰基），^{66}Ni（羰基），$^{103}RuO_4$，$^{106}RuO_4$，^{121}Te，^{121}Te^{m}，^{123}Te^{m}，^{125}Te^{m}，^{127}Te^{m}，^{129}Te^{m}，^{131}Te^{m}，^{132}Te，^{120}I，^{124}I，^{124}I（甲基），^{125}I（甲基），^{126}I（甲基），^{130}I，^{130}I（甲基），^{131}I，^{131}I（甲基），^{132}I，^{132}I^{m}，^{133}I，^{133}I（甲基），^{135}I，^{135}I（甲基），^{193}Hg，

^{195}Hg，$^{195}Hg^{m}$，^{197}Hg，$^{197}Hg^{m}$，^{203}Hg。

4. 低毒组核素

^{7}Be，^{18}F，^{31}Si，^{38}Cl，^{39}Cl，^{40}K，^{42}K，^{43}K，^{44}K，^{45}K，^{41}Ca，^{43}Sc，^{44}Sc，^{49}Sc，^{45}Ti，^{47}V，^{49}V，^{48}Cr，^{49}Cr，^{51}Cr，^{51}Mn，$^{52}Mn^{m}$，^{53}Mn，^{56}Mn，$^{58}Co^{m}$，$^{60}Co^{m}$，^{61}Co，$^{62}Co^{m}$，^{59}Ni，^{65}Ni，^{60}Cu，^{61}Cu，^{64}Cu，^{63}Zn，^{69}Zn，$^{71}Zn^{m}$，^{65}Ga，^{68}Ga，^{70}Ga，^{73}Ga，^{66}Ge，^{67}Ge，^{71}Ge，^{75}Ge，^{78}Ge，^{69}As，^{70}As，^{78}As，^{70}Se，^{73}Se，$^{73}Se^{m}$，^{79}Se，^{81}Se，$^{81}Se^{m}$，^{83}Se，^{74}Br，$^{74}Br^{m}$，^{75}Br，^{77}Br，^{80}Br，$^{80}Br^{m}$，^{83}Br，^{84}Br，^{79}Rb，^{81}Rb，$^{81}Rb^{m}$，$^{82}Rb^{m}$，^{87}Rb，^{88}Rb，^{89}Rb，^{80}Sr，^{81}Sr，$^{85}Sr^{m}$，$^{87}Sr^{m}$，$^{86}Y^{m}$，$^{90}Y^{m}$，^{92}Y，^{94}Y，^{95}Y，^{93}Zr，^{88}Nb，$^{89}Nb(T_{P1}=2.03\ h)$，$^{89}Nb(T_{P2}=1.10\ h)$，^{97}Nb，^{98}Nb，$^{93}Mo^{m}$，^{101}Mo，^{93}Tc，$^{93}Tc^{m}$，^{94}Tc，$^{94}Tc^{m}$，^{95}Tc，$^{96}Tc^{m}$，^{97}Tc，^{98}Tc，^{99}Tc，$^{99}Tc^{m}$，^{101}Tc，^{104}Tc，^{94}Ru，^{97}Ru，^{105}Ru，$^{99}Rh^{m}$，$^{101}Rh^{m}$，$^{103}Rh^{m}$，$^{106}Rh^{m}$，^{107}Rh，^{101}Pd，^{107}Pd，^{102}Ag，^{103}Ag，^{104}Ag，$^{104}Ag^{m}$，^{106}Ag，^{112}AG，^{115}Ag，^{104}Cd，^{107}Cd，^{113}Cd，^{117}Cd，$^{117}Cd^{m}$，^{109}In，$^{110}In(T_{P1}=4.90\ h)$，$^{110}In(T_{P2}=1.15\ h)$，^{112}In，$^{113}In^{m}$，^{115}In，$^{115}In^{m}$，$^{116}In^{m}$，^{117}In，$^{117}In^{m}$，$^{119}In^{m}$，^{110}Sn，^{111}Sn，^{121}Sn，$^{123}Sn^{m}$，^{127}Sn，^{128}Sn，^{115}Sb，^{116}Sb，$^{116}Sb^{m}$，^{117}Sb，$^{118}Sb^{m}$，^{119}Sb，$^{120}Sb(T_{P2}=0.265\ h)$，$^{124}Sb^{m}$，$^{126}Sb^{m}$，$^{128}Sb(T_{P2}=0.173\ h)$，$^{130}Sb$，$^{131}Sb$，$^{116}Te$，$^{123}Te$，$^{127}Te$，$^{129}Te$，$^{131}Te$，$^{133}Te$，$^{133}Te^{m}$，$^{134}Te$，$^{120}I$，$^{120}I^{m}$，$^{121}I$，$^{123}I$，$^{128}I$，$^{129}I$，$^{132}I$，$^{132}I^{m}$，$^{134}I$，$^{125}Cs$，$^{127}Cs$，$^{129}Cs$，$^{130}Cs$，$^{131}Cs$，$^{134}Cs^{m}$，$^{135}Cs$，$^{135}Cs^{m}$，$^{138}Cs$，$^{126}Ba$，$^{131}Ba^{m}$，$^{132}Ba^{m}$，$^{135}Ba^{m}$，$^{139}Ba$，$^{141}Ba$，$^{142}Ba$，$^{131}La$，$^{132}La$，$^{135}La$，$^{138}La$，$^{141}La$，$^{142}La$，$^{143}La$，$^{137}Ce$，$^{136}Pr$，$^{137}Pr$，$^{138}Pr^{m}$，$^{139}Pr$，$^{142}Pr^{m}$，$^{144}Pr$，$^{145}Pr$，$^{147}Pr$，$^{136}Nd$，$^{139}Nd$，$^{139}Nd^{m}$，$^{141}Nd$，$^{149}Nd$，$^{151}Nd$，$^{141}Pm$，$^{150}Pm$，$^{141}Sm$，$^{141}Sm^{m}$，$^{142}Sm$，$^{147}Sm$，$^{155}Sm$，$^{156}Sm$，$^{150}Eu(T_{P2}=12.6\ h)$，$^{152}Eu^{m}$，$^{158}Eu$，$^{145}Gd$，$^{152}Gd$，$^{147}Tb$，$^{150}Tb$，$^{153}Tb$，$^{155}Tb$，$^{156}Tb^{m}(T_{P1}=1.02\ h)$，$^{156}Tb^{m}(T_{P2}=5.00\ h)$，$^{155}Dy$，$^{157}Dy$，$^{165}Dy$，$^{155}Ho$，$^{157}Ho$，$^{159}Ho$，$^{161}Ho$，$^{162}Ho$，$^{162m}Ho$，$^{164}Ho$，$^{164}Ho^{m}$，$^{167}Ho$，$^{161}Er$，$^{165}Er$，$^{171}Er$，$^{162}Tm$，$^{166}Tm$，$^{173}Tm$，$^{175}Tm$，$^{162}Yb$，$^{167}Yb$，$^{177}Yb$，$^{178}Yb$，$^{176}Lu$，$^{176}Lu^{m}$，$^{178}Lu$，$^{178}Lu^{m}$，$^{179}Lu$，$^{173}Hf$，$^{177}Hf^{m}$，$^{180}Hf^{m}$，$^{182}Hf$，$^{182}Hf^{m}$，$^{183}Hf$，$^{172}Ta$，$^{173}Ta$，$^{174}Ta$，$^{175}Ta$，$^{176}Ta$，$^{177}Ta$，$^{178}Ta$，$^{180}Ta$，$^{180}Ta^{m}$，$^{182}Ta^{m}$，$^{185}Ta$，$^{186}Ta$，$^{176}W$，$^{177}W$，$^{178}W$，$^{179}W$，$^{181}W$，$^{185}W$，$^{187}W$，$^{177}Re$，$^{178}Re$，$^{182}Re(T_{P2}=12.7\ h)$，$^{186}Re^{m}$，$^{187}Re$，$^{188}Re^{m}$，$^{180}Os$，$^{181}Os$，$^{189}Os^{m}$，$^{191}Os^{m}$，$^{182}Ir$，$^{184}Ir$，$^{185}Ir$，$^{186}Ir(T_{P2}=1.75)$，$^{187}Ir$，$^{190}Ir^{m}(T_{P1}=3.10\ h)$，$^{190}Ir^{m}(T_{P2}=1.20\ h)$，$^{195}Ir$，$^{195}Ir^{m}$，$^{186}Pt$，$^{189}Pt$，$^{191}Pt$，$^{193}Pt$，$^{193}Pt^{m}$，$^{195}Pt^{m}$，$^{197}Pt$，$^{197}Pt^{m}$，$^{199}Pt$，$^{193}Au$，$^{200}Au$，$^{201}Au$，$^{193}Hg$，$^{193}Hg^{m}$(有机)，$^{195}Hg$，$^{195}Hg^{m}$(有机)，$^{197}Hg$(有机)，$^{197}Hg^{m}$(有机)，$^{199}Hg^{m}$，$^{194}Tl$，$^{194}Tl^{m}$，$^{195}Tl$，$^{197}Tl$，$^{198}Tl$，$^{198}Tl^{m}$，$^{199}Tl$，$^{200}Tl$，$^{201}Tl$，$^{202}Tl$，$^{195}Pb^{m}$，$^{198}Pb$，$^{199}Pb$，$^{200}Pb$，$^{201}Pb$，$^{202}Pb$，$^{202}Pb^{m}$，$^{203}Pb$，$^{204}Pb$，$^{205}Pb$，$^{200}Bi$，$^{201}Bi$，$^{202}Bi$，$^{203}Po$，$^{205}Po$，$^{207}Po$，$^{232}Th$，$^{235}U$，$^{238}U$，$^{239}U$，$^{232}Np$，$^{233}Np$，$^{240}Np$，$^{235}Pu$，$^{243}Pu$，$^{237}Am$，$^{238}Am$，$^{239}Am$，$^{244}Am^{m}$，$^{245}Am$，$^{246}Am$，$^{246}Am^{m}$，$^{249}Cm$。

属于这一毒性组的还有如下气态或蒸汽态放射性核素：

^{3}H(元素)，^{3}H(氚水)，^{3}H(有机结合氚)，^{3}H(甲烷氚)，^{11}C，$^{11}CO_2$，$^{14}CO_2$，^{11}CO，^{14}CO，$^{35}SO_2$，^{37}Ar，^{39}Ar，^{41}Ar，^{59}Ni，^{74}Kr，^{76}Kr，^{77}Kr，^{79}Kr，^{81}Kr，$^{83}Kr^{m}$，^{85}Kr，^{87}Kr，^{88}Kr，$^{94}RuO_4$，$^{97}RuO_4$，$^{105}RuO_4$，^{116}Te，^{123}Te，^{127}Te，^{129}Te，^{131}Te，^{133}Te，$^{133}Te^{m}$，^{134}Te，^{120}I(甲基)，$^{120}I^{m}$，$^{120}I^{m}$(甲基)，^{121}I，^{121}I(甲基)，^{123}I，^{123}I(甲基)，^{128}I，^{128}I(甲基)，^{129}I，^{129}I(甲基)，^{132}I(甲基)，$^{132}I^{m}$(甲基)，^{134}I，^{134}I(甲基)，^{120}Xe，^{121}Xe，^{122}Xe，^{123}Xe，^{125}Xe，^{127}Xe，$^{129}Xe^{m}$，$^{131}Xe^{m}$，$^{133}Xe^{m}$，^{133}Xe，$^{135}Xe^{m}$，^{135}Xe，^{138}Xe，$^{199}Hg^{m}$。

注：本核素毒性分组清单中有 10 个核素具有两个半衰期。其中 6 个因其两个半衰期(T_{P1}，T_{P2})相差悬殊而被分别列入不同的毒性组别；另有 4 个具有两个半衰期的核素，因其半

衰期相差不大而被列在同一毒性组别，它们是^{89}Nb，^{110}In，$^{156}Tb^{m}$，$^{190}Ir^{m}$。汞分为无机汞和有机汞，共有9个核素。其中5个(^{193}Hg，^{194}Hg，^{195}Hg，$^{199}Hg^{m}$，^{203}Hg)，其无机和有机形态属同一毒性组别；另外4个($^{193}Hg^{m}$，$^{195}Hg^{m}$，^{197}Hg，$^{197}Hg^{m}$)则不同。

参考文献

1 姜德智，涂彧，刘犁．放射卫生学．苏州：苏州大学出版社，2004

2 伊远淑主编．《放射性同位素与射线装置安全和防护条例》与监测技术及放射性事故案例选评手册．北京：科学技术出版社，2005

3 《电离辐射防护与辐射源安全基本标准》GB18871—2002

第十二章　辐射环境监测与评价

核辐射和放射性核素的应用一百多年来，人们对核与辐射的安全日益给予重视，尤其是近半个世纪以来，更是给予特别关注。为了既保障人们的健康与安全，又使辐射的应用工作得以顺利开展，了解辐射环境的监测与评价等知识，使人们对核辐射的危害有一个正确的认识。既要清除不必要的恐惧，又要引起十分重视；确立辐射防护的基本原则；并制定必要的辐射防护标准，采取有效的措施，以减少或避免不必要的照射。本章重点介绍有关辐射环境监测与评价的基本知识。

第一节　环境辐射监测

环境辐射监测(Environmental Radiation Monitoring)是对辐射环境质量现状进行的监督性测量，目的是监测、评价各种环境物质和生物体内辐射水平及放射性核素浓度的变化。监测结果可为制定环境管理方案和措施提供依据，也可为生态学及有关学科研究提供帮助。

一、概述

(一) 辐射监测的目的与特点

1. 监测的目的

根据中华人民共和国国家标准《环境核辐射监测规定》(GB12379—90)，环境监测的目的如下。

(1) 评价核设施对放射性物质的包容和流出物控制的有效性；

(2) 测定环境物质中放射性核素浓度或照射率的变化；

(3) 评价公众受到的实际照射及潜在照射剂量，或估算可能的剂量上限值；

(4) 发现未知的照射途径和为确定放射性核素在环境中的运输模式提供依据；

(5) 出现事故排放时，保持能快速估计环境污染状态的能力；

(6) 鉴别由其他来源引起的放射性污染；

(7) 对环境辐射本底水平实施调查；

(8) 验证是否满足限制向环境排放射性物质的规定和要求；

(9) 改善核设施营运单位与公众关系。

2. 环境辐射监测的特点

环境辐射监测具有以下几个特点。

(1) 监测对象是无味、无形、无声的放射性，而且无所不在，无时不在；

(2) 辐射源(包括样品源)的放射性活度会随时间推移而衰减，因此，样品分析测试要及时；

(3) 环境样品的辐射值或放射性核素含量水平很低，需要专门的低水平测量技术和高灵敏度仪器进行测量；

(4) 样品成分复杂，外来干扰因素多，被污染的可能性大，要求分析方法及仪器具有良好的选择性和分辨率；

(5) 样品需要足够量大，方可满足测量方法的探测限和准确度要求；

(6) 样品放射性活度具有低水平和涨落性的特点，通常要求长时间测量，因此，测量仪器稳定性要求高。

(二) 环境辐射监测方案的制定

1. 制定监测方案应考虑的因素

制定一个全面、有效、合理的环境辐射监测方案，应考虑以下几项因素：

(1) 源项单位(从事伴有核辐射或放射性物质向环境释放，并且其辐射源活度或放射性物质的操作量大于国家规定的豁免限值的一切单位)流出物中放射性核素的含量、排放方式、途径和排放量，排放物质的相对毒性和潜在危险；在环境中的迁移规律、随季节的变化及受地质、水文、气象、植物影响的大小；

(2) 源项单位的性质和运行规模，可能发生事故的类型、概率及其环境后果；

(3) 流出物的监测现状，对实施环境辐射监测的要求的迫切程度；

(4) 受照公众人数的分布、生活及文化娱乐习惯；

(5) 源项单位周围土地利用和物产情况；

(6) 监测代价和效果；

(7) 实用监测仪器的可获得性；

(8) 监测中可能出现的各种干扰因素，如影响放射性核素迁移的化学污染物等；

(9) 对放射性污染物具有浓集作用的生物和其他指示体。

2. 环境监测方案的设计

大型的核设施(包括铀矿开采、水冶、核燃料元件制造、核电生产、乏燃料后处理、放射性废物管理过程中必须考虑核安全和辐射安全的核工程设施和高能加速器)一般都要进行运行前本底调查、运行中常规监测和事故应急监测。

(1) 运行前本底调查(background investigation)。运行前本底调查的目的是查清核设施向环境排放的关键核素(critical nuclide)、照射途径(exposure pathways)和关键人群组(critical group)；确定环境辐射本底及其变化；对运行中常规监测准备采用的监测方法和程序进行检验和模拟训练。本底调查资料是评价解释常规结果的重要基准和制定常规监测计划的重要依据。本底调查的基本内容包括：

a. 环境物质(空气、土壤、地面和地下水、植物和农牧产品)中放射性核素的种类、浓度，γ 辐射水平及其随时间的变化，一般要取得运行前连续 2 a 的资料，了解 1 a 内本底变化和年度间的可能变化范围，见表 12-1。调查范围视源项单位的规模和性质而定，对大型核设施(如核电站)一般为 30～40 km；

b. 调查鉴别关键核素、照射途径、关键人群组的分布、习俗、饮食资料及有关“指示体”的资料，这些资料不仅可用于运行中监测和应急监测结果的解释评价，也有助于检验常规和应急监测的方法和步骤。

表 12-1 给出核电站运行前环境辐射本底监测项目监测频度。

表 12-1 核电站环境辐射本底调查实例[11]

电站名称	样品种类	分析项目	分析频度
SALEM(美国)	水	总 α,总 β,^{3}H,^{40}K,^{90}Sr,γ 核素	每月 1 次
	空气微粒	总 β,^{131}I,γ 核素	每周 1 次
	土壤	^{90}Sr,γ 核素	每年 3 次
	水生生物	^{3}H,^{90}Sr,γ 核素	每年 2～3 次
	牛奶	^{131}I	每月 2 次
	饲料	γ 核素	每年 2 次
	牛甲状腺	^{131}I	每年 1 次
North Anna(美国)	空气	γ 辐射	每季 1 次
		总 α,总 β	2 周 1 次
	土壤	γ 核素	
	水	总 β,^{3}H	每月 1 次
	蔬菜、谷物、饲料	γ 核素	每年 1 次
	沉降物	总放射性活度	每月 1 次
	鱼	总放射性活度、γ 核素	
	底质	总放射性活度、γ 核素	

本底调查监测持续时间主要取决于调查目的,在最优化原则的基础上,应考虑技术水平、财力、厂址条件和历史因素,一般为 2～3 年。

(2) 核设施运行中的常规监测(routine monitoring)。在核设施(nuclear installation)正常运行期间,对其周围环境进行的定期例行监测称为常规监测。其目的是对正常排入的放射性物质所致周围环境的污染状况作出评价;检验废物管理系统的有效性;控制放射性物质排放量,评价营运单位执行环境标准、规程和运行控制限值的实施情况;估计核设施运行对环境的影响及其变化趋势;为应急监测提供预测情报;为研究核素迁移、环境地质和放射生态学提供资料。

任何源项单位都应在本底调查的基础上,制定切实可行的常规监测计划,内容包括排放核素种类、性质、排放量、排放方式及核素在环境中的迁移途径;采样对象及数量、点位;采样时间(周期)和方法;样品处理和测量方法;测量结果的评价。制订计划时,要注意采样点的点位分布,采样周期、数量、方法应尽量与非放射性污染物常规监测要求相一致,以便对环境作综合评价。也应注意与本底调查监测对象、测量方法、点位的一致,所确定的关键核素、照射途径、关键人群相应与本底调查衔接。

核电站环境监测对象应包括放射性物质与非放射性化学物质,重点是对放射性物质与辐射水平的监测。其常规监测分析项目、内容与本底调查相似,主要有总 α 及总 β 活度、γ 能谱分析测定和单个核素的浓度。由于核电站常规运行时核素排放量较少,从一般环境样品中难于检出,因此,常采用某些具有浓集(或选择性吸收浓集)能力的生物体(台水藻、蛤蜊等)、生物组织(如牛、羊的甲状腺)或环境物质(如底泥等)作为环境"指示体"列入监测对象。

应合理确定采样点和监测点、监测范围、采样频度。采样点分布应按"近密远疏"的原则安排，为对照污染情况，应在不可能再现污染的地区布设必要的对照采样点和监测点。监测范围应依据电站运行规模而定，我国一般取半径 30 km 范围。

采样周期（或频度）的确定与多种因素有关。原则上，气溶胶、沉降物、环境 γ 辐射应采用较高的采样测量频度（周期为 1 周至 1 个月）；水样采样周期控制在 1 个月至 1 个季度；土壤、沉积物、水生物、农作物为 1 个季度至 1 年。短寿命核素监测周期不超过半衰期的 2～3 倍，长寿命核素可按季或年监测。

监测周期与频度应随流出物排放率的变化及时同步调整，或采用连续采样、监测方法，以便及时、客观地反映环境污染状况的变化。

地面水应按丰、枯水期分别采样测量，谷类作物在收获季节采样，叶类作物在生长期内间断取样若干次。

制定核设施常规环境监测计划应考虑当地的自然地理、周围环境、居民习俗与分布等条件。我国已建和在建的核电站地处海边，人口密度高，农村人口比例大，膳食以蔬菜、粮食为主，动物蛋白与奶制品食用量少，使用露天水源多，因此，对水的监测周期应适当缩短，对牛奶中^{131}I 的监测则可适当放宽。表 12-2 列出我国核电站常规环境监测的建议方案。

表 12-2　我国核电站常规环境监测建议方案[11]

监测对象	取样点位置和数量	分析项目	频度
空气			
微粒	厂区外空气最大污染区 1 个取样点；8～30 km范围内主导下风向居民区 1～2 个取样点；主导上风向不受排放影响区域 1 个取样点	总 β，γ 谱分析	连续或每天积累，每周累积小体积样品、偶尔抽取大体积样品
^{131}I	同上	^{131}I	同上
外照射	同上	积分照射量	每季 1 次
地表水	排放口下游 1～2 个点，上游 1 个点	总 β，γ 谱分析	每月 1 次
饮用水	下游第一个饮水源	总 β，γ 谱分析	每 6 个月 1 次
地下水	下游 8 km 范围内 1 个点	总 β，γ 谱分析	每 6 个月 1 次
牛奶和阔叶植物	主导下风向供奶区 1 个点	^{131}I，放射性锶	每季 1 次
蔬菜、谷物	受排放影响最大地区 1 个点	总 β，γ 谱分析	每年 1 次
水生生物（指示生物）	排放口下游 1 个点	特定核素分析	每年 1 次
土壤	受排放影响最大地区 1 个点		

监测方案应依据实际情况的变化随时作相应的修改或补充，发现新的污染应及时追踪，出现异常情况时，应增加监测点，增大采样频度。

（3）核事故应急监测（emergency monitoring）。在核设施运行前的本底调查阶段，即应制定事故应急监测的初步方案，应急监测方案必须灵活，方法简单、快速，应保持常备不懈，随时应付事故的发生。

核事故应急监测的目的是迅速测定事故造成的环境辐射水平、污染范围和程度以及对公众的危害程度；迅速摸清释放核素的种类、性质及其在环境中的迁移行为，测定食物与饮水的污染程度、范围；及时向决策机构和公众通报污染情况，以便采取必要的应急干预措施。

应急监测分为早期和中后期监测，早期监测应迅速测定放射性烟羽的走向、弥散范围和特征，测定空气污染和剂量水平，同时尽快测量土壤和水的污染。大气污染监测重点是下风向近地空气中放射性气体和气溶胶浓度、地面辐射剂量和核素沉积量，监测范围为沿烟羽走向夹角30°左右的扇形区内。对于水污染，主要监测排放地点下游水域中水和食用水生物，测量项目以总 α，总 β 活度为主，辅以 1～2 种关键核素浓度测量。采样顺序则由轻污染区到重污染区。

中后期监测主要测量水和食物的放射性污染，包括河流和水源的污染及其对鱼和其他水生物的影响；农作物和牧草污染及其对家畜、奶牛的影响。中后期监测的目的是重新评价早期监测数据的可靠性；评价早期应急措施的合理性，确定这些措施是否需要继续、扩展或收缩；估计公众受照剂量；追踪污染物在环境中的迁移趋向、途径及生物效应。

中后期监测持续时间长，范围广，方法要更精确灵敏，监测项目除总 α，总 β 活度及 γ 辐射剂量外，还应进行一些重要核素的含量分析。表 12-3 为核事故应急环境监测内容实例。

表 12-3　核事故应急环境监测实例[11]

反应堆名称	事故性质	估计排放量/Bq	监测内容
英国温茨凯尔1号堆	元件熔化石墨着火，事故发生于1957年10月7日	^{131}I：7.3×10^{14} ^{132}Te：4.4×10^{13} ^{137}Cs：2.22×10^{13} ^{89}Sr：2.96×10^{11} ^{90}Sr：3.33×10^{11} 惰性气体：1×10^{17}	1）15 辆监测车在事故发生后立即测量环境 γ 辐射和空气中总 β 2）测定牛奶中的^{89}Sr，^{90}Sr 和^{131}I 3）分析蔬菜、鸡蛋、肉、饮水等食物中的^{89}Sr，^{90}Sr
美国三里岛核电站Ⅱ号堆	燃料元件破损，回路冷确水泄漏，事故发生于1979年3月28日	^{131}I：5.55×10^{11} ^{137}Cs：微量	1）直升飞机在事故发生后立即在 90～450 m 高度跟踪放射性烟云，测量 γ 剂量率：每日 2～9 次 2）监测车立即在地面上监 γ 剂量率，在 31 个监测点用热释光剂量仪测量 3）3 月 29 日在半径 32 km 范围内对牛、羊奶中的^{131}I，对牧草、土壤、蔬菜以及食品中放射性核素的测定

（4）核设施退设的环境监测。核设施服役期满，或因计划改变、发生事故等原因而关闭后，应采取一些必要的措施，确保其安全、永久地退役。为此，需相应地制定退役后设施监管及环境辐射监测计划。监测内容包括流出物中放射性核素种类、浓度及其随时间的变化，环境 γ 辐射水平，各种环境物质中放射性核素的浓度，沉积物和气载放射性核素成分、浓度及其变化。

二、流出物监测

流出物监测是在废物管理系统或控制设施末端，即核设施排放口处对气载和液态放射性流出物（radioactive effluents）进行的监测，是与环境监测和工作场所监测并行的一项监测工作。

（一）流出物监测的目的

核设施流出物监测的目的在于：

(1) 检验设施流出物排放是否符合管理标准和运行限值；

(2) 提供核设施、废物管理和控制系统运行是否正常的信息；

(3) 及时发现和鉴别计划外排放的性质和规模，必要时能迅速触发应急报警系统；

(4) 为环境评价提供源项资料和与放射性核素迁移行为有关的资料；

(5) 提供必要的信息，使公众确信核设施放射性流出物排放确实受到严格控制；

(6) 为核设施环境辐射监测计划和方案的制订提供依据。

流出物监测和环境辐射监测相结合，还可获得关于涉及环境中不同扇形区内流出物行为和放射性核素弥散迁移资料，质量控制及监测系统、方法和结果析对比资料，各种类型核设施所释放的放射性水平的对比评价资料。

（二）流出物监测的设计

1. 流出物监测的一般原则

按规定必须进行流出物监测的设施，都需按辐射防护最优化的原则制订流出物监测方案，监测方案的设计应满足如下基本原则的要求：

(1) 流出物监测必须独立于工艺监测，形成单独的监测系统，在放射性流出最终排放口处进行专门的常规监测；

(2) 应根据核设施的性质、流出物中放射性核素成分及浓度的变化，确定相应的采样方法、测量项目、测量范围和测量方法；

(3) 应确保采样和监测的代表性。所采样品的物理、化学性质应与流出物一致，数量应正比于流出物中核素的含量，监测点应设在核设施、废物管理系统或控制装置的末端；

(4) 根据流出物所含核素种类、含量完全确定不变时，确定合适的采样测量频度和监测项目，并应妥善考虑对计划外排放的监测；

(5) 流出物中放射性核素种类、含量完全确定不变时，不必进行常规的流出物监测；核素排放量极少时，则难于进行核素成分与浓度的分析测量。这些情况下，可不进行流出物监测，但仍需对惰性气体、总 α、总 β 及总 γ 活度进行监督测量；

(6) 对经烟囱排放的气载流出物和连续排放的液体流出物，可采用连续测量装置进行监测，以便于发现事故排放，迅速报警并采取措施。为此，应经常检查测量装置的有效性，定期进行放射性核素成分的全分析；

(7) 应编制流出物监测系统流程图，标明采样点和监测位置、作用，采样和测量方法。

2. 气载流出物监测设计

设计气载流出物监测方案时，首先要分析通风、排气系统流程图，图中应标明流量、压差、温度、湿度、流速等系统参数，以便选择具有代表性的监测点，并应考虑采样方便。

应充分考虑气载流出物中所含放射性物质的特性及其随时间的变化，以确定最佳的采样测量方法和频度。

许多情况下，应同时连续或定期测量某些有关的物理、化学参数，如烟囱和取样管线中空气流量、温度和湿度，流出物中污染物的化学组成和粒度分布等。

当计划外释放的可能性较大时，应考虑安排对风速、风向和温度梯度等气象参数的测量。

气载流出物监测还应针对各类设施的特点，采取相应的方案设计：

(1) 核电厂　核电厂气载流出物监测系统主要是对惰性气体的连续测量，以及对^{131}I及放射性气溶胶的连续取样及实验室定期测量。一般情况下，只要测量流出物样品的总放射性活度及某些特殊的核素含量，并定期进行核素成分全分析。对^{3}H和^{14}C等特殊核素，可能需作附加的监测。

(2) 乏燃料后处理设施　除对惰性气体的连续监测之外，还应对碘同位素、^{3}H和放射性气溶胶进行连续采样。正常情况下，乏燃料后处理设施只需连续测量烟囱中的^{85}Kr和^{131}I，对于连续取样获得的样品，还应在实验室中定期测量^{3}H，^{14}C，^{129}I，^{131}I，锕系元素和其他β-γ放射性气溶胶。监测系统必须满足报警的要求。

(3) 铀、钚操作设施　着重对流出物中α放射性气溶胶的连续取样和监测，监测系统应能满足对正常工况及事故排放的监测要求。

(4) 研究性反应堆　对流出物监测系统的要求与动力堆基本相同，但研究堆事故释放的可能性变化较大，为了及时迅速探测到放射性核素的泄漏，对放射性气溶胶的测量可能需要特殊、灵敏和连续的测量装置和方法。

(5) 放射化学实验室　流出物监测计划和方案应根据实验室操作的特定放射性核素而定。对操作辐照后燃料元件的大热室应监测流出物中的惰性气体。对某些产生^{14}C或氚化水蒸气的实验室，应设置连续取样装置，有的实验室则要求对气载流出物的连续测量。

(6) 加速器　可能产生放射性气溶胶的加速器，应对气溶胶进行连续取样和测量。使用氚靶时应对氚进行取样和测量。

3. 液体流出物监测设计

设计液体流出监测方案时，首先要分析液体流出物的流程图。图中应标明废水池、罐的容量，各种流出物的物理、化学性质，流出物产生量和排放率等系统参数，在废水罐池及排放管网中确定相应的监测点。

核设施产生的液体流出物，必须遵循“槽式排放”的原则要求，按其所含放射性核素的化学特性和浓度分别收集于不同的池、罐中，根据情况进行必要的处理，经监测合格后排入环境，排放方式一般是间歇式的。因此，每一罐(池)废水排放前均应采取代表性样品并进行测量。为防止严重的误排，可能要对排放率进行连续测量，并设置能自动终止排放的控制设施。

液体流出物控制限值一般是按流出物中所含核素种类设定的，监测中应针对其中主要的核素成分进行测量。若流出物中核素种类和组成固定不变或核素浓度极低时，亦可预先确定总放射性活度控制限值，对流出物只测量总活度。某些情况下，由于技术原因不能及时进行核素分析时，每一罐(池)废水排放前至少应作总活度测量，同时应留取样品，以便随后进行核素分析。

混合液体流出物的化学性质可能发生，流出物中悬浮物可能引起浓缩和沉积效应，因此，采样时必须确保样品的均匀性和代表性。

当大量的液体流出物连续排入受纳水体时，应在每一排放管线上设置取样监测点，并在总排放口处设置最终监测点。在各监测点按流量正比原则连续或定期采集一定体积的样品，定期进行核素分析。

连续测量主要目的在于及时发现计划外事故排放，以便迅速报警和及时采取应急措施。因此，连续监测装置应有较高的可靠性，测量结果的不确定度要求可适当放宽。连续测量装置一般不能准确分析测量流出物中核素的含量，因此，核素的排放率仍应通过连续取样和实验室分析测量确定。

总放射性活度（总α、总β或总γ活度）测量主要用于筛选和控制（如用作连续测量、报警装置的控制），不能直接用作液体流出物排放的控制和评价，必须定期进行样品的核素分析。

三、环境辐射就地监测技术

环境辐射监测可采取就地监测和实验室分析两种方式进行。就地监测是在欲测对象所在地进行监测，一般不需采集样品，因而不会改变欲测对象在环境中的分布状态。就地监测目的在于快速测定环境辐射场的特征和分布，鉴别环境中某些放射性核素的种类、浓度和分布。实验室分析则要从环境中采集欲测环境物质样品，使用室内物理仪器或化学方法分析测量样品中所含核素的种类和浓度，进而分析评价环境质量状况。一般地说，实验室分析结果更为精确，但不如就地监测代表性强而快捷，许多情况下，这两种方式常结合使用。

按所测环境辐射类型，就地监测可分为γ、β、α和中子剂量监测。其中以γ监测最为常见，γ监测又可分为照射量率（或剂量率）监测和放射性核素监测（就地γ能谱测量）。

（一）就地监测前的准备

就地监测前的准备应考虑的因素有：

（1）欲测核素的种类，其在环境物质中的浓度或活度水平及范围，核素的理化性质；

（2）监测地点的地形、气象、水文等自然地理环境及其对监测工作可能产生的影响；

（3）仪器的选择，其量程、能量响应、最小可探测限应满足监测要求；

（4）人员的培训，应熟悉仪器性能，具备排除简单故障及判断测量结果可靠性的能力；

（5）资金保证和组织落实；

（6）仪器准备，仪器、设备、用具齐全，仪器工作状态正常，应急监测仪器更应随时保持正常工作状态。

（二）监测网点的布设

监测网点应根据污染源的性质、规模、公众照射途径、人群分布、人群活动情况合理布设。全国或一定区域范围内的环境γ辐射本底调查，一般按适当大小的网络均匀布点；对核电站等大型核设施的环境辐射监测，通常以反应堆所在处为中心，按风向方位划分若干个扇形区，每一区内由距反应堆最近的厂区边界或盛行风向上的厂区边界开始，按不同的距离（近密远疏）布点，同时应注意在关键人群组所在地、人群经常停留处以及地表平均γ剂量率最高的地点布点。此外，还应在不易受核设施污染影响的公园、城市草坪或人迹罕至的岛屿、山脉、森林地区适当布设监测点，以便对比评价核设施对环境造成的影响及环境辐射水平的变化。

环境地表γ辐射剂量测量分为源相关及个人相关两种测量方式。其中源相关测量是针对单个源（如核电站）进行的，一般按上述布点原则在固定点处进行连续、按季度或即时测量，以确定特定源或实践对环境辐射剂量可能的贡献，测量方式按源的性质而异。个人相关测量则要对多个源，或广泛散布的源对公众产生的累积影响进行测量和评价。

根据不同的监测目的、要求和当地的条件，就地监测可采用步行监测、汽车监测和航空γ测量等方式。在发生重大核事故和交通不便的地方，航空γ测量更为方便有效。

(三) 地表 γ 辐射剂量的测量

地表 γ 辐射剂量监测是在田野、道路、森林、草地、广场和建筑物内等环境中,在距地表上方一定高度(通常为 1m)处,用 γ 剂量率仪测量周围环境中天然和人工放射性核素所产生的 γ 辐射所致空气吸收剂量。其目的是测量和评价核设施或其他人类活动所产生的环境照射。

一般情况下,核设施造成环境 γ 辐射剂量远比天然 γ 辐射为低,因此,测量的关键在于对这两种来源的辐射加以区分;辐射剂量仪使用之前,必须经过刻度和仪器自然底数测定。

对有限区域内环境辐射状况进行初步巡测时,可采用轻便型可携式闪烁辐射仪,先在一定比例尺的地图上预先确定测量路线,然后按此路线步行测量地面上方 10 cm 处的 γ 照射量率,一旦发现仪器读数异常,则应加大测点分布密度以查明污染范围、强度及分布特征,并在其中心点处分别测量地面上方 10 cm 处 γ 照射量率及 1 m 高处的空气吸收剂量率,在污染严重的情况下,应采用大量程仪器进行测量。采用这一方法,可初步查清核设施周围环境中地表 γ 辐射水平的分布状况,也可寻找失落的 γ 辐射源。

一般情况下,γ 照射量测量只能用于环境污染的快速、初步调查,环境 γ 辐射剂量评价调查应采用 X-γ 剂量率仪器测量空气吸收剂量,并可按下式估算公众成员受照剂量

$$\dot{E}_{\gamma} = \dot{D}_{\gamma,a} \times K \tag{12.1}$$

式中,$\dot{E}_{\gamma}$——环境 γ 辐射所致公众成员的有效剂量率,$Sv \cdot h^{-1}$;$\dot{D}_{\gamma,a}$——空气 γ 吸收剂量率,$Gy \cdot h^{-1}$;K——空气吸收剂量与有效剂量换算比,$K=0.7\ Sv \cdot Gy^{-1}$;测得空气照射量率时,则可按下式初步估计空气吸收剂量

$$\dot{D}_{\gamma,a} = f\dot{X} \tag{12.2}$$

式中,$\dot{X}$ 空气的 γ 照射量率,$R \cdot h^{-1}$;f 空气照射量与 γ 吸收剂量换算比,$f=8.69\times10^{-3}\ Gy \cdot R^{-1}$。

(四) γ 能谱测量(gamma-ray spectrometers survey)

使用 γ 谱仪测量 γ 辐射的能谱,可以确定土壤或岩石中所含 γ 放射性核素的成分及相对浓度分布。

1. 航空 γ 能谱测量

核设施发生严重事故而导致大范围的严重环境污染时,航空 γ 能谱测量可快速有效地查明污染区域范围、污染程度及其分布特征;航空测量也可用于全国或大区域范围内环境辐射水平的普查。

一般情况下飞机飞行高度控制为 50~100 m,飞行速度不得超过 140 $km \cdot h^{-1}$;航测范围应包括预计污染范围周边以外 3~5 km 的相邻地区,应特别注意对居民点及其他建筑物密集地区的监测;飞行路线应垂直于可能的烟羽行经方向,并与输电线路方向平行。一旦发现异常污染,应确定其范围,尽早进行地表 γ 辐射剂量测量加以检验。

2. 汽车 γ 能谱测量

在交通条件许可的情况下,汽车 γ 能谱测定能快速有效地测量土壤中铀、钍、钾的浓度,γ 辐射剂量和铯、钴等人工放射性核素所造成的地面污染情况,确定环境核辐射污染的范围和水平,寻找失落的 γ 辐射源。

测量时汽车沿道路两侧行进,巡视路线根据公路、街道、住宅通道分布布设,车速不大于 20 $km \cdot h^{-1}$。每天测量开始前,应沿 1.5~2.0 km 长的校定线进行测试,以检查仪器工作性能,正常区域内测量结果绝对误差不应大于 2 $\mu R \cdot h^{-1}$,相对误差不大于 15%。

3. 步行 γ 能谱测量

使用便携式 γ 能谱仪，在测区内定点定时测量地表各测量道的计数率，测量路线布设和方法与步行 γ 剂量率测量相似。一般情况下，测量仪器可直接显示土壤中有关核素的浓度值。

（五）氡及其子体与析出率的测量

在正常本底辐射水平地区，吸入氡及其短寿命子体所致内照射剂量占成年公众年有效剂量的一半以上，在高本底地区，其剂量贡献份额更大，因此，环境辐射监测（特别是环境辐射本底水平调查）中，必须进行氡及其子体的测量。

1. 环境空气中氡浓度的测量

室内外空气中氡浓度测量目的在于估计公众因吸入其子体而受到的个人剂量和集体剂量，提供有关天然辐射源所致当地公众受照剂量的基础资料，作为核设施辐射环境影响评价的对照依据。此外，在发现空气中氡浓度异常时，可进一步查明来源，为是否需要采取干预措施提供决策的依据。

环境空气中氡浓度测量的标准方法有径迹蚀刻法、活性炭盒法、双滤膜法和气球法等。

(1) 径迹蚀刻法　该方法采用被动式采样，可测量采样期间空气中氡的累积浓度。采用聚碳酸酯或 CR-39 薄片作为探测器，置于一定形状的采样盒内，组成采样器（图 12-1）。探测器在空气中暴露 20 d，其探测下限可达 2.1×10^3 Bq·h·m^{-3}。

氡及其子体发射的 α 粒子轰击探测器，使其产生亚微观型损伤径迹后，将其在一定条件下进行化学或电化学蚀刻，扩大损伤径迹，即可用显微镜或自动计数装置进行计数。单位面积上的径迹数与氡浓度和暴露时间的乘积成正比，故可用刻度系数将径迹密度换算成氡浓度

$$x_{a,Rn}=\frac{n_R}{T\cdot F_R} \tag{12.3}$$

式中，$x_{a,Rn}$——空气中 ^{222}Rn 的浓度，Bq·m^{-3}；n_R——净径迹密度，cm^{-2}；T——暴露采样时间，h；F_R——刻度系数，$cm^{-2}/(Bq\cdot m^{-3})$；

(2) 活性炭盒法　该方法亦采用被动采样方法，能测量采样期间空气中氡的平均浓度。采样盒以塑料或金属制成，直径 6～10 cm，高 3～5 cm，内装 25～100 g 活性炭。盒的敞开面用滤膜封住，固定活性炭且允许氡进入采样器（图 12-2）。采样器在空气中暴露 3 d，探测下限可达 6 Bq·m^{-3}。

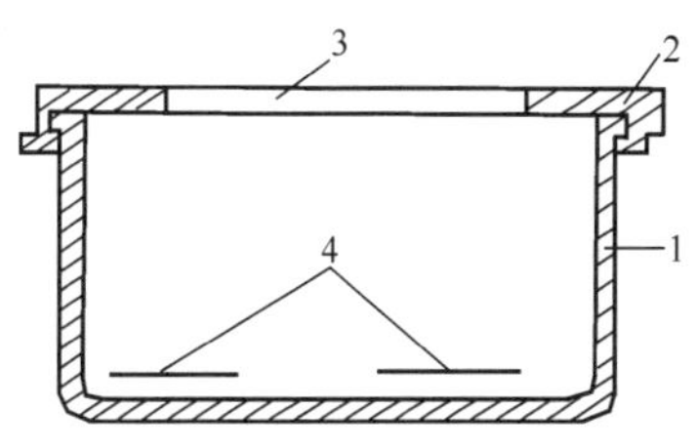

图 12-1　径迹刻蚀法采样器结构图

1—采样盒；2—压盖；3—滤膜；4—探测器

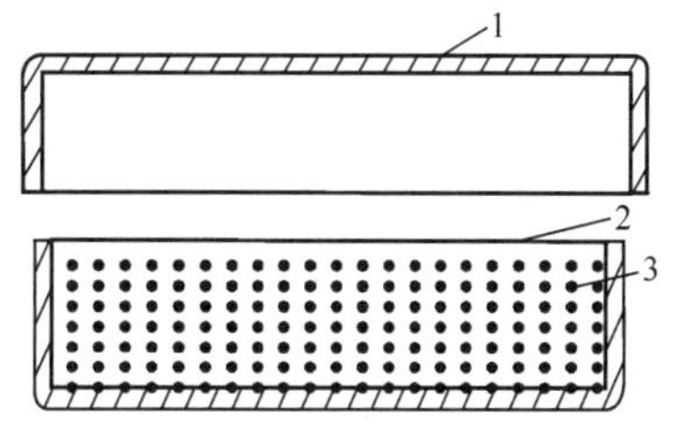

图 12-2　活性炭盒结构

1—密封盖；2—滤膜；3—活性炭；4—装炭盒

氡随空气扩散到活性炭床内，即被活性炭吸附，其衰变而新产生的子体亦沉积在活性炭床内。采样停止后 3 h，盒内氡与其子体达到放射性暂平衡，即用 γ 谱仪测量活性炭盒内氡子体

特征 γ 射线峰(或峰群)面积,据此可求得空气中氡的平均浓度

$$x_{a,Rn} = \frac{an_r}{t_1^b \cdot e^{-\lambda_{Rn}t_2}} \tag{12.4}$$

式中,$x_{a,Rn}$——空气中^{222}Rn的浓度,$Bq \cdot m^{-3}$;a——采样 1 h 的响应系数,$Bq \cdot m^{-3} \cdot s$;n_r——特征峰(峰群)对应的净计数率,s^{-1};t_1——采样时间,h;b——累积指数,为 0.49;λ_{Rn}——^{222}Rn的衰变常数,$7.55 \times 10^{-3}\ h^{-1}$;$t_2$——采样时间中点时刻至测量开始之间的时间间隔,h。

(3) 双滤膜法 该方法采用主动采样方法,能测量采样瞬间空气中氡的浓度。采样装置如图 12-3 所示,抽气泵开动后,含氡空气经入口滤膜进入衰变筒,被滤去了子体后的纯氡在流过衰变筒的过程中又产生新的子体,其中一定份额的新生子体被出口滤膜截留,在采样结束后 $T_1 \sim T_2$时段内测量出口滤膜上氡子体的 α 计数,即可换算求得空气中氡的浓度,其探测下限为 3.3 $Bq \cdot m^{-3}$:

$$x_{a,Rn} = K_t \cdot N_a = \frac{16.65}{VE\eta\beta ZF_f} N_a \tag{12.5}$$

式中,$x_{a,Rn}$——空气中^{222}Rn的浓度,$Bq \cdot m^{-3}$;K_t——总刻度系数,$Bq \cdot m^{-3}$/计数;N_a——$T_1 \sim T_2$时段内的净 α 计数;V——衰变筒容积,L;E——计数效率,%;η——滤膜过滤效率,%;β——滤膜对氡子体 α 粒子的自吸收因子,%;Z——与采样持续时间 t,$T_1 \sim T_2$有关的常数;F_f——新产生子体到达出口滤膜的份额,%。

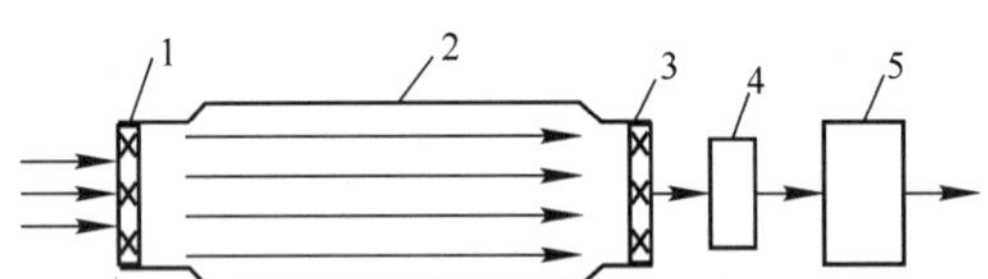

图 12-3 双滤膜法采样系统示意图

1—入口滤膜;2—衰变筒;3—出口滤膜;4—流量计;5—抽气泵

(4) 气球法 该方法采用主动采样方法,其工作原理与双滤膜法相同,只是用气球取代了衰变筒。将气球法与马尔柯夫法结合使用,可在 26 min 内同时测得空气中氡及其子体的浓度。该方法对氡的探测下限为 2.2 $Bq \cdot m^{-3}$,对氡子体探测下限为 $5.7 \times 10^{-7}\ J \cdot m^{-3}$。

气球法采样系统如图 12-4 所示,装好出、入口滤膜,将系统设备连接起来;在 0~5 min 内以 40 $L \cdot min^{-1}$流速向气球充气;取下入口滤膜,置入计数装置内;在 10~14 min 内以流速 50 $L \cdot min^{-1}$抽出气球内空气;在 12~15 min 内对入口滤膜作 α 计数测量;16~26 min 内对出口滤膜作 α 计数测量;按入口滤膜总 α 计数求空气中氡子体 α 潜能浓度:

$$x_{a,p} = K_m(N_E - 3R) \tag{12.6}$$

式中,$x_{a,p}$——空气中^{222}Rn子体的 α 潜能浓度,$J \cdot m^{-3}$;K_m——马尔夫法总系数,$J \cdot m^{-3}$/计数;N_E——入口滤膜测得的 α 总计数;R——本底计数率,min^{-1}。

按出口滤膜总 α 计数求空气中氡的浓度:

$$x_{a,Rn} = K_b(N_R - 10R) \tag{12.7}$$

式中,$x_{a,Rn}$——空气中^{222}Rn的浓度,$Bq \cdot m^{-3}$;K_b——气球刻度常数,$Bq \cdot m^{-3}$/计数;N_R——出口滤膜测得的 α 总计数。

2. 环境空气中氡子体 α 潜能浓度的测量和估计

氡子体所致吸入内照射剂量远比^{222}Rn 的剂量贡献大，因此，对空气中氡子体 α 潜能浓度的测量和估计具有更为重要的意义。

空气中氡子体 α 潜能浓度可采用上述的气球或三次计数法测量。许多情况下，也可按空气中氡的实测浓度估计相应的氡子体 α 潜能浓度：

$$x_{a,p} = 5.6 \times 10^{-9} x_{a,Rn} F_{\mathrm{Rn}} \qquad (12.8)$$

式中：$x_{a,p}$——空气中氡子体 α 潜能浓度，J·m^{-3}；$x_{a,Rn}$——空气中^{222}Rn 的实测浓度，Bq·m^{-3}；F_{Rn}——空气中^{222}Rn 及其子体的平衡因子值，对室外取 0.8，室内取 0.4；5.6×10^{-9}——与 1 Bq 的^{222}Rn 处于放射性平衡时氡子体的总 α 潜能浓度，J·Bq^{-1}。

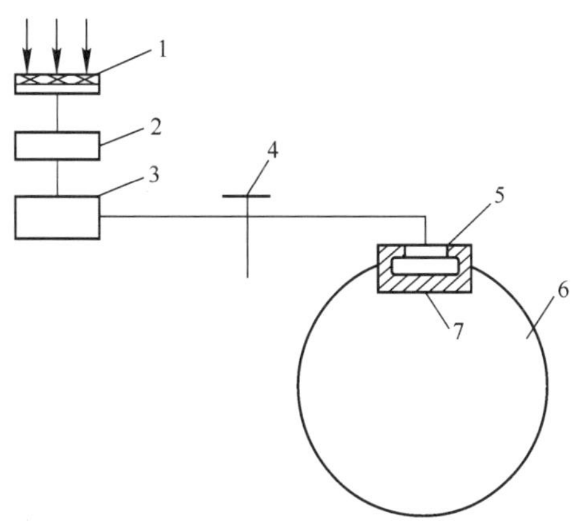

图 12-4　气球法采样系统示意图

1—入口滤膜；2—流量计；3—抽气泵；4—调节阀；5—套环；6—气球；7—出口滤膜

式 12.8 中的 $x_{a,Rn} \times F_{\mathrm{Rn}}$ 即为空气中氡子体的平衡当量氡浓度，乘以相应的剂量转换因子，即可求得吸入氡子体所致的内照射（待积）剂量率。

3. 氡析出率（radon exhalation rate）的测量

岩石、土壤、建筑材料、铀矿石及水冶厂尾矿中都含有氡，其向空气中散发（析出）速率的大小与这些含氡物质本身的性质（铀、镭含量，射气系数，孔隙度，结构特征、含水率）及气象条件（温度、湿度、气压）等多种因素有关，对环境空气中氡及其子体的浓度有直接的影响。因此，发现空气中氡及其子体浓度异常时，应通过含氡物质表面氡析出率的测量寻找其来源。

氡析出率测量方法有静态法和动态法两种，静态法是在含氡物质表面设置一个封闭的积累空间，在没有通风的条件下，测量其中氡浓度随时间的积累增长，以计算其析出率。这种方法灵敏度高，适用范围广，但代表性较差。

将以不透气材料制成的一个无盖箱子反扣在被测物质表面上，周边用不透气材料密封，构成一个氡积累空间（图 12-5）。设积累箱容积为 V(m^3)，其包围的射气面积为 S(m^2)，则箱内氡浓度随时间的积累增长规律为

$$C(t) \frac{\delta_e S}{\lambda_e V}[1 - \mathrm{e}^{-\lambda_e t}] + C(0)\mathrm{e}^{-\lambda_e t} \qquad (12.9)$$

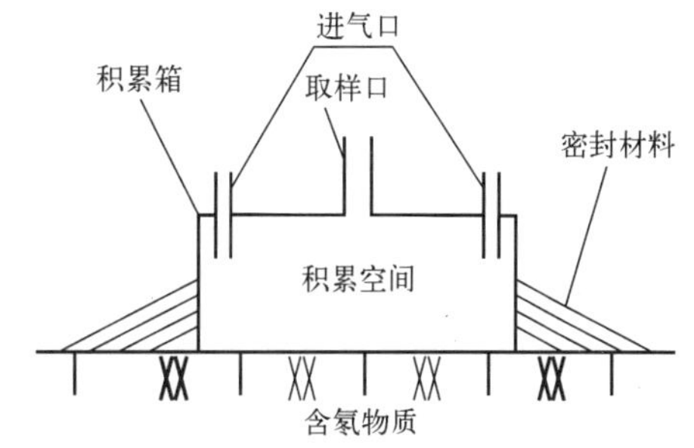

图 12-5　测量氡析出的积累箱示意图

式中，$C(0)$——积累箱内^{222}Rn 的初始浓度，Bq·m^{-3}；$C(t)$——积累箱密封后 t 时刻箱内^{222}Rn 的浓度，Bq·m^{-3}；δ_e——含氡表面的氡析出率，Bq·s^{-1}·m^{-2}；S——积累箱所包围的含氡物质表面积，m^2；V——积累箱容积，m^3；λ_e——箱内^{222}Rn 的有效衰减常数，与含氡物质表面性质，积累箱尺寸等因素有关，s^{-1}。

一般情况下，$C(0)$ 比含氡物质孔隙中氡的浓度低得多，可认为 $C(0)=0$ 则有

$$C(t) = \frac{\delta_e S}{\lambda_e V}[1 - \mathrm{e}^{-\lambda_e t}] \qquad (12.10)$$

当封闭积累时间相当长时，箱内^{222}Rn浓度渐趋平衡：

$$C_{max} = \frac{\delta_e S}{\lambda_e V} \tag{12.11}$$

积累箱封闭后以相等的时间间隔 T，抽取一定量的箱内空气，测量其中^{222}Rn的浓度，则相邻两次测得氡浓度之间的关系为

$$C_n = \frac{\delta_e S}{\lambda_e V}[1 - e^{-\lambda_e T}] + C_{n-1} e^{-\lambda_e T} \tag{12.12}$$

式中，C_n——第 n 次测得的氡浓度，$Bq \cdot m^{-3}$；C_{n-1}——前一次（$n-1$）测得的氡浓度，$Bq \cdot m^{-3}$；T——两次测量间间隔，s。

对同一装置及同一测点，δ_e，S，λ_e，V，T 均为常数，式(12.12)可改写为：

$$C_n = a + bC_{n-1} \tag{12.13}$$

根据多次测量结果，按一元线性回归方程可求得 a、b 两系数值，且

$$a = \frac{\delta_e S}{\lambda_e V}[1 - e^{-\lambda_e T}]$$

$$b = e^{-\lambda_e T} \tag{12.14}$$

则：

$$\lambda_e = \frac{-\ln b}{T} \tag{12.15}$$

$$\delta_e = \frac{a\lambda_e V}{S(1-b)} \tag{12.16}$$

氡析出率测量中，应注意以下几问题：

(1) 积累箱应有足够的高度(5～25 cm)，务必使箱内^{222}Rn浓度均匀，必要时，箱内可装设小型风扇；

(2) 被测物质表面必须平整，箱体四壁应嵌入 2～5 cm 深的凹槽内，并用黏土等材料密封；

(3) 取样次数不可太多，空气取样总量不可超过积累箱体积的 1/4；

(4) 真空取样时，气流速度不宜过快。

第二节　辐射环境影响评价方法

对涉及辐射照射的实践实施辐射环境管理，在满足实践正当性要求的前提下，对于公众正常照射的防护，应通过代价-利益分析，对公众照射剂量(集体剂量和个人剂量)确定最优化的控制水平，并用源相关剂量约束值和个人相关剂量限值对个剂量加以约束和限制；对于潜在照射的防护，则应对有关事件或事件序列的发生概率及事件一旦发生可能造成的公众照射剂量加以控制(危险控制)。因此，对拟议中的核设施项目必须进行辐射环境影响评价，估算其可能造成公众照射的集体剂量、个人剂量及个人危险，并与相应的剂量约束值或危险约束值进行对比评价。

鉴于此，对拟议中的实践只进行常规的工程分析和一般性的经济分析是远远不够的，为了更全面地阐明实践将带来的社会、经济和环境后果，应对与核设施项目有关的环境现状、工程建设、运行中的环境状况和一旦发生事故将造成的环境后果分别进行客观的质量评价和影响预测评价。这类环境评价采用“合理的”环境系统分析方法，根据符合客观实际的理性认识，阐明、理解环境系统而不受个人感情或其他政治因素的左右。事实表明，只有进行科学、合理的

环境影响评价(environmental impact assessment),才能真正符合实践正当性和辐射防护最优化的要求。

任何实践及工程项目建设都有自身明确的目的,但必须同时考虑自身与社会的可持续发展。因此,必须妥善解决其对资源与环境的保护和开发利用之间的矛盾。尽早地、全面地、经常地进行环境影响评价,有助于及时、合理地协调、平衡和解决这类矛盾,以实现全社会可持续发展的总目标。

环境预测是环境影响评价的核心,是对实践实行良好规划和科学管理的基础,环境影响评价应结合拟议中的实践和具体核设施项目,对一种或多种未来可能发生的情况进行预测。而且,由于环境条件处于不断变化之中,不同时期、不同地区的环境影响评价应考虑的因素和评价标准都可能会有所不同。

根据涉及的经济开发计划与管理的不同层次,环境影响评价也可相应地分为宏观的及针对具体设施项目的评价,必要时还可进行长期的和短期的环境影响评价。

一、环境影响评价

(一) 环境质量评价及其分类

环境质量评价是对环境素质优劣的定量评述,它按照一定的评价标准和评价方法,确定、说明和预测一定区域范围内人类活动对人的健康、生态系统和环境的影响程度。

环境质量评价以国家规定的环境标准或污染物在环境中的本底水平为依据,将环境素质的优劣转化为定量的可比数值,并将这些定量的结果划分等级,以说明环境受污染的程度。

环境在时空上有着较大的差异,人类的社会活动又多种多样,因此,环境质量评价可分为多种类型。

按环境质量评价涉及的时间范围可分为环境质量回顾评价、环境质量现状评价和环境质量预断评价,预断评价又称为环境影响评价。

按评价涉及的环境要素(环境物质)可分为单个环境要素的质量评价和整体环境质量的综合评价,有时还可以是部分环境要素的联合评价。单个环境要素的质量评价有大气、地面水、土壤、农作物等的污染评价,部分环境要素的联合评价有地面水-地下水联合评价、土壤-农作物联合评价及地面水-地下水-土壤-农作物联合评价等。

按评价涉及的区域范围可分为建设项目(单个设施)环境质量评价、城市环境质量评价、区域环境质量评价和全球环境质量评价等。

按评价选择的参数可分为化学评价、物理评价(辐射评价、噪音评价等)、生物学评价、生态学评价和卫生学评价等。

对会导致增加总的辐射照射的人类活动(国际放射防护委员会(ICRP)称为“实践”)进行的环境质量评价称为辐射环境质量评价,按评价涉及的时间范围也可分为辐射环境质量回顾评价、辐射环境质量现状评价及辐射环境影响评价。

(二) 环境影响评价的程序和管理

1. 环境筛选 凡新建或改扩建工程,由建设单位向环境管理部门(对核工程,还包括核辐射环境管理审管机构)上报建设计划并提出申请,由审管机构组织对拟议中项目的环境影响进行初步筛选,以便按所涉及问题的性质、潜在规模和敏感程度确定需要进行何种环境分析或评价。

2. 环境影响评价工作程序 环境影响评价工作程序可大致分为三个阶段(图 12-6),第一阶段为准备阶段,主要工作为研究有关文件,进行初步的工程分析和环境现状调查,筛选重点评价项目,确定各单项环境影响评价的工作等级,编制评价工作大纲;第二阶段为正式工作阶段,主要工作是进一步进行工程分析和环境现状调查,并进行环境影响预测和评价;第三阶段为报告书编制阶段,主要工作是汇总、分析第二阶段工作所得到的资料数据,并作出结论,完成环境影响评价报告书的编制。

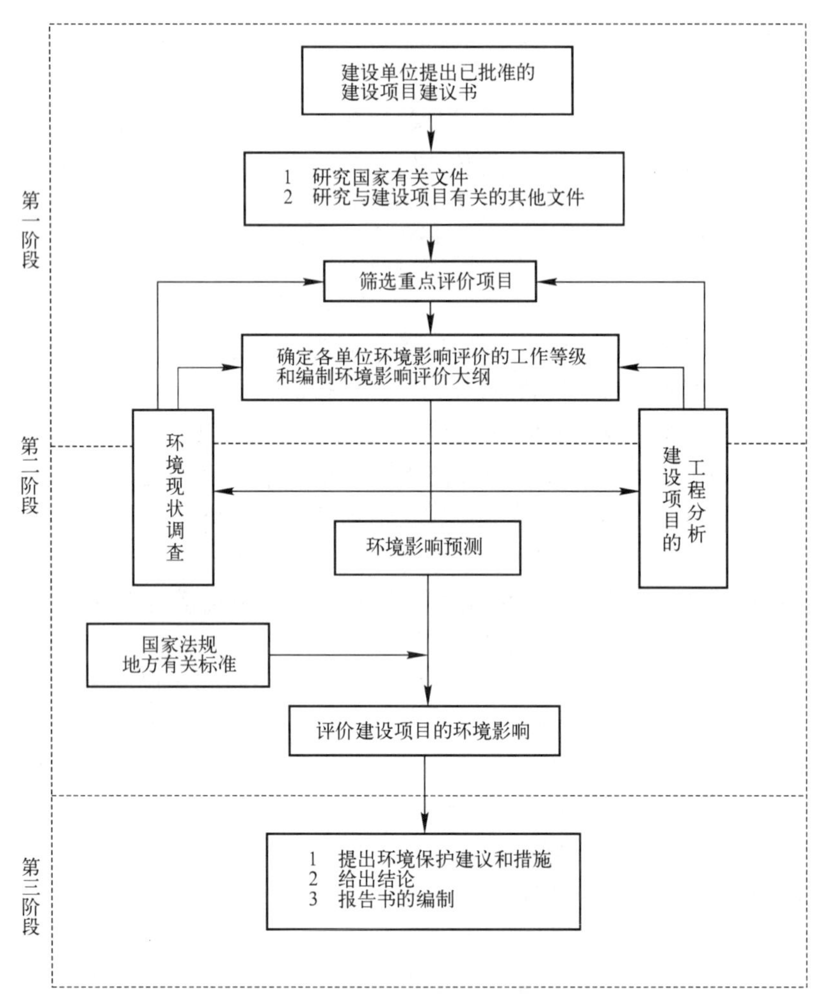

图 12-6 环境影响评价工作程序图[11]

(三)环境影响评价工作等级的划分

环境影响评价工作等级是指需要进行评价的各单项应达到的评价深度、工作等级划分的依据为建设项目的工程特点(工程性质与规模、能源的使用量和类型、源项等)、项目所在地区的环境特征(自然环境特点、环境敏感程度、环境质量现状及社会经济状况等)、国家或地方政府颁布的有关法规(包括环境质量标准和污染物排放标准)。

各单项环境影响评价可划分为三个工作等级，其中一级最为详细，二级次之，三级较简略。一般情况下，一个项目的环境影响评价中各单项所需的评价工作等级不一定相同，对个别工作等级低于三级的单项评价，可只作简单的叙述分析或不作分析；对各单项的评价工作等级均低于三级的项目，不需编制环境影响报告书而只填报报告表。

（四）环境影响评价大纲的编制

环境影响评价大纲是评价工作的指导性技术文件，也是检查报告书内容和质量的主要判据，应在开展评价之前，按工作程序在充分研究有关文件、进行初步的工程分析和环境现状调查的基础上编制。

评价大纲一般包括的内容有：① 总则（评价任务的由来、编制依据、控制污染保护环境的日标、采用的评价标准、评价项目及其工作等级和重点等）；② 建设项目概况；③ 地区环境简况；④ 建设项目工程分析的内容与方法；⑤ 环境现状调查（调查参数、范围、方法、时期、地点和次数等）；⑥ 环境影响的预测和评价（预测方法、内容、范围、时段及有关参数的估值方法）；⑦ 评价工作成果清单，拟提出的结论和建议的内容；⑧ 评价工作的组织和计划安排；⑨ 经费概算。

二、辐射环境影响评价

（一）评价范围与评价子区

1. 评价范围 核燃料循环系统，陆上固定式核动力厂和核热电厂，拥有生产或操作量的实验室（或操作场所）并向环境排放放射性物质的研究与应用设施，均应进行辐射环境影响评价。

2. 评价子区 根据释放到环境中的放射性核素的输运途径（气途径及水途径），结合当地环境特征划分评价子区，一般方法是在评价范围内按一定的半径距离划同心圆，再按 16 个方位划分扇形区，两相邻同心圆弧与两相邻方位线围成的小区域作为评价子区。

（二）关键人群组、关键核素和关键照射途径

1. 关键人群组 每一评价子区内的公众成员可按性别和年龄进一步划分为若干人群组，在评价范围内每一人群组中，个体从一给定实践或源受到的照射在一定程度上可认为是均匀的，当某一个人群组的人均受照剂量大于整个受照群体中所有其他人群组时，即称为关键人群组。关键人群组的人均剂量可用以度量该实践或源所产生的个人剂量（源相关剂量）的上限。

2. 关键核素 某一给定实践或源向环境释放的各种放射性核素中，就其对人的照射而言，其中某一种核素的剂量贡献最大而具有更为重要的意义时，称为关键核素。

3. 关键照射途径 某一给定实践或源涉及的对人照射的各种途径中，其中某一种照射途径所致剂量贡献最大而具有更为重要的意义时，称为关键照射途径。

显然，就个体的照射而言，不同人群组照射涉及的关键核素及关键照射途径可能有所不同；此外，就群体的照射而言，其涉及的关键核素与关键照射途径也可能考虑个体照射时有所不同。因此，关键核素与关键照射途径的确定，应对关键人群组平均受照射剂量及群体的集体剂量的估算结果进行综合考虑而慎重选定。

确定关键人群组、关键核素和关键照射途径是辐射环境影响评价的重要目的，它将为实践或源的辐射环境管理提出防护与管理的重点，为放射性流出物的排放控制及环境辐射监测大

纲的制定提供可靠的理论依据。

（三）评价的基本剂量标准和指标

1. 基本剂量标准 核设施正常工况的辐射环境影响评价采用ICRP第60号出版物建议的公众成员的平均年有效剂量基本限值1 mSv·a^{-1}作为基本剂量标准，如连续5 a内平均不超过1 mSv·a^{-1}，其中个别年份内允许适当放宽。

对于陆上固定式核动力厂和核热电厂，正常工况下放射性流出物排放所致关键人群组平均年有效剂量的预示值不得大于0.25 mSv·a^{-1}（作为源相关个人剂量约束值），对其他类型的核设施进行辐射环境影响评价时，对基本剂量标准也要考虑剂量的合理分配份额。

2. 评价指标 辐射环境影响评价采用的基本剂量评价指标为关键人群组的人均年有效剂量和评价范围内整个受照射群体公众的集体有效剂量。

（四）评价方法

辐射环境影响评价和管理的基本原则是将环境对公众造成的辐射照射降低到可合理达到的尽可能低的水平，整个评价过程（特别是对评价结论的分析和建议）中都应充分体现这一原则。

辐射环境影响评价应选用合适的模式和参数估算正常工况与事故工况下上述两项剂量的量值。

对正常运行工况估算预示的关键人群组人均年有效剂量，必须小于个人剂量约束值（0.25 mSv·a^{-1}），并应对预示的个人剂量及集体剂量按防护最优化原则作进一步的评价，指出进一步降低剂量的可能性、涉及的经济代价及其合理性。

对实践或源可能发生的不同等级的事故情况进行估算所预示的个人剂量，显然不能用个人剂量约束值加控制，它仅预示一旦发生事故公众成员可能受到的最大剂量。根据不同事故情景、分期和区域公众受照的主要途径、可能采取的干预防护措施及相应的干预水平，预示的个人剂量值可为干预措施选用的决策提供依据。

辐射环境质量现状评价应以模式计算为主，并结合环境辐射监测资料，估算正常工况和事故工况下的关键人群组人均年有效剂量和整个受照群体的集体有效剂量。

按核设施项目实施过程的不同阶段，应分别进行选址阶段、建设阶段、运行阶段及退役阶段的辐射环境影响评价。退役阶段的评价应包括退役过程和退役终态的辐射环境影响评价，前者按现状评价方法估算剂量，后者按预断评价方法估算剂量。

（五）报告书的编制

环境影响报告书是环境影响评价程序和内容的全面表达形式，应全面、客观、公正、概括地反映环境影响评价的全部工作。

辐射环境影响评价报告书应根据环境特点、核设施的工程特点及评价工作等级，按以下全部或部分内容编制。

1. 概述 报告书的编制目的、依据（项目建议书，评价大纲及其审查意见，评价单位及其资质证书，评价委托书或任务书，建设项目可行性研究报告等）；采用的评价标准；控制污染与保护环境目标。

2. 基础资料

（1）项目概况 项目名称、水源、职工人数、主要原料、产品及生产规模；主要设施及其位置、总平面图(含生活区);与放射性物质排放、处理、贮存有关的主要设施和工艺。

(2) 放射性废物处理设施　气载、液体及固体放射性废物处理系统的主要技术参数,净化处理能力,处理工艺流程图。

列表给出液体、气载、固体放射性废物的产生量、贮存量和排放量。

(3) 放射性物质的运输　运输放射性物质的种类、形态、总量、活度或比活度、包装方式、装运路线。

放射性物质卸载后车辆的残留放射性测定数据,沾污状况、沿途公众受照射时间和人数。

(4) 固体废物贮存场(库)和液体废物贮存罐　废物设计贮存场(库)的位置、建筑面积、贮存方式,与生物圈隔离的程度。

固体废物的收集包装、埋藏和贮存情况。

临时贮存场(库)和液体废物贮存大罐使用寿命,周围土壤、岩石对核素的滞留能力,放射性物质可能渗漏的情况。

(5) 区域自然环境　包括地形、水文条件、气象条件等。

(6) 区域社会环境　包括人口分布、生态资源、土地和水资源利用等。

3. 源项

气载流出物、液体流出物正常工况和事故工况下流出物流量、核素成分、释放方式、物理及化学形态、年产量及年排放量等。固体放射性废物(radioactive waste)的种类、数量、活度或比活度等。

4. 环境监测　按环境影响评价要求制订的环境监测计划,监测涉及的环境物质,按“三关键”原则确定的监测点布设、监测频度、采样与监测方法、监测的质量保证,以及监测数据和结果的建档保存。

设施运行前 2 a 以上的环境天然贯穿辐射水平和主要环境物质中重要核素含量的本底资料。设施运行后逐年的 γ 照射量率和主要环境物质中重要核素含量的变化,设施运行时环境监测对照点的位置。

实验室分析方法,测量装置及性能,分析样品名称、取样量、采样地点、采样频度、样品数目、核素成分及其浓度(范围、均值、标准误差)。

就地监测仪表、装置及其性能,监测点分布及监测(必要时以图表形式给出)。

放射性污染指示生物名称,对污染物的反应特性,对指示生物检验结果。

5. 剂量评价

(1) 正常工况下放射性物质释放的环境影响

按照气途径、水途径以及其他途径的放射性物质释放造成的外照射和内照射。

(2) 事故工况下放射性物质释放的环境影响

可能发生的事故释放分类,事故排放方式,持续时间,释放核素成分、状态和总量。各类事故发生概率,公众照射途径,可能造成的环境损害及生态损害后果。

(3) 剂量估算(dose estimate)

气途径:采用的大气扩散模式及环境转移参数,估算地面沉积率和大气扩散因子。按年平均气象条件求得的正常工况下气载流出物释放造成的个人有效剂量和集体剂量。

按事故时气象参数或本地区最不利气象条件求得的事故工况下气载流出物释放造成的最大个人有效剂量和集体有效剂量。

水途径：采用的水体扩散模式，废水受纳水体的稀释因子及有关参数，水体中主要核素的沉积因子。

不同河段水体中核素的平均浓度，正常工况下废水排放造成的人群组年有效剂量。

采用适当的计算模式、生物浓集因子和有关参数求得的重要水生动、植物体内重要核素的浓度及辐射剂量。

按事故排放时水体的水文学参数求得的不同河段水体中核素的平均浓度，事故工况下废水排放造成的人群组有效剂量。

其他途径：固体废物收集、贮存、运输对人造成的外照射剂量，固体废物经淋溶或其他过程可能进入环境物质和地下水而对人造成的剂量，含放射性物质的废矿石、废渣、煤灰渣再利用对人造成的剂量，含放射性物质的废料中的核素成分、最大比活度、再利用方式、剂量计算模式和剂量转换因子。

估算结果的表征：汇总列出气途径、水途径和其他途径造成的公众成员中关键人群组的平均年有效剂量。

汇总给出正常运行工况和事故工况下放射性物质释放造成的公众成员中关键人群组照射的平均有年效剂量或事故有效剂量。

评价范围内正常运行工况和事故工况下放射性物质释放造成的年集体有效剂量或事故集体有效剂量。

6. 评价结论和建议 按环境辐射基本剂量标准，结合核设施合理分配的剂量上界的份额，对剂量估算结果进行分析评价；分析并预测辐射环境质量的发展变化趋势，作出对核设施辐射环境质量的结论；确定关键人群组、关键核素和关键照射途径。

剂量估算结果与本地区天然本底辐射剂量的比较评价。

依据将环境辐射降低到可合理达到的尽可能低的水平的原则，提出适合本设施的剂量管理目标值（剂量上界），进行环境治理的最优化分析。

分析本设施造成环境污染的主要途径及管理上的薄弱环节，提出环境治理对策、管理措施和有关环境治理工程的建议。

提出减少和防止事故发生的预防措施及事故应急环境治理措施。

参考文献

1 清华大学编．核工业概论．北京：原子能出版社，1998

2 潘自强主编．环境Rn/Tn的测量与评价国际学术研讨会论文会编．衡阳，2002

3 章晔，华荣洲，石柏慎编著．放射性方法勘查，北京：原子能出版社，1990

4 李星洪等编．辐射防护基础．北京：原子能出版社，1982

5 李士骏编著．电离辐射剂量学．北京：原子能出版社，1981

6 潘自强等编著．中国核工业三十年辐射环境质量评价．北京：原子能出版社，1990

7 李德平等主编．辐射防护手册（五）．北京：原子能出版社，1991

8 IAEA，安全丛书No115，国际电离辐射防护和辐射安全基本安全标准，ISBN920-50196-9，1993

9 电离辐射防护与辐射源安全基本标准，GB18871—2002

10 潘自强等主编．环境本底辐射测量和剂量评价．太原机械学院，1986

11 宋妙发，强亦忠主编．核环境学基础．北京：原子能出版社，1999

第十三章　放射性废物及安全管理

在核能生产、核武器研制、放射性同位素与辐射技术的开发利用、伴生放射性矿物资源的开发利用等所有人类辐射实践过程中，都会产生不等量的放射性废物。

放射性废物(radioactive waste)是指含放射性核素或被放射性核素污染的，其浓度或比活度大于国家规定的清洁解控水平，预期不再使用的废弃物。这是从管理角度所作的定义。放射性浓度等于或低于清洁解控水平的物质，从物理观点看仍是放射性的，但其放射性危害可以忽略。操作、生产和使用放射性物质的活动，都可能产生放射性废物。主要包括：在工农业和科技实践过程中退役的放射源，及各种被放射性污染的金属、非金属材料、用品和工具设备等；在医学实践及生命科学研究过程中被放射性污染的动物尸体或植株，含放射性核素比活度大于 40 Bq/L 的有机闪烁液；放射性核素含量超过国家规定限值的废气、废液、废料；伴生放射性矿物资源开发利用中产生的尾矿砂和废矿石及其固体废物等等。放射性废物以各种形式存在，其物理和化学特性、放射性浓度或活度、半衰期和毒性差别很大。放射性废物与别的有害物质或一般废物不同，它的危害作用不能通过化学、物理或生物的方法消除，而只能通过其自身固有的衰变降低其放射性水平，最后达到无害化。对放射性废物已有专门的措施进行安全的处理和处置。

放射性废物管理(radioactive waste management)是与放射性废物治理有关的技术管理和技术活动，包括制定方针政策，编制治理规划，制定法规标准，对废物进行预处理、处理、整备、运输、贮存和处置，申办许可证和授权，进行监测和监督，安全分析和环境影响评价，以及对公众进行宣传教育等。放射性废物是重要辐射源和环境污染源。因此，放射性废物管理是环境保护工作的重要组成部分。放射性废物管理的基本要求是通过采取安全而又经济的措施，处理和处置好放射性废物，使人类健康和环境不论现在和将来都不会受到危害，不增加后代的负担和责任。放射性废物管理最终目标是安全、经济、科学和合理地处置放射性废物，实现同生物圈安全隔离和无害化。放射性废物是社会敏感事物，放射性废物的处理和处置需要耗费资源。放射性废物安全、经济的管理是影响核工业和核电可持续发展的重要因素之一。放射性废物管理当今世界已有一套行之有效的方法。关键是核设施从选址、设计、建造、运行，直至退役的各个环节，都要十分重视放射性废物的管理，保证资源配置，加强质量保证和质量控制，提高全体员工的安全文化素养。

放射性废物管理原则(radioactive waste management principle)。因为放射性废物的不恰当的管理会对人类健康和环境在现在和将来产生不利的影响，放射性废物管理必须遵照审管部门的相关要求，履行旨在保护人类健康和环境的各项措施。国际原子能机构在征集成员国意见的基础上，经理事会批准，在 1995 年规定了以下九条放射性废物管理基本原则：(1) 保护人类健康，放射性废物管理必须能够确保对人类健康的影响达到可接受的水平；(2) 保护环境，放射性废物管理必须确保对环境的影响达到可按受的水平；(3) 超越国界的保护，放射性废物管理应该考虑超越国界的人类健康和环境的可能影响；(4) 保护后代，放射性废物管理必须保证对后代预期的影响不会大于当今可接受的水平;(5) 对后代的负担,放射性废物管理必须保证不给后代造成不适当的负担;(6) 国家法律框架,放射性废物管理必须在适当的国家法律框架内进行,包括划分责任和规定独立地审查和监督;(7) 控制放射性废物的产生,放射性废物的产生必须尽可能最少化;(8) 放射性废物产生和管理间的相依性,必须适当考虑放射性废物产生和管理各阶段之间存在的相互依赖关系;(9) 设施安全,必须保证放射性废物管理设施使用寿期内的安全。

操作非密封源过程将会或多或少地产生液体放射性废物、固体放射性废物和气载放射性废物。如果对这些废物的收集、贮存不规范,很可能成为环境介质的污染源,对公众构成了人工辐射源照射的危险。图 13-1 中给出了人工放射性核素在环境介质中的转移和照射公众的途径。某些照射途径是由复杂的食物链过程构成的。一个简单的陆生食物链是:以放射性碘为例,污染空气或水→牧草→奶牛→牛奶→人。可见,能否妥善收集、贮存放射性废物将涉及公众的辐射安全问题。

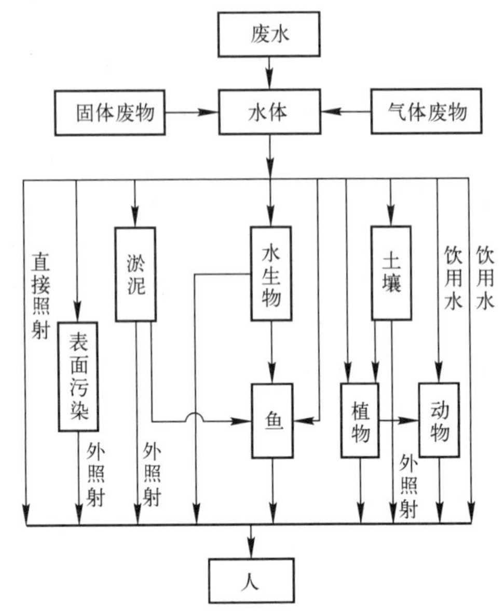

图 13-1 人工核素经环境介质照射人体途径
(引自姜德智《放射卫生学》)

收集、贮存放射性废物的原则是:减少产生、控制排放、净化浓缩、减容固化、严密包装、就地暂贮、集中处置。

废物最少化(waste minimization)是使废物的体积和重量合理达到最少,废物中放射性核素含量合理达到最少。废物最少化是放射性废物管理九大基本原则之一。废物最少化的意义是十分重大的,如:(1) 保护人类健康和环境,有重要环境效益和社会效益,有利于核事业的可持续发展;(2) 减少企业处理和处置废物的负担,有重要经济效益;(3) 促进文明生产和管理水平的提高。废物最少化是整体管理水平和安全文化素养提高的结果。它始于核设施的设计,终于核设施的退役,涉及废物的整个生命周期过程。实现废物最少化有许多措施,可分为四大类:(1) 优化管理;(2) 减少源项;(3) 再利用和再循环;(4) 减容处理。对四大类方法进行代价—利益分析比较,优化管理是首选措施。

放射性废物收集的要求是:及时收集,防止流失;避免交叉污染,非放射性废物与放射性废物分别收集;短寿命核素的废物与长寿命核素的废物分别收集;液体废物与固体废物分别收集;可燃性废物与不可燃性废物分别收集。

废物贮存的要求是:在规定暂贮期限内废物能够回取,不能流失,确保废物容器的完好性;贮存库址应防火、防水、防盗,有通风和屏蔽防护设施;设置备用废液贮槽,备用贮槽至少应当与最大使用的贮槽等容积;贮存的废物应当有详细记录,废物贮存量不应当超过设计容量;贮存期满应当适时进行处理。

试验室入口处、操作或贮存放射性物质场所的入口处、放射性固体废物库入口处,和放射性废液贮槽处,都应当设立符合国际标准的电离辐射危险标志,见图 13-2。电离辐射危险标志的三个叶和圆心为黑色,背景为黄色,即黄底黑色图案。

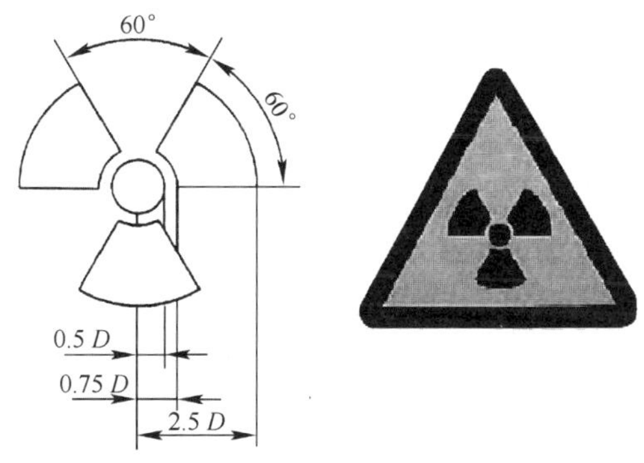

图 13-2 电离辐射标准标志

第一节 放射性废物分类与分级

放射性废物的分类。不同类型与等级的放射性废物处理处置方法不尽相同，根据不同放射性废物按下述原则分类和分级。

a. 按照放射性废物的物理形态不同，分为：

放射性气载废物(radioactive gaseous waste)，含有放射性气体和气溶胶，其放射性浓度超过国家审管部门规定的排放限值的气态废弃物。

放射性液体废物(radioactive liquid waste)，含有放射性核素，其放射性浓度超过国家审管部门规定的排放限值的液态废弃物。

放射性固体废物(radioactive solid waste)；含有放射性核素，其放射性比活度或污染水平超过国家审管部门规定的清洁解控水平的固态废弃物。

所谓的清洁解控水平(clearance level)，是由国家审管部门规定的，以放射性浓度、放射性比活度和/或总活度表示的一组值，当辐射源等于或低于这些值，可解除审管控制。

b. 按气载废物的放射性浓度不同分为非放射性气载废物、低放射性气载废物、中放射性气载废物和高放射性气载废物，浓度单位是 $Bq \cdot m^{-3}$；

c. 按液体废物的放射性浓度不同分为非放射性液体废物、弱放射性液体废物、低放射性液体废物、中放射性液体废物和高放射性液体废物，浓度单位是 $Bq \cdot L^{-1}$；

d. 对固体废物先按其所含放射性核素半衰期不同分为四种，再按各种固体废物的活度浓度(比活度)不同分为非放射性固体废物、低放射性固体废物、中放射性固体废物和高放射性固体废物，活度浓度单位是 $Bq \cdot kg^{-1}$；

对放射性废物的分类方式，应用得最多的按照废物的物理形态分为气载废物、液体废物和固体废物，每类放射性废物都有明确的放射性浓度或活度浓度的下限值，用以确定该种废物是不是放射性废物。在实际工作中，还有一些根据需要进行分类，比如：根据放射性核素半衰期，分为长短寿命放射性废物；根据化学特性，分为有机废物和无机废物等等。

高放废物(high level radioactive waste(HLW))放射性核素的含量或浓度高，释热量大，操作和运输过程中需要特殊屏蔽的放射性废物。全称高水平放射性废物。这类废物主要是乏燃料后处理产生的含大量裂变产物的高放废液及其固化体、准备直接处置(一次通过式)的乏燃料及相应放射性水平的其他废物。各国的放射性废物分类方法差别很大，尚没有统一标准。高放废物的体积虽然不足核燃料循环所产生的放射性废物体积的1%，但其所含放射性量超过核燃料循环总放射性量的99%。由于高放废物的放射性水平高、释热量大和放射毒性大，其处理和处置难度大、费用高。

短寿命低中放废物(short lived low and intermediate level waste(LILW-SL))从辐射观点考虑在规定的控制期内，所含的放射性核素将衰变到可忽略水平的低中放废物。全称短寿命低中水平放射性废物。短寿命放射性核素的半衰期通常为短于或等于30年。国际原子能机构1994年发布的(放射性废物分类)安全导则No.111—G—1.1规定，短寿命低中放废物中需限制长寿命放射性核素的浓度，即长寿命辐射的放射性核素在单个废物包中不超过4 000 Bq/g，平均每个废物包不超过400 Bq/g。短寿命低中放废物含有较高浓度的短寿命核素，只含有低浓度的长寿命核素，因此在控制期内、其放射性危害通过衰变作用能明显减少。短寿命低中放废物含的核素种类和浓度范围很宽，其处置方法可能从简单的填埋场填埋到有工程构筑物的近地表处置场处置，也可能作地质处置，取决于废物的危害水平和国家政策。

长寿命低中放废物(long lived low and intermediate level waste(LILW-IL))含有长寿命放射性核素，其数量或浓度足够高，要求同生物圈长期隔离的放射性废物。全称长寿命低、中水平放射性废物。“长寿命核素”指的是半衰期大于30年的核素。国际原子能机构1994年发布的(放射性废物分类)安全导则No.111-G-1.1规定，长寿命低中放废物含有的长寿命放射性核素的浓度高于短寿命低中放废物的限值，即长寿命辐射的放射性核素在单个废物包中超过4 000 Bq/g，平均每个废物包超过400 Bq/g。长寿命低中放废物含有大量的长寿命放射性核素，需要与生物圈长期隔离。典型的隔离方式是将长寿命低中放废物处置在几百米深的地质层中。我国等效采纳No.111-G-1.1规定，制订了《放射性废物分类GB 9133－1995》。

一、放射性气载废物分级

1. 非放射性气载废物

放射性浓度小于或等于“公众导出空气浓度”($DAC_{公众}$)的气载废物，为非放射性气载废物。

2. 低放射性气载废物

浓度大于$DAC_{公众}$，小于或等于1×10^4 $DAC_{公众}$的气载废物，为低放废气。

3. 中放射性气载废物

浓度大于1×10^4 $DAC_{公众}$，小于或等于1×10^8 $DAC_{公众}$的气载废物，为中放废气。

4. 高放射性气载废物

浓度大于1×10^8 $DAC_{公众}$的气载废物，为高放废气。

单一核素的$DAC_{公众}$(derived air concentration, DAC)的计算如下

$$DAC_{公众}=ALI_{职吸}/(1.05\times10^5)\times1/50, Bq\cdot m^{-3} \qquad (13.1)$$

式中，$ALI_{职吸}$为职业照射人员的放射性核素年吸入量限值，Bq；1.05×10^5为参考人在一年时间吸入的空气体积，m^3；1/50为公众成员放射性核素年摄入量限值可以取职业照射人员的1/50。

气载废物中若含两种或两种以上的放射性核素时，$DAC_{公众}$的计算如下

$$\mathrm{DAC}_{公众}=\frac{1}{\sum_{i=1}^{k}\frac{P_i}{\mathrm{DAC}_i}},\mathrm{Bq}\cdot\mathrm{m}^{-3} \tag{13.2}$$

式中，DAC_i是每一种放射性核素的$DAC_{公众}$；P_i是每种放射性核素在总活度中占的份额。

二、放射性液体废物分级

1. 非放射性液体废物

浓度小于或等于"公众导出食入浓度"($DIC_{公众}$)时，为非放射性液体废物。

2. 弱放射性液体废物

浓度大于$DIC_{公众}$，小于或等于4×10^2 Bq·L^{-1}的液体废物，为弱放废液。

3. 低放射性液体废物

浓度大于4×10^2 Bq·L^{-1}，小于或等于4×10^6 Bq·L^{-1}的液体废物，为低放废液。

4. 中放射性液体废物

浓度大于4×10^6 Bq·L^{-1}，小于或等于4×10^{10} Bq·L^{-1}的液体废物，为中放废液。

5. 高放射性液体废物

浓度大于4×10^{10} Bq·L^{-1}的液体废物，为高放废液。

单一核素$DIC_{公众}$(derived intake Concentration，DIC)的计算如下

$$\mathrm{DIC}_{公众}=\frac{\mathrm{ALI}_{职食}}{8.03\times10^2\times1/50},\mathrm{Bq}\cdot\mathrm{L}^{-1} \tag{13.3}$$

式中，$ALI_{职食}$为职业照射人员的放射性核素年食入量限值，Bq；8.03×10^2为参考人在一年中食入的水量，kg。

职业照射人员放射性核素年吸入量限值和年食入量限值，参见国家标准GB18871—2002。

液体废物中含两种或两种以上放射性核素时，$DIC_{公众}$的计算如下

$$\mathrm{DIC}_{公众}=\frac{1}{\sum_{i=1}^{k}\frac{P_i}{\mathrm{DIC}_i}},\mathrm{Bq}\cdot\mathrm{m}^{-3} \tag{13.4}$$

式中，DIC_i为每种放射性核素的$DIC_{公众}$，P_i为每种放射性核素占总活度的份额，$DIC_{公众max}$为公众食入浓度最大值。

三、放射性固体废物分级

α放射性废物为放射性固体废物中半衰期大于30 a的α发射体核素的放射性比活度在单个包装中大于4×10^6 Bq/kg(对近地表处置设施，多个包装的平均α比活度大于4×10^5 Bq/kg)的废物。

除α放射性废物外，放射性固体废物按其所含寿命最长的放射性核素的半衰期长短为分四种。

1. 含有半衰期小于或等于60 d(包括核素碘-125)的放射性核素的废物，按其放射性比活度水平分为二级。

第Ⅰ级(低放废物)：比活度小于或等于4×10^6 Bq/kg。

第Ⅱ级(中放废物)：比活度大于4×10^6 Bq/kg。

2. 含有半衰期大于 60 d、小于或等于 5 a(包括核素钴-60)的放射性核素的废物,按其放射性比活度水平分为二级。

第Ⅰ级(低放废物):比活度小于或等于 4×10^6 Bq/kg。

第Ⅱ级(中放废物):比活度大于 4×10^6 Bq/kg。

3. 含有半衰期大于 5 a,小于或等于 30 a(包括核素铯-137)的放射性核素的废物,按其放射性比活度水平分为三级。

第Ⅰ级(低放废物):比活度小于或等于 4×10^6 Bq/kg。

第Ⅱ级(中放废物):比活度大于 4×10^6 Bq/kg、小于或等于 4×10^{11} Bq/kg,且释热率小于或等于 2 kW/m^3。

第Ⅲ级(高放废物):释热率大于 2 kW/m^3,或比活度大于 4×10^{11} Bq/kg。

4. 含有半衰期大于 30 a 的放射性核素的废物(不包括 α 废物),按其放射性比活度水平分为三级。

第Ⅰ级(低放废物):比活度小于或等于 4×10^6 Bq/kg。

第Ⅱ级(中放废物):比活度大于 4×10^6 Bq/kg,且释热率小于或等于 2 kW/m^3。

第Ⅲ级(高放废物):比活度大于 4×10^{10} Bq/kg,且释热率大于 2 kW/m^3。

豁免废物(exempt waste):对公众成员照射所造成的年剂量值小于 0.01 mSv,对公众的集体剂量不超过 1 人·Sv/a 的含极少放射性核素的废物。

第二节　放射性废物管理的总体目标和基本原则

放射性废物管理必须在国家各级环境保护部门监督下合理实施。在放射性废物的产生、收集、预处理、运输到最终处置的过程中,面广量大的放射性废物主要存在于放射性使用单位内部,根据收集、贮存放射性废物的原则"减少产生、控制排放、净化浓缩、减容固化、严密包装、就地暂贮、集中处置",加大放射性废物的监督与管理是国家环保部门和涉源单位共同的职责。

放射性废物管理包括:废物预处理、处理、整备、运输、贮存和处置在内的所有行政管理和运行活动。常常把有潜在利用价值的设备和材料的管理,以及对退役与环境整治也包括在放射性废物的管理范畴之内。

一、放射性废物的特性

具有放射性,兼有化学毒性;净化处理要求高;治理的基本途径是浓缩贮存与稀释排放;高放废物释热;经后处理可浓缩回收;掺杂化学性、生物性等其他废物。

二、放射性废物管理的总体目标

放射性废物管理的总体目标是:采用一切合理可行的措施,使人类和环境质量在现在或者在将来都能够得到足够的防护,不会受到任何不可接受的辐射危害,不会给后代增加不适当的负担。

三、放射性废物管理的基本原则

在放射防护上应以安全为目的,以处置为核心。废物管理设施的选址、设计、建造、运行、退役和处置场关闭的各个阶段都应当首先考虑安全,既要满足现行放射防护标准的要求,又要满足国家的环境保护政策和法规的要求，要保证职业照射人员和公众成员受到的辐射照射剂量不超过相应的个人年有效剂量限值，并尽可能的达到可以合理做到的最低水平。在考虑到有利于国家经济和社会可持续发展的情况下，放射性废物管理设施应当与主体工程同时设计、同时施工、同时运行。

放射性废物管理应当遵循："减少产业、分类收集、控制排放、净化浓缩、减容固化、严密包装、就地暂贮、安全运输、集中处理、加强监测"40 字方针。为减少废物的产生量，在前部的生产工艺设计或选用时应当最优化，例如，设计或选用产生的废物少、含盐量低、悬浮固体颗粒不多和产生其他有害物质量小的生产工艺；废物处理和废物整备的设计应当最优化，例如，设计出能使设备的使用寿命长、操作维护简便、对废物的处理效果好、投资和运行费用低、产生二次废物少、废物的减容比大和废物包装体积小的设备。

严格控制不同形态、不同浓度或活度浓度，及可燃性或不可燃性的放射废物相互混合，应尽一切可能使废物形态和特征单一性，便于处理。

放射性废物管理应当遵守国家有关的法律和规定。应当考虑对境外人员的健康和环境的保护，保证对其影响不会大于对境内人员和环境已经判定的可以接受的水平。

第三节　放射性废物预处理和处理

一、放射性废物预处理

放射性废物处理之前对废物的收集、分拣、化学调制和去污等操作，称为预处理。

1. 预处理目的

分类收集废物，防止混杂；调整废物性质，为废物处理、整备或处置提供好的条件。

2. 对预处理的基本要求

要在有通风、防护、检测和有个人剂量监督的条件下，在专用设施内，将放射性固体废物按其可燃或不可燃性、可压缩或不可压缩性，以及按其所含放射性核素半衰期长短不同，分别分拣并收集。

对液体废物进行化学调制时，应当考虑尽量减少废液的化学组成成分，以利于对液体废物的处理。对被放射性核素污染的实验动物尸体要防腐烂，对一次性医疗用品和破碎玻璃器皿及纱布等受污染的固体废物要消毒灭菌。

二、放射性废物处理

为了安全或经济目的改变废物特性的操作，称为废物处理。废物处理包括：对废物减容、从废物中去除放射性核素、改变废物的组成等。处理以后，废物可以被固定也可以不被固定，应当是一种适当的废物体。

1. 放射性废气处理

放射性废气主要产自放射性操作工艺过程的排气和设备泄漏，此外，还产自放射性实验室和厂房的排风。放射性废气中可能含有惰性气体、气溶胶、碘、氚及其他非放射性有害气体。

废气净化主要方法有过滤、吸附、洗涤和衰变储存等。一般情况，工艺废气要用综合流程、多级净化处理，而放射性实验室和厂房排风通常经过过滤就可向大气排放。

衰变储存就是使废气通过滞留系统 60 d 左右衰变，以降低放射性水平。对于短寿命放射性核素，这是有效、经济的处理方法，核电厂废气净化系统常用这种方法。化学操作过程产生的放射性废气，通常先用冷凝、洗涤或其他化工技术加以预处理，除去酸、碱、水分和其他有损过滤器和吸附剂的物质。装载活性炭或浸渍活性炭的碘过滤器对放射性碘的净化有很好效果。高效微粒空气过滤器对于粒径为 0.3 μm 的微粒．除去效率大于 99.97%。碘过滤铝和高效微粒空气过滤器也是核电厂重要气体过滤设备。核工业中常用的一些过滤净化设备以及它们的去污因子(去污前后放射性浓度或活度浓度的比值)列于表 13-1。

表 13-1　核工业中常用的一些废气净化设备

设　　备	去污因子				
	颗粒物质	挥发性钌	碘	NO_2	NO
旋风分离器	10	1	1	1	1
文丘里洗涤塔	100～600	10	2	2	1
冷凝器	100～1 000	200	1	2	1
NO_x 吸收塔	10	10	20	5	1
填充喷雾塔	1 000	100	1	4	1
NO_x 转化器	2	400		100	100
硅胶柱	8	1 000	1	1	1
碘塔	1	1	500	1	1
烧结金属过滤器	1 000	1	1	1	1
高效微粒空气过滤器	1 000	1	1	1	1

注：引自罗上庚《放射性废物概论》。

净化后的气体经检测合格才允许排放。为了达到最好的稀释和扩散，选择有利地形和气象条件，通过高烟囱有控制地排放。

2. 放射性废液处理

各类放射性废液的活度浓度、含盐量差别很大，处理方法也不一样。低、中放废液常用的处理方法有絮凝沉淀、蒸发、离子交换和膜技术(如电渗析、反渗透、超滤膜)。其中以蒸发法去污效率最高。一些放射性废液处理技术的去污系数列于表 13-2。

表 13-2　核工业中常用的一些废液处理技术

处理技术	去污因子	使用对象
沉淀、吸附	1～10	低、中放废液，洗衣淋浴水
蒸发	10^3～10^6	低、中放废液，高放废液
离子交换	10～100	低、中放废液(含盐量低)
反渗透	10～40	低、中放废液，洗衣淋浴水

注：引自罗上庚《放射性废物概论》。

已经开发了许多对液体中放射性废物的浓缩方法，见表 13-3。包括化学沉淀法、离子交换法、隔离膜分离法、蒸发法和生物法等。

表 13-3　放射性废液处理方法比较

方法		优缺点	适用范围	净化因子
化学沉淀法	氢氧化铁沉淀 磷酸钙沉淀 磷酸盐和亚铁氰酸盐共沉淀	设备运行费低，生产能力大 产生的泥浆要处理	低放废液，含悬浮物、胶体物、溶解物的废液	4～20 10～100 50～100
离子交换法	化学沉淀后，蛭石处理 两级离子交换树脂床	去除可溶性离子 杂质的影响大，废物要预处理，会产生二次废物	中、低放射性废液，含溶解物的废液	100～500 800～1 200
隔离膜分离法	电渗析 反渗透 超滤	投资低，节能，易自动化运行，膜易碎，维修麻烦	中、低放废液，含溶解物的废液	50～100 10～100 10～100
蒸发法		减容效果好，适应性强，净化系数高，费用低	中、低放废液，含胶体物、悬浮物、溶解物的废液	10^3～10^6
生物学法		节省费用，能除去废液中的有机污染物，净化系数低	低放废液，含有机物、悬浮物、溶解物的废液	2～50

注：引自姜德智《放射卫生学》。

表 13-3 中的净化因子等于处理以前液体中的放射性活度的浓度（$Bq \cdot L^{1}$ 或 $Bq \cdot m^{-3}$）除以被处理以后的该液体中的放射性活度的浓度之商。

放射性工艺废液一般用多级净化工艺处理：经过处理后的废水在排放到环境之前，先排入一个贮槽，取样分析合格后才允许排放到环境中去，或者返回工艺过程再用。

含有短寿命核素的废液，经过衰变储存，检测合格后可作为工业废水处置。同位素用户产生的放射性废液通常量少和放射性水平低，符合国家规定标准者可直接稀释排放，否则先要经过适当处理（如吸附、沉淀、离子交换），也可储存在专门容器中送到有条件的地方去处理。

高放废液活度浓度很高，自释热可致沸，需要储存在双壁不锈钢贮槽中。这种贮槽安放在地下内敷钢面的混凝土室内，设置有冷却系统、搅拌系统、排气系统和监测压力、温度、密度、液面的仪表及报警装置。即使如此，高放废液长期储存仍是不安全的，储存一定时间后必须固化处理。

放射性有机废液（如废溶剂、废机油、测量低能 β 放射性的废闪烁液等）具有可燃性，不能随意焚烧或稀释排放。一般储存在槽罐内待回收再用或焚烧固化处理。

核电厂的放射性废液大致可分为三类：① 主要来自工艺过程的低电导废液，主要用离子交换法处理；② 主要来自去污、冲洗地板和树脂再生的高电导废液，主要用蒸发法、化学沉淀法处理；③ 洗衣、淋浴水，主要用吸附或沉淀法处理。

3. 放射性固体废物处理和整备

放射性固体废物种类繁多，可分为湿固体（蒸发残渣、沉淀泥浆、废树脂等）和干固体（污染劳保用品、工具、设备、废过滤器芯、活性炭等）两大类。核电厂固体废物中 40％以上是可燃和

(或)可压缩的。为了减容和适于运输、储存和最终处置，要对固体废物进行焚烧、压缩、去污、固化或固定等处理。

(1) 焚烧　焚烧是将可燃性废物氧化处理成灰烬(或残渣)。焚烧可获得很大减容和减重(10～100倍)，可使废物向无机化转变；免除热分解、腐烂、发酵和着火等危险；焚烧还可以回收钚、铀等有用物质。

焚烧可分为两大类，即干法焚烧(如过剩空气焚烧、控制空气焚烧、裂解、流化床、熔盐炉等)和湿法焚烧(如酸煮解、过氧化氢分解等)。对放射性废物焚烧，要求采用专门设计的焚烧炉，有足够的防护措施，炉内维持一定负压。经过焚烧，70%以上放射性物质进入炉灰中。对炉灰要进行固化处理或直接装入高度整体性容器中进行处置。

(2) 压缩　压缩是依靠机械力作用，使废物密实化，减少废物体积。虽然压缩处理可获得的减容倍数比较低(2～10)，但和焚烧处理相比，压缩处理操作简单，设备投资和运行成本低，所以压缩处理在核电厂应用相当普遍。现在各国采用的压缩机种类很多，有的在桶内压缩，有的压扁后装桶。压力有几十吨、几百吨，也有几千吨压力的高压压缩机，可使金属废品压缩到接近理论密度。

(3) 去污　去污是使不希望存在的放射性核素部分或全部除去。去污可使污染的设备或部件能被重新使用，或者当作非放射性废物处置，以减少废物体积；去污后可降低辐射水平，减少对人体的危害，使便于维修、事故处理或退役操作。核电厂去污活动包括回路的定期、不定期去污、检修去污、事故去污和退役去污等。

去污方法很多，应该根据处理对象和要求、污染水平、具备的条件等选用不同的方法，常用的有：① 化学法：选用酸、碱、氧化-还原剂、络合剂、表面活性剂和缓蚀剂配制成去污溶液、泡沫剂、糊膏等。去污工艺有浸泡法、循环漂洗法、喷涂法等。② 机械法：包括真空吸尘、人工或机械人擦拭、喷射高压水或蒸汽、喷射磨料(例如砂、钢砂、氧化铝、氧化硼、干冰粒)、超声波去污等。③ 电化学法：如电解去污。此外，废金属经过熔融处理，污染核素大部分进入炉渣中，这种熔融处理后的废金属经监测合格可以再利用。

(4) 固化和固定　放射性废液处理产生的泥浆、蒸发残渣和废树脂等湿固体，焚烧炉灰等干固体，都是弥散性物质，不适于安全运输、长期储存和最终处置，需要固化处理。固化产品应该是坚实的整体块，抗压、耐冲击，牢固地包容放射性核素，抗浸出，耐辐照和衰变热作用，不腐蚀包装容器，不易受细菌侵蚀作用等。已开发研究的固化方法很多，其优缺点和适用性列于表13-4。此外，污染的废过滤器芯子，切割解体的沾污设备，装在钢桶或箱中，需要灌注水泥沙浆或熔融的沥青，填充空隙，进行固定处理。

表 13-4　几种主要固化方法的比较

项目	水泥固化	沥青固化	塑料固化	玻璃固化	陶瓷固化
密度/(g/cm^3)	1.5～2.5	1.1～1.9	1.1～1.5	2.5～3.0	2.5～3.0
干废物包容量(质量百分数)	5～40	30～60	30～60	10～30	15～30
抗压强度/(kg/cm^2)	100～300	塑性	200～1 000(或塑性)	脆性	高
耐辐照/Gy	～10^8	～10^7	～10^7	～10^9	～10^9
浸出率/[$g/(cm^2 \cdot d)$]	10^{-1}～10^{-4}	10^{-3}～10^{-5}	10^{-3}～10^{-6}	10^{-4}～10^{-7}	10^{-5}～10^{-8}
投　资	低	中	中	高	高

续表

项目	水泥固化	沥青固化	塑料固化	玻璃固化	陶瓷固化
操作和维修	简单	中等	中等	复杂	复杂
适用性	低、中放废物	低、中放废物	低、中放废物	高放、α废物	高放、α废物
应用状况	工业规模	工业规模	进入工业应用	进入工业应用	研究开发

注：引自罗上庚《放射性废物概论》。

三、产生放射性废物单位的责任

产生放射性废物的单位应采取各种必要措施，尽量减少放射性废物的产生量或减少体积。放射性废物和废放射源在本单位暂存期间，应严格管理，有效控制，保证人员安全和环境不受污染。产生放射性废物的单位不得自行在环境中处置放射性废物和废放射源，必须由政府放射性废物管理单位集中收处。产生放射性废物的单位，应到所在省、自治区、直辖市的环境保护部门或其授权单位办理登记手续，对本单位的废物进行收集、包装和送贮(处)前暂存。

放射性废物的收集注意事项

1. 放射性废物应按要求分类收集，并装入带有分类标记的专用口袋内(容器内)；
2. 严禁将放射性废物混装到一般垃圾中，也不得将一般垃圾混入放射性废物中；
3. 废放射源应单独收集存放，不得混在一般放射性废物中；
4. 含放射性核素的有机闪烁液，应用不锈钢或玻璃罐贮存；
5. 产生放射性废的单位，应设专门场所存放放射性废物，并设置电离辐射标志。

放射性废物的包装

1. 装放射性废物的专用塑料口袋密封，不破漏；
2. 含放有尖刺及棱角的放射性废物，应先装入硬纸盒或其他包装材料中，然后再放到塑料袋内；
3. 每袋废物的表面剂量率应不超过 0.1 mSv/h，每袋体积不超过 30 L，质量不超过 20 kg。

放射性废物的送贮

1. 废物应干燥，游离液体率不大于1%；
2. 废物性能应稳定，无挥发性、易爆等不稳定性物质，无强氧化剂、腐蚀剂等物质；
3. 试验植株应脱水、干化或灰化；
4. 动物尸体应固化于水泥中，或防腐、干化、灰化；
5. 废放射源应放在包装容器中，损坏的密封源应重新包装，并附上有关的卡片；
6. 包装体外表面的污染控制水平分别为：α：0.04 Bq/cm^2；β：0.4 Bq/cm^2；
7. 暂时不用的放射源，为了安全起见，可送废物库代管，用时再取回。

第四节　放射性废物贮存、运输和处置

放射性废物的产生与终结主要由：放射性废物的产生、分类收集、预处理、贮存、运输和最终处置几个过程。

一、放射性废物贮存

贮存是为了给废物处理、废物运输或废物处置做准备，是暂时性贮存。在规定的贮存期内，应保证废物不流失、废物容器完好，便于回取。

1. 固体废物贮存

应当按照废物中所含核素的半衰期不同和活度不同，分类贮存。中、低放固体废物贮存期限不宜超过 5 年，应当适时处理或处置。

应当根据贮存库址的自然条件，如常年气温、气湿和空气中所含腐蚀物质浓度不同，和根据废物自身的侵蚀性、释热性和放射性活度不同，采取通风、防湿、防火、防水、防震、防雷击、防撞击、屏蔽、冷却、实物保护和辐射监测等相应的防护措施，对贮存库进行防护，确保在规定的贮存期限内废物安全和容器完好。应及时发现容器损坏或气体泄漏事件。

贮存库在设计上应当考虑适当的冗余；应当为检修或退役中产生的大件废物设置贮存场所。被贮存的废物的活度和体积以及贮存时间不能超过贮存库的设计基准或审管部门规定的指标。

经过贮存衰变以后，废物的放射性活度浓度水平达到或低于现行放射防护标准中规定的豁免水平时，应当向审管部门提出解控申请。

建立废物贮存档案，登记进出贮存库的废物，保证废物始终处于受控制的安全状态。

2. 液体废物贮存

液体废物应当贮存在双层壁、低部加托底和上部带盖的贮槽内。采用经过确认的能够耐受废液侵蚀的材料制作贮槽。贮槽上应当设置多种检漏系统和温度、压力、液位、pH 值的检测系统，和通风、搅拌、运行及采样装置。至少要有一个同类和同容量的备用的贮槽。对于高放废液贮槽还应当设置冷却、核临界安全和控制氢气浓度的安全系统，并采取防止液相蒸汽和液态流出物的浓度超过规定限值的防护措施。

二、放射性废物运输

放射性废物运输是放射性物质运输的一个重要内容，也是核能开发和核技术应用中普遍存在而且必不可少的一个重要环节。运输过程的特性致使这一过程易导致事故发生，造成严重辐射危害和社会影响。随着我国核电事业的发展以及核技术在工业、农业、军事、医学、科研等领域的应用日益广泛，放射性物质的运输越来越频繁(目前国内运输货包规模每年达百万件以上)。一方面对放射性物质运输的需求不断扩大，另一方面运输的放射性物质的品种和数量不断增加。

运输的任务是把废物运到终极目的地。应当保证，在废物运输过程中，运输人员和沿途公众成员受到照射剂量低于现行防护标准规定的相应的年有效剂量限值。在废物处理后和废物贮存前有一个废物整备环节，是把废物体封装在符合贮存、运输和处置的标准容器内，成为废物包的过程。废物包的外层是货包。货包规格应符合 GB11806 规定的标准。为此，应当考虑两个方面的问题：一是在运输前，确认废物运输的货包类型；确认运输工具负载能力；确认运输工具上的防护设施的防护效能；确认装卸废物的起吊设备的安全可靠性；分析在废物吊装、转移和堆码过程发生跌落事件的概率和制定对抗措施。二是考虑运输线沿途人口密度、自然条件、企业和危险品仓库布局、交通流量和事故发生概率、桥梁和涵洞及隧道的通过能力和现状；

通讯条件;停靠地点的社会治安状况和安全保卫条件等。

根据国家放射性废物管理办法的要求,放射性废物一般由废物库管理单位定期派专人和专用车辆到生产单位去收运。运输放射性废物必须使用具有一定安全设施、并符合辐射防护要求的专用汽车。准备送贮(处)的放射性废物,一律装入200L标准容器内,废放射源应装入包装容器中。产生废物单位应协助收运人员将废物妥善装好。标准桶装满废物后,其表面剂量率应不超过0.2 mSv/h。

专用运输汽车外表面的剂量率应低于0.2 mSv/h,驾驶室内的剂量率应低于0.025 mSv/h。收运人员(特别是驾驶员),应严格遵守危险品运输交通规则,确保废物运输中的安全;交通监理部门应予协助。每次收运废物后,工作人员应进行体表污染检查,合格后方能离开废物库区。汽车和工具也应进行污染检查。当污染超过国家标准规定的限值时,必须进行去污。

三、放射性废物处置

把废物放置在经过审管部门批准的专门的设施里,预期不回取的放置,称为废物处置。目前我国建有二座大型放射性废物处置场所,针对的都是核工业、核电行业产生的大量中高放射性废物。固体废物的处置目标是将废物与人类及环境长期、安全地隔离,使废物对人类环境的辐射影响减少到可合理做到的尽量低的水平。被处置的固体废物应当是适于处置的废物体。近地表处置的废物应当符合GB16933接收准则的规定。

固体废物处置设施应当根据需要设置不同的多重屏蔽,包括工程屏障(如废物体、废物容器、处置结构和回填材料)和天然(地质)屏障,以及废物与环境的有效隔离。多重屏蔽应被视为一个整体系统,每个屏障是整体屏蔽系统的一部分,整体系统中某一屏障的不足可以由其他屏障弥补。由于废物的长期隔离存在不确定因素,所以废物处置系统在设计上应当留有较大的安全宽裕度,要增加系统固有的安全性以减少对长期监督管理的依赖。

中、低放固体废物按“区域处置”方针处置。在考虑到废物来源和数量以及经济、社会因素条件下,应当建设若干个国家级区域处理场。中、低放固体废物应当采用近地表(包括岩洞)的处置方式,或采用其他具有等效功能的处置方式;中、低放固体废物处置按GB13600规定的原则选址、设计、建造、运行、关闭和监测。

高放固体废物和α放射性废物按“集中处置”方针处置。应当在合适的深层地质中建设一处国家级地质处置库,以处置全国的高放固体废物和α放射性废物.

中、低放固体废物的隔离期限通常不少于300年;高放固体废物(包括不被后处理的乏燃料)和α放射性废物的隔离期限不应少于10 000年。每个处置设施的隔离期限都应当经过专家评估,由审管部门在许可证条件中给以规定。

处置设施选址应当考虑下述基本要求:

a. 地质稳定、结构简单,岩性均匀、面积广、岩体厚,有较好的吸附和滞留放射性核素的性能;

b. 水文地质条件简单,地下水位较深,不存在长期影响地下稳定的因素;

c. 工程地质状况稳定;

d. 人口密度低,开发前景小,没有重要的自然资源和人文资源;

e. 距离露天水体和饮用水供水源有一定距离;

f. 尽可能远离飞机场、军事试验场地和危险品仓库。

放射性废物处置设施应当由国家授权的许可证持有的专门的营运法人负责。

放射性废物处置前(radioactive waste predisposal)是指废物从其产生到在处置库(场)接受处置、或被排放、或到被审管部门解除控制前所有的操作步骤或活动。它包括废物的预处理、处理、整备、贮存、运输和核设施退役活动,也包括对废物、对废物固化体或对废物货包的性能鉴定等。放射性废物管理的最终目标是安全、经济、科学和合理地处置好放射性废物,以实现同生物圈安全隔离,所以放射性废物处置前管理是整个放射性废物管理活动的前奏或基础。除了放射性危害作用外,废物中也可能存在物理、化学或生物的危害作用,放射性废物处置前管理均应予以考虑。

放射性废物处置(radioactive waste disposal)即把废物放置在一个经批准的、专门的设施(例如近地表处置场或地质处置库)里,不再回取(近来有人提出处置要求考虑可回取性)。处置也包括经批准的将净化过的流出物直接排入大气或水体,随后弥散在环境中。处置实际上是对放射性废物实施的一种不可回取的处理。通常采用多重屏障隔离体系,使放射性核素在衰变到安全水平之前不以有危害量进入人类生物圈,保护人类健康和环境。放射性废物不同,处置要求不同。国际原子能机构(IAEA)推荐:短寿命低中放废物(LILW-SL)采用近地表处置;长寿命低中放废物(LILW-LL)和高放废物(HLW)采用地质处置。放射性废物处置的安全性是通过选择适当的场址、良好的工程措施和完善的管理来达到的。许可证制度、质量保证体系、安全评价和环境影响评价制度是放射性废物安全处置的保证。

放射性废物的处置方式主要有地质处置与近地表处置两类。

地质处置(geological disposal)是在深度几百米的稳定地层中,采用工程屏障和天然屏障相结合的多重屏障隔离体系将高放废物和 α 废物与人类生活圈长期安全隔离的处置方式。乏燃料后处理厂和混合氧化物燃料元件制造厂产生的高放废物,因为有极长的半衰期和极高的生物毒性,要求同生物圈隔离数十万年以上。研究认为,工程屏障至少要满足安全包容放射性核素千年的要求,地质屏障要求能够满足包容放射性核素十万年以上。因此地质处置必须选在稳定的深地层中。为了确保长期安全性,科学家们已开展了许多实验室研究。一些国家还建立了地下实验室,进行现场验证和模拟试验。此外,还进行着不少自然类比研究。至今,已经开发了不少数学模型,用来预测放射性核素的近场迁移、远场迁移和食物链转移。

近地表处置(near surface disposal)是将废物置于地表上或地表下,设置或不设置工程屏障,最后加几米厚的防护覆盖层或者是将废物置于地表下几十米深的洞穴中的处置方式。近地表处置适用于短寿命低、中放废物的处置。一般认为,隔离三五百年就可达到安全水平。近地表处置早期采用的简易土沟、土坑埋藏方法,现已逐渐弃之不用。现在大多采用混凝土沟壕、混凝土窖仓、混凝土井筒或地面墓堆。法国芒什(La Manche)处置场和奥布(L'Aube)处置场、西班牙埃尔卡博利尔(El Cabril)处置场和日本青森县六个所(Rokkesho)处置场是典型的近地表处置场的例子。我国广东北龙处置场也采用类似的设计。瑞典、芬兰的近地表处置场则是建在滨海海底的花岗岩中。还有的将废物放置在已有的或专门新建的岩洞中,或者处置在改造过的废矿井中。近地表处置国际上已有比较成熟的经验,并且证明可以确保短寿命低、中放废物获得安全的隔离。

当一项大的放射性设施使用期满或因其他原因停止服役后,为了充分考虑工作人员和公众的健康与安全及环境保护而采取的行动称为退役(decommissioning)。退役的最终目的是实现场址不受限制的开放和使用。核设施退役有立即拆除、延缓拆除、就地掩埋等方式。

(1) 反应堆退役后封存适当时间可降低辐射水平，采取延缓拆除较有利。

(2) 核燃料水冶厂、精制厂、富集厂、元件制造厂等核燃料循环前段工厂及乏燃料后处理厂采取立即拆除较为有利。

(3) 铀矿山、铀尾矿库退役一般采取覆土植被，固坝阻氡等措施。

核设施退役涉及去除放射性物料、放射性废物和其他有害物质，使核设施可以开放，不对人类健康和环境构成危害。退役工程可能分阶段进行(如大型反应堆退役)，也可能一步完成。退役工程包括源项调查、去污、切割解体、废物处理和处置、安全分析和环境影响评价等。对于操作人员的培训、辐射监测和防护、质量保证和质量控制，以及必要的应急准备等都是必须的。此外，退役必须要有充分的资源准备。现在世界上早期建设的一些核设施，已进入退役阶段，我国青海核基地经过环境整治和通过国家验收，已经成功地退役还牧。

除了在国家层面设置中高放射性废物处置场所外，国家要求每一个省级行政单位设立一个暂时(实际使用年限保证不低于数十年)的放射性废物存贮库。

对废物库及环境的要求是：

a. 各省、自治区、直辖市的放射性废物库，原则上只贮存本辖区范围内的城市放射性废物。对于外辖区的废物，由管理单位与产生单位协商，并报管理一方人民政府批准。入库废物应逐一检查验收，登记卡片归档存放，卡片存放时间不应小于废物达到无害化的时间。

b. 入库废物应按规定分类存放。凡在该库安全贮存期内不能衰减到小于 2×10^4 Bq/kg 的废物和废放射源，能在该库暂存，保证可回取，待将来转运到最终处置场(库)去。

c. 废物贮存时应注意堆积方式。废物坑盖板上方 0.5 m 处的剂量率应不高于 0.05 mSv/h；在库房内堆积时，离废物堆表面 1 m 处的剂量率应不高于 0.1 mSv/h；库房外壁 20 cm处应小于2.5 μSv/h。

d. 经监测证明，废物存放期间衰减到小于 2×10^4 Bq/kg 后，上报省、自治区、直辖市环境保护部门批准，可作为一般垃圾在库区内挖掘易埋藏掩埋。

e. 设有尾矿废渣坝(坑)的库区，应在坝(坑)装满后妥善掩埋、植被，并设立永久标记。

f. 废物库区内应合理分区并严加看管，防止发生各种危害活动。加强绿化，并统筹规划，充分利用潜力，发挥经济效益。

g. 废库工作人员所受的有效剂量应低于国家标准规定的限值。应当避免一切不必要的照射，并使照射保持在可合理达到的最低水平。

h. 在环境中处置放射性废物时，对公众中任一成员造成的年有效剂量不应超过 0.25 mSv。

i. 应当定期对库区内和库区周围环境进行监测，监测方法和监测介质按有关规定执行。每年对监测结果(包括个人剂量监测)评价一次，连同该库营情况，向省、自治区、直辖市环境保护部门报告。发生事故时，应按有关规定立即进行处理并上报。

第五节　医用放射性废物管理

医用放射性废物：系指在应用放射性核素的医学实践中产生的放射性比活度或放射性浓度超过国家规定值预期不再利用的液体、固体和气载废弃物。

一、废物管理一般防护要求

医用放射性废物的分类要求与本章第一节一样。实际操作过程中应当作到：必须区分临床医用放射性废物与医学研究中产生的放射性废物，不可混同处理；必须区分放射性废物与非放射性废物，不可混同处理，应力求控制和减少放射性废物产生量。医学常用放射性核素及相关废物见表 13-5。

表 13-5 医学常用放射性核素及相关废物

核　素	半衰期	衰变类型	产生主要废物
^{3}H	12.3 a	β^-	闪烁液
^{14}C	5 692 a	β^-	闪烁液
^{32}P	14.3 d	β^-	尿、粪、注射器、废敷贴剂
^{51}Cr	25.8 d	Ec	试管、注射器、洗涤液
^{59}Fe	45.1 d	β^-	试管、注射器
^{60}Co	5.3 a	β^-	废弃源
^{67}Ga	78 h	Ec	注射器
^{90}Sr	28.1 a	β^-	废敷贴剂、废弃源
^{99}Mo	66 h	β^-	废发生器柱、标记淋洗液
$^{99}Tc^{m}$	6 h	IT	废发生器柱、标记淋洗液
$^{113}In^{m}$	1.7 h	IT	废发生器柱、标记淋洗液
^{113}Sn	115.2 d	Ec	废发生器柱、标记淋洗液
^{125}I	59.7 d	Ec	试管、标记淋洗液、清洗液、实验用废物
^{131}I	8 d	β^-	尿、粪、清洗液
^{131}Xe	5.3 d	β^-	气体(诊断检查时)
^{169}Yb	31.8 d	Ec	尿、注射器、清洗液
^{198}Au	2.7 d	β^-、Ec	注射器、清洗液
^{201}Tl	3.11 d	Ec	注射器、清洗液

注：引自《医用放射性废物管理卫生防护标准 GBZ133—2002》。

二、液体废物的管理

使用放射性核素量比较大，产生污水比较多的核医学单位，必须有废水专用处理装置或分隔污水池轮流存放和排放废水。污水池必须恰当选址，池底和池壁应坚固、耐酸碱腐蚀和无渗透性，应有防止泄漏措施。产生放射性核素废液而无废水池的单位，应将废液注入容器存放10 个半衰期，排入下水道系统。如废液含长半衰期核素，可先固化，然后作固体废物处理。

放射性浓度不超过 1×10^{4} Bq/L 的废闪烁液，或仅含有浓度不超过 1×10^{5} Bq/L 的 ^{3}H 或 ^{14}C 的废闪烁液不按放射性废物处理。

使用放射性药物治疗病人的医疗单位，必须为住院治疗病人提供有防护标志的专用厕所，对病人排泄物实施统一收集和管理。规定病人住院治疗期间不得使用其他厕所。住院病人专用厕所应具备使病人排泄物迅速全部冲洗入池的条件，而且随时保持便池周围清洁。专用化粪池内排泄物贮存 10 个半衰期后排入下水道系统。池内沉渣如难于排出，可进行酸化，促进排入下水道系统。无专用厕所和专用化粪池的单位，应根据不同核素排泄特点，为注射和服用放射性药物（^{131}I、^{32}P）的住院治疗病人提供具有辐射防护性能的尿液、粪便收集器和呕吐物收集器。最初几天的收集物存放 10 个半衰期，作一般废物处理。收集含^{131}I病人排泄物时，必须同时加入 NaOH 或 10%KI 溶液后密闭存放待处理。

含有长半衰期核素的排泄物，可固化后按固体放射性废物处理。

对同时含有病原体的病人排泄物应备有专门容器单独收集，经存放衰变、杀菌和消毒处理后，排入下水道系统。

符合下列条件之一的病人排泄物不需要统一管理：

a）注射或服用放射性药物作诊断检查的门诊病人排泄物；

b）符合出院条件的病人排泄物。

三、固体废物的管理

废物分类标准和废物的可燃与不可燃、有无病原体毒性分开收集废物。供收集废物的污物桶应具有外防护层和电离辐射标志。污物桶放置点应避开工作人员作业和经常走动的地方。污物桶内应放置专用塑料袋直接收纳废物。装满后的废物袋及时转送贮存室。

废物贮存室建造结构应符合放射卫生防护要求，且具有自然通风条件或安装通风设备，出入处设电离辐射标志。废物袋或废物包、废物桶及其他存放废物的容器必须在显著位置标有废物类型、核素种类、比活度范围和存放日期的说明。内装注射器及碎玻璃等物品的废物袋应附加外套。

焚烧可燃固体废物必须在具备焚烧放射性废物条件的焚化炉内进行。同时污染有病原体的固体废物，必须先消毒、灭菌，然后按固体放射性废物处理。GBq 量级以下且失去使用价值的废弃密封放射源必须在具备足够外照射屏蔽能力的设施里存放和待处理。

比活度小于或等于 8×10^4 Bq/kg 的医用废物可直接作非放射性废物处理。废物经过存放衰变，比活度降低到 8×10^4 Bq/kg 以下后，即可作非放射性废物处理。

四、气载废物的管理

凡使用^{133}Xe诊断检查病人的场所，应具备回收病人呼出气中^{133}Xe的装置，不可直接排入大气。放射性浓度小于或等于“公众导出空气浓度”DAC（公众）的气载废物为非放射性废气，可以直接排放。

五、实验动物尸体的管理

含有放射性核素的动物尸体应防腐、干化、灰化。灰化后残渣按固体放射性废物处理。含有长半衰期核素的动物尸体，可先固化，然后按固体放射性废物处理。含有较高放射性的尸体一般不应进行防腐处理，而应及时作焚化处理。焚化后残渣按固体放射性废物处理。

六、废物管理制度

有专（或兼）职废物管理人员负责废物的收集、分类、存放和处理。废物管理人员应熟悉废物管理原则和掌握剂量监测技术。设废物存贮登记卡，废物主要特性和处理过程应记录在卡片上，并存档备案。必须有预防发生废物丢失、被盗、容器破损和灾害事故的安全措施，贮存室的显著位置应设安全警戒信号。密封放射源的废弃和处理，必须履行登记手续，并存档备查。废物管理人员作业时必须使用个人防护用具和防护设施，防止超剂量照射。

参考文献

1 姜德智，涂彧，刘犁. 放射卫生学. 苏州：苏州大学出版社，2004

2 罗上庚. 放射性废物概论. 北京：原子能出版社，2003

3 电离辐射防护与辐射源安全基本标准. GB18871—2002

第十四章　放射工作安全与管理

由于电离辐射具有看不见摸不着而且能危及人体健康的特点，所以从事与射线相关工作的放射工作人员有其特殊的要求，除拥有扎实的专业知识外，还必须具备牢固的放射防护知识，使得在工作过程中懂得如何保护自己，保护他人和环境，将辐射危害降到最低限度。因为存在种种主观与客观的原因，在实际工作中不可避免地会出现相关事故及事故隐患，所以除增加防护的投入外，加大对放射工作人员就业前和在职时管理力度及健康检查监督是放射工作安全的根本保证，也是预防辐射事故危害的有效方法。

第一节　放射工作人员的上岗条件及安全管理

《职业病防治法》明确指出放射工作是高职业危害工种，因此放射工作人员既要有扎实的专业技术，也要掌握基本的防护与安全知识和技能，了解放射工作的监督管理规范。

一、放射工作人员上岗基本条件

要从事放射工作必须具备相应的上岗条件，放射工作人员上岗的基本条件是：

1. 年满18周岁；
2. 经职业健康检查，符合放射工作人员的职业健康要求；
3. 放射防护和有关法律知识培训考核合格；
4. 遵守放射防护法规和规章制度，接受职业健康监护和个人剂量监测管理；
5. 持有《放射工作人员证》。

二、放射工作人员的健康要求与管理

为保障放射工作人员的健康与安全，对他们实行健康监护是十分必要的。《放射性同位素与射线装置安全和防护条例》(国务院[2005]449号令)明确指出：生产、销售、使用放射性同位素和射线装置的单位，应当严格按照国家关于个人剂量监测和健康管理的规定，对直接从事生产、销售、使用活动的工作人员进行个人剂量监测和职业健康检查，建立个人剂量档案和职业健康监护档案。《放射工作人员的健康标准》(GB16387—1996)对放射工作人员的健康标准，不应(或不宜)从事放射工作的健康和其他有关条件、放射工作的适应性问题都做了具体规定。卫生部2007年3月23日讨论通过，2007年6月3日予以颁布，2007年11月1日施行的《放射工作人员职业健康管理办法》(卫生部[2007]第55号令)，对放射工作人员的健康管理工作做出了明确规定。

对放射工作人员实行健康监护是一项十分重要的工作。就业前、后人员的体检须由放射工作单位组织到省级卫生行政部门指定的放射防护机构或医疗单位进行。对就业前人员的体检项目，必须满足或符合所进入岗位的具体要求。发现放射工作禁忌症和不适应症者应从严掌握，并提出处理意见。对就业后的人员发现职业损伤要认真对待，及时妥善处理。检查记

录、会诊意见和各种单据、凭证，一定要记录准确、收集完整。历次健康检查材料要认真收集整理并归入本人健康档案，妥善保存。

（一）健康体检

健康体检是为了最大限度地保障从事放射工作人员的健康与安全，使其在正常或异常，以及紧急情况下能正确、安全地履行其工作职责。

1. 就业前体检

就业前体检的对象是指准备进入放射工作岗位长期从事放射工作的人员，以及预计临时或短期参加放射工作的人员，未经就业前医学检查者，不得从事放射工作。就业前体检的目的如下。

(1) 挑选合格人员进入放射工作岗位；

(2) 避免不满 18 周岁的人员和有放射禁忌证或不适应证人员进入放射工作岗位；

(3) 获得记录完整、准确的个人健康状况的基础资料；

(4) 为职业健康管理、职业病管理及远后效应评价提供客观依据。

就业前医学检查是放射工作人员健康检查的重要部分，是全部医学检查的基础资料，必须全面系统、仔细、准确地询问和检查并详细记录，为就业后定期或意外事故等检查作对比和参考。因此，必须在上岗前到指定的专门机构进行就业前体检，管理部门必须按法规要求从严掌握，切实抓好。

2. 就业后定期体检

就业后体检的对象是指对已从事放射工作的人员进行的定期例行医学检查，就业后体检的目的如下。

(1) 检查与评估放射工作人员的身体健康状况；

(2) 及时发现职业放射损伤，采取必要的措施；

(3) 及时发现职业不适应征或其他疾病，进行必要的处理；

(4) 评价防护条件和措施的安全可靠程度，提出对防护现状的肯定或改进意见。

就业后体检的频度，依受照水平而定，一般每 2～3 年体检一次，必要时可适当增加检查次数。就业后体检要求同就业前，检查结果应与就业前进行对照、比较，以便判定是否适应继续从事放射工作，或需调整做其他工作。

（二）健康检查的内容

对就业前、后的体检要按照放射工作人员体格检查表全面进行，并逐项做好记录。

1. 普通检查内容

(1) 一般情况：年龄、性别、婚姻、生育情况、个人生活史；

(2) 以往患病情况：包括药物过敏史；

(3) 从事有毒有害作业的职业史；

(4) 临床内科、外科、神经精神科、皮肤科、眼科、耳鼻喉科、妇科等；

(5) 血尿便常规、肝功能等。

2. 特殊检查内容　对就业后定期体检，除做上述的普通检查项目外，应按接触射线类型增加必要的检查项目：

(1) 对接触 X 射线、γ 射线及中子外照射的放射工作人员要做眼晶体的检查；

(2) 对从事开放型放射性物质操作的工作人员，根据接触的放射性核素在人体内代谢的特点，做紧要器官功能检查，并可进行生物样品的监测，必要时，用体外计数法测定全身或部分器官的放射性；

(3) 血液学检查包括白细胞总数及分类、血红蛋白含量、红细胞及血小板计数，必要时进行微循环、内分泌功能、免疫功能、淋巴细胞微核及染色体畸变、细胞遗传学检查；

(4) 对在事故中受到照射的男性应增加精液的常规检查；

(5) 根据需要可进行皮肤、毛发、指甲、血和尿生化、痰涂片的细胞学检查等。

(三) 对放射工作人员的健康要求

放射工作人员必须具有正常、异常和紧急情况下能正确、安全地履行其职责的健康条件，这是最基本的要求。《放射工作人员的健康标准》(GBZ 98—2002)规定了放射工作人员健康标准的基本要求和特殊要求。在就业前和就业后体检中，发现下列情况之一者，管理部门即应分别予以认真处理。对准备从事放射工作的人员，属不宜从事放射工作者；对已从事放射工作的人员，可根据情况给予减少接触、短期脱离、疗养或调离放射岗位处理。

1. 血象指标超出以下范围

男　血红蛋白 120～160g/L；红细胞数(4.0～5.5)×10^{12}/L；

女　血红蛋白 110～150g/L；红细胞数(3.5～5.0)×10^{12}/L；

就业前　白细胞总数(4.5～10)×10^{9}/L；血小板数(100～300)×10^{9}/L；

就业后　白细胞总数(4.0～11)×10^{9}/L；血小板数(90～300)×10^{9}/L。

高原地区应参照当地正常范围处理。

2. 严重的呼吸系统的疾病，如活动性肺结核、严重频繁发作的气管炎和哮喘等；心血管疾病，如各种失代偿的心脏病、严重高血压和动脉瘤等；消化系统疾病，如严重消化道出血、反复发作的胃肠功能紊乱、肝脾疾病和溃疡病等；造血系统疾病，如白血病、白细胞减少症、血小板减少症、真性红细胞增多症、再生障碍性贫血，以及红细胞系统、粒细胞系统、巨核细胞系统检查计数偏离了正常值等；神经和精神方面的疾病，如器质性脑血管病、脑瘤、意识障碍、癫痫、癔病、精神分裂症、精神病、严重的神经衰弱等；泌尿生殖系统疾病，如严重肾功能异常、精子异常、梅毒及其他疾病；内分泌系统疾病，如未能控制的糖尿病、甲状腺机能亢进和甲状腺机能低下等；免疫系统疾病，如明显的免疫功能低下和艾滋病等；皮肤疾病，如传染性反复发作的严重的大范围的皮肤疾病等。

3. 严重的视听障碍，如高度近视、严重的白内障、青光眼、视网膜病变、色盲、立体感消失、视野缩小和严重的听力障碍等。

4. 恶性肿瘤和有碍于工作的巨大的、反复发作的良性肿瘤。

5. 严重的有碍于工作的残疾，和先天畸形及遗传性疾病。

6. 手术后而不能恢复正常功能者。

7. 就业后未完全恢复的放射性疾病，或其他职业病等。

8. 患有其他器质性或功能性疾病，和未能控制的细菌性或病毒性感染疾病等。

9. 年龄小于 16 周岁的人员不得接受职业照射。年龄小于 18 周岁的人员，除非为了进行培训并受到监护，否则不得在控制区工作；他们所受的剂量按 GB18871—2002 中的规定进行控制。

10. 有吸毒、酗酒或其他恶习不能改正者。

从事放射工作后的情况，在健康体检归档材料中应详细记录：

1. 工种和照射类型(主要是外照射还是内照射，还是内、外混合照射)；

2. 工龄和受到的外照射累积有效剂量及摄入放射性核素的待积有效剂量；

3. 就业以来曾患过何种疾病及其治疗情况；

4. 对当前承担的工作的适应情况；

5. 是否受到过事故照射，或参与过应急干预行动，受照剂量情况。

(四) 职业照射工作适应性的意见

职业体检后，对职业照射工作适应性的意见，由授权的职业病学医师提出，须经健康监护机构确认。有以下三种情况。

1. 可继续从事职业照射中所承担的工作；

2. 暂时脱离职业照射工作；

3. 不适于继续从事职业照射工作，调整工作岗位，做其他非职业照射工作。

必须指出的是，任何单位都不能以放射工作人员体检后不适合继续从事放射工作为由而拒绝为其提供其他非放射工作。

(五) 放射工作人员的健康保健

放射工作人员的保健待遇，应按国家有关文件规定执行。《放射工作人员职业健康管理办法》(卫生部令[2007]第 55 号)明确指出：

1. 职业健康检查机构发现有可能因放射性因素导致健康损害的，应当通知放射工作单位，并及时告知放射工作人员本人。职业健康检查机构发现疑似职业性放射性疾病病人应当通知放射工作人员及其所在放射工作单位，并按规定向放射工作单位所在地卫生行政部门报告。

2. 放射工作单位应当在收到职业健康检查报告的 7 日内，如实告知放射工作人员，并将检查结论记录在《放射工作人员证》中。放射工作单位对职业健康检查中发现不宜继续从事放射工作的人员，应当及时调离放射工作岗位，并妥善安置；对需要复查和医学随访观察的放射工作人员，应当及时予以安排。

3. 放射工作单位不得安排怀孕的妇女参与应急处理和有可能造成职业性内照射的工作。哺乳期妇女在其哺乳期间应避免接受职业性内照射。

4. 放射工作人员有权查阅、复印本人的职业健康监护档案。放射工作单位应当如实、无偿提供。

5. 放射工作人员职业健康检查、职业性放射性疾病的诊断、鉴定、医疗救治和医学随访观察的费用，由其所在单位承担。

6. 职业性放射性疾病的诊断鉴定工作按照《职业病诊断与鉴定管理办法》和国家有关标准执行。

7. 放射工作人员的保健津贴按照国家有关规定执行。

8. 在国家统一规定的休假外，放射工作人员每年可以享受保健休假 2～4 周。享受寒、暑假的放射工作人员不再享受保健休假。从事放射工作满 20 年的在岗放射工作人员，可以由所在单位利用休假时间安排健康疗养。

另外，GB18871—2002 中规定，用人单位有责任改善职业照射人员中孕妇的工作条件，以保证为胚胎和胎儿提供与公众成员相同的防护水平。孕妇和哺乳期妇女应避免受到内照射。

（六）健康档案管理

对于放射工作人员，无论是就业前的健康检查，还是就业后的定期体检，尤其是接受应急照射或事故照射的医学检查资料，都要记录存档。

1. 健康档案主要内容

（1）就业前健康检查档案主要包括如下内容

1）一般情况；

2）既往患病、接触有毒有害作业史；

3）婚姻、生育史；

4）家族史；

5）个人生活史；

6）体格检查；

7）实验室检查；

8）诊断及处理情况；

9）单位意见。

（2）就业后定期体检档案主要内容

1）姓名、工作单位及体检日期；

2）从事放射工作适应情况及工作年限；

3）从事放射工作的种类及防护情况；

4）接受应急照射情况及照后身体反应；

5）受事故照射情况及照射后身体反应；

6）以往患病情况及医疗处理；

7）受职业照射个人累积剂量档案；

8）体格检查临床所见；

9）本次体检的结论及处理意见；

10）本次体检单位意见。

特殊检查档案内容可参考定期体检档案而定。

2. 健康档案的管理

（1）就业前体检、就业后体检及特殊检查的结果，应由实施健康检查的单位详细如实地记录在专用个人健康档案中，同时将体检结果抄报给受检者所在单位，受检者所在单位记录在放射工作人员健康管理档案中。

（2）放射工作人员罹患非职业性一般疾患、家族遗传疾病等，也应简要明确地记录在健康档案中，并收存相应的证明材料，形成较为完整的个人健康档案。

（3）经就业前体检合格，进入放射工作岗位后应按时间顺序记录其工作性质、范围以及工种变动情况，形成比较完整的职业史资料。

（4）应注意收集并记录所在工作场所的放射防护情况和受照剂量情况，积累形成个人剂量档案，与健康管理档案配合使用。

（5）健康管理档案按规范化记录，如病伤死因的分类应按卫生统计的统一分类进行。

（6）健康管理档案应设立各种索引卡，包括姓名、工种、病症等索引，便于检索、统计及健康档案的微机管理。

(7) 健康管理档案由单位妥善保存，专人管理，工作变动时随人转入新的工作单位。

对诊断为职业性放射病或不适宜继续从事放射工作的人员，所在单位应及时将其调离放射工作岗位，另行分配其他工作。对确诊为职业性放射病致残者，按2003年国务院第375号令《工伤保险条例》的有关规定、标准评定伤残等级并发给伤残抚恤金。

三、个人剂量监测与管理

放射工作人员在日常工作中可能要受到剂量不同的照射，所以在日常工作中要加强自我保护意识，及时了解实际受照剂量，评价工作环境的防护水平。所有从事或涉及放射工作的单位或个人，必须接受个人剂量监测，建立个人剂量档案。凡接受个人剂量监测的放射工作人员，工作期间必须佩戴省级以上卫生行政部门认可的个人剂量计，定期监测并做严格记录，每人的工作量及受照剂量要记入个人剂量档案中，如发现剂量超过限值应及时找出原因并采取有效措施。

放射工作人员个人剂量监测，依据是《放射性同位素与射线装置安全和防护条例》(国务院449号令)第二十九条：生产、销售、使用放射性同位素和射线装置的单位，应当严格按照国家关于个人剂量监测和健康管理的规定，对直接从事生产、销售、使用活动的工作人员进行个人剂量监测和职业健康检查，建立个人剂量档案和职业健康监护档案。

放射工作人员进行个人剂量监测其目的在于：掌握和限制放射工作人员个人受照剂量，以便控制职业照射剂量水平，评价放射工作人员的健康状况，为放射性疾病的诊断与治疗以及放射防护评价等提供剂量依据。

1. 个人剂量监测的基本内容

(1) 个人剂量监测：主要指外照射、内照射、体表和衣服表面的污染监测。外照射监测可通过工作人员胸前戴的个人剂量计或报警式个人剂量仪来实现；内照射监测可通过全身计数器体外测量或通过生物样品分析来估算；体表和衣服表面污染可用α、β表面污染仪进行测量，也可用个人剂量计来监测。

(2) 工作场所监测：主要指工作场所外照射水平、空气污染和表面污染的监测。

(3) 异常照射剂量监测：主要指事故和一般应急照射剂量监测。对于在辐射事故中受到照射或受到污染的人员，可采用个人剂量计、模拟测量、生物样品分析等方法尽快地估算其受照剂量，以利确定受照的严重程度。对于应急照射人员除在身体不同部位佩戴个人剂量计外，还应佩戴报警式个人剂量仪，以保证在应急照射时受到的照射剂量不超过规定的限值。

2. 个人剂量监测方法

(1) 只接受外照射的人员，在左胸前暴露部位佩戴一个个人剂量计。可能受较大剂量照射的部位也应佩戴个人剂量计。

(2) 在几种照射都不能忽略的复合照射场中，工作人员应佩戴多种辐射组合式个人剂量计。

(3) 在中子剂量有可能超过γ或X射线剂量的10%的γ射线和中子混合场中，工作人员应佩戴能测γ或X射线和中子剂量的组合式个人剂量计。

(4) 在均匀照射场中，工作人员应在身体主要器官相应的体表部位佩戴个人剂量计，或对照射场进行特殊监测。

(5) 应急照射人员应佩戴直读式或报警式个人剂量计。

(6) 空气污染监测时，取样器应放在距地面 1.5 m(立位工作时)或 1 m(坐位工作时)的位置。

(7) 内照射监测时，一般可收集排泄物进行分析。有条件的单位可用体外直接测量法监测 γ 放射性核素。

(8) 外照射个人剂量计的测读周期一般为 30 d，也可视情况缩短或延长，但最长不得超过 90 d。

(9) 在常规情况下监测表面污染时，测量 α 污染的探头离污染表面的距离不得超过 0.5 cm，测量 β 污染的探头离污染表面的距离以 2.5～5.0 cm 为宜，且探头移动速度应与使用仪器的要求一致。局部皮肤表面污染监测时，应取大约 100 cm^2 面积上的测量均值作为剂量评价的依据。

3. 个人剂量监测的原则与评价

根据《电离辐射防护与辐射源安全基本标准》(GB18871—2002)要求，放射性用人单位应负责安排工作人员的职业照射监测和评价。对职业照射的评价主要应以个人监测为基础。

(1) 对于任何在控制区工作的工作人员，或有时进入控制区工作并可能受到显著职业照射的工作人员，或其职业照射剂量可能大于 5 mSv/a 的工作人员，均应进行个人监测。在进行个人监测不现实或不可行的情况下，经审管部门认可后可根据工作场所监测的结果和受照地点和时间的资料对工作人员的职业受照情况做出评价。

(2) 对在监督区或只偶尔进入控制区工作的工作人员，如果预计其职业照射剂量在 1 mSv/a～5 mSv/a 范围内，则应尽可能进行个人监测。应对这类人员的职业受照进行评价，这种评价应以个人监测或工作场所监测的结果为基础。

(3) 如果可能，对所有受到职业照射的人员均应进行个人监测。但对于受照剂量始终不可能大于 1 mSv/a 的工作人员，一般可不进行个人监测。

(4) 应根据工作场所辐射水平的高低与变化和潜在照射的可能性与大小，确定个人监测的类型、周期和不确定度要求。

(5) 用人单位应对可能受到放射性物质体内污染的工作人员(包括使用呼吸防护用具的人员)安排相应的内照射监测，以证明所实施的防护措施的有效性，并在必要时为内照射评价提供所需要的摄入量或待积当量剂量数据。

4. 个人剂量监测管理

(1) 从事放射防护工作的机构和各放射工作单位应设专(兼)职人员做好个人剂量监测工作，并接受上一级放射防护审管部门的监督和指导。

(2) 接受监测的放射工作人员必须正确佩戴个人剂量计：在左胸前外上方铅围裙外面佩戴一枚个人剂量计，号码固定，不能擅自拆开，不能损坏，不能转借他人使用，不工作时不能将佩戴有个人剂量计的工作服挂在有射线的地方，按时更换剂量计。

(3) 各监测机构应对所有受监测的人员建立个人剂量档案，各地放射防护机构和放射单位应根据监测机构的监测结果报告建立个人剂量档案，并长期妥善保存。放射工作人员调动时，其在本单位的个人剂量档案应随其人事调动而转往调入单位，脱离放射工作后继续保存 20 年。

四、放射工作人员的防护培训

放射工作人员除掌握扎实的专业知识外还必须拥有基本的放射防护基本知识，因此接受放射防护培训是放射工作人员上岗前培训和在职培训的必不可少的部分。《放射性同位素与射线装置安全和防护条例》(国务院 449 号令)第二十八条：生产、销售、使用放射性同位素和射线装置的单位，应当对直接从事生产、销售、使用活动的工作人员进行安全和防护知识教育培训，并进行考核；考核不合格的，不得上岗。《放射工作人员职业健康管理办法》(卫生部令[2007]第 55 号)明确指出：放射工作人员上岗前应当接受放射防护和有关法律知识培训，考核合格方可参加相应的工作，培训时间不少于 4 天，放射工作单位应当定期组织本单位的放射工作人员接受放射防护和有关法律知识培训，放射工作人员两次培训的时间间隔不超过 2 年，每次培训时间不少于 2 天。放射防护培训须由国家及省级审管部门认可的放射防护技术单位举办，并按照统一的教材进行培训，培训的内容可包括电离辐射基本知识、作用于人体的电离辐射来源、内照射和外照射的防护原则与基本措施、放射性废物的处理与管理、辐射监测技术、电离辐射的应用、开放源与密封源的使用注意事项与监督管理、放射性污染与环境保护、国家与地方相关的放射卫生管理法规、放射卫生监督以及放射性职业病相关知识等等。

五、医学放射工作人员放射防护培训规范

除医用诊断 X 射线工作者、核医学工作者、放射治疗工作者等职业性放射工作人员必须具备放射防护知识之外，凡从事电离辐射医学应用工作的医疗、科研、教学单位的相关专业人员、见习人员及有关管理人员等，也必须接受放射防护基本知识的一般培训。

医学放射工作人员就业前必须接受放射防护培训，并经考核合格之后才有资格参加相应的工作。医学院校学生进入与放射工作有关的专业实习前，应接受放射防护知识培训。各类医学放射工作人员就业后应定期接受再培训。

防护培训的目的是为了提高各类医学放射工作人员对放射安全重要性的认识，增强防护意识，掌握防护技术，最大限度地减少不必要的照射，避免事故发生，保障工作人员、受检者与患者以及公众的健康与安全，确保电离辐射的医学应用获取最佳效益。

防护培训的基本要求：对电离辐射医学应用的利与害有正确的认识，防止麻痹思想和恐惧心理；了解有关放射防护法规和标准的主要内容，掌握放射防护基本原则；了解、掌握减少工作人员、受检者与患者所受照射剂量的原理和方法，以及有关防护设施与防护用品的正确使用方法；了解可能发生的异常照射及其应急措施。

防护培训应根据培训对象的具体情况及其工作性质采取相应方式，例如课堂教学、现场实习和个人学习等。并注意充分利用各种音像教材。培训时间长短视实际情况酌定。课堂教学可以基础知识为主，较系统讲授共同性内容；也可以某方面专题为内容举办培训班。现场实习以实际操作为主，侧重培养学员掌握防护技能。个人学习应由所在单位负责组织并选择合适教材，提出统一要求，各人自行安排。对医学放射工作人员的放射防护培训情况应建立档案，记录他们的技能水平、受训课程、考核成绩等。

防护培训内容

基本防护知识

1. 原子核结构和放射性衰变

2. 电离辐射的特点及其与物质的相互作用
3. 电离辐射量与单位
4. 天然与人工电离辐射源
5. 放射生物效应
6. 放射性物质的摄入、代谢与促排
7. 放射防护的目的和任务
8. 放射防护标准
9. 放射防护法规
10. 职业性照射与工作人员防护
11. 医疗照射的质量保证与患者防护
12. 外照射的防护
13. 内照射的防护
14. 安全操作技术
15. 放射防护设施和辅助防护用品
16. 个人剂量监测
17. 场所与环境防护监测
18. 辐射事故及其处理
19. 放射损伤防治
20. 放射性废物处理
21. 物体表面放射性污染的清除
22. 放射工作人员的健康管理

专题防护培训课程

1. 医用诊断 X 射线工作人员的放射防护培训课程

医用诊断 X 射线设备工作原理，X 射线诊断技术的发展，X 射线设备的防护性能及其监测方法，医用诊断 X 射线卫生防护标准及有关防护管理法规，附加防护设备与辅助防护用品，工作人员的防护，受检者的防护，X 射线诊断的质量保证，特殊类型 X 射线检查的防护，事故预防及处理。

2. 操作开放型放射源工作人员防护培训课程

放射性药物，放射性核素发生器，放射性物质的开瓶与分装，放射性物质的运输和保存，放射性废物处理，内照射防护，外照射防护，工作人员和受检者与患者的防护，防护监测、内照射剂量估算，核医学的质量保证，防护设备和防护用品，有关防护标准与防护管理法规，污染的预防和清除，事故预防及处理。

3. 放射治疗工作人员的放射防护培训课程

放射治疗源，放射治疗设备工作原理，放射治疗设备的防护性能及其监测方法，放射治疗的物理基础和放射生物学基础，肿瘤放疗定位技术，肿瘤放射治疗剂量，放射治疗的质量保证，有关防护标准与防护管理法规，工作人员的防护，患者的防护，事故预防及处理。

六、放射防护技术人员资格要求

放射防护技术人员是放射工作单位放射防护的骨干与支柱，按其所从事的实际工作领域涉及:放射性地质矿冶系统;核燃料元件加工制造和铀富集系统;核动力厂及反应堆;乏燃料处理系统;加速器;放射性同位素生产和应用及其他射线装置;放射性废物贮存和处置;其他领域。

(一)初级放射防护技术人员应掌握的基础知识

1. 辐射的特点及其生物学效应

(1)放射性及其度量单位;

(2)射线与物质的相互作用;

(3)辐射对人体的影响;

(4)日常生活中遇到的辐射照射。

2. 辐射安全与防护法规和标准

(1)常用法规的主要内容;

(2)国家基本标准;

(3)有关专业标准;

(4)豁免和最小可忽略量概念。

3. 内外照射防护的一般方法

(1)放射防护三原则;

(2)辐射场强度的简单计算;

(3)时间、距离、屏蔽防护简易计算

(4)外照射源操作注意事项;

(5)射线装置的辐射源及其特点;

(6)开放型放射性工作场所选址、分级及其要求;

(7)废物处理;

(8)个人防护措施。

4. 放射防护监测

(1)工作场所和环境监测的一般内容与要求;

(2)常规仪表使用的注意事项;

(3)个人剂量监测及评价的一般方法。

5. 事故管理

(1)事故分类和分级;

(2)事故处理的一般原则。

(二)中级放射防护技术人员应掌握的基础知识

1. 辐射安全与防护法规和标准

(1)确定基本标准中几项限值的主要依据,相对危险度范围;

(2)计算导出限值方法梗概;

(3)有关限值之间的主要关系;

(4)放射性物质和放射源的管理办法,射线装置管理办法,“三废”管理办法等

(5)工作人员的健康管理;

(6)辐射危害与可接受性概念。

2. 剂量学

(1) 外照射剂量的估算、有效剂量的计算;

(2) 放射性物质摄入量的估算及体内滞留量的确定方法;

(3) 由摄入量计算有效剂量的一般方法。

3. 放射防护方法

(1) 各种形状β、γ、中子辐射源辐射场强度的计算;

(2) 屏蔽材料的选择和屏蔽厚度的计算;

(3) 开放型放射性物质操作场所设计建造要求;

(4) 开放型放射性物质操作中的放射防护措施,污染控制技术;

(5) 设备和人体的放射性污染去污剂与去污原则。

4. 放射防护监测

(1) 操作密封源和开放型放射性物质场所放射防护监测方案的设计;

(2) 个人剂量监测方案的设计;

(3) 环境监测的介质与取样一般要求;

(4) 各项监测结果可靠性的初步判断。

5. 放射防护评价

(1) 工作场所辐射安全初步评价;

(2) 环境影响初步评价;

(3) 放射防护最优化分析和判断;

(4) 风险分析概念。

6. 辐射事故管理

(1) 辐射事故分类分级及报告程序;

(2) 辐射事故处理的一般原则;

(3) 辐射事故的应急计划与准备。

第二节 放射性工作单位应具备的基本安全条件及管理措施

放射工作单位除了应该具备基本的防护设施外,还必须具备的基本安全条件及管理措施,确保放射工作人员的身体健康和环境安全。

一、放射工作单位应具备的基本条件

1. 具有与所从事的放射工作相适应的场所、设施和装备,并提供相应的资料;

2. 从事放射工作的人员必须具备相适应的专业及防护知识和健康条件,并提供相应的证明资料;

3. 有专职、兼职放射防护管理机构或者人员以及必要的防护用品和监测仪器,并提交人员名单和设备清单;

4. 提交严格的有关安全防护管理规章制度的文件;

5. 具有放射工作许可证。

二、建立放射工作人员剂量档案

所有从事或涉及放射工作的单位或个人，必须接受个人剂量监测，建立个人剂量档案，放射工作人员调动时，个人剂量档案应随其转给调入单位，在其脱离放射工作后继续保存20年。接受个人剂量监测的放射工作人员，工作期间必须佩戴省级及其以上审管部门认可的个人剂量计。

（一）个人剂量监测

1. 放射工作单位的个人剂量监测，应由省级审管部门指定的放射防护机构统一进行。放射工作单位对本单位工作人员所做的个人剂量监测只能作为审管部门评价工作人员受照剂量的参考。

2. 放射工作单位必须接受个人剂量监督。应当进行个人剂量监测的单位拒不接受监测的按违反《放射性同位素与射线装置安全和防护条例》进行处罚。

3. 按规定进行个人剂量监测的放射工作人员，必须佩戴统一规定的个人剂量计，或接受内照射剂量监测。

4. 放射工作人员佩戴个人剂量计，必须按统一规定佩戴在工作服指定位置，禁止随意拆开或损坏。

5. 严禁将剂量计在阳光下照射或故意在射线束内直接照射，一经发现按违反《放射性同位素与射线装置安全和防护条例》处理。

6. 剂量计在放射工作单位和放射防护机构之间应按照规定方式传递，不得随意拖延时间或乱扔乱放。

7. 放射防护机构应将监测结果及时通知放射工作单位，并按规定填入剂量档案。如果监测结果超过了基本限值或达到调查水平，应及时查明原因。如发现异常情况照射，应迅速采取有效的防护措施。

（二）个人剂量档案管理

早在1985年卫生部就制定了《关于放射工作人员个人剂量监测管理规定》，充分体现了个人剂量档案的重要性，管理规定的主要内容包括：

1. 放射工作单位均需按规定建立放射工作人员个人剂量档案，由单位审管部门妥善保存。审管部门应定期检查个人剂量档案。

2. 人员调动时，此档案应转给调入单位，并报当地审管部门备案后，才准许从事放射工作。

3. 工作人员受到异常照射时，应填写《异常受照调查表》。此表应存入个人剂量档案，并应及时抄报当地审管部门。

4. 放射工作人员的受照记录（包括个人剂量档案、监测方法、数据处理方法）和事故受照射的详细说明应保存足够长的时间。通常在其脱离放射工作后，还应保存1年，特殊技术需要的可保存30年。

5. 在不具有个人剂量监测数据记录情况下，放射工作人员的放射损伤不能做出职业病诊断和处理。

《放射工作人员职业健康管理办法》（卫生部令[2007]第55号）明确指出：

1. 放射工作单位应当按照国家有关标准、规范的要求，安排本单位的放射工作人员接受个人剂量监测，并遵守下列规定。

(1) 外照射个人剂量监测周期一般为30天，最长不应超过90天；内照射个人剂量监测周期按照有关标准执行；

(2) 建立并终生保存个人剂量监测档案；

(3) 允许放射工作人员查阅、复印本人的个人剂量监测档案。

2. 个人剂量监测档案应当包括：

(1) 常规监测的方法和结果等相关资料；

(2) 应急或者事故中受到照射的剂量和调查报告等相关资料。放射工作单位应当将个人剂量监测结果及时记录在《放射工作人员证》中。

3. 放射工作人员进入放射工作场所，应当遵守下列规定。

(1) 正确佩戴个人剂量计；

(2) 操作结束离开非密封放射性物质工作场所时，按要求进行个人体表、衣物及防护用品的放射性表面污染监测，发现污染要及时处理，做好记录并存档；

(3) 进入辐照装置、工业探伤、放射治疗等强辐射工作场所时，除佩戴常规个人剂量计外，还应当携带报警式剂量计。

(三) 个人剂量资料的统计报告

根据《放射工作人员职业健康管理办法》，各组织实施个人剂量监测的单位应按要求向审管部门报告的个人剂量监测结果。

个人剂量监测工作应当由具备资质的个人剂量监测技术服务机构承担。个人剂量监测技术服务机构的资质审定由中国疾病预防控制中心协助卫生部组织实施。个人剂量监测技术服务机构的资质审定按照《职业病防治法》、《职业卫生技术服务机构管理办法》和卫生部有关规定执行。个人剂量监测技术服务机构应当严格按照国家职业卫生标准、技术规范开展监测工作，参加质量控制和技术培训。

个人剂量监测的仪器、方法、评价和记录，应符合国家有关标准的规定。承担个人剂量监测的单位，必须参加卫生部个人剂量监测技术指导机构组织的质量控制和技术培训。个人剂量监测报告应当在每个监测周期结束后1个月内送达放射工作单位，同时报告当地卫生行政部门。

县级以上地方卫生行政部门按规定时间和格式，将本行政区域内的放射工作人员个人剂量监测数据逐级上报到卫生部。

中国疾病预防控制中心协助卫生部拟定个人剂量监测技术服务机构的资质审定程序和标准，组织实施全国个人剂量监测的质量控制和技术培训，汇总分析全国个人剂量监测数据。

三、建立放射工作人员健康档案

放射工作人员的健康检查，应根据卫生部发布的《预防性健康检查管理办法》、《放射工作人员职业健康管理办法》及有关标准进行检查和评价，上岗后每1～2年进行一次，必要时可增加检查次数。健康检查工作由省级审管部门指定的卫生医疗单位负责实施。

放射工作人员所在单位必须为所有放射工作人员建立个人健康档案，详细记录历次医学检查结果及评价处理意见，其保存时间不少于20年。

对确诊已妊娠的放射工作人员，不应参与事先计划的照射和有可能造成内照射的工作。授乳妇女在其哺乳期间应避免接受内照射。对接受计划照射和事故所致异常照射的工作人员，必须作好现场医学处理，根据估计的受照剂量和受照人员的临床症状决定就地诊治或送专门医疗机构治疗，并应将诊治情况记入本人的健康和剂量档案中。

从事过放射工作，凡属于下列情况之一者，应每2年对其进行医学随访观察一次：

1. 从事放射工作累计工龄20年以上或放射性核素摄入量是年摄入量限值的两倍以上；
2. 铀矿工在一年内氡子体累积曝露量在100个工作水平月以上；
3. 一次或几天内的照射有效剂量在0.1 Sv以上；
4. 一年全身累积照射有效剂量在1.0 Sv以上；
5. 确诊的职业性放射病者。

四、过量照射和放射病的诊断管理

1. 过量照射

人员受到的外照射剂量大于年剂量限值，或摄入的放射性核素大于该核素的年摄入量限值(ALI)时，称为过量照射；对受到过量照射的人员应及时进行医学检查，对全身受到的有效剂量大于0.1 Sv的人员其受照场所的放射防护条件和安全管理中存在的问题应进行调查；对全身受到的有效剂量大于0.25 Sv的人员，应当进行全面详细的医学检查和观察。观察周期，受照后5年内每年进行一次医学检查；受照后5～10年每2～3年进行一次医学检查；受照10年后每5年进行一次医学检查。医学检查应以职业医学的基本原则为基础，评价人员对其预期工作的适应性，和可能出现的效应。

2. 放射病的诊断管理

我国卫生部设置有职业病诊断鉴定委员会及其放射病诊断鉴定组，其职责是：对全国的职业性放射病的诊断工作进行技术指导和仲裁；受理省级职业性放射病诊断鉴定组提出的疑难病例；参与辐射事故中受照人员的医学诊断与医学处理。

省级审管部门设有省级职业性放射病诊断鉴定组，其职责是：负责辖区内的职业性放射病的诊断工作；负责辖区内的辐射事故中受照人员的医学诊断与医学处理；负责职业性放射病疑难病例的转诊。

职业性放射病的诊断，按照国家发布的放射病诊断的规定和标准进行。以个人健康档案、个人受照剂量档案及辐射事故档案等文字记载为依据，并结合临床表现由诊断小组集体作出诊断。没有上述文字档案资料不能进行放射病的诊断。放射病诊断书一式5份，诊断鉴定组、患者、患者所在单位、省级卫生审管部门和国家职业性放射病诊断鉴定组各存一份。持职业性放射病诊断书的患者每两年接受一次复查和诊断。

3. 放射性肿瘤的病因判断

电离辐射是恶性肿瘤的诱因，如何判断职业因素导致的恶性肿瘤，《放射性肿瘤判断标准》(GBZ97—2002) 对此作了明确的阐述。放射性肿瘤(radiogenic neoplasm)：是指接受电离辐射照射后发生的与所受该照射具有一定程度病因学联系的恶性肿瘤。通常放射性肿瘤的判断依据有：

(1) 有接受一定剂量某种射线照射的历史和受照法定个人剂量监测记录资料。

(2) 受照经一定潜伏期后发生下列特定类型的原发性恶性肿瘤并且得到临床确诊。

1）接受氡子体照射后发生的肺癌。

2）接受X或γ射线照射后发生的白血病(除外慢性淋巴细胞性白血病)；甲状腺癌和乳腺癌(女性)。

3）接受镭-226α射线照射后发生的骨恶性肿瘤。

(3) 根据患者性别、受照时年龄、发病潜伏期和受照剂量按(GBZ97—2002)第三章和附录A所列方法计算所患恶性肿瘤起因于所受照射的病因概率(probability of causation,PC)。

(4) PC≥50%者可判断为放射性肿瘤。

第三节 辐射安全与防护法规体系

法规通常指宪法、法律、法令和国家机关制定的一切规范性文件的总称。有时也特指某国家机关制定的规范性文件。辐射安全与防护法规和标准为监督管理提供了必要的行政上和技术上的依据，体现了监督管理的权威性、强制性和科学性，因而是实现统一的、科学的监督管理的基本手段。

一、我国辐射安全与防护法规的层次

根据我国制定法律的主体、程序及法律的效力层次，可将法源分为国家法律、国务院条例、国务院各部委部门规章、国家标准及其技术文件等五个层次。

国家法律是法律法规的最高层次，起决定性作用。由它产生的条例或法规的具体内容不能与国家法律相抵触。在核与辐射应用领域，第一层次属于国家法律级的有《中华人民共和国放射性污染防治法》，它是我国核与辐射应用领域唯一的法律。

国务院条例是国务院的行政法规，是法律法规的第二层次，是国家法律在某一个方面的细化，规定了该方面的法律要求。在核与辐射应用领域，属于国务院条例级的有《中华人民共和国民用核设施安全监督管理条例》(颁布日期1986年10月29日)《中华人民共和国核电厂核事故应急管理条例》(国务院124号令颁布日期1993年8月4日)、《中华人民共和国核材料管制条例》(颁布日期1987-06-15)和《放射性同位素与射线装置安全和防护条例》(国务院449号令颁布日期2005年9月14日)等。

国务院各部委部门规章是法律法规的第三层，包括大量的各个层次的规章制度。对于辐射安全部门，第三层次属于部门规章级的包括国务院条例的实施细则(及其附件)和辐射安全技术要求的行政管理规定等两种。对于上述的部门规章，是强制性的，必须执行。其内容不能与国务院的条例相矛盾，更不能与国家的有关法律相违背。如果存在上述问题，则应以高层次的法律法规为准，规章制度就要进行修订。

此外，辐射安全部门还制定指导性的部门规章，与辐射安全技术要求的行政管理规定相对应的支持性部门规章，包括辐射安全导则和辐射安全法规技术文件等两种，其层次低于国务院条例的实施细则(及其附件)和辐射安全技术要求的行政管理规定。辐射安全导则是推荐性的，执行安全技术要求行政管理规定应采取的方法和程序，在执行中可采用该方法和程序，也可采用等效的替代方法和程序。同时，在辐射安全领域还应用大量的国家标准、行业标准，也应用大量的国际标准等等，这些属于第四、五层次，见图14-1。

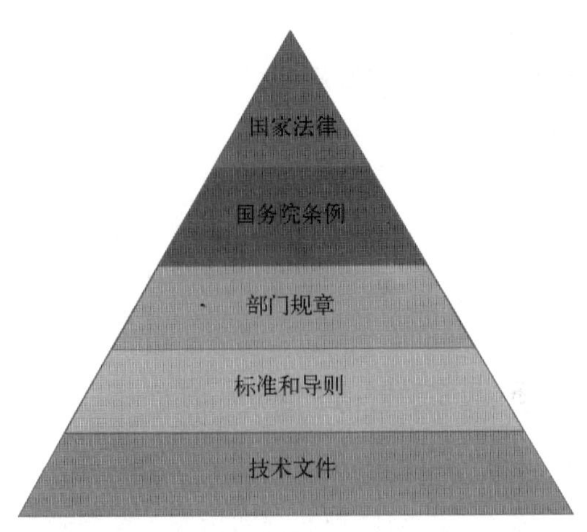

图 14-1　我国辐射安全与防护法规体系示意图

二、我国辐射安全与防护法规体系各层次的制定、发布和实施形式

属于国家法律级的法律法规，例如《中华人民共和国放射性污染防治法》，2003 年由中华人民共和国第十届全国人民代表大会常务委员会第三次会议于 2003 年 6 月 28 日通过，以国家主席令形式发布；属于国务院条例级的法律法规，例如《放射性同位素与射线装置安全和防护条例》等，由国务院批准，国务院令发布；属于国务院各部委部门规章的法律法规，例如核与放射性应用领域的国务院条例的实施细则等，由各部委批准和发布。

辐射安全与防护法规是调整对电离辐射进行防护而产生的社会关系的法律规范文件的总和；是由国家制定或认可，并以国家强制力保证实施的有关放射防护的行为规则的总体。

辐射安全与防护法规的基本属性同一般法律规范，其某些具体内容体现了放射防护学与现代预防医学的基本原则，具有一定的继承性和普遍意义。

辐射安全与防护法规的实施，是国家机关、公职人员、社会团体、企事业单位和公民实现辐射安全与防护法规的活动，它表现为辐射安全与防护法规对一定的社会关系的调整过程。

我国辐射安全与防护法规的实施有下列两种形式。

(1) 国家专门机关，公职人员和被授权的单位依照其职权范围，通过法定程序将辐射安全与防护法规适用到具体的人或组织的活动，即辐射安全与防护法规的适用，也称法律适用。

(2) 国家机关、公职人员、企事业单位、社会团体和公民自觉遵守辐射安全与防护法规，从而实现辐射安全与防护法规的要求，即辐射安全与防护法规的遵守，也称法律遵守。

三、辐射安全与防护法规的实施与遵守的特性

辐射安全与防护法规的适用与遵守不同，具有下列特性。

1. 执法公务性

辐射安全与防护法规的适用是国家专门机关、公职人员或被授权的单位的专有活动，即具有法定的执法公务性质。

2. 职权规制性

辐射安全与防护法规的适用严格按照法定的职权范围，既不能随意超出职权范围，也不能

随意放弃或者拒绝行使法定职权，即具有法定的职权规制性质。

3. 程序规范性

辐射安全与防护法规的适用按照法定程序把辐射安全与防护法规的一般规定应用于具体情况，导致一定的法律后果，并表现为一定法律文件的活动方式实现放射防护法律规范，即具有法定的程序规范性质。

辐射安全与防护法规的适用，因运用的机关和特点不同，可分为司法适用和行政适用。

辐射安全与防护法规的行政适用是国家专门机关及公职人员依照职权范围和法定手续实施辐射安全与防护法规的一种方式，它通常表现为：

(1) 为了实现有关放射防护的法律，依照法定职权采取行政措施，颁发放射防护行政法规、规章和其他规范性文件。

(2) 依照法定职权执行辐射安全与防护法规要求的行为；这种适用，只要法律规范有规定，就必须执行，不以是否告诉(自诉或公诉)为适用的必要条件。

(3) 对违反放射防护行政法规者给予行政处罚。

辐射安全与防护法规的行政适用，受上级行政机关监督，执行上级行政机关指示；上级行政机关有权撤销或改变下级行政机关的决定。

四、辐射安全与防护法规对放射防护管理的意义

法制是一定阶级民主政治的制度化、法律化，并严格依照法律进行国家管理的一项根本原则，也是一项重要的管理手段和实施管理的法定依据。它与宣传教育相辅相成，以保证各项管理职能的实施，使管理内容有程序、高效能地进行，实现管理科学化、规范化、程序化。由于放射防护管理工作的特点，辐射安全与防护法规对放射防护管理有特殊意义。

(1) 放射防护的对象主要是社会人群，具有服务对象社会性强的特点。由于人们对放射防护认识的局限，这项工作不能等到全社会的人都有了自觉的要求才开展，必须把放射防护的要求以法律规范的形式体现出来，才能使它成为社会统一的意志。

(2) 放射防护管理涉及多部门多专业，要由多方协调来进行工作，反映了放射防护管理力量群体性强的特点，这需要强有力的法律规范，进行严密的组织协调，确保这项管理工作的高效能。

(3) 放射防护管理工作与社会、政治、经济、劳动、环境、治安、国防等问题密切相关，有时可涉及对外交往和国内现代化建设的重大决策；这是放射防护管理运行政策性强的特点。只有通过法律规范，才能使放射防护管理运行符合党和国家的政策。

(4) 辐射事故或其他可能造成人员伤亡和环境大面积污染的核事件发生时，需要采取特别应急措施，这是放射防护应急措施紧迫性强的特点之一。事先制定好具有强大约束力的规范化法律文件，是正确实施必要的应急措施的依据。

(5) 放射防护管理是一门高度横向综合发展的新兴边缘科学，需要复杂的技术、现代化的设备、管理学的知识，这是放射防护管理手段科学性强的特点。法制化，是保证放射防护管理科学化、现代化的必要条件。

(6) 放射防护监测和放射工作人员医学监护等放射防护管理内容系统性强的特点，需要相应的法律规范以实现放射防护管理的标准化、规范化、系统化。

五、我国辐射安全与防护法规历史

1. 早期法规

旧中国没有建立任何有关辐射安全与防护法规。新中国成立后，放射防护立法伴随着核技术的应用发展起来。20 世纪 50 年代，国家开始把防治放射损伤的内容列入有关法规。1957 年卫生部首次把放射性疾病列为职业病管理。1960 年国务院批准发布了《放射性工作卫生防护暂行规定》，成为我国第一部发展原子能科学技术和应用射线技术方面的管理规定。随后由卫生部和国家科委发布了《电离辐射的最大容许量标准》、《放射性同位素工作的卫生防护细则》、《放射性工作人员的健康检查须知》3 个与之相配套的技术标准和行政规章。

1974 年，由国家计委、国家建委、国防科委、卫生部四部委，以国家标准形式颁发的《放射防护规定》(GBJ—74)取代了国务院的《放射性工作卫生防护暂行规定》，这是不符合立法及其废止程序的，也造成了标法混淆的局面。1979 年由卫生部、公安部和国家科委重新颁发了 1964 年制定的《放射性同位素工作卫生防护管理办法》，在客观上纠正了上述做法。

2. 现行法规

"文革"结束后的 30 年来，我国的放射防护法制建设得到了空前的发展，不但卫生、环保立法系列明确纳入有关放射防护规定，刑法、民法和一些行政法规也明确作出了有关放射防护的规定。2003 年 6 月 28 日全国人大常委会通过、2003 年 10 月 1 日开始实施的《中华人民共和国放射性污染防治法》，是我国唯一的一部核与辐射应用领域的国家法律；1989 年 10 月 24 日，国务院以第 44 号总理令发布了《放射性同位素与射线装置放射防护条例》，2005 年 12 月 1 日生效的国务院 449 号令《放射性同位素与射线装置安全和防护条例》，是为适应当前的监督管理需要而制定的。

自 1960 年以来，由国务院及其各部委发布的有关放射防护的法规和规范性文件有几十个，按发布的时间顺序部分文件名列于表 14-1(表名：我国发布的部分辐射安全与防护法规及规范性文件)。这些法规的制定，加强了我国行政执法建设和行政执法监督。目前，正在制定和修订一系列法规，使之日臻完善、系统配套。

表 14-1 我国发布的放射卫生防护法规及规范性文件

序号	法规名称	编号	发布机关	发布年月
1	放射性工作卫生防护暂行规定		国务院批准，卫生部、国家科委发布	1960.2
2	放射性同位素工作的卫生防护细则		卫生部、国家科委	1960.2
3	放射性工作人员的健康检查须知		卫生部、国家科委	1960.2
4	放射性同位素工作卫生防护管理办法(试行)		卫生部、国家科委	1964.1
5	关于从事放射线工作人员的工时和休假意见	(65)卫干字第 106 号	卫生部	1965.4
6	食品放射卫生管理办法		卫生部	1978.5
7	放射性同位素工作卫生防护管理办法(重新发布)		卫生部、公安部、国家科委	1979.2

续表

序号	法规名称	编号	发布机关	发布年月
8	关于专职从事放射性工作的人员脱离放射线工作后，继续享受医疗卫生津贴的通知	(80)卫人字第485号	卫生部	1980.2
9	关于进一步做好放射性同位素卫生防护管理工作的通知	(80)卫工字第41号 (80)公发(治)201号 (80)国科发卫字788号	卫生部、公安部、国家科委	1980.11
10	省(市、自治区)级放射卫生防护机构的基本任务	(80)卫工字第20号	卫生部	1980.5
11	放射免疫测定盒邮寄办法(试行)		卫生部、邮电部	1983.3
12	关于切实加强放射卫生防护管理工作的通知	(84)卫防字	卫生部、公安部、国家科委、国防科工委第70号	1984.10
13	放射工作人员个人剂量监测规定		卫生部	1985.10
14	辐照食品卫生管理暂行规定	GWF01-86	卫生部	1986.6

六、我国发布的放射防护标准

我国放射防护标准的建设是从1960年开始。1960年2月27月，国务院批准颁布了《放射性工作卫生防护暂行规定》，同期卫生部、国家科委发布了《电离辐射的最大容许量标准》、《放射性同位素工作的卫生防护细则》和《放射性工作人员的健康检查须知》。这是我国放射防护工作最初的行政法规和技术标准，它开创了我国放射防护技术标准的历史。但在20世纪70年代以前，我国的放射卫生标准基本上和行政法规融为一体，80年代以后，逐渐将技术标准和行政法规分开。我国放射防护标准，经过近40年的建设，特别是上世纪80～90年代的发展，已初步形成了我国放射防护标准体系。现将我国现行的主要放射防护标准和放射病诊断标准列于表14-2。除这些标准外，我国环境保护、计量和核工业等部门还发布一些相关标准，这些标准也同样应严格遵照执行。2002年10月8日发布的《电离辐射防护与辐射源安全基本标准》(GB18871—2002)是我国现行的放射防护基本标准，它取代了GB4792—1984和GB8703—1988，其技术内容等效采用了由联合国粮农组织、国际原子能机构、国际劳工组织、经济合作与发展组织核能机构、泛美卫生组织和世界卫生组织等六个国际组织批准并联合发布的《国际电离辐射防护与辐射源安全基本安全标准》(国际原子能机构安全丛书115号，1996年版)使我国放射防护标准与世界保持同步。

表14-2 我国现行的部分放射防护标准

序号	编号	标准名称
1	GB 8921—88	磷肥放射性镭-226限量卫生标准
2	GB 11713—89	用半导体γ谱仪分析低比活度γ放射性样品的标准方法
3	GB 11743—89	土壤中放射性核素的γ能谱分析方法
4	GB 14882—94	食品中放射性物质限制浓度标准
5	GB 14883—94	食品放射性卫生检验

续表

序号	编号	标准名称
6	GB 16362—1996	体外射束放射治疗中患者的放射卫生防护标准
7	GB 16361—1996	临床核医学中患者的放射卫生防护标准
8	GB 16353—1996	含放射性物质消费品的放射卫生防护标准
9	GB 16352—1996	一次性医疗用品 γ 射线辐射灭菌标准
10	GB 16350—1996	儿童 X 线诊断放射卫生防护标准
11	GB 16351—1996	医用 γ 射线远距治疗设备放射卫生防护标准
12	GB 16349—1996	育龄妇女和孕妇的 X 线检查放射卫生防护标准
13	GB 16348—1996	X 线诊断中受检者放射卫生防护标准
14	GB 18871—2002	电离辐射防护与辐射源安全基本标准
15	GBZ 117—2002	工业 X 射线探伤卫生防护标准
16	GBZ 113—2002	电离辐射事故干预水平及医学处理原则
17	GBZ 114—2002	使用密封放射源卫生防护标准
18	GB 6566—2001	建筑材料放射卫生防护标准
19	GBZ 119—2002	放射性发光涂料卫生防护标准
20	GBZ 120—2002	临床核医学卫生防护标准
21	GBZ 121—2002	后装 γ 源近距离治疗卫生防护标准
22	GBZ 122—2002	离子感烟火灾探测器卫生防护标准
23	GBZ 126—2002	医用电子加速器卫生防护标准
24	GBZ 127—2002	X 射线行李包检查系统卫生防护标准
25	GBZ 128—2002	职业性外照射个人监测规范
26	GBZ 129—2002	职业性内照射个人监测规范
27	GBZ 130—2002	医用 X 射线诊断卫生防护标准
28	GBZ 131—2002	医用 X 射线治疗卫生防护标准
29	GBZ 132—2002	工业 γ 射线探伤卫生防护标准
30	GBZ 133—2002	医用放射性废物管理卫生防护标准
31	GBZ 134—2002	放射性核素敷贴治疗卫生防护标准
32	GBZ 140—2002	空勤人员宇宙辐射控制标准
33	GBZ 141—2002	新发布 γ 射线和电子束辐照装置防护检测规范
34	GBZ 142—2002	油(气)田测井用密封型放射源卫生防护标准
35	GBZ 143—2002	集装箱检查系统放射卫生防护标准
36	WS/T 189—1999	医用 X 射线诊断设备影像质量控制检测规范
37	WS/T 76—1996	医用 X 射线诊断影像质量保证的一般要求
38	WS/T 75—1996	医用 X 射线诊断的合理应用原则
39	GB/T 17982—2000	核事故应急情况下公众受照剂量估算的模式和参数
40	GB/T 17589—1998	X 射线计算机断层扫描装置影像质量保证检测规范
41	GB/T 16146—1995	住房内氡浓度的控制标准

续表

序号	编号	标准名称
42	GB/T 16142—1995	不同年龄公众成员的放射性核素年摄入量限值
43	GB/T 16137—1995	X线诊断受检者器官剂量的估算方法
44	GBZ 113—2006	核与放射事故干预及医学处理原则
45	GBZ 114—2006	密封放射源及密封γ放射源容器的放射卫生防护标准
46	GBZ 117—2006	工业X射线探伤放射卫生防护标准
47	GBZ 119—2006	放射性发光涂料卫生防护标准
48	GBZ 120—2006	临床核医学放射卫生防护标准
49	GBZ 122—2006	离子感烟火灾探测器放射防护标准
50	GBZ 123—2006	汽灯纱罩生产放射卫生防护标准
51	GBZ 175—2006	γ射线工业CT放射卫生防护标准
52	GBZ 176—2006	医用诊断X射线个人防护材料及用品标准
53	GBZ 178—2006	低能γ射线粒子源植入治疗的放射卫生防护与质量控制检测规范
54	GBZ 179—2006	医疗照射放射防护基本要求

第四节　核与辐射事故及事故应急

一、核与辐射事故的类型

随着科学技术的不断进步，放射性同位素技术获得了突飞猛进的发展，电离辐射在工业、农业、医疗卫生、科研等各个领域获得了广泛的应用，如核能发电、辐射育种、工业无损探伤、地质勘探、医学放射治疗和疾病诊断是众所周知的射线技术在国民经济中的重要应用。电离辐射在给人类带来了巨大的社会效应和经济利益的同时，由于使用目的不同和安全防护不当，也会造成对人类的辐射损害，甚至造成灾难性后果。第二次世界大战美国在日本广岛、长崎使用了原子弹，20世纪50年代制造了氢弹，80年代世界范围出现了核军备竞赛，1986年4月前苏联又发生了切尔诺贝利核电站事故，美国在90年代海湾战争、科索沃战争以及2003年3～4月的伊拉克战争中大量使用了贫铀武器，这些与电离辐射相关的人为事件，导致巨大的人员伤亡和严重的环境破坏。严酷的事实使世界各国人民在重视核技术应用发展的同时，更加关注各类核能与电离辐射应用对世界和平的威胁以及核技术应用的安全问题。21世纪初美国纽约发生“9·11”恐怖事件后，核恐怖作为制造恐怖事件的手段之一更是受到世界各国的普遍重视与关切。如此种种放射突发事件，因其本身的特点，社会影响往往超过其他有毒有害因素造成的事故。

核与辐射事故根据在不同应用领域的发生情况，将其分为核突发事件、辐射事件、核武器事故和核恐怖事件等类型。

1. 核突发事件

核突发事件是指核电站或其他核设施(如铀富集设施，铀、钚加工工厂与燃料制造设施、研究堆，核燃料后处理厂，放射性废物管理设施等)发生的意外事故，造成放射性物质外泄，致使工作人员、公众受到超过或相当于规定限值的照射，亦即为核泄漏事故(简称“核事故”)。

核电站是利用核反应堆中原子核裂变反应释放出的能量来发电的。核能发电具有经济、清洁和安全等优越性，在国民经济建设中的应用日益广泛，在世界上已经成为一种成熟的能源。据国际原子能机构(IAEA)的统计，到2002年，世界上共有442座发电用的核反应堆在运行，651座研究反应堆(其中284座在运行)，以及250个燃料循环厂，包括转化、富集、贮存和后处理核材料的铀工厂。有近30个国家和地区的核电厂在发电，核发电占世界总发电量的17%，其中有12个国家和地区核发电量超过自身总发电量的1/4，有的国家已经超过70%。预计今后30年核发电量将占世界总发电量的30%以上。

我国大陆地区从1991年12月15日秦山核电站一期300 MW核电机组并网发电，到2006年8月已有浙江秦山二期(2个600 MW)、三期(2个700 MW)核电机组、广东大亚湾、广东岭澳及江苏田湾核电站共11个核电机组投入商业运行，另有浙江三门、广东阳江、山东海阳等核电基地正在积极建设之中。我国台湾地区现有6座核电机组，总装机容量4.88 GW，另有2座装机容量2.60 GW的核电机组在建。(国外核新闻，2007年05期，世界核电现状。)

核电厂正常运行不会给人民生活与工业生产带来有害影响，核电厂“三废”(气体废物、液体废物、固体废物)的治理设施是与主体工程同时施工、同时投产的。世界各国核电厂对三废处理的原则都是:三废尽量回收，把排放量减至最小。我国核电厂的废物排放是严格按国家制定的标准进行的，核电厂产生的固体废物完全不向环境排放；由放射性液体转化的固体废物也不能排放，全部存入核电厂废物库；核电厂工作人员的洗涤水之类的低放射性废水，要经过处理，经检测符合国家标准后，才能排放；气体废物要经过滞留衰变和吸附过滤处理，才能向外界环境排放。实际上，我国核电厂向环境排放的放射性物质的量，远远低于国家标准规定的允许值。

现代科学和管理水平虽然可以使核电站发生事故的概率降低到很小，但发生事故的潜在可能性仍是存在的。1986年4月26日前苏联切尔诺贝利核电站4号堆发生爆炸事故就是一个例证，曾经在世界范围内引起过巨大震动。原因之一在于该核电站本身设计的严重缺陷，不仅毁坏堆体、污染环境，还直接致死30人。原因之二是因为对核电站发生的事故后果的预测缺乏成熟的经验，干预水平也缺乏统一的标准，前苏联相关部门的估计过高，致使搬迁的人员过多，造成了不必要的经济损失；加之新闻界任意宣扬报道，造成不应有的舆论影响，甚至引起恐怖或灾害性恐慌。

2. 辐射事件

由于电离辐射在工农业生产、医疗、科学研究中有着不可替代的作用与地位，放射源实际存在于社会发展的各行各业。放射源的活度从仪器仪表中的kBq到大型辐照装置的PBq水平。2001年，我国放射源应用单位达5.5万多个，在北京地区放射源有近8千枚，全国辐射设备以平均每年7%的速度增长。1954至1987年间，我国共发生辐射事故997起，1988至2001年间发生403起，其中最高年份是1986年，发生69起。进入90年代后，我国辐射事故发生数有所下降，从每年发生的事故数来看，与美国相接近(20世纪90年代初期，每年30起左右)，但将事故的发生与放射源的应用规模结合起来看，我国的事故发生率大约是美国的40倍，因美国应用的放射源总数约是我国的40倍。

现有资料统计显示(表14-3)，发生辐射事故较多的行业是应用密封型放射源的工矿企业与工业探伤、放射治疗单位。在1954—1987年的34年间，地质部门发生事故最多，其原因主要是地质勘探用源丢失较多。1988—1998 年 11 年间,水泥厂料位计事故明显增多,工业部门事故增加还集中在密封源的其他应用行业,如燃煤生产、油田测井、建筑和矿藏开采业等,这些密封源主要用于密度计、厚度计、水分计和核子秤等核仪器上。而医疗卫生界的事故有下降趋势,事故发生率减少约 10%。

表 14-3　1988—1998 年各行业中发生放射事故情况统计

行业	1988—1998 年			
	事故起数	占事故总数/%	受照人数	受照剂量/(人·Sv)
核医学	2	0.7	1(1)	—
放射治疗	22	7.2	86(7)	16.65(4)
辐照应用	9	2.9	163(8)	55.98(7)
工业探伤	12	3.9	66(11)	6.69(10)
密封源其他应用	244	79.5	460(45)	3.34(38)
非密封源其他应用	5	1.6	1(1)	—
运输	13	4.2	57(4)	0.91(3)
合计	307	100	834(77)	83.57(62)

注:括号中数字表示该项统计所涉及的事故起数。

3. 核武器事故

核武器事故是指一切人为或自然因素导致核武器或核武器组部件损坏事故。根据事故性质和后果的轻重,核武器事故常分为下述 3 类。

第一类是核武器的载体(如飞机、舰船、火箭、车辆等)发生事故,导致核武器暴露,但未引发核武器的化学爆炸,也未引起核爆炸,核武器基本完整地回收,环境未受到放射性污染。在实际工作中,特别是在核武器或核部件的检验、维修、装配等过程中,有时会因核部件破损而造成放射性污染。

第二类是核武器中的化学炸药爆炸(包括整装核弹头的化学爆炸),但未引起核爆炸。可能引起此类事故的原因有:设备缺陷、突发供电事故、运输事故、核弹头或贮管和运输设备安全性下降或失效、火灾等等。

第三类是核爆炸,有核能释放并引起核武器爆炸的一切后果。为防止此类事故的发生,各有核国家均采取了严格、周密的安全措施,如设置多道安全保险装置,配备密码锁,安装指令失灵装置,采用钝感高能化学炸药(使核武器受到撞击、枪击、雷击或遇高温时,发生化学爆炸的几率减低),并精心设计核装置,使意外化学爆炸不致引起核爆炸。因此,迄今世界上尚未发生过此类核武器事故。核武器事故在各国均属国防机密。国外此种事故仅见于美国的已解密资料。从 1945 年至 1980 年,美军曾发生 50 次涉及核武器的事故。

一起典型的核武器事故:1958 年 2 月,英国纽伯里"格林汉姆·科曼空军基地",一架美国空军 B-47 重型轰炸机在起飞不久因发动机突然发生故障,不得不把两个各装着1 700加仑高爆航空燃油的备用油箱从8 000英尺高空紧急抛下。然而,两个油箱没有抛出地面安全区,却在另一架携带原子弹的 B-47 轰炸机后面爆炸。冲天的大火整整燃烧了 16 个小时,引爆了其中一枚原子弹的高爆炸药,祸及了紧挨着停放的另两架同样携带有原子弹的轰炸机,两名飞行员死于非命，重伤8人。最可怕的是，三架重型轰炸机上携带的近十枚原子弹差一点被引爆。原子专家估计，如果这些原子弹全部被引爆的话，那么英伦三岛将不复存在。

虽说这些原子弹最终万幸地没有发生爆炸，但原子弹被破坏时抛出的放射性物质，包括浓缩铀却被炸得满基地都是，清理人员后来在基地外还找到了整整20克的浓缩铀！在最危险的关头，附近的一个机库也遭严重损坏，救援人员不得不把机库里的其它轰炸机全部推倒在地，以防大火产生的炙热再引爆这些飞机。这场大火最后还是自己熄灭的，空气中怪异的气味好几天不散。

4. 核与辐射恐怖事件

1995年，车臣叛乱分子把^{137}Cs和一些爆炸物装入一个小瓶，将之投放在莫斯科市中心的一个垃圾桶内，企图制造辐射恐怖事件。“9·11”事件后，世界恐怖组织活动日益猖獗，除采用剧毒细菌和化学毒物外，利用核辐射技术制造恐怖事件的可能性不可忽视。在核能、核技术广泛应用的今天，如何防范有预谋的极端恐怖集团的袭击，特别是自杀性攻击，确实是个很棘手的问题。防范核与恐怖事件的目的就是：加强核设施的防护能力，在遭受恐怖分子袭击时确保核设施不会对公众和环境造成辐射危害，或加强对核材料非法入境的监测，加强辐射源的管理，防止含放射性同位素的爆炸事件的发生，使造成的放射性后果最小。

近年来，国际原子能机构组织了一系列活动讨论防核与辐射恐怖事件的问题，核与辐射恐怖事件的危险主要来自以下3个领域。

（1）制造“放射性扩散装置”

放射性扩散装置(RDD)俗称“脏弹”。恐怖分子利用放射性物质或放射源和常规炸药结合制造“脏弹”是最容易的手段，它不需要高纯度的核材料，其中的放射源或放射性物质可来自核废物处理车间、核电站、大学研究机构、核医学治疗医院或工业合成物。爆炸造成的放射性物质扩散可以造成大面积的污染。虽然造成的后果不像核武器那么严重，但会造成极大的社会恐慌。

可用于制造“脏弹”的放射源有以下特点：① 放射源特别是废源，价值低，使用部门不愿意在实体保卫方面花费人力、物力，一般都没有技术防范措施；② 使用范围广，如工厂、医院、辐照站和军事部门等，给管理带来很多困难；③ 不是敏感材料，各部门都不重视；④ 体积小，恐怖分子很容易运输和携带。目前世界上放射源管理混乱，世界上有多少放射源，没有做过确切统计，估计有几百万枚。最让人担心的是被随便遗弃的失控的放射源。美国从1996年起有1 500个放射源失踪，其中有一半找不到。在欧共体国家内估计每年有70个放射源丢失。比这些更糟糕的是，在许多国家每年使用多少放射源，有多少放射源丢失无从统计，这就使恐怖分子有机可乘，即可将放射源丢弃在公众密集处，使周围公众受到大剂量照射。恐怖分子还可将放射性物质投入到水源、食品或饮料中，达到其危害公众、威胁社会的目的。^{241}Am，^{60}Co，^{137}Cs，^{192}Ir等废旧放射源是最易得到和被利用的放射性物质。

除放射源外，一些高水平放射性物质也可以被恐怖分子利用制造“脏弹”。在发电过程中产生的高水平放射性物质99%要在燃料后处理厂进行处理，研究单位有少量的高活度放射性物质用于科研。但这些高水平放射性物质受到严格的管理和监督，恐怖分子不易获得。

（2）袭击核设施

恐怖分子袭击核设施的对象主要是能造成严重放射性后果的核设施，如核电站、大型研究堆、后处理厂等。破坏核设施除可产生高强度的贯穿辐射外，还可造成放射性物质向环境大量释放，引起所在地区的大面积放射性污染，然后随着大气扩散，引起附近地区或国家、甚至造成全球性放射性污染，对人员和环境造成更大的伤害。这种袭击可能是内部的破坏或外部的袭击。

核电站是恐怖分子袭击核设施的首选目标。在核电站设计过程中考虑了所有可能的内部事件对环境和公众的影响及外部事件对核电站的影响。内部事件包括机械故障、电器故障和人因事故。人因事故此处是指操作员由于操作失误造成的事故，并没有考虑操作员或工作人员故意破坏。对熟悉核电站的内部人员，这种故意破坏并不是一件很难的事，能造成什么样的严重后果还很不清楚，因为在所有的核安全法规中还没有明确规定要求进行这方面的分析。

在核电站的设计中考虑的外部事件包括飓风、地震、洪水、外部飞射物等对核电站的影响，在核电站的选址时一般都要求避开飞机航线，但没有要求考虑像“9·11”事件那样的有预谋的攻击，或任何来自空中的袭击。

核电站的实体保卫都是按最高风险级别实施的，周围有一个很大的控制区，内设保护区，保护区内又设要害区，要害区要求有完整的物理屏障、入侵探测报警等，安全重要设备和一级核燃料都必须放在要害区。各区建立严格的出入口控制系统，对进出口的人员和车辆进行检查。核电站还配备一定的武装力量，以有效地阻止来自外部的强行闯入，如持有轻型武器、驾驶汽车的武装团伙的袭击，但没有防范来自空中袭击的能力。任何核设施，包括核电站，都不能抵御一个装满燃料的大型客机的撞击。从技术上防御飞机冲撞不是没有可能，但“9·11”事件后还没有任何国家在法规中规定核电站要抵御飞机冲撞。

(3) 制造核武器

拥有核武器引发核爆炸是最为恐怖的手段之一。获得核材料制造核武器对一个非政府组织来讲并不是一件很容易的事，因为它需要一定量的武器级核裂变材料。据专家估计，制造一枚原子弹至少需要 8 kg 钚或 25 kg 高浓缩铀，还需要一些必备的设备和高水平的技术专家。但并不能排除此种可能性，最容易的方法是偷盗或通过非法手段买核材料制造核武器。

核材料按照制造核武器的难易程度分为 3 级：一级核材料，一般是武器级核材料，是恐怖分子最希望获得的，可以直接用来制造核武器。各国对武器级核材料的控制非常严格，国际社会也非常关注。二级核材料，为核电站用的新燃料元件；而从反应堆出来的乏燃料则定为三级核材料。这种分级并不是从核材料的放射性后果进行分级，从放射性风险的角度来看，乏燃料可能的放射性后果明显大于新燃料元件。对非武器级核材料，除非是国家行为，一般很难转变成核武器级材料，所以控制不是很严格。

在核材料实体保卫中，一级核材料防范级别要求最高，要求放在要害区，由两道可靠的具有探测、报警和复合三大功能的实体屏障予以保护，与核电站的实体保卫基本相同。但有些少量的一级核材料，如放在实验室或在临时贮存场所，就不可能达到这样高的保护级别。

近几年来，IAEA 各成员国已证实核走私事件达 175 起，其中包括核材料的非法运输。如 1996 年德国警方查获来路不明的 2.7 kg 铀，经分析表明这是天然铀和铀-235 富集度很高的核材料，这些材料出售后可换取上百万美元。1999 年以来，IAEA 记录的在前苏联和巴尔干半岛查获的浓缩铀和钚为 6 次，扣押的数量分别为 0.4 g 和 6 g。我们不能排除恐怖分子搜取核材料进行恐怖活动，但他们成功制造和爆炸核弹的可能性不是很大，偷盗或走私核武器的可能性更小，因为军用核武器的管理非常严格。

二、核与辐射事故的基本特点

核事故、辐射事故及其恐怖事件在世界范围内时有发生，突发性强，危害性大，其中辐射事故的发生概率高于核事故，近年来核与辐射恐怖活动或其恐吓性事件屡见报道。由于有害因素同为电离辐射，它们对人员的损伤和心理、社会影响相类似，但严重程度各不相同，概括起来有以下 7 个基本特点。

1. 时间、地点的不确定性

设置于固定地点的核电站或研究堆、核燃料制造和后处理厂等核设施，以及辐照装置和加速器等，可能由于管理不善、操作不当或技术故障等原因导致难以预料的事故发生。如前苏联切尔诺贝利核电站事故，俄罗斯官方认为主要原因是操作人员在低功率工程试验中，违反操作规程，形成失控性不稳定状态，进而引起爆炸和起火，使反应堆遭到破坏，并使放射性气体和颗粒物质向环境释放。

2. 危害程度的差异性

不同核与辐射事件所造成的危害和导致的后果差别很大，取决于事故的严重程度和影响范围。例如在辐射事故中，密封放射源丢失或被盗，在放射活性较低时，仅造成拾捡者或盗窃者本人及周围其他人受照，危害不大，影响范围很小；如放射源被破坏，且活度值较大时，可造成人员外照射和内污染的辐射损伤，严重的甚至危及生命，并引起环境污染，应立即报告环保部门，控制污染范围，组织清污工作。为正确认识、评价和报道辐射事故，使社会、公众和新闻媒体间有沟通信息的同一标准，IAEA 和许多国家都将其分为不同等级。

核反应堆发生事故，特别是有大量放射性物质泄漏的情况下，由于放射性烟云飘移，致使污染范围广，受照人数多，因而需要采取应急防护措施的地区也大。例如切尔诺贝利核突发事件最严重的沾染区主要在白俄罗斯、俄罗斯与乌克兰，释放大量的放射性核素以 ^{131}I，^{137}Cs，^{134}Cs为主，放射性物质总活度超过广岛、长崎原子弹爆炸后放射性活性总量的 200 倍，3 个国家共疏散居民 13.8 万人。就白俄罗斯而言，全国 1/5 的居民 20%的土地受到放射性污染，6 000 km^2 土地无法使用，400 多个居民点成为无人区，10 万多人参加了核事故清除救援工作。事故发生的当晚，在现场的大约 600 名应急工作人员遭到了超剂量辐射照射，主要是全身 γ 外照射和广泛的体表 β 外照射，除 2 人外，吸入放射性核素的内照射剂量较小。在应急人员中，确认有 134 人发生了急性放射病，其中 94 人遭受的全身外照射剂量在 2～16 Gy；在患有急性放射病的 8 人中，估计 β 照射的皮肤剂量在 10～30 Gy 范围内；事故发生后几天至 3 个月内共造成 28 名核电站工作人员和消防人员死于急性辐射损伤。

恐怖分子使用“脏弹”爆炸引起的辐射影响范围，根据放射性物质强度的大小，可能仅局限于一个城市的几个街区或离事件发生区域几千米远的地方，也可能危及整个城市及周边地区。核武器爆炸时，则可产生极严重的破坏和杀伤后果，包括冲击波、热(光)辐射、核辐射及放射性污染，其杀伤程度和破坏范围因当量、爆炸方式(如地爆或空爆)、地形、气象条件等而异。

3. 发展的快速性和阶段性

核反应堆事故一旦发生，核链式反应快速发展，短期内即可产生强烈爆炸。一般将核突发事件的全过程人为划分为 3 个阶段，即早期、中期和晚期。不同的阶段一般由放射性污染水平、污染场所及影响人体健康和环境品质的主要途径等加以区分，不同阶段间亦会有重叠。尽管这 3 个阶段的划分用于核反应堆事故，但也可应用于涉及环境的辐射事故及其恐怖事件。

就核反应堆事故而言，早期是指从有严重的放射性物质释放的先兆，到放射性物质开始释放后的最初几小时，时间约为 30 分钟到 1 天或几天。中期是从放射性物质开始释放后的最初几小时到 1 天或几天，释放时间可持续几小时到几天。此时期释放的放射性物质大部分已进入大气，且主要部分已沉积于地面。前苏联切尔诺贝利核突发事件，因发生爆炸和大火，整个释放过程长达 10 天。晚期即恢复期，此期可持续较长时间，由事故后的几周到几年，甚至更长，这取决于释放特点、释放量和释放放射性核素的种类。此时长寿命的放射性核素已进入环境及食物链，应采取限制和恢复行动，同时要进行代价利益分析。当限制解除，可以自由出入、居住和利用土地，则晚期结束。

核突发事件中释放的放射性核素的组成是很复杂的。碘和铯的放射性同位素是其中最具放射毒理学意义。碘的放射性半衰期短，是早期、中期对公众危害最严重的放射性核素之一。此时对公众主要的辐射危害途径依次为外照射、外污染、吸入和食入所致的内照射等。铯的半衰期为几十年，具有较大的长期的辐射影响。

在核装置或核武器爆炸时，早期最关心的重要照射途径是吸入烟云中的放射性物质或悬浮于烟云中的放射性物质的外照射，冲击波、热辐射和瞬时核辐射，均可引起人员伤亡。此时期可持续几小时到几天。核爆炸后，一旦不可控制的大气释放终止，放射性污染烟云消散，抢救工作已完成，则中期开始。其主要的照射来源是刚沉积于地表的放射性物质，通过直接照射、吸入再悬浮物质和食入外部污染的食品及牛奶和饮水对人体产生损害。由于长寿命的放射性铀和钚是核武器的装料，晚期危害持续时间很长，广岛、长崎原子弹爆炸的晚期效应至今尚未结束。

在放射突发事件的不同阶段，应采取相应的防护措施，以防止或减少对公众的辐射照射，晚期采取相应的恢复行动，使受事件影响的地区可以重新开始正常生活。

4. 放射源类型和照射途径的多样性以及对人体辐射损伤的复杂性

（1）放射源类型和照射途径

辐射事故中泄漏的放射性核素通过两条途径对人体产生损伤，一是外照射损伤，如全身外照射损伤、皮肤局部放射性烧伤；一是通过放射性核素污染空气、土壤、水源及食物等，经呼吸道、消化道、伤口和皮肤等途径侵入体内引起的机体损伤，即内照射损伤。

在核反应堆发生事故及核装置或核武器爆炸情况下，均可向环境释放多种放射性核素，公众在事故不同阶段可能受照射的主要途径也有差别。例如，在事故早期，主要是烟羽外照射和吸入烟羽中放射性核素的内照射，对人体造成危害的主要放射性核素是放射性碘和放射性惰性气体；事故中期，地面沉积的放射性核素外照射及摄入污染的食品和水的内照射，可能是主要的照射途径；事故晚期，主要照射途径可能是受污染的食品和水引起的内照射，长寿命放射性核素^{90}Sr，^{137}Cs是主要危害核素。

（2）人体辐射损伤的复杂性

当人体受到一定放射剂量后，射线通过直接作用和间接作用破坏生物大分子 DNA、蛋白质等的功能，致使细胞组织受损，引起人体器官功能紊乱、新陈代谢障碍等疾病，详细情况见相关章节。

从切尔诺贝利核电站事故有关资料来看，核突发事件对白俄罗斯居民的健康产生了许多不良影响，在事故发生后 19 年来，心血管系统疾病、骨骼和消化系统疾病明显增加，其中心血管疾病死亡率最高达 38.5%。某些疾病发病率如成人和儿童甲状腺系统、呼吸系统和神经精神系统等方面的疾病呈增加趋势，尤其是儿童甲状腺肿瘤发病率呈有统计学意义的明显增加。在受污染严重的戈梅里和马吉廖夫州，其他恶性肿瘤如肺癌、肾癌、妇女乳腺癌发病率呈逐年上升趋势，儿童肾癌、白血病的发病率也有增加趋势。其远后效应目前仍在监测中。有关专家预测，切尔诺贝利核电站事故对人类的不良影响将持续很长时期。

据日本资料报道，广岛、长崎原子弹爆炸后幸存者最重要的远后效应是发生某些类型的癌症，特别是白血病、乳腺癌和甲状腺癌，也有少量淋巴瘤、多发性骨髓瘤和支气管癌的增加。

5. 放射性污染对环境的影响

核电站等大型核设施发生事故，对环境的污染最为严重，释放出的放射性物质造成了环境广泛的不同程度的放射性污染，主要是放射性碘、铯和锶等。切尔诺贝利核电站事故是至今核电发展史上发生的最大的灾难性事故，反应堆遭受严重破坏，大量放射性气体和气溶胶向环境释放，各种放射性核素中，锶、钚及其他超铀元素，大部沉积于事故堆周围 30 km 范围内；碘和铯等易挥发核素，随烟羽按气流方向，构成事故下风向 200 km 和 500 km 的两条污染带；不均匀降水造成不均污染区。

切尔诺贝利核突发事件后，在事故周围环境中动植物的个体和种群中观察到了损害现象。在事件发生后两周内，以反应堆为中心的 50～60 km^2 第一个环带内，照射剂量估计超过 800～1 000 Gy，松树濒于死亡，落叶乔木受到部分伤害。第二个环带，大约 300 km^2，估计剂量超过 8～10 Gy，松树新的生长枝显现顶梢枯死，针叶和叶芽受损，落叶乔木呈现某些形态变化。第三个环带内，12 000 km^2，落叶乔木所受剂量估计为 3.5～4 Gy，有较轻微影响。1986—1987 年间，在 30 km 范围内森林中小节肢动物群落中观察到物种数目明显减少，土壤小节肢动物和较大的无脊椎动物影响不明显。在随后的 2～2.5 年中，种群得到了恢复。总之，切尔诺贝利核电站事故后，尚无有关某一物种的局部种群由于受照射而灭绝的报道，这些种群从初始的急性阶段恢复，并能在长期慢性照射条件下继续生存。

6. 辐射的社会心理效应

广岛和长崎原子弹爆炸、美国三里岛和前苏联切尔诺贝利核事故的危害，加深了人们对核突发事件的恐惧。实践证明，核突发事件引起的公众社会心理影响和效应非常显著，表现为心理紊乱、紧张、压抑、焦虑、恐慌和长期慢性心理应急，不仅影响身心健康，还可导致正常社会生活和生产秩序混乱，造成严重政治影响和经济损失，远比核辐射本身所致的危害和造成的损失要大。产生明显恐惧心理的基本原因是：① 以往核战争或核事故污染面积大，人员伤亡多，并对健康和生命造成持久性威胁；② 核事故的无法控制性和灾难性；③ 电离辐射是看不见、摸不着，使人捉摸不定；④ 电离辐射不仅可引起受照者的近期损伤，还可诱发远期效应，而远期危害又可能是可怕的癌症及对后代的遗传效应。对公众产生心理影响的因素是多方面的，也是十分复杂的，但主要因素是社会因素，包括撤离、改变食物供应、限制种种活动等措施，影响的大小在很大程度上取决于个人的知识和情绪等因素。不熟悉辐射及危害的人不可能正确估计其危害，常常是基于来自传媒和口头传播的信息进行判断，广泛存在的互相矛盾的信息加重了其紧张，提供给公众的不完整的信息，有时甚至是严重歪曲事实的信息，增强了心理上的反应。

严重社会心理不良影响对人体造成的健康危害，远比辐射所致的影响和危害要大得多。切尔诺贝利核突发事件后，不同程度污染区居民主诉有下列症状的人很多：头疼、眩晕、失眠、精神难于集中、记忆力减退等。生活在高污染区的居民的身心健康问题多于轻污染区，人群中出现的焦虑、抑郁及精神神经疾病等发生率增加，但没有观察到与剂量水平的直接联系。

辐射事故或核恐怖事件，同样可造成严重的社会心理效应与产生严重的不良后果。恐怖分子使用“脏弹”，其冲击波、弹片造成的普通外伤，会被误认为受到放射性体内污染，从而增加人们的心理压力。也有少数人将“脏弹”爆炸和核爆炸相混淆，造成巨大的心理恐惧。当人员出现与急性放射病初期类似的症状时，如头晕、乏力、恶心、呕吐等，即使未受照射或受照剂量不大，也可引起整个人群的恐慌，产生巨大心理影响。“脏弹”如果在居民区爆炸，由于污染水平和污染边界不易确定，会引发人群严重的心理焦虑，并在公众中蔓延。对自己受照后命运的疑虑、恐惧，导致焦虑、抑郁和创伤后应激障碍等发生，结果引起疾病。对辐射效应等有关知识的缺乏和不能正确评价其危害，引发对放射性恐惧所造成的后果，可能超出放射突发事件医学应急响应的范畴。

核事故社会心理影响除可严重影响人们的心理和身体健康外，还会破坏正常的生产和生活秩序，在政治方面造成严重的冲击和破坏，造成重大的经济损失等。例如，美国三里岛事故时，原计划仅要求撤走2 500人，而实际上无组织无计划地自发逃离者达 14.4 万人；美国公众对政府核能政策的信任和支持明显降低，赞成发展核电者明显减少，态度不明确者转向反对核电；反应堆本身损失及去污费用在 10 亿美元以上，且在商品销售方面损失约7 400万美元。又如，在切尔诺贝利核电站事故后，中心地区的人员中约 10%自发逃离，包括一些政府官员、工作人员和教师，他们争购火车票和飞机票，有些人无计划地四处投奔亲友，造成交通拥挤和社会混乱。一些邻国也受影响，如抢购粮食和食品，盲目使用碘剂和抗放射药物，引起生产和生活秩序的严重混乱；民众不信任政府和本国科学家，甚至将事故的发生和处理措施等作为攻击政敌的借口和手段，加剧了政治上的动荡和不安；事故造成的经济损失高达 200 亿卢布左右。

历史经验说明，使公众正确了解辐射及其效应和核突发事件的可能后果是十分重要的，平时应采取切实的措施，加强对公众的宣传教育和有关人员的专业知识培训，使其对辐射的性质、危害、防护措施等有科学、正确的认识；重视舆论导向，做好信息服务，并与传媒有较好的沟通，做到信息的发布和传播及时、统一、明确，才能消除不必要的心理压力，维持社会稳定。

7. 应急处理的专业技术性强、投入力量大和持续时间长

核与辐射事件有的影响范围广、涉及人数多、社会心理影响大，加之辐射对人员的照射必须使用特殊仪器才能发现，对放射损伤与放射复合伤的防护、诊断、治疗和远期危害的检查与评价，以及处理发生事件的现场及消除放射性污染等工作较复杂，均需一定的专业技术人员、医疗救助人员、药品和设备。因此，放射电站事故后的应急救援和善后处理，往往要投入较大力量，动员各方面的人力、物力，甚至全国范围或国际的合作。例如，在切尔诺贝利核电站事故应急救援中，政府成立了专门组织，总共动用了约 60 万人，其中现役军人约 34 万，包括大批野战部队及防化、医疗分队，还动用了相当数量的工程兵、通信兵、军用气象部门和运输汽车、飞机等。为提供医学保障，共动用了 1964 个医疗队，22 000余名各类医务人员，1 600余名科技与工程技术人员和1 200多名大学生。为在全苏境内进行辐射监测，共动员了7 000多名辐射实验室、防疫站以及各科研机构的许多辐射安全方面的专家。为消除此次事故的后果，政府有关部门还接受了某些国家政府和一些机构、社会团体、民间组织及其个人提供的援助。

辐射事件影响时间长，是因为有些放射性核素如^{137}Cs，^{90}Sr，^{235}U和^{239}Pu的寿命长，半衰期长达几十年甚至几千年。同时辐射的远后效应，特别是致癌和遗传效应，要进行数年甚至数十年的观察才能作出科学评价。因此，有些突发事件的善后处理，非短时间内可结束，有时需几年、几十年甚至更长。

核与辐射事件给人们带来了深深思索，它告诫人们不仅要利用好核资源，同时又要高度警惕，切实做好管理和防护措施，提高人们放射防护方面的知识，否则带给人类的将是深重灾难。

三、辐射事故分级

在实际工作中，由于对包括军用民用在内的所有核设施安全及防护性能的高度重视，出现核事故的概率十分低；国际恐怖组织实施核恐怖的可能性也是存在的，但相对于面广量大的放射性同位素和辐照装置的应用中辐射事故的发生概率，它是微乎其微的。我国的辐射事故发生率高出美国40倍，它严重地制约了我国核技术的应用。为了加强放射性同位素与射线装置安全和防护工作，在总结1989年实施的《放射性同位素与射线装置放射防护条例》的基础上，于2005年又重新修订和发布了《放射性同位素与射线装置安全和防护条例》(国务院第449号令)，根据辐射事故的性质、严重程度、可控性、影响范围及放射源类别等因素，将辐射事故分为四个等级。

1. 特别重大辐射事故

是指Ⅰ类、Ⅱ类放射源丢失、被盗、失控造成大范围严重辐射污染后果，或者放射性同位素和射线装置失控导致3人以上(含3人)急性死亡。

2. 重大辐射事故

是指Ⅰ类、Ⅱ类放射源丢失、被盗、失控，或者放射性同位素和射线装置失控导致2人以下(含2人)急性死亡或者10人以上(含10人)急性重度放射病、局部器官残疾。

3. 较大辐射事故

是指Ⅲ类放射源丢失、被盗、失控，或者放射性同位素和射线装置失控导致9人以下(含9人)急性重度放射病、局部器官残疾。

4. 一般辐射事故

是指Ⅳ类、Ⅴ类放射源丢失、被盗、失控，或者放射性同位素和射线装置失控导致人员受到超过年剂量限值的照射。

按照放射源对人体健康和环境的潜在危害程度，将放射源分为Ⅰ，Ⅱ，Ⅲ，Ⅳ，Ⅴ类，Ⅴ类源的下限活度值为该种核素的豁免活度(国家环境保护总局第62号公告，2005)。Ⅰ类放射源为极高危险源。没有防护情况下，接触这类源几分钟到1小时就可致人死亡；Ⅱ类放射源为高危险源。没有防护情况下，接触这类源几小时至几天可致人死亡；Ⅲ类放射源为危险源。没有防护情况下，接触这类源几小时就可对人造成永久性损伤，接触几天至几周也可致人死亡；Ⅳ类放射源为低危险源。基本不会对人造成永久性损伤，但对长时间、近距离接触这些放射源的人可能造成可恢复的临时性损伤；Ⅴ类放射源为极低危险源。不会对人造成永久性损伤。不同类别放射源活性的限定见附表14-1。

四、辐射事故的应急处理

1. 事故应急处理原则

由于辐射事故发生的原因不同，程度不一，类别和级别各异，事故现场涉及的对象和引起的后果千差万别，即使是同类型的事故，也会因环境条件和社会因素的不同而表现各异，很难有一个统一的处理方案。但无论何种类型的辐射事故，处理时应遵循如下原则。

(1) 控制或消除事故源，防止事故蔓延

根据事故发生的原因和类别，迅速而果断地采取有效措施，控制事故的发生地，迅速切断事故源，封闭现场，划定禁区，防止事故危害蔓延和造成更大事故，丢失放射源设法尽快找回，把损失降低到最小最低。

(2) 及时处理

一旦发生事故，事故单位应立即按法定程序报告有关审管部门。在审管部门的指导下，迅速采取措施，及时组织人力、物力和启动应急预案。在处理措施制定之前，应利用现有的条件迅速及时地采取一些必要的处理方法，减少和控制事故危害，切不可贻误有效处理时机。当同时危及人员性命和贵重财产时，应首先抢救受照人员。

(3) 控制社会影响

放射事件无论其大小损失如何，都会给工作人员及其附近居民和社会造成身体和心理影响。在处理辐射事故的过程中，应本着实事求是的科学态度，恰如其分运用宣传工具开展舆论宣传，切不可为了某一目的，采取不慎重的行动，夸大其害，扩大不必要的干预范围，造成不良社会影响。

(4) 受照剂量的控制

参加事故处理的每个成员，均应做到合理达到的范围内尽量减少照射，应做好处理事故中的剂量监测工作，在万不得已的情况下才允许接受应急照射，但不得接受超应急照射限值的事故照射。

2. 几类常见辐射事故的应急处理

(1) 非密封源事故的应急处理

非密封源事故主要是污染事故，可导致人员受内照射。因此，首先要控制污染，禁止无关人员出入现场，以防扩大污染范围。在采取控制污染措施时，要注意保护好现场，但也不能为了保护现场，而不去积极采取控制污染措施。

发生工作场所、地面、设备污染事故时，应首先确定污染的核素、范围、水平、尽快采取相应的去污措施，防止事故的扩大蔓延，避免粮食、果蔬作物、乳肉类食品以及饮水源等受到污染。

发生放射性气体、气溶胶或者粉尘污染空气的事故时，应根据监测数据的大小采取相应的通风、换气、过滤等净化措施。

当人员皮肤、伤口被污染时，应迅速去除污染并给予医学处理，对体内摄入放射性核素者应采取相应的医学处理措施。

(2) 密封源事故的应急处理

密封源事故多因放射源丢失或安全运行系统失控而使人员受到异常外照射。处理的主要措施是控制放射源。机械失控时，应制定合理方案及时排除故障，使放射源回到原来有效的防护措施之下。若密封源丢失，要采取各种措施尽快追回，因为源在失控状态下会发生意想不到的后果。在处理辐射事故前，应制定出具体的处理方案和步骤，尽量缩短工作人员在事故现场停留时间，控制异常照射的总剂量。

但当源壳破损时，粉末状源体泄出，将会造成放射性污染，按非密封源事故处理。

(3) 射线装置事故的应急处理

射线装置是在高压下而产生射线的，当装置无高压输入时即停止发射射线，因此处理此类事故的首要一条就是切断电源，切断电源即可停止照射。其所发生的事故是人员受到异常照射，如因射线装置输出量异常，除妥善处理受照人员外，应及时检修射线装置，并进行输出量计量校准。

(4) 受照人员的应急处理

对事故中受照人员，可通过个人剂量计、模拟实验、生物及物理检测、事故现场样品分析等方法，估算其受照剂量。对一次受照有效剂量超过 0.05 Sv 者，应给予医学检查；对 1 次受照有效剂量超过 0.25 Sv 者，应及时给予医学检查和必要的处理；对一次受照有效剂量超过 1.0 Sv者，应由放射病临床部门负责处理。

在处理事故中必须采取应急照射时，应遵循实践正当化的原则。对处理事故人员的应急照射，一次全身照射剂量不得超过 0.25 Sv，眼晶体所受年当量剂量不得超过 0.15 Sv，其他单个器官或组织不得超过 0.50 Sv。

五、辐射事故报告制度

辐射事故能直接或间接地产生对放射工作人员或公众的生命、健康的危害或财产的损失。我国的辐射审管工作，极为重视放射事故的预防、控制和处理工作，《放射性同位素与射线装置安全和防护条例》(国务院第 449 号令)明确指出辐射事故的报告制度及现场处理的责任分工。

1. 辐射事故的报告

(1) 发生辐射事故时，生产、销售、使用放射性同位素和射线装置的单位应当立即启动本单位的应急方案，采取应急措施，并立即向当地环境保护主管部门、公安部门、卫生主管部门报告。

(2) 环境保护主管部门、公安部门、卫生主管部门接到辐射事故报告后，应当立即派人赶赴现场，进行现场调查，采取有效措施，控制并消除事故影响，同时将辐射事故信息报告本级人民政府和上级人民政府环境保护主管部门、公安部门、卫生主管部门。

(3) 县级以上地方人民政府及其有关部门接到辐射事故报告后，应当按照事故分级报告的规定及时将辐射事故信息报告上级人民政府及其有关部门。发生特别重大辐射事故和重大辐射事故后，事故发生地省、自治区、直辖市人民政府和国务院有关部门应当在 4 小时内报告国务院；特殊情况下，事故发生地人民政府及其有关部门可以直接向国务院报告，并同时报告上级人民政府及其有关部门。

(4) 禁止缓报、瞒报、谎报或者漏报辐射事故。

2. 辐射事故的现场处理及责任分工

在发生辐射事故或者有证据证明辐射事故可能发生时，县级以上人民政府环境保护主管部门有权采取下列临时控制措施：

(1) 责令停止导致或者可能导致辐射事故的作业；

(2) 组织控制事故现场。

辐射事故发生后，有关县级以上人民政府应当按照辐射事故的等级，启动并组织实施相应的应急预案。

县级以上人民政府环境保护主管部门、公安部门、卫生主管部门，按照职责分工做好相应的辐射事故应急工作：

(1) 环境保护主管部门负责辐射事故的应急响应、调查处理和定性定级工作，协助公安部门监控追缴丢失、被盗的放射源；

（2）公安部门负责丢失、被盗放射源的立案侦查和追缴；

（3）卫生主管部门负责辐射事故的医疗应急。

环境保护主管部门、公安部门、卫生主管部门应当及时相互通报辐射事故应急响应、调查处理、定性定级、立案侦查和医疗应急情况。国务院指定的部门根据环境保护主管部门确定的辐射事故的性质和级别，负责有关国际信息通报工作。

发生辐射事故的单位应当立即将可能受到辐射伤害的人员送至当地卫生主管部门指定的医院或者有条件救治辐射损伤病人的医院，进行检查和治疗，或者请求医院立即派人赶赴事故现场，采取救治措施。

辐射事故立案工作内容，主要是受理事故报告后要登记备案，监管人员到事故现场进行调查。

在事故现场进行调查时应了解如下内容：发生事故单位与放射工作有关的基本情况，如：放射工作的种类、性质、规模、年用量、安全防护管理情况；事故基本情况，如：发生事故的时间、地点、类别、性质、人员受照情况及财产损失情况等；事故原因的调查是事故现场调查的核心内容，监管人员既注意听取有关人员的情况反映，更要注意客观情况，特别是与事故有关的证据材料的收集。这是事故结案的基本材料。事故发生过程的调查要详细、具体、明了，如：有关人员与放射源接触的时间、体位、源活性、屏蔽物等，必要时进行现场模拟实验，确切估算人员受照剂量。

调查方式可以采取谈话、走访、小型座谈会、勘察事故现场等。在调查过程中可以采取笔录、录音、照相、录像等手段，获取必要的事故现场资料。

3. 辐射事故处理基本要求

（1）发现辐射事故后，要按事故报告制度迅速上报，凡需要与公安、卫生等有关部门协同处理的重大辐射事故，可成联合处理事故领导小组，以便于统一指挥。

（2）深入现场，采取果断措施控制危害因素，抢救受照人员，减少事故影响，并注意保护好事故现场。

（3）进行初步调查，收集与事故有关物品和资料，分析事故的性质原因。判定事故级别，提出处理方案。处理措施要讲究社会效益和经济效益，尽可能降低事故的损失，保护好国家及公民的财产。

（4）做好后续调查和处理，包括查找放射源、处理污染物、对照人员的剂量估算和医学观察等。

（5）对肇事单位提出处理意见。根据辐射事故管理有关法规规定，对发生事故的单位或个人给予行政处罚并追究其他责任。

（6）总结经验教训，上报辐射事故总结。把处理事故始末的有关文件材料全部归档备查。

六、辐射事故的预防

普及放射工作人员的放射防护知识，增强法律意识，做好预防性放射防护监督和经常性放射防护监督，是防止辐射事故发生的关键。应针对既往发生事故的原因，抓住主要环节，重点做好预防性工作。

（1）宣传放射防护知识，开展法规教育。辐射事故的发生是由于在放射防护工作中存在严重问题所引起的。有的放射工作单位未经许可就引进放射性同位素和射线装置，由于没有经过预防性放射防护监督审查，造成一些必需的工作条件不合格，甚至短缺，违反了国家辐射安全与防护法规，产生了事故隐患；有的放射工作人员，存在麻痹和侥幸心理，在工作中不采用防护措施，违反操作规程，造成人员受超剂量照射或放射性物质污染；有的没有建立必要的规章制度，放射防护和安全管理松懈，对放射源保管不严，或长期搁置不用，致使丢失或被盗。产生这些问题的根本原因，是放射工作单位的领导和放射工作人员缺乏放射防护知识和有关法规常识。因此，应有组织有计划地开展放射防护知识培训和法规教育，不断提高教育和宣传力度，增进放射工作人员和有关领导的防护知识和遵法意识。

(2) 依照《放射性同位素与射线装置安全和防护条例》(国务院第 449 号令)规定，辐射审管机构要做好预防性辐射监督工作，对新建、改建、扩建放射工作场所，严格进行设计审查和竣工验收，消除潜在的事故隐患，保证放射防护设施与主体工程同时设计、同时施工、同时投入使用。

(3) 制定辐射事故应急预案。县级以上人民政府环境保护主管部门应当会同同级公安、卫生、财政等部门编制辐射事故应急预案，报本级人民政府批准。辐射事故应急预案应当包括：应急机构和职责分工；应急人员的组织、培训以及应急和救助的装备、资金、物资准备；辐射事故分级与应急响应措施；辐射事故调查、报告和处理程序。生产、销售、使用放射性同位素和射线装置的单位，应当根据可能发生的辐射事故的风险，制定本单位的应急方案，做好应急准备。

(4) 放射工作单位必须严格执行许可制度，建立切实可行的放射防护操作规程和安全管理规章制度，设置放射防护管理机构或专(兼)职防护人员，配备必要的放射防护用品和检测仪器。放射工作人员经放射防护知识培训和法规教育，考核合格者方能上岗。

(5) 开展经常性辐射监督工作，对放射工作单位定期监督监测，发现问题，及时消除事故隐患，放射工作单位要定期检修应用设备和安全报警系统，使放射工作安全可靠地运行。

(6) 贮存放射性同位素的场所必须采取有效的防火、防盗、防泄漏的安全防护措施，并指定专人保管。闲置不用的放射源，要妥善保存，不得乱丢、乱放，未经放射防护部门允许不准擅自处置。室外、野外从事放射工作时，必须划出安全防护区域，并设危险标志和专人警戒，以确保公众的安全。自行运输放射源时，须有合乎要求的运输工具和设备，防止中途丢失或容器倒置泄漏。

附录　不同类别放射源活性的限定

附表 14-1　不同类别放射源活性的限定

（国家环境保护总局第 62 号公告 2005）

核素名称	放射源活度/Bq				
	Ⅰ类源	Ⅱ类源	Ⅲ类源	Ⅳ类源	Ⅴ类源
Am-241	$\geqslant 6\times 10^{13}$	$\geqslant 6\times 10^{11}$	$\geqslant 6\times 10^{10}$	$\geqslant 6\times 10^{8}$	$\geqslant 1\times 10^{4}$
Am-241/Be	$\geqslant 6\times 10^{13}$	$\geqslant 6\times 10^{11}$	$\geqslant 6\times 10^{10}$	$\geqslant 6\times 10^{8}$	$\geqslant 1\times 10^{4}$
Au-198	$\geqslant 2\times 10^{14}$	$\geqslant 2\times 10^{12}$	$\geqslant 2\times 10^{11}$	$\geqslant 2\times 10^{9}$	$\geqslant 1\times 10^{6}$
Ba-133	$\geqslant 2\times 10^{14}$	$\geqslant 2\times 10^{12}$	$\geqslant 2\times 10^{11}$	$\geqslant 2\times 10^{9}$	$\geqslant 1\times 10^{6}$
C-14	$\geqslant 5\times 10^{16}$	$\geqslant 5\times 10^{14}$	$\geqslant 5\times 10^{13}$	$\geqslant 5\times 10^{11}$	$\geqslant 1\times 10^{7}$
Cd-109	$\geqslant 2\times 10^{16}$	$\geqslant 2\times 10^{14}$	$\geqslant 2\times 10^{13}$	$\geqslant 2\times 10^{11}$	$\geqslant 1\times 10^{6}$
Ce-141	$\geqslant 1\times 10^{15}$	$\geqslant 1\times 10^{13}$	$\geqslant 1\times 10^{12}$	$\geqslant 1\times 10^{10}$	$\geqslant 1\times 10^{7}$
Ce-144	$\geqslant 9\times 10^{14}$	$\geqslant 9\times 10^{12}$	$\geqslant 9\times 10^{11}$	$\geqslant 9\times 10^{9}$	$\geqslant 1\times 10^{5}$
Cf-252	$\geqslant 2\times 10^{13}$	$\geqslant 2\times 10^{11}$	$\geqslant 2\times 10^{10}$	$\geqslant 2\times 10^{8}$	$\geqslant 1\times 10^{4}$
Cl-36	$\geqslant 2\times 10^{16}$	$\geqslant 2\times 10^{14}$	$\geqslant 2\times 10^{13}$	$\geqslant 2\times 10^{11}$	$\geqslant 1\times 10^{6}$
Cm-242	$\geqslant 4\times 10^{13}$	$\geqslant 4\times 10^{11}$	$\geqslant 4\times 10^{10}$	$\geqslant 4\times 10^{8}$	$\geqslant 1\times 10^{5}$
Cm-244	$\geqslant 5\times 10^{13}$	$\geqslant 5\times 10^{11}$	$\geqslant 5\times 10^{10}$	$\geqslant 5\times 10^{8}$	$\geqslant 1\times 10^{4}$
Co-57	$\geqslant 7\times 10^{14}$	$\geqslant 7\times 10^{12}$	$\geqslant 7\times 10^{11}$	$\geqslant 7\times 10^{9}$	$\geqslant 1\times 10^{6}$
Co-60	$\geqslant 3\times 10^{13}$	$\geqslant 3\times 10^{11}$	$\geqslant 3\times 10^{10}$	$\geqslant 3\times 10^{8}$	$\geqslant 1\times 10^{5}$
Cr-51	$\geqslant 2\times 10^{15}$	$\geqslant 2\times 10^{13}$	$\geqslant 2\times 10^{12}$	$\geqslant 2\times 10^{10}$	$\geqslant 1\times 10^{7}$
Cs-134	$\geqslant 4\times 10^{13}$	$\geqslant 4\times 10^{11}$	$\geqslant 4\times 10^{10}$	$\geqslant 4\times 10^{8}$	$\geqslant 1\times 10^{4}$
Cs-137	$\geqslant 1\times 10^{14}$	$\geqslant 1\times 10^{12}$	$\geqslant 1\times 10^{11}$	$\geqslant 1\times 10^{9}$	$\geqslant 1\times 10^{4}$
Eu-152	$\geqslant 6\times 10^{13}$	$\geqslant 6\times 10^{11}$	$\geqslant 6\times 10^{10}$	$\geqslant 6\times 10^{8}$	$\geqslant 1\times 10^{6}$
Eu-154	$\geqslant 6\times 10^{13}$	$\geqslant 6\times 10^{11}$	$\geqslant 6\times 10^{10}$	$\geqslant 6\times 10^{8}$	$\geqslant 1\times 10^{6}$
Fe-55	$\geqslant 8\times 10^{17}$	$\geqslant 8\times 10^{15}$	$\geqslant 8\times 10^{14}$	$\geqslant 8\times 10^{12}$	$\geqslant 1\times 10^{6}$
Gd-153	$\geqslant 1\times 10^{15}$	$\geqslant 1\times 10^{13}$	$\geqslant 1\times 10^{12}$	$\geqslant 1\times 10^{10}$	$\geqslant 1\times 10^{7}$
Ge-68	$\geqslant 7\times 10^{14}$	$\geqslant 7\times 10^{12}$	$\geqslant 7\times 10^{11}$	$\geqslant 7\times 10^{9}$	$\geqslant 1\times 10^{5}$
H-3	$\geqslant 2\times 10^{18}$	$\geqslant 2\times 10^{16}$	$\geqslant 2\times 10^{15}$	$\geqslant 2\times 10^{13}$	$\geqslant 1\times 10^{9}$
Hg-203	$\geqslant 3\times 10^{14}$	$\geqslant 3\times 10^{12}$	$\geqslant 3\times 10^{11}$	$\geqslant 3\times 10^{9}$	$\geqslant 1\times 10^{5}$
I-125	$\geqslant 2\times 10^{14}$	$\geqslant 2\times 10^{12}$	$\geqslant 2\times 10^{11}$	$\geqslant 2\times 10^{9}$	$\geqslant 1\times 10^{6}$
I-131	$\geqslant 2\times 10^{14}$	$\geqslant 2\times 10^{12}$	$\geqslant 2\times 10^{11}$	$\geqslant 2\times 10^{9}$	$\geqslant 1\times 10^{6}$
Ir-192	$\geqslant 8\times 10^{13}$	$\geqslant 8\times 10^{11}$	$\geqslant 8\times 10^{10}$	$\geqslant 8\times 10^{8}$	$\geqslant 1\times 10^{4}$
Kr-85	$\geqslant 3\times 10^{16}$	$\geqslant 3\times 10^{14}$	$\geqslant 3\times 10^{13}$	$\geqslant 3\times 10^{11}$	$\geqslant 1\times 10^{4}$
Mo-99	$\geqslant 3\times 10^{14}$	$\geqslant 3\times 10^{12}$	$\geqslant 3\times 10^{11}$	$\geqslant 3\times 10^{9}$	$\geqslant 1\times 10^{6}$
Nb-95	$\geqslant 9\times 10^{13}$	$\geqslant 9\times 10^{11}$	$\geqslant 9\times 10^{10}$	$\geqslant 9\times 10^{8}$	$\geqslant 1\times 10^{6}$
Ni-63	$\geqslant 6\times 10^{16}$	$\geqslant 6\times 10^{14}$	$\geqslant 6\times 10^{13}$	$\geqslant 6\times 10^{11}$	$\geqslant 1\times 10^{8}$

续表

核素名称	放射源活度/Bq				
	Ⅰ类源	Ⅱ类源	Ⅲ类源	Ⅳ类源	Ⅴ类源
Am-241	$\geqslant 6\times10^{13}$	$\geqslant 6\times10^{11}$	$\geqslant 6\times10^{10}$	$\geqslant 6\times10^{8}$	$\geqslant 1\times10^{4}$
Np-237 (Pa-233)	$\geqslant 7\times10^{13}$	$\geqslant 7\times10^{11}$	$\geqslant 7\times10^{10}$	$\geqslant 7\times10^{8}$	$\geqslant 1\times10^{3}$
P-32	$\geqslant 1\times10^{16}$	$\geqslant 1\times10^{14}$	$\geqslant 1\times10^{13}$	$\geqslant 1\times10^{11}$	$\geqslant 1\times10^{5}$
Pd-103	$\geqslant 9\times10^{16}$	$\geqslant 9\times10^{14}$	$\geqslant 9\times10^{13}$	$\geqslant 9\times10^{11}$	$\geqslant 1\times10^{8}$
Pm-147	$\geqslant 4\times10^{16}$	$\geqslant 4\times10^{14}$	$\geqslant 4\times10^{13}$	$\geqslant 4\times10^{11}$	$\geqslant 1\times10^{7}$
Po-210	$\geqslant 6\times10^{13}$	$\geqslant 6\times10^{11}$	$\geqslant 6\times10^{10}$	$\geqslant 6\times10^{8}$	$\geqslant 1\times10^{4}$
Pu-238	$\geqslant 6\times10^{13}$	$\geqslant 6\times10^{11}$	$\geqslant 6\times10^{10}$	$\geqslant 6\times10^{8}$	$\geqslant 1\times10^{4}$
Pu-239/Be	$\geqslant 6\times10^{13}$	$\geqslant 6\times10^{11}$	$\geqslant 6\times10^{10}$	$\geqslant 6\times10^{8}$	$\geqslant 1\times10^{4}$
Pu-239	$\geqslant 6\times10^{13}$	$\geqslant 6\times10^{11}$	$\geqslant 6\times10^{10}$	$\geqslant 6\times10^{8}$	$\geqslant 1\times10^{4}$
Pu-240	$\geqslant 6\times10^{13}$	$\geqslant 6\times10^{11}$	$\geqslant 6\times10^{10}$	$\geqslant 6\times10^{8}$	$\geqslant 1\times10^{3}$
Pu-242	$\geqslant 7\times10^{13}$	$\geqslant 7\times10^{11}$	$\geqslant 7\times10^{10}$	$\geqslant 7\times10^{8}$	$\geqslant 1\times10^{4}$
Ra-226	$\geqslant 4\times10^{13}$	$\geqslant 4\times10^{11}$	$\geqslant 4\times10^{10}$	$\geqslant 4\times10^{8}$	$\geqslant 1\times10^{4}$
Re-188	$\geqslant 1\times10^{15}$	$\geqslant 1\times10^{13}$	$\geqslant 1\times10^{12}$	$\geqslant 1\times10^{10}$	$\geqslant 1\times10^{5}$
Ru-103 (Rh-103m)	$\geqslant 1\times10^{14}$	$\geqslant 1\times10^{12}$	$\geqslant 1\times10^{11}$	$\geqslant 1\times10^{9}$	$\geqslant 1\times10^{6}$
Ru-106 (Rh-106)	$\geqslant 3\times10^{14}$	$\geqslant 3\times10^{12}$	$\geqslant 3\times10^{11}$	$\geqslant 3\times10^{9}$	$\geqslant 1\times10^{5}$
S-35	$\geqslant 6\times10^{16}$	$\geqslant 6\times10^{14}$	$\geqslant 6\times10^{13}$	$\geqslant 6\times10^{11}$	$\geqslant 1\times10^{8}$
Se-75	$\geqslant 2\times10^{14}$	$\geqslant 2\times10^{12}$	$\geqslant 2\times10^{11}$	$\geqslant 2\times10^{9}$	$\geqslant 1\times10^{6}$
Sr-89	$\geqslant 2\times10^{16}$	$\geqslant 2\times10^{14}$	$\geqslant 2\times10^{13}$	$\geqslant 2\times10^{11}$	$\geqslant 1\times10^{6}$
Sr-90 (Y-90)	$\geqslant 1\times10^{15}$	$\geqslant 1\times10^{13}$	$\geqslant 1\times10^{12}$	$\geqslant 1\times10^{10}$	$\geqslant 1\times10^{4}$
Tc-99^{m}	$\geqslant 7\times10^{14}$	$\geqslant 7\times10^{12}$	$\geqslant 7\times10^{11}$	$\geqslant 7\times10^{9}$	$\geqslant 1\times10^{7}$
Te-132 (I-132)	$\geqslant 3\times10^{13}$	$\geqslant 3\times10^{11}$	$\geqslant 3\times10^{10}$	$\geqslant 3\times10^{8}$	$\geqslant 1\times10^{7}$
Th-230	$\geqslant 7\times10^{13}$	$\geqslant 7\times10^{11}$	$\geqslant 7\times10^{10}$	$\geqslant 7\times10^{8}$	$\geqslant 1\times10^{4}$
Tl-204	$\geqslant 2\times10^{16}$	$\geqslant 2\times10^{14}$	$\geqslant 2\times10^{13}$	$\geqslant 2\times10^{11}$	$\geqslant 1\times10^{4}$
Tm-170	$\geqslant 2\times10^{16}$	$\geqslant 2\times10^{14}$	$\geqslant 2\times10^{13}$	$\geqslant 2\times10^{11}$	$\geqslant 1\times10^{6}$
Y-90	$\geqslant 5\times10^{15}$	$\geqslant 5\times10^{13}$	$\geqslant 5\times10^{12}$	$\geqslant 5\times10^{10}$	$\geqslant 1\times10^{5}$
Y-91	$\geqslant 8\times10^{15}$	$\geqslant 8\times10^{13}$	$\geqslant 8\times10^{12}$	$\geqslant 8\times10^{10}$	$\geqslant 1\times10^{6}$
Yb-169	$\geqslant 3\times10^{14}$	$\geqslant 3\times10^{12}$	$\geqslant 3\times10^{11}$	$\geqslant 3\times10^{9}$	$\geqslant 1\times10^{7}$
Zn-65	$\geqslant 1\times10^{14}$	$\geqslant 1\times10^{12}$	$\geqslant 1\times10^{11}$	$\geqslant 1\times10^{9}$	$\geqslant 1\times10^{6}$
Zr-95	$\geqslant 4\times10^{13}$	$\geqslant 4\times10^{11}$	$\geqslant 4\times10^{10}$	$\geqslant 4\times10^{8}$	$\geqslant 1\times10^{6}$

注：Am-241 用于固定式烟雾报警器时的豁免值为 1×10^{5} Bq。

参考文献

1 姜德智,涂彧,刘犁. 放射卫生学. 苏州:苏州大学出版社,2004

2 伊远淑主编. 放射性同位素与射线装置安全和防护条例. 与监测技术及放射性事故案例选评手册. 北京:科学技术出版社,2005

3 中华人民共和国放射性污染防治法

4 放射性同位素与射线装置安全和防护条例

5 电离辐射防护与辐射源安全基本标准. GB18871—2002

第十五章　放射医学研究新进展

第一节　人类基因

自然界中除了少数 RNA 病毒外，基因的化学组成都是 DNA 分子。对于人类而言，基因(gene)存在于染色体上，是细胞内具有特定遗传效应的 DNA 片段，是细胞内遗传物质的功能单位，它决定细胞内 RNA 和蛋白质等(包括酶分子)的合成，从而决定生物遗传性状，通过生殖细胞从亲代向子代世代相传。广义地说，染色体组的所有 DNA 即遗传信息，称为基因组(genome)。人类基因组还应包括线粒体基因组。

基因由编码特定功能产物的 DNA 序列和非编码 DNA 序列组成，编码序列被非编码 DNA 序列隔开，形成一种断裂结构，所以真核基因也被称为断裂基因(split gene)。编码序列叫做外显子(exon)，无编码作用的间隔序列叫做内含子(intron)。人类基因的典型结构一般包括 4 个区域：(1) 编码区，包括外显子和内含子；(2) 前导区，位于编码区的上游，相当于 mRNA 5'末端非翻译区；(3) 尾部区，位于编码区下游，相当于mRNA 3'末端非翻译区；(4) 调控区，包括启动子和增强子等，位于基因转录区的两侧。

一、基因的化学特性

真核细胞中的 DNA 绝大部分存在于细胞核内。任何一种真核生物的体细胞，其 DNA 含量都是恒定的，高等生物成熟的生殖细胞中的 DNA 含量是体细胞的一半。与此相吻合的是，生殖细胞的染色体数目也是体细胞的一半。处于增殖周期的细胞，在 S 期 DNA 进行复制，含量增加一倍，但分裂为两个子细胞后，它们的 DNA 含量又与不分裂细胞的 DNA 含量一致。说明在细胞增殖周期过程中 DNA 保持稳定性，并且能够完整地传递给后代。这种特性是蛋白质等生物大分子所不具备的，也是作为遗传物质的基本条件。Griffith 通过肺炎双球菌转化实验，Avery 通过对 DNA 提取、分离和鉴定实验，Hershey 和 Chase 的噬菌体侵染细菌实验，都直接证明了 DNA 就是遗传物质。因此，绝大部分生物包括人类基因的化学本质是 DNA。

组成 DNA 分子的基本单位是脱氧核苷酸。每个脱氧核苷酸由磷酸、脱氧核糖和含氮碱基组成。碱基有 4 种：腺嘌呤(A)、鸟嘌呤(G)、胞嘧啶(C)和胸腺嘧啶(T)。因碱基的不同，可以构成 4 种不同的脱氧核苷酸：脱氧腺嘌呤核苷酸(dAMP，A)、脱氧鸟嘌呤核苷酸(dGMP，G)、脱氧胞嘧啶核苷酸(dCMP，C)和脱氧胸腺嘧啶核苷酸(dTMP，T)。这 4 种脱氧核苷酸按一定顺序排列起来构成脱氧多核苷酸长链(DNA 单链)，两个相邻的脱氧核苷酸之间通过磷酸二酯键相连接。每条脱氧核苷酸单链都有 3'端和 5'端。生物的遗传性状是以脱氧核苷酸的排列顺序来储存其信息的。因此，脱氧核苷酸的排列顺序是 DNA 分子结构的核心。

Watson 和 Crick 于 1953 年提出 DNA 双螺旋结构模型，阐明了 DNA 分子是由两条脱氧多核苷酸单链盘旋而成的双螺旋结构：(1) DNA 由两条碱基互补的脱氧多核苷酸单链组成。碱基互补的方式是 A 与 T(或 T 与 A)、C 与 G(或 G 与 C)相对应，其中 A 与 T 之间以 2 个氢键，C 与 G 之间以 3 个氢键连接。并行的两条脱氧多核苷酸长链成为互补链；(2) 绝大多数

DNA 分子的两条互补链围绕一“主轴”向右盘旋形成双螺旋结构。在双螺旋结构中脱氧核糖和磷酸排列在每条链的外侧，构成 DNA 分子的骨架，脱氧核糖和磷酸为所有 DNA 分子所共有，不携带任何遗传信息。碱基位于两条链内侧，4 种碱基的排列顺序储存着遗传信息。(3) DNA链通常很长，所包含的碱基数目很多，由于碱基在 DNA 长链可重复出现，所以碱基排列顺序的组合方式是无限的，可以形成多种不同的 DNA 分子。例如，某一 DNA 分子有 100 个碱基对，因碱基排列组合的不同，就可形成 4^{100} 种 DNA 分子。(4) 两条互补链具有不同方向性，一条是 5’→3’端，另一条是 3’→5’端，因而两条链呈反向平行排列。

二、基因的生物学特性

DNA 分子中碱基对的排列顺序蕴藏着遗传信息。因此，DNA 的作用具体表现在基因的功能上。基因具有下列主要特性和功能，这些特性和功能都源于基因的特定碱基序列。

(一) 遗传信息的存储单位

基因是遗传信息的储存单位，三联体密码是遗传信息的具体表现形式。在 DNA 的脱氧核苷酸长链上 3 个相邻碱基序列构成一个三联体，每个三联体密码能编码某种氨基酸，所以三联体是遗传信息的具体表现形式。三联体又称三联体密码(triplet code)、遗传密码(genetic code)或密码子(codon)。

4 种碱基以三联体形式组合成 4^3，即 64 种遗传密码。其中，61 种密码子分别为 20 种氨基酸编码；AUG 密码子除具有编码氨基酸的作用外，若位于 mRNA 的 5’端的起始处，则是蛋白质合成的起始信号，称为起始密码子(initiation codon)；UAA、UAG 和 UGA 这 3 个密码子不编码氨基酸，为蛋白质合成的终止信号，即终止密码(stop codon)。DNA 编码蛋白质是通过编码 RNA 序列来实现的。蛋白质合成的直接模板是 mRNA，所以遗传密码中的 4 种碱基是构成 mRNA 的碱基，即 A、G、C、U(U 为尿嘧啶)。在 61 种编码氨基酸的密码中，除甲硫氨酸和色氨酸分别仅有一种密码子外，其余氨基酸都各被 2—6 个密码子编码。几种遗传密码为一种氨基酸编码的现象，称为遗传密码的兼并性(degeneracy)。兼并性的存在有利于保持物种的稳定性。

(二) 基因的自我复制

基因通过自我复制(self-replication)保持遗传的连续性。基因的自我复制也就是 DNA 的复制。复制发生在分裂周期的 S 期，以 DNA 分子自身为模板来合成新的 DNA 分子。其过程如下：(1) 亲代 DNA 分子在解旋酶作用下，从复制起点开始，双链之间的氢键断开，解旋成为两条单股的多核苷酸链。(2) 以每股单链为模板，在 DNA 聚合酶的作用下，逐个将单核苷酸串联成一定长度的多聚核苷酸片段，再经 DNA 连接酶的作用聚合成一条完整的 DNA 新链。新链复制具有如下特点：① 互补性。在 DNA 复制时，模板的 DNA 单链按照碱基互补原则，合成 DNA 新链的相应单核苷酸，由于碱基互补，使得子链与亲链的 DNA 分子保持完全一样的结构。② 半保留性。两条分开的 DNA 单链，都能作为模板复制新链。复制结束后，两条模板链就分别成为子代 DNA 分子双链中的一条链，即在每个子代 DNA 分子的双链中，总保留着一条亲链。DNA 的这种复制方式称为半保留复制(semiconservative replication)。③ 反向平行性。如果模板链是 5’→3’，新合成的子链就是 3’→5’；反之，模板链是 3’→5’，子链则是 5’→3’。这样新复制的 DNA 分子的子链与亲链也呈反向平行。④ 不对称性。以 3’→5’亲链作模板时，其子链合成是连续的。而以 5'→3'亲链作模板时，子链的合成则是不连续的，首先合成数以千计的小片段（岗崎片段 Okazaki fragment），然后在 DNA 连接酶的作用下，将岗崎片段连接起来，直至合成一条完整的新链。⑤ 不连续性。真核细胞的 DNA 包含多个复制起点，DNA 以复制单位进行复制。复制单位（replicative unit）是指介于两个复制起点之间的能独立进行复制的 DNA 区段。复制时，许多复制单位同时进行复制。

（三）基因表达

基因表达（gene expression）是把基因所储存的遗传信息转变为由特定的氨基酸种类和顺序构成的多肽链，再由多肽链构成蛋白质或酶分子，从而决定生物各种性状（表型）的过程。基因的表达有两大步骤：① 以 DNA 为模板转录（transcription）合成 mRNA；② 将遗传信息翻译（translation）成多肽链中相应的氨基酸种类和顺序。

转录是指在 RNA 聚合酶的催化下，以 DNA 的 3'→5'单链（反编码链）为模板，按碱基互补配对原则（RNA 以 U 和 DNA 的 A 配对，其余配对形式与复制时一致），用三磷酸核苷酸为原料合成 RNA 的过程。转录的最终产物是 mRNA、tRNA 和 rRNA 等。

mRNA 的合成分为起始、延长和终止三个连续的步骤。(1) 起始。RNA 聚合酶Ⅱ与启动子结合，即可启动 RNA 的转录合成。(2) 延长。转录一旦开始，RNA 聚合酶Ⅱ由全酶构型变为主酶构型，并沿着模板链的 3'→5'方向移动。在主酶的催化下，按照碱基互补原则，以三磷酸核苷酸（UTP、CTP、GTP 和 ATP）为底物，在 3'端逐个添加核苷酸，使 mRNA 不断延长。(3) 终止。当 RNA 聚合酶Ⅱ在 DNA 模板上移动到达终止信号时，RNA 就停止。

初始转录产物仅仅是 mRNA 的前体，必须经过加工和修饰，才能形成有功能的 mRNA。初级转录物的加工分以下三个步骤：(1) 加帽。在 5'端加上“7-甲基鸟嘌呤核苷酸”帽子（m^7GpppN）。加帽的作用是促进 mRNA 与核糖体的结合，封闭 mRNA 5'端使之不能再添加核苷酸和不易被磷酸酶及核酸酶降解。(2) 加尾。在 3'端加上多聚腺苷酸（polyA）尾部。加尾的功能是延长 mRNA 的功能寿命，促进 mRNA 由细胞核进入细胞质，同时，还能使内含子两端剪接位点排列在一条直线上，以进行准确的剪接和加工。(3) 剪接。在酶的作用下，将内含子非编码序列切除，再将外显子编码序列由连接酶逐段连接起来，形成 mRNA 分子。

第二节　基因突变

生物细胞内的基因都能保持相对的稳定性，但在一定内外因素的影响下，遗传物质就可能发生变化，这种遗传物质的变化及其所引起的表型改变，称为突变。基因突变（gene mutation）是基因组 DNA 分子在结构上发生碱基对组成或排列顺序的改变，通常它只涉及基因的部分变化。发生在生殖细胞中的基因突变，突变基因通过有性生殖遗传给后代，并存在于子代的每个细胞里，从而使后代的遗传性状发生相应改变；发生在体细胞中的基因突变，突变基因传递给由突变细胞分裂所形成的各代子细胞，在局部形成突变细胞群，就可能成为病变甚至癌变的基础。

根据突变发生的原因，可将基因突变分为自发突变和诱发突变。自发突变（spontaneous mutation），即在自然条件下，未经人工处理而发生的突变。自发突变的原因可能归因于环境中的辐射本底及其他致突变物，或者机体代谢过程中产生的一些有致变作用的中间代谢产物，以及各种复制误差等。自发突变的 DNA 变化的特点常与诱发突变相似。诱发突变（induced mutation)是指经人工处理后而发生的突变。能诱发基因突变的各种内外环境因素统称为诱变剂(mutagen)。不同诱变剂可以诱发相同性质的突变,也可诱发不同类型的突变。很多物理(紫外线,电离辐射等)、化学(亚硝酸盐,甲醛等)和生物(病毒,细菌等)因素都可诱发基因突变。

一、基因突变的一般特性

基因突变具有以下基本特性:(1) 多向性。同一座位上的基因可独立发生多次突变,形成复等位基因。(2) 可逆性。基因突变的方向是可逆的,即 A 可突变为其等位基因 a,基因 a 也可突变为等位基因 A。前者称为正突变(forward mutation),后者称回复突变(back mutation)。一般正突变率远远超过回复突变率。(3) 有害性。基因突变扰乱了人体原遗传基础的均衡性,生殖细胞或受精卵的基因突变是绝大多数遗传病发生的原因,体细胞突变常常是肿瘤发生的基础。但基因突变并不都是有害的,有些突变并不影响核酸和蛋白质的功能,如同义突变和非功能性 DNA 序列改变等。(4) 稀有性。各种生物细胞的突变率通常很低,各种生物的自发基因突变率是很低的。人类基因的突变率约为每代 $10^{-6}\sim10^{-4}$/生殖细胞。(5) 随机性。就个体、细胞或基因而言,突变的机会都是均等的,突变的发生都是随机的。(6) 可重复性。对于任何一个基因位点来说,突变并不是只发生一次或有限几次,而是总以一定频率反复发生。

二、基因突变的分子机制

基因突变的分子机制是:在各种诱变剂的作用下,DNA 分子中碱基的种类和排列顺序发生改变,使其遗传效应随之变化。通常分为点突变和片段突变。

1. 点突变

点突变(point mutation)是指 DNA 链中一个或一对碱基发生的改变。它包括碱基替换和移码突变两种形式。

(1) 碱基替换(base substitution):指 DNA 链中碱基之间互相替换,从而使被替换部位的三联体密码意义发生改变。碱基替换又可分为转换和颠换。① 转换(transition)是一种嘌呤-嘧啶对被另一种嘌呤-嘧啶对所替换。② 颠换(transvertion)是一种嘌呤-嘧啶对被另一种嘧啶-嘌呤对所替换。碱基替换对三联体密码的编码效应的影响有几种:① 同义突变(same sense mutation),碱基被替换后,虽然产生一个新的密码子,但新旧密码子是同义密码子,所编码的氨基酸种类保持不变。因此,同义突变不产生突变效应,同义突变一定程度上减轻了碱基替换所带来的不利影响。② 无义突变(non-sense mutation),编码某一种氨基酸的三联体密码经碱基替换后,变成不编码任何氨基酸的终止密码。虽然无义突变并不引起氨基酸编码的错误,但由于终止密码出现在一条 mRNA 的中间部位,使翻译时形成一条不完整的多肽链。由这条多肽链组装成的蛋白质分子就有可能失去正常功能,使突变细胞或个体缺乏某种蛋白质或产生异常蛋白质,从而影响它们的某些代谢过程,严重者可引起致死效应。③ 错义突变(missense mutation),编码某种氨基酸的密码子经碱基替换后,变成编码另一种氨基酸的密码子,从而使多肽链的氨基酸种类和顺序发生改变。错义突变通常使多肽链丧失原有功能,许多蛋白质的异常就是错义突变所引起的。④ 终止密码突变(teminator codon mutation),终止密码突变为编码氨基酸的密码,从而使多肽链的合成仍继续下去,直至下一个终止密码为止,形成超长的异常多肽链。

(2) 移码突变(frame-shift mutation):由于基因组 DNA 链中插入或缺失 1 个或几个碱基对,从而使自插入或缺失的那一点以下的三联体密码的组合发生改变,进而使其编码的氨基酸种类和顺序发生变化。碱基对插入和(或)缺失的数目和方式不同,对其后密码组合的改变的影响程度不同。若在某一位点插入或缺失的是一个或两个碱基对,将引起该位点之后的整个密码组合及其排列顺序的改变;若在基一位点插入或缺失 3 个碱基对,对其后的密码组合的影响相对较小,在插入或缺失位点正好位于两个相邻三联体密码之间的情况下,只会使 DNA 链上多或少一个密码,而插入或缺失位点位于一个三联体密码的内部时,也最多能引起该位点前后各一个密码的改变,再后的氨基酸顺序并不发生变化。若在某一位点插入(或缺失)一个或两个碱基对,又在这一位点之后的某一位点缺失(或插人)同样数目的碱基对,那么,除引起前后两个位点之间的密码组合发生改变外,再后的密码组合可得到回复而保持正常。移码突变的后果往往是严重的,通常导致一条或几条多肽链丧失活性或根本不能合成,进而严重影响细胞或机体的正常生命活动。

2. 片段突变

指 DNA 链中某些小片段的碱基顺序发生缺失、重复或重排。(1) 缺失。它是 DNA 在复制或损伤后修复时,某一片段没有被复制或修复造成的。其原因是复制或修复时,DNA 聚合酶带着已合成的片段,从模板链上脱落,再跳后一定距离,又回到模板链上继续复制。于是,被跳过的片段的碱基顺序就在新链中出现缺失。(2) 重复。已复制完的某一片段又再次复制,其结果使新链出现这一片段的重复顺序。原因是 DNA 聚合酶带着新链脱落后,又返回到已复制的模板片段上再度复制。(3) 重排。DNA 链发生多处断裂,断片的两端颠倒重接或几个断片重接的顺序与原先顺序不同。

三、基因 DNA 分子损伤的修复

生物体内存在多种 DNA 修复系统。这些修复系统可以部分地改正和修补 DNA 分子的损伤,从而保持遗传物质的稳定性,降低突变所引起的有害效应。不同因素所引起的 DNA 损伤的类型不同,因而修复的机制也不尽一样,现以紫外线和电离辐射引起的 DNA 损伤的修复过程为例,说明 DNA 损伤的修复途径。

(一) 当 DNA 分子被紫外线照射后,最明显的变化是同一条单链上的两个相邻嘧啶核苷酸之间出现共价连接,形成嘧啶二聚体(如胸腺嘧啶二聚体(TT)),从而严重影响 DNA 的复制和转录。紫外线引起的 DNA 损伤可以通过以下途径得到修复。(1) 光复活修复(photoreactivation repair)。在可见光的照射下,光复活酶被激活,识别嘧啶二聚体(如 TT 等),并与之结合,形成酶-DNA 复合物,利用可见光提供的能量,解开二聚体,此后光复活酶从复合物中释放出来,完成修复。(2) 切除修复(excision repair)是细胞内主要的修复方式。切除修复发生在复制之前。首先核酸内切酶在嘧啶二聚体附近切开该 DNA 单链,然后以另一条正常链为模板,由 DNA 聚合酶按照碱基互补原则,补齐需切除部分的碱基序列,最后又由核酸内切酶切去含嘧啶二聚体的片段,并由连接酶将断口与新合成的 DNA 片段连接起来。(3) 重组修复(recombination repair)。发生在复制之后。含有嘧啶二聚体或其他结构损伤的 DNA 仍可进行复制,当复制到损伤部位时,子链中与损伤部位相对应的部位出现缺口。复制结束后,在 RecA 酶作用下,完整的母链与有缺口的子链重组,使缺口转移到母链上。母链上的缺口由

DNA 聚合酶合成互补片段，再由连接酶连接完整，从而使复制出来的 DNA 分子的结构恢复正常。重组修复虽然不能从根本上消除 DNA 的结构损伤，但它能使复制出来的 DNA 分子结构保持正常，经多次复制和重组修复，损伤的 DNA 所占比例越来越低。(4) SOS 修复。当 DNA 分子受到严重损伤时，细胞处于危险状态，正常修复机制均已被抑制，只能进入 SOS 修复方式。其修复机制是：当 DNA 严重损伤时，RecA 蛋白的蛋白酶活性被激活，水解 LexA 蛋白。LexA 蛋白是一种抑制蛋白，抑制与 SOS 修复有关的基因(RecA、UvrABC 等)的表达，当 LexA 蛋白被水解后，这些基因的抑制被解除，于是修复酶系大量表达。

(二) 电离辐射对 DNA 的损伤没有选择性，除通过电离辐射的能量沉积，直接作用于 DNA 外，还通过水的电离所形成的自由基起间接作用。通常可导致 DNA 单链或双链断裂，造成缺失、重复、倒位或易位。高剂量照射时，甚至可引起碱基的破坏。事实上，除了光修复作用仅仅在紫外线照射后发生外，切除修复、重组修复和 SOS 修复在紫外线、电离辐射或者化学药物作用后均可发生。另外，根据修复所需要的时间，将电离辐射诱导 DNA 损伤的修复分为以下 3 种。(1) 超快修复。修复速度极快，在适宜条件下，大约 2 分钟内即可完成修复。它可能是在连接酶的作用下，将被打断的单链迅速连接起来的过程。(2) 快修复。修复速度稍慢于超快修复，一般在 X 线照射后数分钟内，即可使超快修复所剩下的断裂单链的 90%被修复。在这一过程中，可能需要 DNA 聚合酶 I，因为没有这种酶的 E. coli 变异株经 X 线照射后，单链断裂的修复效率较低。(3) 慢修复。它是由重组修复系统对快修复所不能修复的单链断裂加以修复的过程。一般修复时间较长。例如，在一定条件下，细菌完成慢修复的时间在 40～60 min左右。

第三节　电离辐射诱发的基因突变

近年来由于分子生物学的迅速发展，使辐射生物效应的研究取得了一些新进展，特别是在传统放射生物学理论无法解释的一些现象方面，如基因组不稳定性、旁效应和适应性反应等，对辐射诱发基因突变的机理有了进一步的了解。通常认为，辐射产生的有害效应仅发生在受照细胞中，电离辐射的能量沉积在该细胞的核中，引起 DNA 靶损伤，产生生物效应。近年来的研究结果表明，细胞不完全按此模式产生生物效应，还可以引起非靶效应，或非 DNA 靶效应，这样，通过增加受作用细胞的数目可能放大了辐射生物效应。非靶效应和延迟效应包括辐射诱发的基因组不稳定性、旁效应、在受照个体中产生的断裂因子及双亲受照后的遗传效应。随着对辐射损伤研究的不断深入，人们认识到辐射效应的多样性和复杂性，机体对辐射的反应是群体现象，而不仅仅是单个细胞对辐射损伤的累积反应。

一、基因组不稳定性

基因组不稳定性(genomic instability)是一个描述在细胞周期的许多代中基因组变化速率增加的含义广泛的术语。在哺乳动物中，基因组不稳定性以基因组突变频率的增加为特征。效应在受照细胞中未发生而是发生在其子代细胞中。基因组不稳定性表现为各种类型的基因组异常改变，如染色体不稳定性、单核苷酸突变、基因组拷贝数增加或减少、基因扩增、重排和缺失等基因突变、等位基因重组、卫星 DNA 多态性等。可供检测的生物学终点有染色体畸变、微核形成、基因突变和扩增、小卫星和微卫星不稳定性和(或)平板效率降低。基因组不稳定性是可以遗传的，父代细胞获得的遗传不稳定性可以在子代表现出来，而且子代中的表现可能比父代更为突出，这就是基因组不稳定性的延迟表达。

电离辐射是诱发基因组不稳定性的重要因素。电离辐射诱发的基因组不稳定性是指在照后某一延迟时间于受照细胞受初始攻击后的多代后裔中显现的以基因组中突变频率增加为特征的遗传效应。电离辐射扰乱了基因组的正常功能，使多种代谢途径改变（如DNA高保真复制和向子代细胞的准确分配，遗传信息的准确传递、转录和翻译等），导致基因的异常表达、基因异常扩增和核型改变等。电离辐射诱发的DNA损伤，如碱基改变、DNA-DNA交联、DNA-蛋白质交联、DNA-单链和双链断裂等引发了一系列应激反应，启动了信号转导，活化了基因转录和对损伤DNA的修复，以及细胞周期的特异性抑制。因此，照射后出现染色体畸变、异常核型、细胞后代的基因突变率上升。这些作用随射线的LET高低、DNA簇集损伤的程度和细胞的辐射敏感性不同而呈现明显的差异。电离辐射引发的多种信号转导途径诱导生成了许多新基因和蛋白质，其中有不少是转录因子，如c-jun，c-fos、核转录因子κB、早期生长反应锌指基因，p53等。早期即刻反应基因、中期反应基因和晚期反应基因排成了一个阵列，干扰了细胞的正常功能，导致基因组不稳定。通过细胞的多次传代，这种不稳定所引起的异常表型永久化。辐射诱发的基因突变，无论是致死性突变或非致死性突变都有延迟表达现象。目前，体外辐射诱发基因组不稳定性的报道较多，如用α粒子照射小鼠干细胞后，观察到了染色体的不稳定性。用X射线照射CHO细胞，照射后用HAT培养基筛选未发生hprt突变的细胞，但这些细胞的后代却表现出hprt高自发突变频率，且与细胞的克隆形成率呈显著的负相关。辐射诱发的染色体畸变和细胞凋亡都会发生延迟表达。与之相比，体内辐射诱发基因组不稳定性的报道较少。

照射后染色体畸变、异常核型、细胞后代的基因突变率上升，细胞转化和癌变都与基因组不稳定有关。基因组不稳定性的产生是细胞癌变的早期事件，不稳定性的遗传传递的过程就是细胞渐进性癌变的过程。由于基因组不稳定性过程的进行，使细胞内一些关键基因突变（原癌基因活化，或抑癌基因失活），继而导致癌症发生。对小鼠细胞诱导恶性转化的动力学的研究表明，辐射使细胞群体中的大部分形成基因组不稳定性，导致受照射细胞在经许多代复制后的子代中发生转化。与肿瘤发生关系密切的是端粒重复序列（TTAGGG）n的基因组不稳定性。这种端粒重复序列主要位于帽处，保护染色体末端的稳定。每次细胞分裂，端粒长度缩短约50～150碱基对，当端粒的长度缩短到某一关键水平时，对细胞衰老的抑制被释放，从而使细胞逐渐失去增殖能力；端粒缩短也使染色体失去稳定，自发地进入断裂—融合循环，使具有衰老过程特征的染色体异常增加。端粒酶在正常体细胞中处于静止状态，如果端粒酶的重活化，则使得端粒重稳定，从而使细胞永生化。因此端粒酶的重活化是恶性变发展中关键的一步，控制端粒顺序加工的基因可能起着致瘤变化的靶的作用。端粒重复序列是染色体重组、断裂和融合的热点，电离辐射诱发的延迟性染色体不稳定可能与这个序列介导的重组事件有关。它是复制错误表型（replication error phenotype，REP）的主要特征。

二、旁效应

电离辐射除对直接受照细胞产生损伤外，还可靠受照细胞产生的一些信号或分泌的一些物质，使未受照的周围临近细胞产生类似的辐射效应。这种发生在与受照细胞在同一辐射环境中的未受照（未被辐射穿过）细胞中的损伤效应称为旁效应。产生的旁效应为染色体重排、微核、突变增加、转化增加和杀死细胞。已经观察到细胞质受照后、低注量α粒子照射后、带电粒子微束照射后的旁效应;受照细胞培养介质传递的旁效应。有证据证明在动物体内也存在旁效应。

关于α粒子产生的旁效应报道较多,问题是在剂量小于100 mGy的低LET辐射,这种旁效应是否存在。对于高LET辐射的α粒子而言,一个α粒子对细胞核产生的剂量估计为130～500 mGy,这取决于细胞及其核的大小和形状。对于低LET辐射来说(假定RBE为3),其与高LET辐射相应的剂量则可能是0.39～1.5 Gy。因为一个α粒子穿过受照细胞产生的旁效应是受照细胞的直接效应的1/5—1/3,旁效应的大小可能随细胞被辐射横穿数目的增加而增加,这样,在低LET辐射的小剂量范围内可能观察不到这种旁效应。最新的研究结果指出,能够观察到软X射线照射产生的细胞致死旁效应的最低剂量约为50 mGy。同基因组不稳定性一样,旁效应可诱发有害效应,也可以引起基因组表达的改变和细胞最终命运的改变。

第四节　低剂量辐射效应的研究

一、低剂量辐射效应研究的背景

从地球上生命诞生的那一刻起,所有生物都暴露于辐射之中。或许正是由于辐射的作用,生命得以形成和发展。这些辐射给予人们的平均年剂量为2～4 mSv。此外,人们在医疗、工业和研究中利用辐射,这些活动平均增加约1 mSv的年剂量。一个有趣的假想问题是:我们需要小剂量辐射以保持健康吗? 如果搬迁到没有辐射的环境中,公众的健康水平能提高吗? 目前还没有证据表明,低本底辐射地区的健康水平较高。实际上,已经发表了一些相反的结果。

Planel及其合作者进行的一些单细胞动物实验,研究草履虫的生长情况。当把培养的草履虫放入5至10 cm厚的铅室,该铅室将本底辐射减少到几乎为零,结果细胞生长减缓。在辐射本底很低的地下试验室进行实验时,得到了同样的结果。然后将放射源引入该实验,与正常本底辐射相比,由放射源造成的辐射水平所产生的年剂量为2～7 mGy,结果细胞生长返回到"正常"。这一些及类似实验表明,小剂量辐射可能刺激许多过程,如细胞生长和细胞修复。

预测小剂量辐射的生物效应十分困难。这是由于在受照与可观测生物效应之间存在时间延迟。对于实体肿瘤,时间延迟可能是几十年。准确描述位于小剂量区域并能用作辐射防护和危险估计的剂量-效应曲线,这是一项非常重要的任务。然而,从零到约100 mSv范围的剂量-效应曲线,至今依然无法确定。

考虑到缺少关于低剂量效应的数据,ICRP采用了线性无阈模型。与集体当量剂量概念相结合,该模型已被用于计算辐射对公众的有害效应。尽管该模型的应用是直接的,但它没有解决如何处理可能由事故、核工业及废物处置造成的额外的小当量剂量问题。这方面的指导是ALARA原则,即当量剂量应当保持在"可合理达到的最低水平"。

获取低剂量区可靠数据的困难可能持续,然而,通过了解辐射作用的物理、化学和生物学基础来研究低剂量、低剂量率效应给人们带来极大的希望。

二、小剂量、低剂量率照射的确定

UNSCEAR1986年报告指出,对于低LET辐射,低于0.2 Gy为小剂量,高于2 Gy为大剂量,介于二者之间的为中等剂量;对于高LET辐射,低于0.05 Gy为小剂量。小于

0.05 mGy/min或大于 0.05 Gy/min 分别为低剂量率和高剂量率，介于二者之间的为中等剂量率。当剂量符合上述条件而剂量率高于 0.05 mGy/min 时则称为低剂量辐射。

在 UNSCEAR1993 年报告中，小剂量照射的含义略有变动。该报告认为，小剂量、低剂量率照射是指在细胞修复机制起作用的时间范围内，细胞关键部分不可能发生一次以上的辐射能量吸收事件。为评价癌症危险，该报告将低于 0.1 mGy/min(平均超过 1h)或小于 200 mGy 急性剂量(不管剂量率有多大)看做是低剂量率或小剂量。

UNSCEAR2000 年报告附件 G 中认为，从微剂量学的角度来看，建议小剂量应低于 1 mGy；然而细胞辐射生物学实验认为，低于 20 mGy 的急性剂量为小剂量；人类流行病学研究表明，不管剂量率如何，小剂量应在 200 mGy 以下。

三、低剂量辐射的兴奋效应

兴奋效应(Hormesis)是指任一因子在低剂量时引发任一系统的刺激效应(Stimulatory Effects)。辐射兴奋效应系指低水平电离辐射对生物体或其组成部分的刺激作用。由于低剂量辐射与人类的生存、生产和生活密切相关，因此，低剂量辐射生物学效应的研究具有十分重要的理论和实际意义。低剂量辐射兴奋效应的研究早已引起国内外学者的关注。早在 1979 年，我国在广东阳江天然辐射高本底地区人群健康调查中，发现该人群外周血 T 淋巴细胞的反应性升高，随后又发现其 DNA 损伤修复能力增强，程序外 DNA 合成明显高于对照组。20 世纪 80 年代初 Luckey 等人根据多年来辐射对植物、动物和人体细胞作用的实验结果，首次提出了低剂量电离辐射的兴奋效应。低剂量辐射兴奋效应涉及许多生物学现象，例如生长加速、体重增加、寿命延长、生育增多、修复功能增强、防御免疫机能加强、适应能力升高和肿瘤发生降低等。这些兴奋效应可能是积极的有益的健康效应。目前已发现许多内外照射诱发的兴奋效应。

对长期接触^{222}Rn及其子体人员淋巴细胞 UDS 放射自显影的研究发现，放射组 UDS 平均银粒/细胞和标记细胞率与对照组相比明显增加，表明长期吸入低剂量水平的^{222}Rn及其子体可诱发人淋巴细胞 DNA 损伤修复功能增加。对暴露于^{222}Rn及其子体的矿工肺癌的研究表明，暴露于低水平区域的肺癌发生率显著降低。吸入难溶性^{239}Pu氧化物的工人，高暴露组肺癌死亡率明显低于国家平均肺癌死亡率。杨占山等人应用不同剂量浓缩铀$^{235}UO_2F_2$内污染纯品系 BALB/c 小鼠的研究表明，当浓缩铀摄入量为 0.1 μg/kg 体重时，PHA 反应性 T 淋巴细胞 DNA 合成呈现明显的刺激效应($P<0.05$)；在 0.1～20 μg/kg 体重的低剂量浓缩铀的作用下，可使脾淋巴细胞 DNA 切除修复功能明显增强($P<0.01$～0.05)。日本 290 名男性原子弹爆炸幸存者，受照剂量为 50～149 cGy，非癌性疾病死亡率明显低于同龄未受照男性对照组。1987 年对居住于美国的日本原子弹爆炸幸存者的研究表明，血淋巴细胞 PHA 刺激反应、混合淋巴细胞培养和 IFN-γ 形成高于对照组，而广岛调查结果却没有观察到这些变化。然而，Hiroo等人对30 000名剂量小于 50 cGy 的原子弹爆炸幸存者的死亡率、癌发生率、染色体畸变率、血淋巴细胞 PHA 刺激反应和胎儿期受照后智力迟钝的研究结果，未显示辐射刺激效应的证据。刘树铮等人系统的研究了低剂量外照射诱导的免疫系统兴奋效应，证实低剂量 X 或 γ 射线外照射可诱导脾细胞对丝裂原 ConA、PHA 和 LPS 的反应、脾细胞 IL-2 形成、脾细胞 IFN-γ 活性、NK 细胞活性和脾 PFC 反应等免疫学参数增强，小剂量辐射可刺激小鼠的免疫系统的功能增强。而且，小剂量辐射可引发能刺激胸腺及脾中细胞生长的蛋白质的形成，这本身

对抗体的形成具有积极影响。

辐射兴奋作用只发生于一定的低剂量辐射范围内，并且在辐射后几小时内即可发生，持续时间较短暂。兴奋作用可能只发生于低 LET 的 β、X 或 γ 射线，而高 LET 的 α 粒子诱发兴奋作用的研究较少。辐射兴奋效应的机制有待进一步阐明。低剂量辐射可能诱发原始细胞增生，导致在一定时间内器官功能增强。抑制性 T 淋巴细胞(Ts)对辐射是十分敏感的，辐射兴奋作用可能是由于 Ts 细胞的消除引起。目前提出提出的假说认为，低剂量辐射或化学因子通过 DNA 损伤等途径，激活细胞信号传导通路，调节应激蛋白等某些蛋白分子表达，激活 DNA 损伤的修复，从而启动兴奋效应作用。

四、低剂量辐射的适应性反应

从广义而言，辐射适应性反应可统指为辐射兴奋性效应；狭义而言，辐射适应性反应是指低剂量辐射可诱导生物或细胞对相继高剂量辐射的损伤有了抵抗力。1977 年首先在大肠杆菌发现的一种类型的诱导修复称为适应性反应。以后又在哺乳动物细胞的实验研究中发现，预先暴露于低剂量烷化剂的细胞对相继较高剂量的同一或其他烷化剂的损伤作用变得较不敏感。1984 年 Olivier 等人在科学杂志首次发表了电离辐射诱导人外周血淋巴细胞的适应性反应。该项研究是将淋巴细胞与 ^{3}H 标记的胸苷(^{3}H-TdR)培养，后者被整合进入 DNA 分子并作为低水平慢性辐射源。然后用 X 射线辐照细胞，剂量为 1.5 Gy，记录染色体畸变产额。实验发现，18～37 Bq/ml 的 ^{3}H-TdR 本身不能诱导任何可见的淋巴细胞染色单体断裂，却能够减低相继高剂量 ^{3}H-TdR 或 X 射线辐射诱发的染色单体畸变。应用未标记 ^{3}H 的低剂量胸腺嘧啶核苷并不影响高剂量辐射的反应，因此，适应性反应是由放射引起的。这些结果表明，小剂量辐射可以提高细胞对较大剂量辐射的抗性，低水平辐射可以诱导染色体断裂修复功能的增加。

此后 Wolff 等许多学者对电离辐射和化学诱变剂诱发的适应性反应进行了更系统深入的研究，发表了大量应用各种体系的实验研究结果，低剂量电离辐射诱导细胞适应性反应的研究在许多方面得到了证实。这些研究显示：

1. 人外周血淋巴细胞预先经低剂量 ^{3}H-TdR 或 X 射线照射，可使细胞对相继高剂量 X 射线诱发的染色体损伤具有较强的抵抗力。许多因素如电离辐射、紫外线、烷化剂、热辐射、拟放射化合物以及氧化剂等均可引起 DNA 损伤，DNA 损伤产物能够诱导一系列与最初损伤修复有关的反应。

2. 植物、细菌、酵母菌、果蝇(drosophila melanogaster)突变、哺乳动物细胞以及人血淋巴细胞、骨髓细胞和生殖细胞等都表现出适应性反应。但在人血 Go 期淋巴细胞、鼠胚胎细胞和静止期肝细胞则为呈现适应性反应。

3. 当细胞受到小剂量(10～200 mGy)照射，然后接受高剂量照射时，观察到许多生物终点如细胞死亡、微核形成、染色体畸变、基因突变及细胞转化等生物指标的适应性反应。

4. 各种低 LET 放射性核素如 ^{14}C-TdR，^{3}HTO 和 ^{32}P 等都能诱到人外周血淋巴细胞的适应性反应，使相继大剂量辐射诱导的细胞染色单体断裂、互换、染色体双着丝点和着丝粒环等畸变率明显低于单独大剂量和小剂量放射性核素诱发的畸变率之和。

5. 高 LET α 粒子放射性核素 ^{239}Pu 内污染也可诱导中国仓鼠骨髓细胞的适应性反应。预先注射 ^{239}Pu 2.2 Bq/kg，30 天后给予 2.0 Gy 的 ^{60}Go γ 射线照射，骨髓细胞染色单体交换畸变明显低于单纯大剂量 γ 射线照射组，提示^{239}Pu 可减低骨髓细胞对相继高剂量辐射引起的损伤。

6. 在给细胞以 1.5 Gy 大剂量之前给以 10 至 150 mGy 的小剂量，淋巴细胞染色体损伤量可以减少高达 50%。而小剂量本身未引起任何可观察到的染色体畸变。

7. DNA 损伤剂如丝裂霉素、博来霉素等同样可诱导淋巴细胞对大剂量辐射的适应性反应，这称为交叉适应性反应。这对于提高肿瘤放疗患者机体的抗放能力具有重要应用价值。

8. 低剂量辐射诱导适应性反应具有一定的剂量和剂量率范畴。适应性反应的程度与诱导剂量的大小呈负相关。在诱导适应性反应的剂量范围内，较低水平的剂量不会引起细胞任何可见的生物指标变化，而较高水平的剂量同样可诱导兴奋性效应。适应性反应一般可持续 3 个细胞周期。低剂量外照射后 4 h 内未见适应性反应的发生，在照后 4～6 h 时，适应性反应最强，持续时间较短。因此，为了获得最大效应，刺激剂量必须在应用大剂量 4～6 h 之前供给。而低剂量内照射时则可持续数十天。在适应性反应消失后再次给予小剂量辐射，细胞适应性反应会重现。

9. 低剂量辐射诱导的适应性反应能被 3-氨基苯甲酰胺（3-aminobenzamide，3-AB）抑制，3-AB 可抑制聚腺苷二磷酸核糖聚合酶（poly（ADP-ribose）polymerase，PARP）而阻止染色体断裂的修复，该酶是细胞对 DNA 断裂产物的反应中被诱导的一种酶，在 DNA 复制、转录、损伤修复等重要生命事件中起重要作用，是参与调节染色质结构的关键酶，提示适应性反应与染色体断裂的修复有关。因此，适应性反应是通过诱导修复酶来传递的。例如，通过应用蛋白质合成抑制剂环及酰亚胺，以及通过抑制 DNA 聚合酶，可以阻止适应性反应的发生。

10. 小剂量辐射可以刺激许多不同的过程，并非所有的过程都是有害的。辐射既刺激修复系统，也刺激细胞凋亡即剔除功能异常细胞的系统。Redpath 和 Antoniono 1998 年报告显示，细胞培养过程中存在抵抗自发瘤转变的适应性反应，剂量可低至 10 mGy。这些令人兴奋的实验提供了辐射本身可能具有积极影响的证据。

五、小剂量辐射效应的研究意义

小剂量辐射与人们的生产、生活等生存环境密切相关。小剂量辐射的启动过程，既有消极的，也有积极的。无论最终结果是否为兴奋性，适应性反应提出了一个重要的论题。在低剂量(范围上至 100 mGy)情况下，我们如何进行风险—利益决策？例如，当在决定如何对切尔诺贝利事故产生的高出本底的微小增量做出反应时，应当考虑适应性效应吗？因为实验结果提出了小剂量辐射对人体健康有益的可能性，所以用作危险评价的线性无阈模型需要重新审查。实际上，这是科学研究人员与政策制定者正在做的事。现在遇到的问题是所提出的各种有关现象经常存在不同的解释，特定现象经常要求特定的实验条件如剂量和时间。加之小剂量资料的统计学上的困难，某些实验数据仍未成定论。而且多数观察指标与辐射防护所关心的生物学终点如癌症和遗传效应缺乏直接联系。所以，目前获得的关于兴奋效应的数据尚未充分到需要在辐射防护中予以考虑的程度。尽管小剂量的研究对辐射防护问题有潜在的很强的针对性，但对危险的定量估计迄今的贡献甚微，因此没有必要在辐射防护实践中考虑兴奋效应的作用。根据当前的资料，关于小剂量电离辐射的任何刺激效应能明显地减少人体内长期有害效应的假设是没有根据的，小剂量电离辐射情况下，任何兴奋作用（Hormesis）对人类健康产生的有益效应将超过辐射照射产生的危害效应的假设目前也是没有充分根据的。然而，低剂量辐射刺激作用和适应性现象的研究历史和众多例证，说明这些现象的存在是不能漠视的。随着生命信息及其传导、分子、基因组和蛋白组学的结构和功能等领域科学研究的不断深入，人们必将在大剂量可见损伤的研究基础上，最终阐明小剂量辐射生物学效应的本质，使辐射造福于人类。

第五节　辐射诱导的细胞凋亡

细胞凋亡(Cell Apoptosis)又称程序性细胞死亡(Programmed Cell Death, PCD)。它是指为维持内环境稳定，由基因控制的细胞自主的有序性死亡，它涉及系列基因的激活、表达以及蛋白激酶的激活与凋亡蛋白的调控作用，是细胞长期进化获得的一种自我保护机制。因而具有生理性和选择性。

一、细胞凋亡的特征

细胞凋亡具有明显的形态学特征，包括细胞变圆、细胞膜出现皱褶、染色质凝聚，分块，最终形成凋亡小体，见图 15-1。此外，细胞凋亡最明显的生化特征是染色质 DNA 的调控裂解，且这种 DNA 降解是由内源性核酸内切酶基因的活化和表达产生的，可在核小体的连接处随机的切断染色体 DNA。提取凋亡细胞中的 DNA，进行琼脂糖凝胶电泳时，或进行氯化铯溴化乙啶超速离心时，呈现出典型的梯形 DNA 条带(ladder pattern)。其已成为判断凋亡的生物标志物，见图 15-2。

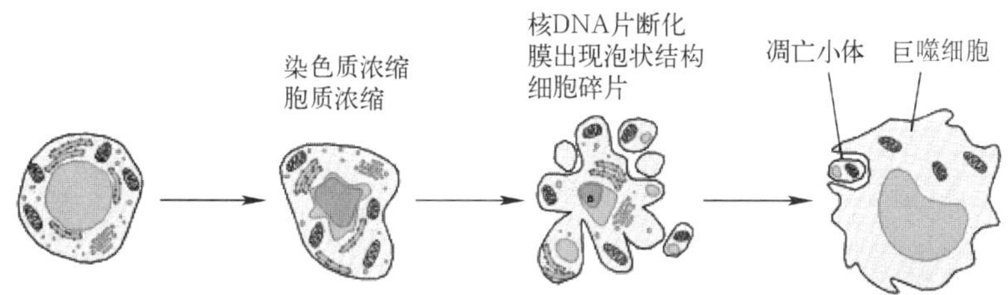

图 15-1　细胞凋亡过程中的形态结构变化(引自 Karp,1999)

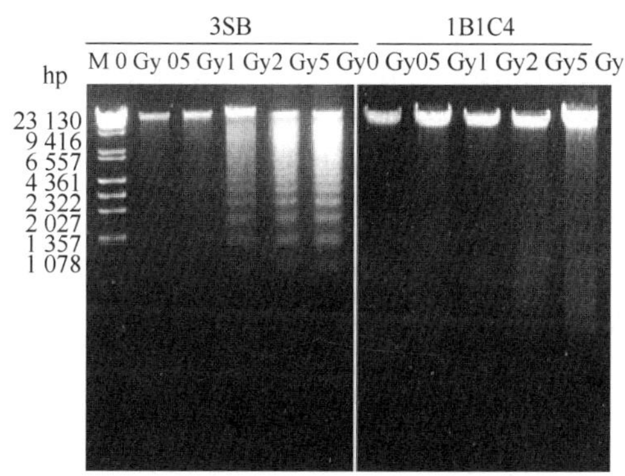

图 15-2　凋亡的淋巴瘤细胞中(3SB)出现梯形电泳条带(引自细胞生物学杂志 2006)

二、连接 DNA 损伤与细胞周期阻滞、细胞凋亡的信号

电离辐射造成了细胞内染色体 DNA 的大量损伤，损伤的类型包括，DNA 的单链断裂（SSB）、双链断裂（DSB）、碱基和糖基的破坏。在这些损伤中，DNA 双链断裂是最危险的一种。在一些关键的基因中，仅仅存一个未被修复的 DNA 双链断裂，就足以诱导细胞或多细胞动物的死亡。

因此，DSB 被认为是电离辐射致细胞损伤的典型形式。细胞为应答电离辐射诱导的 DNA 损伤，细胞通过损伤感知蛋白（Sensors）、信号转导蛋白（Transducers）和执行蛋白（Effectors）三个体系构成的细胞检测点机制来检测 DNA 的损伤并根据损伤程度做出合适判断和处理。目前的研究表明，在哺乳类动物细胞中，损伤的起时阶段，损伤感知蛋白能够直接与 DNA 损伤的部位结合。这些蛋白包括 RAD17、RAD9、RAD1、HUS1 和其他的未知蛋白。在损伤信号转导阶段，信号转导蛋白主要是一些激酶，能够磷酸化下游目标分子，如 ATM/ATR 能够磷酸化激活 P53、CHK 等。执行蛋白主要是 CHK1/CHK2。通常 DNA 损伤情况下，细胞首先出现生长阻滞；修复受损伤的 DNA；最后，在无法修复的情况下，有缺陷的细胞开始执行凋亡机制来避免造成对机体更大的损伤，见图 15-3。

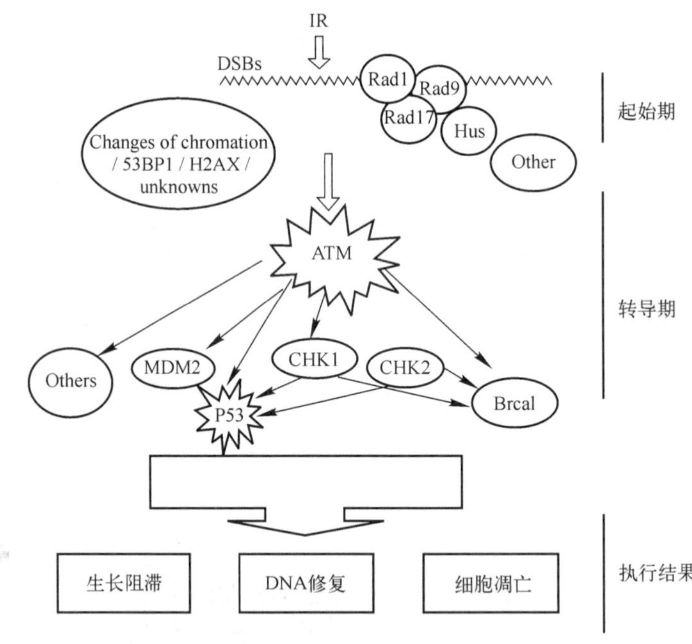

图 15-3 电离辐射与细胞应答机制

三、细胞凋亡的信号转导途径

细胞凋亡的调控涉及许多基因，包括一些与细胞增殖有关的原癌基因和抑癌基因。尽管，细胞凋亡的分子机理未完全搞清楚，但近几年的研究结果，凋亡信号转导途径可分为线粒体途径（又称为 Caspase 途径）和受体途径（FAS 或 CD95），见图 15-4，图 15-5。下面介绍一下信号

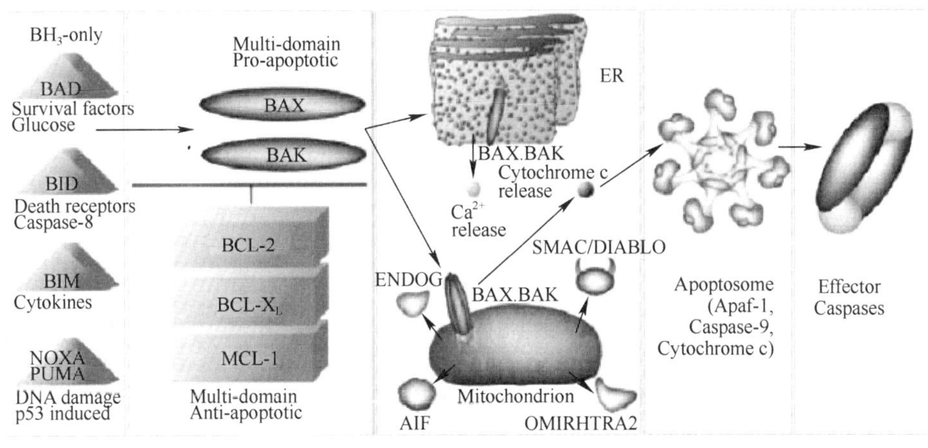

图 15-4 细胞凋亡的线粒体途径(Konshi, cell 2003)

转导途径中重要的凋亡蛋白的功能。

（一）线粒体途径

1. Caspase 家族

Caspase 属于半胱氨酸蛋白酶，相当于线虫中的 Ced-3，这些蛋白酶是引起细胞凋亡的关键酶，一旦被信号途径激活，能将细胞内的蛋白质降解，使细胞不可逆的走向死亡。它们均有以下特点：① 酶活性依赖于半胱氨酸残基的亲核性；② 总是在天冬氨酸之后切断底物，所以命名为 Caspase(Cysteine Aspartate-Specific Protease)，③ 都是由两大、两小亚基组成的异四聚体，大、小亚基由同一基因编码，前体被切割后产生两个活性亚基。

最早发现人类中与线虫 Ced-3 同源的基因是 ICE，即：白介素-1β 转换酶(Interleukin-1β-converting enzyme)基因，因该酶能将白介素前体切割为活性分子。通过 cDNA 杂交和查找基因组数据库，在人类细胞中已发现 11 个 ICE 同源物，分为 2 个亚族(Subgroup)：ICE 亚族和 Ced-3 家族，前者参与炎症反应相关，后者参与细胞凋亡，又分为两类：一类为执行者(executioner 或 effector)，如 Caspase-3、Caspase-6、Caspase-7，它们可直接降解胞内的结构蛋白和功能蛋白，引起凋亡，但不能通过自催化(autocatalytic)或自剪接的方式激活；另一类为启动者(Initiator)，如 Caspase-8、Caspase-9，受到信号后，能通过自剪接而激活，然后引起 Caspase 级联反应，如 Caspase-8 可依次激活 Caspase-3、Caspase-6、Caspase-7。细胞中还具有 Caspase 的抑制因子，称为 IAPs(Inhibitors of apoptosis proteins)，属于一个庞大的蛋白家族。它们能通过 BIR 结构域(Baculovirus IAP repeats domain)

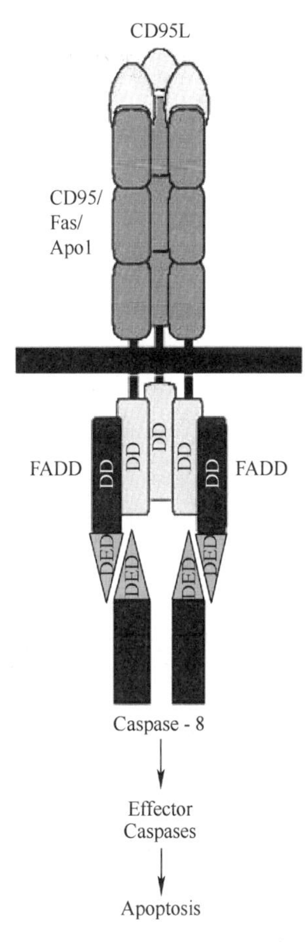

图 15-5 FAS 介导的细胞凋亡
(引自 Avi Ashkenazi and Vishva M. Dixit 1998)

与 Caspase 结合，抑制其活性，如 XIAP。Caspase 可激活名叫 CAD(Caspase-activated Dnase)的核酸酶，CAD 能在核小体的连接区将其切断，形成约为 200 bp 整数倍的核酸片段。正常情况下 CAD 存在于胞质中，并且与抑制因子 ICAD/DFF-45 蛋白结合，不能进入细胞核。Caspase 活化后可以降解 ICAD/DFF-45，释放出 CAD，使它进入细胞核降解 DNA。

2. Apaf-1

Apaf-1 被称为凋亡酶激活因子-1(Apoptotic Protease Activating Factor-1)，在线虫中的同源物为 Ced-4，在线粒体参与的凋亡途径中具有重要作用，该基因敲除后，小鼠神经细胞过多，脑畸形发育。Apaf-1 含有 3 个不同的结构域：① CARD(Caspase Recruitment Domain)结构域，能召集 Caspase-9；② Ced-4 同源结构域，能结合 ATP/dATP；③ C 端结构域，含有色氨酸/天冬氨酸重复序列，当细胞色素 c[4]的结合到这一区域后，能引起 Apaf-1 多聚化而激活。Apaf-1 具有激活 Caspase-3 的作用，而这一过程又需要细胞色素 c(Apaf-2)和 caspase-9(Apaf-3)参与。Apaf-1/细胞色素 C 复合体与 ATP/dATP 结合后，Apaf-1 就可以通过其 CARD 结构域召集 Caspase-9，形成凋亡体(Apoptosome)，激活 Caspase-3，启动 Caspase 级联反应。

3. Bcl-2 家族

Bcl-2 为凋亡抑制基因，是膜的整合蛋白，其功能相当于线虫中的 Ced-9。现已发现该家族蛋白至少有 30 余种同源物，它们在线粒体参与的凋亡途径中起调控作用，能控制线粒体中细胞色素 c 等凋亡因子的释放。

Bcl-2 家族成员都含有 1～4 个 Bcl-2 同源结构域(Bh1-4)，并且通常有一个羧端跨膜结构域(Transmembrane Region ,TM)。其中 Bh4 是抗凋亡蛋白所特有的结构域，Bh3 是与促进凋亡有关的结构域。根据功能和结构可将 Bcl-2 基因家族分为三类，一类是抗凋亡蛋白(anti-apoptotic)，如：Bcl-2、Bcl-xl、Bcl-w、Mcl-1；第二类是原凋亡的(Pro-apoptotic)，如：Bax、Bak、Bad、Bid、Bim，第三种类型为促凋亡蛋白，这类蛋白仅含 Bh3 结构，如 Bid、Bad。

虽然 Bcl-2 蛋白存在于线粒体膜、内质网膜以及外核膜上，但主要定位于线粒体外膜，它拮抗促凋亡蛋白的功能。而大多数促凋亡蛋白则主要定位于细胞质，一旦细胞受到凋亡因子的诱导，它们可以向线粒体转位，通过寡聚化在线粒体外膜形成跨膜通道，或者开启线粒体的 PT 孔，从而导致线粒体中的凋亡因子释放，激活 Caspase，导致细胞凋亡。

胞质中的促凋亡蛋白可通过不同的方式被激活，包括去磷酸化，如 Bad；被 Caspase 加工为活性分子，如 Bid；从结合蛋白上释放出来，如 Bim 是与微管蛋白结合在一起的。

4. P53

是一种抑癌基因，其生物学功能是在细胞的每一时相监视 DNA 的完整性。如有损伤，则抑制细胞增殖，直到 DNA 修复完成。如果 DNA 不能被修复，则诱导其凋亡，研究发现丧失 p53 功能的小鼠胸腺细胞对糖皮质激素诱导的凋亡反应和正常细胞相同，而对辐射诱导的凋亡不敏感。

在 P53 介导的 DNA 损伤细胞凋亡中，P53 能够转录激活一些与凋亡相关基因的表达，如 Bcl-2 家族，该家族包括 Bax 及含 Bh3 结构的蛋白 Noxa，Bid 和 Puma 等，P53 还可以转录激活 Fas 等细胞表面受体死亡蛋白。除了转录活性外，P53 作为损伤感受蛋白可以直接与 DNA 结合，致使部分 P53 转移至线粒体的外膜上，直接拮抗 Bcl-2，Bcl-xl 的抗凋亡作用。整个过程不需要新蛋白质的合成。此外，Tsujimoto 发现核小体的连接蛋白 Histon H1.2 在凋亡的细胞中，从细胞核内转移至胞质中，导致线粒体释放细胞色素 C 与 Caspase-3 的激活。

5. myc

在许多人类恶性肿瘤细胞中都发现有 c-myc 的过度表达，它能促进细胞增殖、抑制分化。在凋亡细胞中 c-myc 也是高表达，作为转录调控因子，一方面它能激活那些控制细胞增殖的基因，另一方面也激活促进细胞凋亡的基因，给细胞两种选择：增殖或凋亡。当生长因子存在，Bcl-2 基因表达时，促进细胞增殖，反之细胞凋亡。

6. ATM

ATM(Ataxia Telangiectasia-mutated Gene)是与 DNA 损伤检验有关的一个重要基因。最早发现于毛细血管扩张性共济失调症患者，人类中大约有 1%的人是 ATM 缺失的杂合子，表现出对电离辐射敏感和易患癌症。正常细胞经放射处理后，DNA 损伤会激活修复机制，如 DNA 不能修复则诱导细胞凋亡。ATM 是 DNA 损伤检验点的一个重要的蛋白激酶。

7. 细胞色素 c

细胞应激反应或凋亡信号能引起线粒体细胞色素 c 释放，作为凋亡诱导因子，细胞色素 c 能与 Apaf-1、Caspase-9 前体、ATP/dATP 形成凋亡体(Apoptosome，图 15-5)，然后召集并激活 Caspase-3，进而引发 Caspases 级联反应，导致细胞凋亡。

在这里，一个核心的问题是细胞色素 c 究竟通过哪一种途径释放到细胞质中，由于大部分凋亡细胞中很少发生线粒体肿胀和线粒体外膜破裂的现象，所以目前普遍认为细胞色素是通过线粒体 PT 孔或 Bcl-2 家族成员形成的线粒体跨膜通道释放到细胞质中的。

线粒体 PT 孔(Permeability Transition Pore)主要由位于内膜的腺苷转位因子(Adenine nucleotide translocator，ANT)和位于外膜的电压依赖性阴离子通道(Voltage dependent anion channel，VDAC)等蛋白所组成，PT 孔开放会引起线粒体跨膜电位下降和细胞色素 c 释放。Bcl-2 家族蛋白对于 PT 孔的开放和关闭起关键的调节作用，促凋亡蛋白 Bax 等可以通过与 ANT 或 VDAC 的结合介导 PT 孔的开放，而抗凋亡类蛋白如 Bcl-2、Bcl-xl 等则可通过与 Bax 竞争性地与 ANT 结合，或者直接阻止 Bax 与 ANT、VDAC 的结合来发挥其抗凋亡效应。

Bcl-2 家族的结构和能形成离子通道的一些毒素(如大肠杆菌毒素)非常相似。插入膜结构中形成较大的通道，允许细胞色素 c 等蛋白质通过，这可能是细胞色素 c 释放的另一个途径。

(二) Fas 介导的细胞凋亡

细胞表面的凋亡受体是属于肿瘤坏死因子受体(TNFR)家族的跨膜蛋白，它们包括 Fas (Apo-1/CD95)、TNFR1、DR3/WSL、R4/TRAIL-R1 和 DR5/TRAIL-R2。其配体属于 TNF 家族，目前已比较清楚的是 Fas 介导的细胞凋亡途径。Fas 又称作 APO-1/CD95，属 TNF 受体家族。Fas 基因编码产物为分子量 45KD 的跨膜蛋白，分布于胸腺细胞，激活的 T 和 B 淋巴细胞，巨噬细胞，肝、脾、肺、心、脑、肠、睾丸和卵巢细胞等。Fas 具有三个富含半胱氨酸的胞外区和一个称为死亡结构域(Death Domain，DD)的胞内区。Fas 的配体 FasL(Fas ligand)与 Fas 结合后，Fas 三聚化使胞内的 DD 区构象改变，然后与接头蛋白 FADD(Fasassociated death domain)的 DD 区结合，而后 FADD 的 N 端 DED 区(Death Effector Domain)就能与 Caspase-8(或 Caspase-10)前体蛋白结合，形成 DISC (Death-inducing Signaling Complex)，引起 Caspase-8、Caspase-10 通过自身剪激活，它们启动 Caspase 的级联反应，使 Caspase-3、

Caspase-6、Caspase-7 激活，这几种 Caspase 可降解胞内结构蛋白和功能蛋白，最终导致细胞凋亡。

在对 Fas 应答的细胞中，一型细胞（type Ⅰ），如胸腺细胞，其 Caspase-8 有足够的活性，被 Fas 活化后导致细胞凋亡，在这类细胞中高表达 Bcl-2 不能抑制 Fas 诱导的细胞凋亡。在二型细胞（type Ⅱ），如肝细胞中，Fas 介导的 Caspase-8 活化不能达到足够的水平，因此这类细胞中的凋亡信号需要借助凋亡的线粒体途径来放大。活化的 Caspase-8 将胞质中的 Bid 剪切，形成活性分子 tBid（truncated Bid），tBid 进入线粒体，导致细胞色素 c 释放，使凋亡信号放大。

Fas/FasL 系统在免疫系统中具有重要的作用，其一是参与免疫调节，活化成熟的外周 T 细胞主要通过 Fas/FasL 系统介导的细胞凋亡清除与自身抗原有交叉反应的克隆和由自身抗原激活的细胞克隆，以限制 T 细胞克隆的无限增殖，防止对自身组织的损伤，即产生外周免疫耐受。淋巴细胞凋亡异常导致的免疫耐受失控，是自身免疫性疾病的主要病因。其二是细胞毒 T 细胞（CTL）可以通过 FasL 诱导靶细胞凋亡，但遗憾的是，某些肿瘤细胞也可以通过这一途径诱导淋巴细胞凋亡，从而逃脱免疫监控。

四、DNA 损伤诱导细胞凋亡的敏感性和抗性

动物细胞在 DNA 损伤凋亡方面的敏感性是截然不同的，比如，淋巴细胞易于凋亡，而原成纤细胞非常具有抗性。这些不同的凋亡门槛或许反映出这些细胞中存在，不同基础表达水平或模式的原凋亡或抗凋亡调节因子。放射敏感性相对高的淋巴细胞天生易于凋亡，与它们在体内的被动选择的特性有关。而一些不易启动凋亡的细胞，也许通过其他的方式避免变异细胞的扩增，从而避免危害到整个机体的健康。

参 考 文 献

1 辐射生物剂量估计. 北京：军事医学科学出版社，2002

2 国家放射防护委员会第 79 号出版物. 癌的遗传易感性. 北京：原子能出版社，2000

3 放射防护的生物学基础. 放射防护通讯. 2006 年 26 卷

4 Luckey TD. Physiological benefits from low level of ionizing radiation. Health Phys 1982，43：771-789

5 Olivieri G et al. Adaptive response of human lymphocytes to low concentrations of radioactive thymidine. Science 1984，223：594-597

6 Wolff H et al. Adaptive response of human lymphocytes for the repair of radon-induced chromosomal damage. Mutat Res 1991，250：299-306

7 Liu Shuzheng et al. Response of the immune system to ionizing radiation. Invited lecture at NIH/Doe, Washington DC，April6，2004

8 杨占山，低剂量不同辐射体核素内污染对 DNA 损伤修复的影响，中华放射医学与防护杂志，2000，20(6)：395-327

9 刘小冬，金顺子等. 辐射免疫学研究-刘树铮教授论文选集. 长春：吉林大学出版社，2005

10 Konishi，A. Tsujimoto. Involvement of histone H1.2 in apoptosis induced by DNA double-strand breaks. Cell 114，673-688，2003

11 Yonehara S. Death receptor Fas and autoimmune disease：from the original generation to therapeutic appli-

cation of agonistic anti-Fas monoclonal antibody. Cytokine Growth Factor Rev 2002 Aug-Oct; 13(4-5): 393-402

12 Jerry E. Chipuk, Tomomi Kuwana, Lisa Bouchier-Hayes, Nathalie M. Droin, Donald D. Newmeyer, Martin Schuler, Douglas R. Green. Direct Activation of Bax by p53 Mediates Mitochondrial Membrane Permeabilization and Apoptosis. SCIENCE, 2004, FEB; 13 VOL 303

13 Chris J Norbury, Boris Zhivotovsky. DNA damage-induced apoptosis. Oncogene (2004)23, 2797-2803

14 夏寿萱,陈家佩,金璀珍等. 放射生物学. 北京:军事医学科学出版社,1998

索　引

一、英文索引

D

E

F

O

P

Q

R

S

T

二、中文索引

E

F

G

H

J

K

L

M

N

P

Q

R

S

T

W